The Histopathology Map and Guide

病理組織マップ&ガイド

編集 ▶ **深山正久** [東京大学教授]

編集協力 ▶ **伊藤智雄** [神戸大学教授]
宇於崎宏 [帝京大学教授]

文光堂

執筆者一覧（五十音順）

浅田 祐士郎（宮崎大学医学部病理学講座構造機能病態学教授）
伊藤 智雄（神戸大学大学院医学研究科病理学講座病理診断学分野教授）
宇於崎 宏（帝京大学医学部病理学講座教授）
小田 義直（九州大学大学院医学研究院形態機能病理学教授）
小幡 博人（自治医科大学眼科学講座准教授）
亀山 香織（慶應義塾大学医学部病理診断部准教授）
鬼島 宏（弘前大学大学院医学研究科病理生命科学講座教授）
後藤 明輝（秋田大学大学院医学系研究科病態制御医学系器官病態学講座教授）
定平 吉都（川崎医科大学病理学1教授）
柴原 純二（東京大学大学院医学系研究科人体病理学・病理診断学分野准教授）
髙澤 豊（がん研究会がん研究所病理部副部長）
鷹橋 浩幸（東京慈恵会医科大学附属病院病院病理部准教授）
田中 伸哉（北海道大学医学部腫瘍病理学分野教授）
豊國 伸哉（名古屋大学大学院医学系研究科病理病態学講座生体反応病理学・分子病理診断学教授）
長尾 俊孝（東京医科大学人体病理学講座主任教授）
中黒 匡人（名古屋大学病院病理部）
中澤 温子（国立成育医療研究センター病理診断部部長）
長谷川 匡（札幌医科大学医学部病理診断学教授）
畠山 金太（宮崎大学医学部病理学講座構造機能病態学准教授）
福嶋 敬宜（自治医科大学医学部病理学・病理診断科教授）
森谷 卓也（川崎医科大学病理学2教授）
柳井 広之（岡山大学病院病理診断科教授）

病理組織マップ&ガイド

このアトラスを手に取った医学生，臨床医の皆さんへ

　病気を理解する一歩を踏み出そうという時，病気の臓器，組織の地形を頭に入れておきたい．病気によって臓器，組織はどう変わるのか．そう思った時に，このマップ&ガイドを手に，まずは，標本を見てみましょう．

　とくに医学を学ぶ旅の途上にいる医学生の諸君．皆さんは，解剖学で人体の構造を理解した．さらに，生理学，生化学によって，形と機能のかかわりを学び，微生物学，免疫学で生体の防御の仕組みを知ることができた．そして，いよいよ病理学です．病気の成り立ちを理解し，病気に立ち向かう技術を学ぶ入り口です．マップ&ガイドを片手に入っていきましょう．

病理組織標本を手に取ってみよう．

　ガラス標本を顕微鏡の観察台にのせてみましょう．ただ，その前に，病理組織標本を手に取って全体像を見るのが大事です．全体の形状をおおまかに頭に入れて，これが病気の臓器の一部から取り出されたことを思い浮かべましょう．臓器は病める人からのもので，標本の先には，病める臓器があり，そして診療で対面する患者さんがいます．

　多くの標本はヘマトキシリン・エオジン染色標本です．細胞の核はヘマトキシリンで紫色に，細胞，細胞外の基質はエオジンで微妙に異なる色調で染色されています．軟骨や石灰化はヘマトキシリンに染まり，紫色です．正常と異なっているところはどこでしょうか．違っている部分を見つけたら，何がどう違っているか，分析してみましょう．こうして特徴を自分で見つけ，確認する．納得するには，時に他の標本と見比べることも必要です．

マップ&ガイド，それをマスターすれば自信をもって体の中の変化を解説できる．

　このアトラスでは，従来のものとは異なり，標本を実際に観察するように解説しました．一枚，一枚を矢印，枠などを使って，丁寧に解説しています．まさに，マップ&ガイドです．

　医学生の皆さん，このマップ&ガイドの各章を読み終えたら，今度は従来のアトラスや教科書の該当章を見ることを勧めます．掲載されている写真一枚一枚に，実はいろいろなメッセージがこめられていることに気付くことができ，それを呑み込めるようになります．これを繰り返す．すると，実習標本の大半は典型例なので，既に自信をつけた皆さんは「これは何の臓器で，どのような異常があるのか」すぐに解説できるようになっているはずです．

　臨床医の皆さん．皆さんは臨床医学の旅を続けていらっしゃいます．このマップ&ガイドで，臨床像の奥にある病理組織の地形の変化を，今一度，再確認できたはずです．患者さんにわかりやすく，体の中に起きている変化を手に取るように指し示すことができるでしょう．

平成26年4月

深山　正久

目 次

Introduction ___1
（伊藤智雄）

1 心・血管 ___7
（浅田祐士郎，畠山金太）

［心・血管］総論___8
1 心筋梗塞___10
2 感染性心内膜炎___12
3 非細菌性血栓性心内膜炎___13
4 心筋炎___14
5 心外膜炎___15
6 肥大型心筋症___16
7 拡張型心筋症___17
8 心アミロイドーシス___18
9 心臓粘液腫___19
10 粥状硬化症___20
11 腹部大動脈瘤___22
12 大動脈解離___23
13 結節性多発動脈炎___24
14 巨細胞性動脈炎___26
15 深部静脈血栓症___27

2 口腔・頭頸部 ___29
（伊藤智雄）

［口腔・頭頸部］総論___30
1 炎症性疾患___32
2 鼻炎・副鼻腔炎および鼻ポリープ___33
3 多発血管炎性肉芽腫症（Wegener肉芽腫症）___34
4 乳頭腫___35
5 扁平上皮癌___36
6 リンパ上皮癌___37
7 鼻咽喉血管線維腫（若年型血管線維腫）___38
8 嗅神経芽腫___39
9 悪性リンパ腫___40
10 悪性黒色腫___41

3 唾液腺 ___43
（長尾俊孝）

［唾液腺］総論___44
1 IgG4関連唾液腺炎___46
2 Warthin腫瘍___47
3 多形腺腫___48
4 粘表皮癌___50
5 腺様嚢胞癌___51

4 肺・縦隔 ___53
（後藤明輝）

［肺・縦隔］総論___54
1 大葉性肺炎___57
2 気管支肺炎___58
3 びまん性肺胞傷害___59
4 肺真菌感染症___60
5 肺結核___62
6 肺膿瘍___63
7 肺腺癌___64
8 肺扁平細胞癌___65
9 肺小細胞癌___66
10 胸腺腫___67
11 悪性胸膜中皮腫___68
12 気管支喘息___69
13 サルコイドーシス___70
14 肺気腫___71
15 慢性気管支炎___72
16 過敏性肺炎___73
17 特発性間質性肺炎___74
18 誤嚥性肺炎___76
19 肺血栓塞栓症___77
20 肺高血圧症___78

5 上部消化管 ___79
（宇於崎 宏）

［消化管］総論___80
1 Barrett食道___82
2 食道癌___84
3 食道静脈瘤___86
4 胃潰瘍___87

5 慢性胃炎____88
6 胃ポリープ____90
7 胃癌____91
8 胃腺腫____94
9 消化管間葉系腫瘍____95
10 胃リンパ腫____96

6 下部消化管　97
(鬼島　宏)

1 Crohn病____98
2 潰瘍性大腸炎____100
3 循環障害に伴う腸疾患：虚血性腸炎と出血性壊死____102
4 感染性腸炎：腸結核とアメーバ赤痢____104
5 憩室症・Meckel憩室____106
6 消化管ポリポーシス____108
7 大腸発癌：腺腫内癌と de novo 癌____110
8 大腸癌：早期癌と進行癌____112
9 消化管カルチノイド____114
10 虫垂炎・虫垂腫瘍____116

7 肝臓　119
(柴原純二)

[肝臓] 総論____120
1 ウイルス性肝炎(肝炎ウイルス性肝炎)____122
2 非アルコール性脂肪性肝障害____124
3 アルコール性肝障害____125
4 ヘモクロマトーシス・ヘモジデローシス____126
5 自己免疫性肝炎____127
6 薬物性肝障害____128
7 うっ血肝____129
8 原発性胆汁性肝硬変____130
9 原発性硬化性胆管炎____131
10 肝細胞癌____132
11 肝内胆管癌____133
12 肝細胞腺腫____134

8 胆道・膵臓　135
(福嶋敬宜)

[胆道・膵臓] 総論____136

1 胆嚢炎____138
2 胆嚢癌____139
3 胆管癌____140
4 膵炎(急性膵炎・自己免疫性膵炎を含む)____141
5 浸潤性膵管癌____142
6 膵管内腫瘍____143
7 膵嚢胞性腫瘍(漿液性腫瘍・粘液性腫瘍を含む)____144
8 膵神経内分泌腫瘍____146

9 腎臓　147
(宇於崎　宏)

[腎臓] 総論____148
1 微小変化型ネフローゼ症候群____150
2 巣状分節性糸球体硬化症____151
3 膜性腎症____152
4 IgA腎症____153
5 管内増殖性糸球体腎炎____154
6 膜性増殖性糸球体腎炎____155
7 半月体形成性糸球体腎炎____156
8 ループス腎炎____157
9 腎硬化症____158
10 尿細管間質性腎炎____159
11 糖尿病性腎症____160
12 血管筋脂肪腫____161
13 急性尿細管壊死____162
14 腎細胞癌____163
15 多発性嚢胞腎____164

10 下部尿路・男性生殖器　165
(鷹橋浩幸)

[下部尿路・男性生殖器] 総論____166
1 膀胱尿路上皮癌____168
2 前立腺癌____170
3 良性前立腺過形成____172
4 精巣セミノーマ____173
5 腎盂腎炎____174
6 外陰部尖圭コンジローマ____175
7 精巣悪性混合性胚細胞性腫瘍____176
8 男性不妊症____177
9 精巣炎および精巣上体炎____178
10 陰茎癌____179

11 卵巣・卵管・子宮・外陰　181
（柳井広之）

[卵巣・卵管・子宮・外陰] 総論____182
1 子宮内膜症嚢胞____184
2 明細胞腺癌____185
3 漿液性腫瘍____186
4 粘液性腫瘍____188
5 成人型顆粒膜細胞腫____190
6 莢膜細胞腫・線維腫____191
7 ディスジャーミノーマ____192
8 卵黄嚢腫瘍____193
9 奇形腫____194
10 Krukenberg腫瘍____195
11 卵管妊娠____196
12 子宮内膜増殖症____197
13 子宮体癌____198
14 平滑筋腫・平滑筋肉腫____200
15 子宮腺筋症____201
16 子宮頸癌____202
17 子宮頸部上皮内腫瘍____204
18 胞状奇胎・絨毛癌____205
19 外陰癌____206
20 乳房外Paget病____207

12 乳腺　209
（森谷卓也）

[乳腺] 総論____210
1 線維腺腫____212
2 乳管内乳頭腫____213
3 乳腺症____214
4 葉状腫瘍____215
5 非浸潤性乳管癌____216
6 Paget病____217
7 浸潤性乳管癌____218
8 女性化乳房____220

13 内分泌　221
（亀山香織）

[内分泌] 総論____222
1 下垂体腺腫____224
2 橋本病____225
3 甲状腺乳頭癌____226
4 甲状腺びまん性硬化型乳頭癌____227
5 甲状腺濾胞癌____228
6 甲状腺髄様癌____229
7 甲状腺未分化癌____230
8 副甲状腺腺腫____231
9 アルドステロン産生副腎皮質腺腫____232
10 副腎褐色細胞腫____233

14 皮膚　235
（髙澤 豊）

[皮膚] 総論____236
1 アトピー性皮膚炎____238
2 水疱性皮膚症____239
3 母斑細胞性母斑____240
4 乾癬____241
5 脂漏性角化症____242
6 Bowen病____243
7 基底細胞癌____244
8 悪性黒色腫____245
9 菌状息肉症____246

15 骨・関節　249
（長谷川 匡）

[骨・関節] 総論____250
1 骨折____252
2 骨髄炎____253
3 変形性関節症____254
4 関節リウマチ____255
5 骨軟骨腫____256
6 骨巨細胞腫____257
7 骨肉腫____258
8 軟骨肉腫____259
9 Ewing肉腫____260

16 軟部組織　261
（小田義直）

[軟部組織] 総論____262
1 脂肪肉腫____264
2 脂肪腫____266
3 血管肉腫____267
4 血管腫・リンパ管腫____268
5 腱鞘巨細胞腫____269
6 平滑筋肉腫____270
7 横紋筋肉腫____271

8 未分化多形肉腫____272

17　脳・脊髄・末梢神経／中枢神経系腫瘍　273
（田中伸哉）

［脳・脊髄・末梢神経］総論____274
  1 循環障害：脳卒中，脳ヘルニア，硬膜外・硬膜下血腫____276
  2 中枢神経系の感染症：ウイルス感染症，細菌感染症，原虫感染症____278
  3 アルツハイマー病____280
  4 プリオン病____282
  5 パーキンソン病____283
  6 筋萎縮性側索硬化症____284
［中枢神経系腫瘍］総論____286
  1 毛様体性星細胞腫____287
  2 膠芽腫____288
  3 星細胞腫（アストロサイトーマ）____290
  4 稀突起膠腫（オリゴデンドログリオーマ）____291
  5 髄芽腫____292
  6 Schwann細胞腫____293
  7 髄膜腫・その他の腫瘍____294

18　眼　297
（小幡博人）

［眼］総論____298
  1 霰粒腫____300
  2 脂腺癌____301
  3 角膜ジストロフィ____302
  4 網膜芽細胞腫____304
  5 翼状片____306

19　造血器　307
（定平吉都）

［造血器］総論____308
  1 悪性貧血____311
  2 再生不良性貧血____312
  3 骨髄異形成症候群____313
  4 急性骨髄性白血病____316
  5 急性リンパ芽球性白血病____319
  6 慢性骨髄性白血病____320
  7 真性赤血球増加症____321
  8 本態性血小板血症____322
  9 原発性骨髄線維症____323
  10 多発性骨髄腫____324

20　リンパ節・リンパ組織・脾臓　325
（伊藤智雄）

［リンパ節・リンパ組織・脾臓］総論____326
  1 結核性リンパ節炎____328
  2 菊池・藤本病（亜急性壊死性リンパ節炎）____329
  3 濾胞性リンパ腫____330
  4 マントル細胞リンパ腫____332
  5 小リンパ球性リンパ腫____333
  6 Burkittリンパ腫____334
  7 びまん性大細胞型B細胞リンパ腫____335
  8 Hodgkinリンパ腫____336
  9 T細胞性リンパ腫____337
  10 転移性腫瘍____338

21　小児病理　339
（中澤温子）

［小児病理］総論____340
  1 先天性嚢胞状腺腫様奇形／先天性肺腺腫様奇形____342
  2 胆道閉鎖症____343
  3 Hirschsprung病____344
  4 神経芽腫____345
  5 Wilms腫瘍（腎芽腫）____346

22　全身性疾患　347
（中黒匡人，豊國伸哉）

［全身性疾患］総論____348
  1 糖尿病____350
  2 痛風____351
  3 アミロイドーシス____352
  4 敗血症____353
  5 日和見感染：全身性真菌症など____354
  6 粟粒結核：全身性抗酸菌感染症____356
  7 播種性血管内凝固［症候群］____357
  8 膠原病：自己免疫疾患____358
  9 血管炎症候群____360
  10 サルコイドーシス____362

索　引____363

Introduction

伊藤智雄

　多くの場合，病理学pathologyは，学生諸君にとって全身のさまざまな疾患について学ぶ最初の機会となる．そもそも病理学は全身のすべての組織における疾患を対象とし，その成り立ちや原因，また，その組織学的な診断学を探究する．わが国では基礎医学に分類されているが，実際には医療の最前線において，疾患の確定診断を決定する極めて重要な役割を担う臨床医学としての一面を持つことは知っておかねばならない．近年は分子生物学的な知見も深まっており，まさに総合的な医学を取り扱う分野となっている．

A. 基礎病理と診断病理

　わが国の病理学はドイツ医学の影響を受け，前述のごとく基礎医学としての位置付けが比較的強い．「病理学」は一般的に認知度が低く，初学者にはなじみのない言葉である．本来は呼んで字のごとく，「病のことわり（理）を研究する学問」である．物理学と対比するとわかりやすいかもしれない．「物理学」とは「物のことわり（理）」を研究するものであり，自然界が成り立っている法則などをさまざまな手段で研究する．「病理学」は「物」が「病」に変わり，病気が成り立っている理をさまざまな手段で研究するのである．古来より病気の研究手段に大きく寄与したのが顕微鏡であり，その登場以来，主力の疾患研究手段として発展してきた．現在でも，「形態的な病気の理解」は主力の手法の一つとしてあり続け，全身を対象とした疾患の研究が盛んになされている．もちろん，現在では顕微鏡のみならず，分子生物学的な先端的手法も用いられ，まさに総合的な学問となってきている．

　このような中，さまざまな疾患の形態的な特徴が知見として蓄積され，臨床の場に応用されるようになってきた．これが「診断病理diagnostic pathology」である．他に「外科病理学surgical pathology」，「組織病理学histopathology」などとも呼称される．なお，「臨床病理clinical pathology」という言葉は誤解を招きやすく，注意が必要である．この言葉は海外では血液・生理・生化学検査などを含む「検査医学」の意味に近く，より広い分野を担う部門を指す．

　医療の現場では，診断病理部門は患者の疾患を直接顕微鏡で観察することにより，その確定診断を決定する．腫瘍では，腫瘍の進展度，転移の有無，ステージ，手術の適格性などさまざまな重要事項も病理部門によって判断される．次項にてその実際を紹介する．

B. 臨床における病理学の実際

　病理は，医学において全臓器，全年齢を対象とした診断学を展開する．医学の分野の中でも最も幅広い範囲を担っていることは間違いがない．専門化の進む医学の中で，病理学者の幅広い知識は非常に貴重なものともいえよう．

　さまざまな疾患で患者は病院を訪れ，各科の臨床医の診察を受けることとなる．多くの場合，臨床的に診断がなされ治療が行われるが，特に腫瘍性疾患などでは臨床的所見のみでは確定診断は不可能である．そのような場合，疾患の一部がさまざまな方法で採取され，病理診断に供される．これを生検biopsyと呼ぶ．内視鏡による鉗子生検，針を穿刺して組織を採取する針生検，切開を加えて組織を切除しつつ生検を行う切除生検など，多種の方法が用いられている．生検は通常疾患の一部のみしか観察を行わないが，実際の治療を開始する前の重要な情報を臨床医にもたらす．患者の症状，理学所見，検査所見，画像所見などをもとにして臨床医が決定するのが「臨床診断」であり，病理医が組織診断をして決定するのが「病理診断」であるが，多くの疾患では病理診断をもって初めて確定診断となる．特殊な場合を除けば，病理診断なくして腫瘍の治療方針は決定されない．また，非腫瘍性病変でも病理診断を待って治療方針が決定される場面は多くみられる．

　治療方針が決定され，病変の切除が行われたとする．しかし，術前に良・悪性の決定ができなかった病変，あるいは予期せず術中に病変が発見された場合などに，「術中迅速診断」が行われる場合がある．わが国では「ゲフ」ないし「ゲフリール」と呼称されることが多い（ドイツ語のGefrierschnitt（凍結切片）が由来）．手術室から提出された標本を直ちに液体窒素，あるいは低温下有機溶

媒などで急速凍結し，クリオスタットと呼ばれる凍結切片作製装置を用いて薄切し，染色．すぐに病理医によって診断される．提出から20分程度で診断が可能であり，手術方針を決定する極めて重要な判断材料となる．まさに病理診断によって医療が動く瞬間でもある．

手術で摘出された病変はホルマリンで固定され，病理部門に送られ，再び病理医によって診断が行われる．手術検体の病理診断では腫瘍であればその最終的な組織型の決定，進展程度，脈管侵襲（リンパ管．静脈内に腫瘍がみられるか），断端（腫瘍が取りきれているか），リンパ節転移の有無，ステージなどが決定され，手術の適格性が評価される．術後の治療方針を決定するためには病理診断は必須の項目である．

不幸にして患者が亡くなられた場合，ご遺族の承諾が得られれば，病理解剖（剖検）autopsyが行われることがある．剖検により，全身をくまなく病理学的に検索することによって，最終的な病態が明らかにされ，正しい医療へ向けたフィードバックがなされる．

このように病理診断は医療のさまざまな段階で，非常に重要な役割を担っている．

近年では，病理診断，特に免疫組織化学的所見によって治療薬の適応の判断が行われるようにもなっており，コンパニオン医学と呼ばれる．今後とも，医療における病理診断の役割はますます高まっていくものと思われる．

C. 医療現場における検体の固定から検鏡，報告まで
● 固定
摘出された検体はホルマリンで固定される．固定液は10〜20％の緩衝ホルマリンが最適である．固定の前に適切な処理が必要であることも知っておかねばならない．小型の検体は摘出後なるべく速やかにホルマリンに漬ける必要がある．ただし，大型の検体はただ固定しただけでは深部が固定されず，変性してしまう．あらかじめ，適切な割を入れておかねばならない．また，胃などの袋状・管状のものは，はさみを用いて適切に切り開き，コルク版などにピンを用いて貼り付ける必要がある．固定時間は検体の大きさによって異なるが，小さいもので一晩，やや大きなものでも数日の固定が適切である．長期間の固定は免疫組織化学的検討などに悪影響を及ぼすので避けなければならない．

多くの場合，固定は臨床医によって行われ，患者情報，臨床診断，臨床情報，画像，スケッチなどを依頼書に記載し，病理部門に提出される．

● 切り出し
固定され病理部門に提出された検体は，病理医によって観察・記録などが行われ，標本とすべき部分が切り出される．切り出された検体は，通常，カセットと呼ばれる容器に入れられる．切り出しは単なる作業ではなく，病変の肉眼的診断，周囲との構造との関係，病変の広がりなどを確認しながら行われなければならない．

● 標本作製
標本作製は臨床検査技師によって執り行われる．脱脂，脱水，パラフィン浸透の各過程を経た後，パラフィンに検体が埋められる（パラフィン包埋）．これをパラフィンブロックと呼び，形態，蛋白，DNA，あるいは一部のRNAまで長期にわたり保存可能である．ブロックからミクロトームを用いて3〜4μmの切片に薄切し，プレパラート上に載せる．これを染色し，カバーガラスをかければ，完成である．病理組織学で最も一般的かつ重要な染色はヘマトキシリンとエオジンを用いた重染色Hematoxylin and eosin（HE）染色である．近年は免疫組織化学など補助的手段の発達が急速であるが，基本がHE染色であることには揺るぎがない．

● 検鏡・報告
完成したプレパラートは病理医のもとに引き渡され，診断が行われる．観察方法は後述する．その後，必要な所見を記載し，臨床診断を付し，報告書を完成させ，臨床側に報告する．なお，近年は電子カルテが普及してきており，ペーパーレスで一連の作業が行われることも多くなった．

D. 標本の観察の仕方
● 顕微鏡の各部の名称と電源のオンオフの方法
顕微鏡の各部名称を図1に示す．

電源は，輝度調整レバーを最も暗い位置にした状態で入れること．電源を切る場合には，輝度調整レバーを最も暗い位置に下げてから，切るようにする．

● 顕微鏡を正しくセットする
顕微鏡は正しい姿勢で観察できるよう設置しな

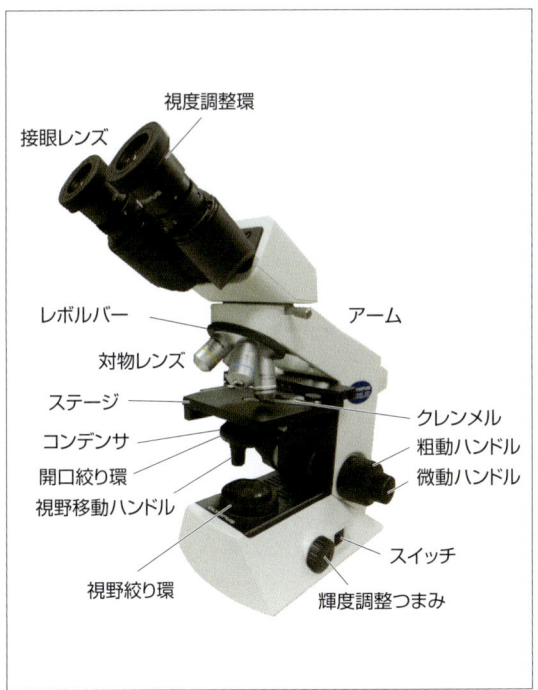

図1　顕微鏡の各部名称

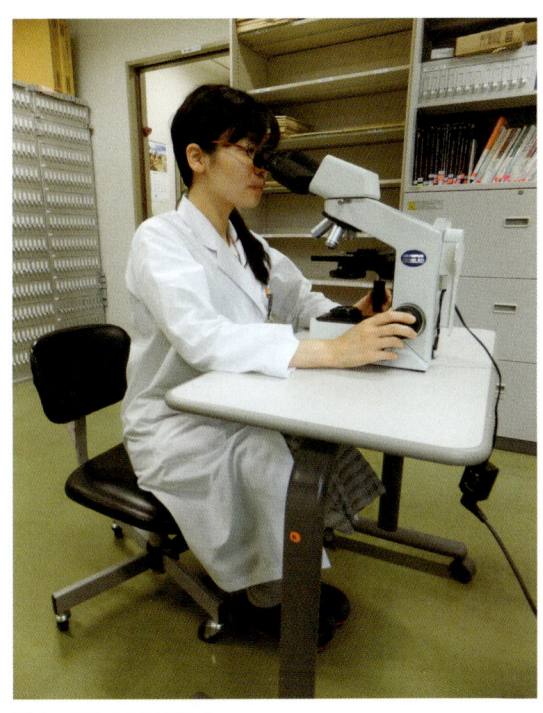

図2　正しい検鏡姿勢

ければならない．背筋を伸ばした状態で着座し，自然に目の位置が接眼レンズの位置にくるよう椅子の高さを調節する（図2）．

次に自分の眼に接眼レンズを調節するが，これが最も重要なポイントである．
・適当な標本をステージに載せ，電源を入れる．
・接眼レンズの幅は調節が可能であるので，自分の眼の幅に合うようにしっかりと調整する．
・明るさが適当になるように輝度調整つまみを調節する．
・まず片目で観察し，焦点を合わせる．次に反対側の眼で観察し，ピントリングは動かさず接眼レンズに付いている調節リングで焦点を合わせる．これで両目に焦点が合うようになる．
・自然に遠くをみるように覗けば両眼視ができるはずである．

Check

● 両眼視ができない人へ
極端な斜視などの方を除き，両眼視ができないのは顕微鏡の調節不足であることが多い．上記の方法を今一度行い，しっかりと調整する．自然と遠くをみるように覗く．近くのものをみようとすると焦点は合わない

● 明るさ調整について
電球を電源としたタイプでは，光源が暗すぎれば光の赤みが強くなり，色調の観察に支障がある（近年はLEDを用いたものも登場し，その場合は明るさによる色相の変化は少ない）．一方，明るすぎれば眼の疲れが大きい．適切な明るさに調整するよう心がける

●実際の検鏡・診断の仕方

・プレパラートを手にし，ラベルをみて，正しい標本であることを確認する．
・顕微鏡に載せる前に標本の全体像を肉眼で確認し，検体の大きさや分布，正常構造などを理解する．
・顕微鏡のレンズレボルバーを回し，最も拡大が弱いレンズセットする．レンズ本体を持って回してはならない．ステージは十分に下げておく．
・プレパラートを顕微鏡に載せ，眼を接眼レンズにあて，焦点を合わせる．大きく焦点がずれている場合は粗動ハンドルを動かし，微妙な調整には微動ハンドルを用いる．

表1 代表的な染色法

基本染色	HE染色
膠原線維	マッソンMasson染色
弾性線維	エラスチカワンギーソンElastica van Gieson(EVG)染色
細網線維	鍍銀染色(Gitter染色)
グリコーゲン	PAS反応
粘液	PAS反応
酸性ムコ多糖類	Alcian blue染色
ヘモジデリン	ベルリン青染色
真菌	グロコットGrocott染色, PAS反応
一般細菌	ギムザGiemsa染色
抗酸菌	チールニールセンZiehl Neelsen染色
腎糸球体基底膜	PAM染色
アミロイド	コンゴーレッドCongo-red染色

・弱拡大で全体を観察し,各正常構造,病変の局在を把握する.
・必要に応じて拡大を上げ,詳細を観察する.
・観察が終わったら,プレパラートを外し,次のプレパラートに移る.

Check
- いきなり強拡大で観察を始めないこと.対物40倍を必要する機会はそれほど多くないはずである
- プレパラートはラベル部の側面を持つようにし,ガラス面を触らないこと
- プレパラートは極めて貴重なものである.大事に扱い,絶対に割ったりしないこと
- 対物レンズを変えるときはレンズ本体を持たず,レボルバーを持って回すこと

●バーチャルスライドについて

近年,プレパラートをあらかじめスキャンし,コンピューター上で観察することのできるバーチャルスライドが普及しつつあり,大学によってはこのシステムを用いて実習が行われていることもある.さまざまな利点があり,学生諸君が病理組織像を学ぶにはたいへん優れたシステムであるが,正しい顕微鏡の扱い方はしっかりと理解しておかなければならない.

E. 代表的な染色

基本はHE染色であるが,必要に応じてさまざまな特殊染色が行われる.近年は抗原抗体反応を用いた免疫組織化学的染色(免疫染色)も発達してきている.

●特殊染色

組織化学的手法を用いて特定の物質を染色する手法で,目的により表1に示すようなものがよく用いられている.一部は徐々に免疫組織化学的手

表2 免疫染色に使用される代表的な抗体

抗体	概要	主な用途
cytokeratin	上皮性マーカー	上皮性腫瘍の診断.さまざまな種類があり,反応性が異なる
EMA	上皮性マーカー	髄膜腫,滑膜肉腫,未分化大細胞リンパ腫など
calretinin	中皮マーカー	中皮腫の診断
LCA	汎リンパ球マーカー	悪性リンパ腫の診断
L26(CD20)	B細胞マーカー	B細胞リンパ腫
CD3	T細胞マーカー	T細胞性腫瘍
αSMA	平滑筋マーカー	平滑筋性腫瘍.筋上皮の染色
desmin	筋マーカー	筋系腫瘍
factor VIII	血管内皮マーカー	血管性腫瘍/巨核球
S-100蛋白	神経系マーカー	神経性腫瘍や色素細胞性腫瘍
chromogranin A	神経内分泌顆粒に反応	内分泌マーカー
synaptophysin	神経/神経内分泌性マーカー	神経/神経内分泌腫瘍
HMB45	色素細胞マーカー	色素細胞性腫瘍
MIB1	増殖マーカー(抗Ki67抗体)	増殖能評価
p53	癌抑制遺伝子	良・悪性鑑別
ER/PgR	女性ホルモン	乳腺の治療適応の判断
HER2	一部の乳癌に発現する受容体型チロシンキナーゼ	ハーセプチン適応判断

法に置換されつつあるが，依然として重要である．

●免疫組織化学的染色（免疫染色）

特異抗体を用い，抗原抗体反応を使用した特異度の高い染色を行うことができる．近年の発展が著しい．病理診断学では最も一般的なホルマリン固定パラフィン包埋材料を用いた免疫染色の他に，凍結材料を用いた蛍光抗体法，凍結切片上での酵素抗体法などが目的に応じて選択される．染色法はさまざまであるが，ホルマリン固定パラフィン包埋材料では，マウスや家兎などの動物で作製した一次抗体をまず結合させ，それらの抗体に結合する酵素標識二次抗体を次に結合，さらに酵素に反応して組織上に沈殿する発色剤を加えて染色する方法が最も多い（酵素抗体法間接法）．近年は酵素標識ポリマー法などの高感度法も発達してきている．発色剤はDAB（3,3'-Diaminobenzidine,tetrahydrochloride）を用いることが多く，茶色に色付く．他にもさまざまな色の発色が可能である．背景はヘマトキシリンで薄青に染色されることが一般的である．表2に主なものを記載するが，実際には数百もの種類の抗体が用いられている．

FAQ：実習中によく聞かれる質問

・これらの白く抜けたところはなんですか？
　答：多くの場合は組織間隙です（図3）．実際に組織液があったスペースである場合と，標本作製時に人工的に開いたスペースである場合があります．コレステリンcholesterinが抜けた痕など，意味がある場合もあります．

・教科書に書いてあるこの所見がみつかりません
　答：実際の疾患では，特徴とされるすべての細胞がみつかるわけではありません．所見によっては診断に必須の場合と，なくてもよい場合があります．

・強拡大でみえるこの細胞はなんですか？
　答：すべての細胞を認識する必要はありません．それよりも強拡大で観察しすぎていませんか？あまり重要性のないものに時間をさいても仕方がありません．

・英語がわかりません
　答：疾患の名前などを英語でも覚えておくことは重要です．将来必ず役立ちますので，頑張って英語も覚えてください．

・スケッチのコツがわかりません
　答：境界線は美術のデッサンのように書いてはいけません．境界線は1本の線でしっかりと書いてください．色鉛筆だけで書いては精細な絵は書けません．構造の形は鉛筆で書き，色付けを色鉛筆で行うと精細なスケッチができます（図4）．また，しっかりと組織像を理解していないと，正しいスケッチはできません．十分に納得がいくまで観察を行ってから，スケッチを開始してください．

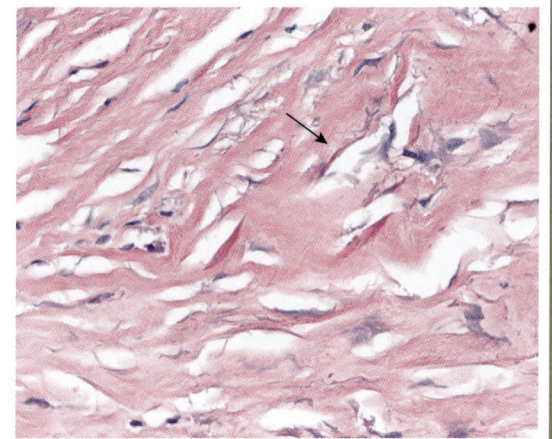

図3　組織間隙（矢印）

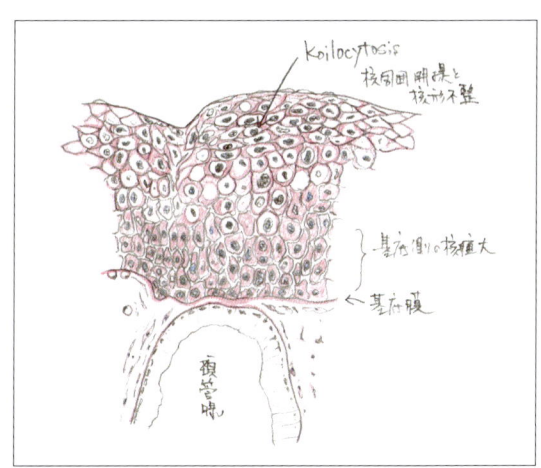

図4　スケッチの例（子宮頸部CIN1病変）
特徴をとらえてから書く．色鉛筆のみでは精細なスケッチはできない．

1

心・血管
浅田祐士郎, 畠山金太

心・血管［総論］

A. 心臓の各部の名称と組織学的構造

心臓は，心内膜・心筋・心外膜の3層からなる（図1）．

● 心内膜（図2）
内皮細胞とその下層の密な結合組織からなる．

● 心筋層（図3）
心筋細胞の集合からなる．心筋細胞には横紋がみられ，細胞間には介在板が存在する．心筋細胞の走行は通常，平行した一方向性であるが，心筋中隔の付け根や心尖部では錯綜した配列がみられる．心筋細胞間には豊富な毛細血管が存在する．

● 心外膜
心筋層の外側を包む組織で，主に脂肪組織からなり，表層は中皮細胞で被覆されている（図4）．

● 冠動脈
心筋の大部分は冠動脈より酸素供給される．冠動脈は上行大動脈の根元から，左冠動脈と右冠動脈が分枝し，左冠動脈はさらに前下行枝と回旋枝に分かれる．冠動脈枝の支配領域には個人差があるが，主に前下行枝は左室前壁と心室中隔前方2/3を，回旋枝は左室側壁を，右冠動脈は右室と左室の後下壁および心室中隔後方1/3を支配する．

刺激伝導系の血管支配は，洞房結節では60%以上の人で右冠動脈から，40%は左冠動脈回旋枝による．一方，房室結節は90%が右冠動脈により支配されている．

心内膜と内膜直下の心筋は，心腔内の血液で酸素供給される．

● 弁装置
房室弁（僧房弁，三尖弁）と動脈弁（大動脈弁，肺動脈弁）はいずれも密な膠原線維と弾性線維からなるが，中央部には疎な結合組織がみられる．細胞成分は少なく，線維芽細胞が散見される．健常な弁には血管は存在しない．

B. 血管の組織学的構造

血管は，動脈・静脈ともに内膜，中膜，外膜の3層からなる．

● 動脈
弾性型動脈（図5）と筋型動脈（図6）に分けられる．弾性型動脈は，大動脈とそこから分枝する鎖骨下動脈，腕頭動脈，総腸骨動脈，肺動脈などの大型の動脈で，中膜に多層の板状の弾性線維が存在し，平滑筋細胞が層間に介在する．弾力性に富み，血圧の変動を緩和する．

筋型動脈は，それより小型の動脈で冠動脈，腎動脈，脳動脈，腹腔内の動脈などが含まれる．中膜の平滑筋がよく発達した動脈で，平滑筋の間に少量の弾性線維がみられる．内膜と中膜の間には厚い内弾性板が，中膜と外膜の間には外弾性板が存在する．小動脈では平滑筋層は減少し，外弾性板は消失する．

内膜は内皮細胞と内皮下の薄い結合組織からなるが，加齢に伴って肥厚する．外膜は中膜の外側の結合組織で，末梢神経や栄養血管 vasa vaso-

表1　主な心疾患（青字は本書で取り上げたもの）

	心外膜	心筋	心内膜
萎縮・肥大		褐色萎縮，心肥大，肥大型心筋症，拡張型心筋症，拘束性心筋症	
代謝性疾患		アミロイドーシス，ヘモクロマトーシス，Pompe病，Fabry病，ミトコンドリア脳筋症	僧房弁輪石灰沈着，ムコ多糖症，Marfan症候群
循環障害		狭心症，心筋梗塞，結節性多発性動脈炎，川崎病	
炎症・アレルギー	線維素性心外膜炎，感染性心外膜炎，全身性エリテマトーデス	リウマチ性心筋炎，ウイルス性心筋炎，細菌・真菌性心筋炎，原虫性心筋炎，サルコイドーシス，結核	リウマチ性心内膜炎，感染性心内膜炎，全身性エリテマトーデス，非細菌性血栓性心内膜炎
腫瘍	中皮腫	横紋筋腫	粘液腫

（小池盛雄ら編：組織病理アトラス，第5版，文光堂，2005より改変）

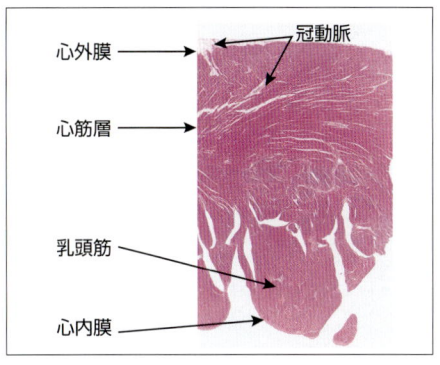
図1　左心室の弱拡大像

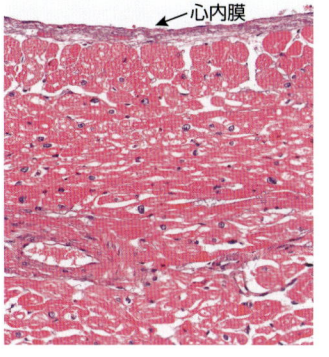
図2　心内膜

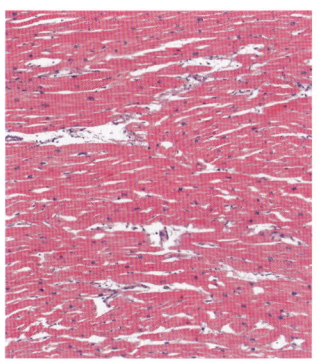
図3　心筋層

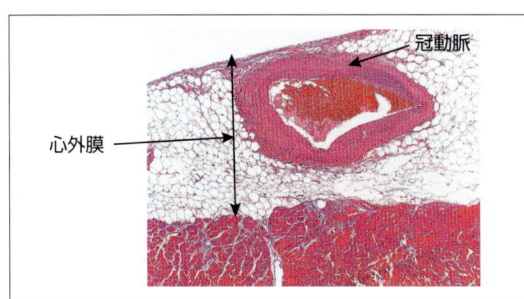
図4　心外膜

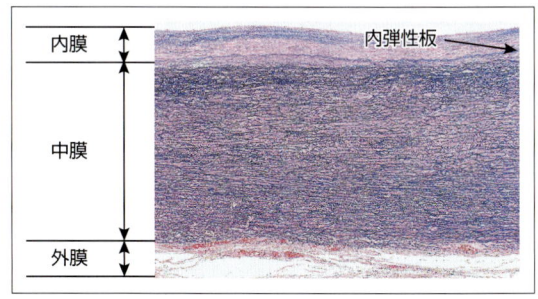
図5　弾性型動脈(胸部大動脈，弓部)(HE染色/Victoria blue染色)

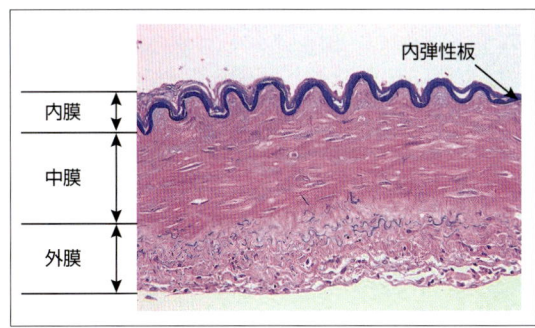
図6　筋型動脈(脳底動脈)

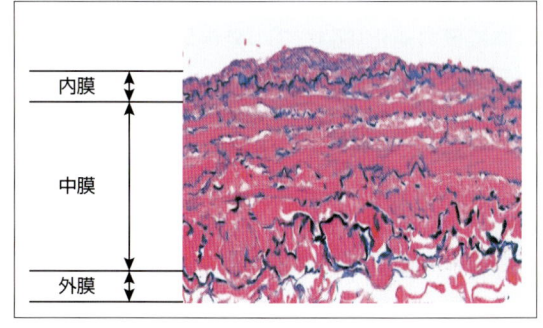
図7　静脈(大腿静脈)

rumが含まれる．栄養血管は大型〜中型の血管に存在し，中膜壁の外側1/2〜2/3を栄養する．

● 静脈(図7)

　動脈より壁が薄く，平滑筋細胞と弾性線維も少ない．臓器や部位により構造が一様でなく，3層構造が不明瞭な場合もある．内膜は内皮細胞と疎な結合組織からなり，弁が存在する．

表2　主な血管疾患(青字は本書で取り上げたもの)

動脈硬化症	粥状硬化症，Mönckeberg型中膜石灰化硬化症，細動脈硬化症	静脈・リンパ管	静脈血栓症(肺血栓塞栓症)，静脈瘤，上・下大静脈症候群，リンパ管炎，リンパ浮腫
血管炎	巨細胞性(側頭)動脈炎，高安動脈炎，結節性多発性動脈炎，川崎病，顕微鏡的多発動脈炎，Wegener肉芽腫症，Buerger病(閉塞性血栓性血管炎)	腫瘍	血管腫，リンパ管腫，グロムス腫瘍，血管肉腫
動脈瘤・解離	腹部大動脈瘤，梅毒性動脈瘤，大動脈解離	奇形	動静脈奇形

1. 心筋梗塞
myocardial infarction

■概要

　心筋梗塞は，冠動脈の狭窄ないし閉塞により心筋が虚血状態となり，壊死に陥る病態である．原因としては，冠動脈の粥状動脈硬化巣の破綻に伴う血栓形成が重要である．梗塞の広がりが，壁全層に及ぶ貫壁性梗塞と心室壁の内腔側に限局する心内膜下梗塞に大別される．梗塞部位は，責任病変が左冠動脈前下行枝では左心室前壁・心尖部・心室中隔前方2/3に，左冠動脈回旋枝では左心室側壁に，右冠動脈では左心室後壁・心室中隔後方1/3にみられる．

■臨床

　前胸部の強い痛みや圧迫感で発症することが多い．合併症としては不整脈，収縮機能の低下によるうっ血性心不全や心原性ショック，心破裂に伴う心タンポナーデ，心室内血栓による塞栓症などがある．

■病理像

・肉眼像の変化(図1，2)：発症後4〜6時間では肉眼的には変化はみられない．発症後1〜2日では正常心筋と比べてやや退色調で，3〜7日になると梗塞部は軟らかく，黄色調(中心部)ないし赤褐色(辺縁部は充血)を呈する．2週以降では膠原線維が増加するため灰白調を呈し，2〜3ヵ月では線維性の瘢痕巣となる．

・組織像の変化(表1，図3〜6)：心筋の壊死が明らかとなるのは，発症後10〜12時間ほど経過してからである．急性期では，間質の浮腫がみられ，心筋細胞は波打った像を呈する．また横紋は不規則化し，収縮帯も認められる．24時間後では好中球の浸潤がみられるようになる．その後，リンパ球やマクロファージの浸潤と線維芽細胞の増生を認め，梗塞巣は肉芽組織に置換されて最終的には瘢痕巣となる．

Check

- 心筋細胞の壊死
- 間質の浮腫，収縮帯壊死
- 好中球の浸潤
- 肉芽組織の形成，線維化

More advanced

- 冠動脈硬化巣(プラーク)の破綻にはプラーク破裂(約70〜80％)とびらん(約20〜30％)の2種類がある．
- 心筋梗塞の原因としてプラーク破綻のほかに，奇形(冠動静脈瘻)や炎症(川崎病，高安動脈炎，結節性多発動脈炎)，動脈解離，塞栓症，冠動脈攣縮なども原因となる．

表1　心筋梗塞の組織像の経時的な変化

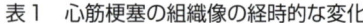

	6時間	24時間	3〜5日	7〜10日	14〜21日	6週
心筋細胞の核変化	←——————→					
心筋細胞壊死と貪食		←——————————→				
間質の浮腫	←——→					
好中球の浸潤		←————→				
マクロファージ浸潤			←————————→			
リンパ球・形質細胞の浸潤			←——————→			
線維芽細胞の増生			←——————————→			
膠原線維の形成				←————————→		
毛細血管の増生			←——————→			

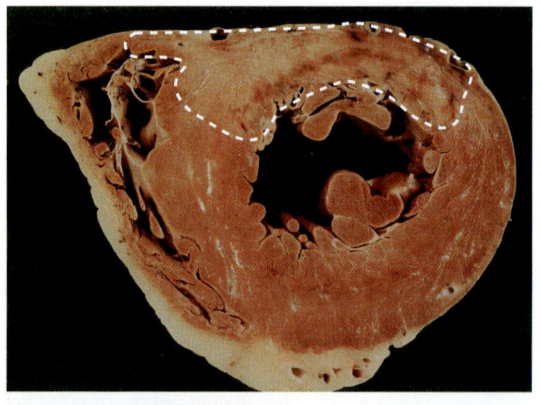

図1　急性心筋梗塞(発症後5日)
左室側壁から後壁，中隔後部1/3，右室後壁が退色調を呈しており，一部では出血を伴っている．右冠動脈の閉塞による．

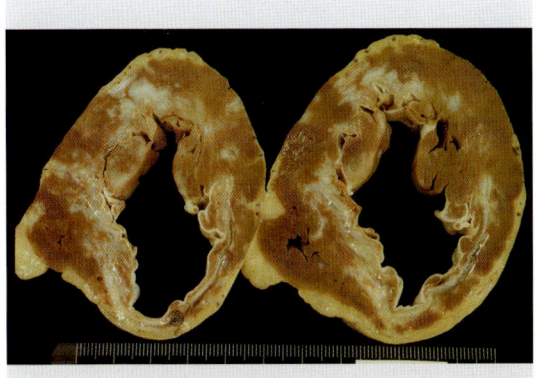

図2　陳旧性心筋梗塞
左室のほぼ全周性に多くの瘢痕巣を認める．

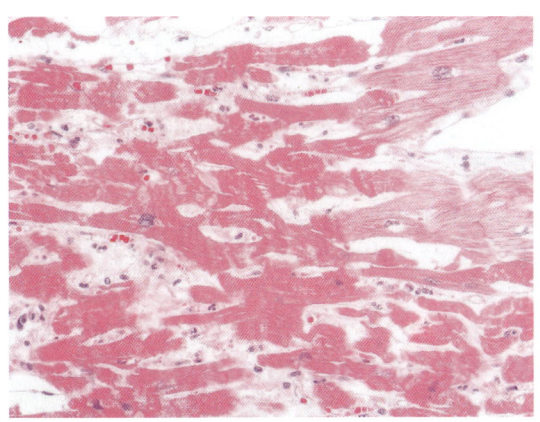

図3　急性心筋梗塞（発症後約6時間）
心筋細胞の収縮帯壊死contraction band necrosis（CBN）を認める．CBNは梗塞の境界や再灌流部位に生じやすい．また細胞質の好酸性が増加し，波打つような形態を示す．

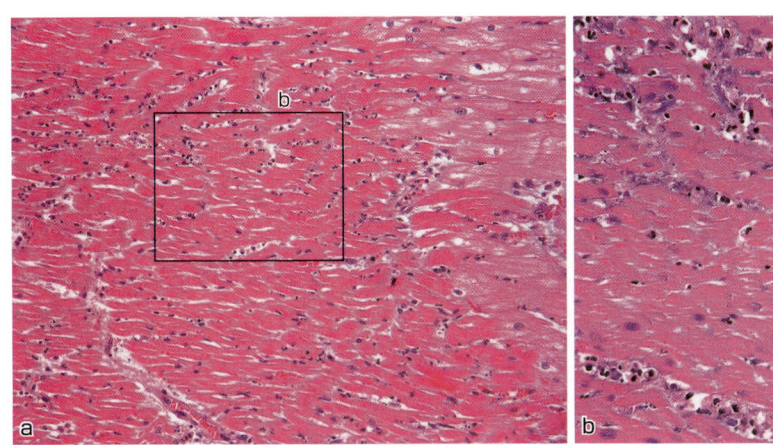

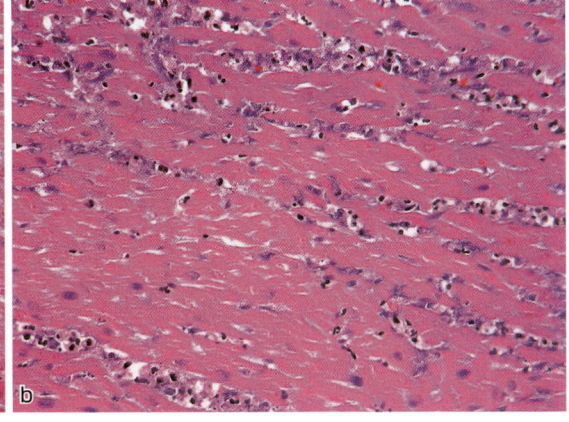

図4　急性心筋梗塞（発症後5日）
a：心筋細胞の核は消失し，細胞質は好酸性化を呈する．間質には好中球浸潤を認める．右端は非梗塞部．b：強拡大像．心筋細胞の核の消失，細胞質の好酸性化，間質に好中球の浸潤を認める．

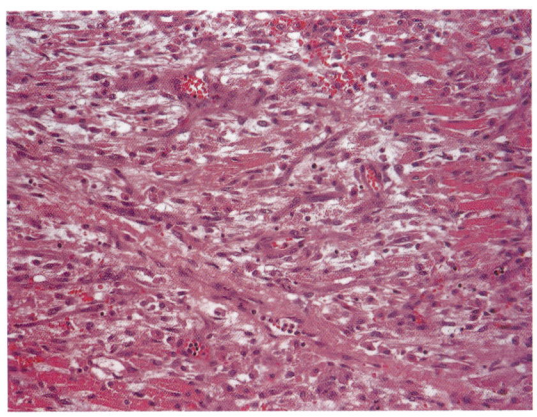

図5　急性心筋梗塞（発症後14日）
肉芽組織が形成されている．

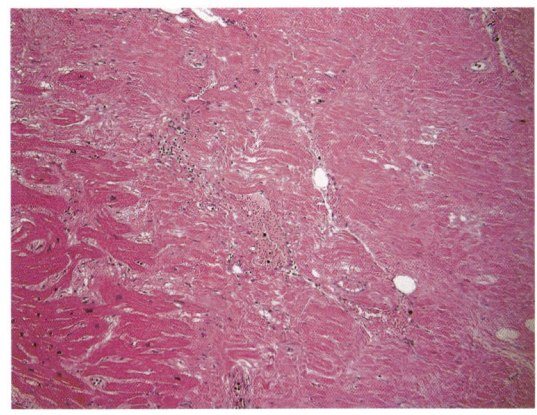

図6　陳旧性心筋梗塞（発症後2ヵ月）
膠原線維の増生により瘢痕化している．

2. 感染性心内膜炎
infectious endocarditis

■概要

弁膜や心内膜に感染が生じることによって引き起こされる炎症性の病変で，弁は破壊や変形により機能不全をきたす．僧房弁，次いで大動脈弁が侵されることが多い．病原体により細菌性，真菌性，リケッチア性に分類される．

細菌性心内膜炎の起炎菌としては，黄色ブドウ球菌（急性）と緑色連鎖球菌（亜急性）が重要である．菌血症に伴って発症するが，リウマチ性弁膜症，大動脈弁狭窄後，僧帽弁逸脱などの後天性弁膜症や心室中隔欠損などの先天性心疾患を素地として生じる場合が多い．強毒菌によるものは急性の経過をたどり，弁破壊の程度は強い．弱毒菌では亜急性〜慢性の比較的緩徐な経過をたどり，弁破壊の程度も弱い．

■臨床

症状としては，感染症状（発熱，全身倦怠感，頭痛など），心症状（心不全，疣贅や弁の穿孔による心雑音），塞栓症状（脳梗塞，指趾の先にみられる有痛性紅斑であるオスラー結節など）などがある．

■組織像（図1）

弁膜の閉鎖縁に細菌塊や血栓からなる疣贅が形成される．高度な炎症では弁の破壊を伴い，炎症は心筋層へも広がる．慢性期では，肉芽組織の形成や線維化，それに伴って弁の変形がみられる．

Check

- 弁の疣贅形成，破壊
- 疣贅には強い好中球の浸潤と細菌塊
- 慢性期は，肉芽組織の形成や線維化

More advanced

- 疣贅の形成，腱索断裂，弁穿孔による弁の破壊は，高度の心不全を惹起する．
- 初期の疣贅形成から弁破壊への進展は，起炎菌の病原性の強さに関連する．
- 早期診断と治療（弁置換術など）が重要である．

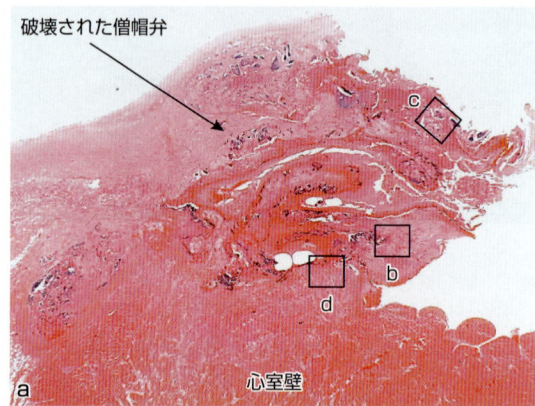
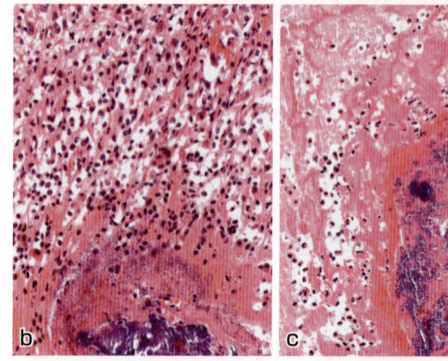
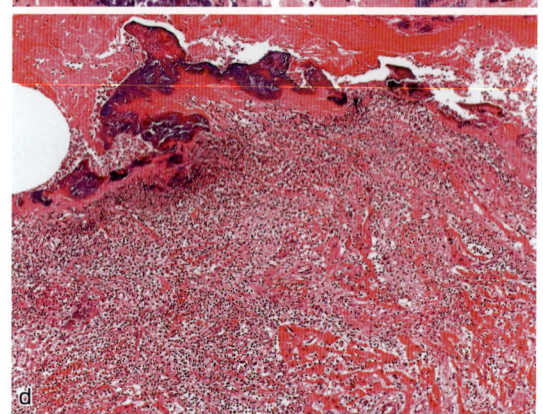

図1　感染性心内膜炎
a：弱拡大像．僧帽弁の破壊を伴う疣贅の形成を認める．
b：中拡大像．疣贅には強い好中球の浸潤と細菌塊を認める．c：中拡大像．細菌塊を伴った血小板・フィブリンからなる血栓を認める．d：中拡大像．炎症は心筋層へも広がっている．

3. 非細菌性血栓性心内膜炎
nonbacterial thrombotic endocarditis (NBTE)

■概要
健常な弁膜の閉鎖縁に，無菌性の血栓からなる疣贅が形成される病態．発症機序の詳細は不明であるが，悪性腫瘍，消耗性疾患の末期など血液凝固能が亢進した状態で発生することが多く，衰弱性心内膜炎 marantic endocarditis とも呼ばれる．好発部は僧帽弁，大動脈弁，三尖弁の順である．細菌性心内膜炎とは異なり，弁の破壊はみられない．

■臨床
通常，疣贅は小さく，これ自体は症状を起こさないが，形成された血栓が剥離し，脳塞栓症など全身臓器の血栓性塞栓症の原因となる．

■組織像（図1）
疣贅はフィブリンと血小板からなる混合血栓で，細菌感染はみられず，好中球浸潤も軽微である．

Check
- 無菌性の血栓からなる疣贅
- 弁の破壊はみられない
- 好中球の浸潤は軽微

More advanced
- NBTEの背景となる凝固異常状態には悪性腫瘍（特に卵巣癌，膵癌，肺癌などの腺癌）や消耗性疾患のほかに，抗リン脂質抗体症候群や特発性血小板減少性紫斑病などがある．
- Trousseau症候群は悪性腫瘍に伴う血液凝固系の亢進により脳梗塞を生じる病態で，その多くは慢性的な播種性血管内凝固 disseminated intravascular coagulation（DIC）に併発したNBTEによる心原性脳塞栓症である．
- 悪性腫瘍による凝固活性化機序に関しては，凝固カスケードを活性化する組織因子や腫瘍プロコアグラントなどの腫瘍細胞による発現，各種サイトカインを介した血小板や内皮細胞の活性化などが考えられている．

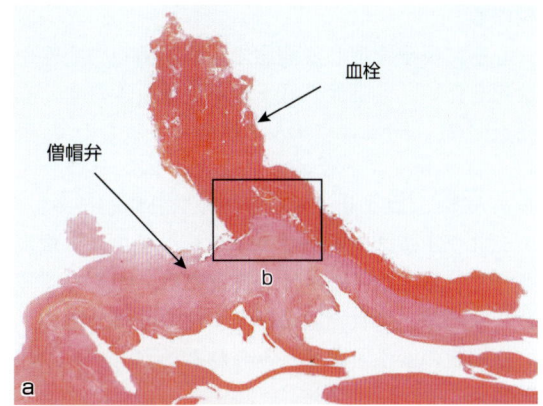
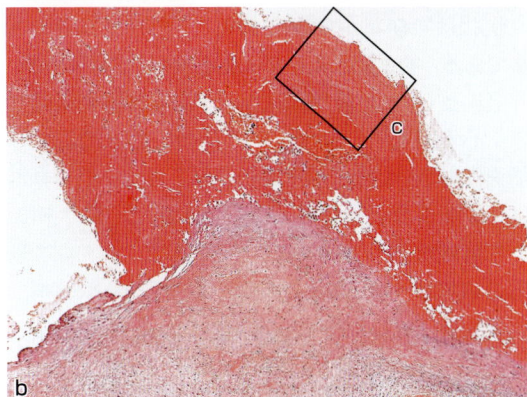
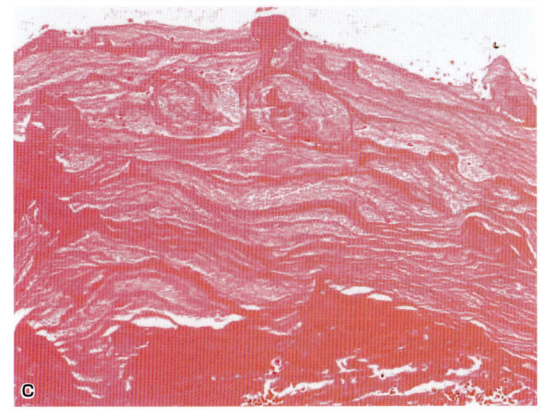

図1 卵巣癌の末期の症例における非細菌性血栓性心内膜炎
a 僧帽弁に血栓からなる疣贅が形成されている．弁の破壊はない．b：中拡大像．疣贅はフィブリンと血小板からなる．c：強拡大像．血栓には少数の炎症細胞は混在するが，細菌はみられない．

4. 心筋炎
myocarditis

■概要
心筋に炎症を生じる病態で，心筋細胞の変性や壊死を伴い，心機能の低下や不整脈をきたす．心筋炎の60〜80％はウイルス感染によるもので（表1），コクサッキーウイルスなどのエンテロウイルスが多い（コクサッキーウイルスB群が最多）．アデノウイルスやインフルエンザウイルスも重視されている．ウイルス性心筋炎では，間質の浮腫とリンパ球・形質細胞のびまん性の浸潤を認め，心筋細胞の変性・壊死がみられる（図1）．

■臨床
症状は無症状から急死まで，その程度はさまざまである．主な症状としては心不全症状（易疲労感，呼吸困難）や不整脈（動悸）などがある．検査所見では，心電図異常，軽度〜中等度の白血球増加，心筋逸脱酵素（AST, LDH, CPK）の上昇，心筋トロポニンT上昇などを認める．確定診断は心筋生検による病理組織検査である．心筋炎は，ウイルス以外の病原微生物（細菌，真菌，原虫など）や薬剤，化学物質，アレルギー疾患などによっても生じる．

Check
- 心筋細胞の壊死や変性を伴った炎症細胞浸潤
- ウイルス性心筋炎では，主にリンパ球や形質細胞が浸潤するが，好中球や好酸球なども伴う
- ウイルス性心筋炎では，小壊死巣が散在性に広い範囲にみられる

More advanced
- 心筋炎は，病理形態学的にリンパ球性，好酸球性，巨細胞性，中毒性に大別される．
- リンパ球性心筋炎の原因は，ウイルス性と自己免疫性がある．
- 好酸球性の心筋炎には，過敏性心筋炎，好酸球性壊死性心筋炎，高好酸球血症症候群に伴う心筋炎がある．
- 巨細胞性心筋炎は劇症型で，自己免疫性の機序が推定されている．
- 中毒性心筋炎は不明な部分が多いが，カテコールアミン心筋障害や薬物乱用とも関連している．

表1 心筋炎の原因

1. 感染
   ウイルス，クラミジア，リケッチア，細菌，真菌，寄生虫
2. 免疫学的機序
   連鎖球菌感染後（リウマチ熱）
   膠原病関連（全身性エリテマトーデス，強皮症，皮膚筋炎）
   薬剤過敏
   移植片拒絶
3. その他
   サルコイドーシス
   巨細胞性心筋炎
   好酸球性壊死性心筋炎，高好酸球血症症候群に伴う心筋炎

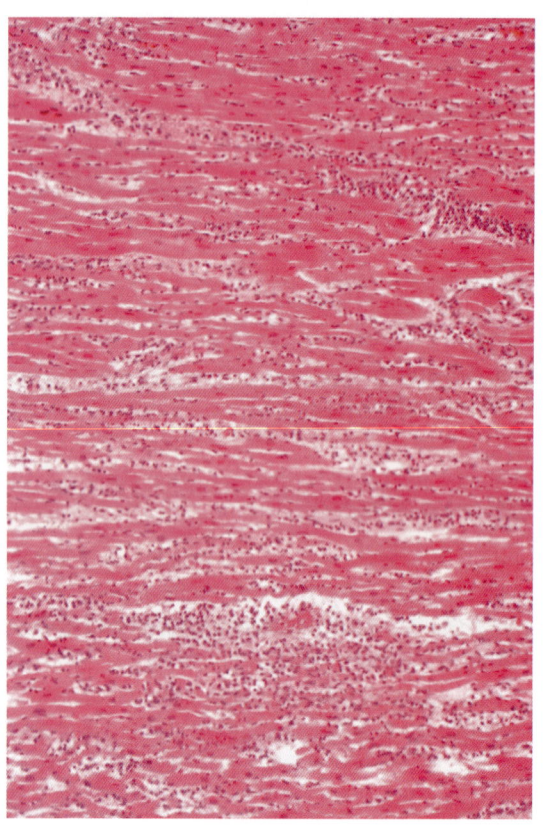

図1 コクサッキーウイルスB群によるウイルス性心筋炎
発熱後2日の組織像．心筋間質にびまん性に炎症細胞の浸潤を認める．炎症細胞浸潤はリンパ球が中心で，少数の形質細胞や好中球を伴う．

5. 心外膜炎
pericarditis

■概要

心外膜炎は，心外膜に炎症をきたして心機能が障害される疾患である．心臓あるいは全身性疾患，腫瘍などに続発して生じることが多い（表1）．急性と慢性に分類される．前者はさらに漿液性，線維素性，化膿性，出血性，乾酪性などに分けられ，後者は癒着性や拘束性に分類される．

■臨床

主な症状は胸痛，胸部圧迫感や心不全症状である．診断は，症状，心膜摩擦音，心電図，胸部単純X線または心エコーなどによる心嚢液貯留の同定を基本にするが，原因の特定には種々の検査が必要となる．

■病理像

急性心外膜炎の肉眼像は，その原因により異なる．尿毒症やリウマチ熱に合併するものでは線維素性であり，心嚢表面は"けば立った"浸出物で覆われている（図1）．組織学的に線維素性心膜炎では，心膜表面にフィブリンの厚い層からなる浸出物を認める（図1b，c）．軽度の慢性炎症細胞の浸潤を伴うが，真菌・細菌などの微生物はみられない．

Check

- 急性心外膜炎は，漿液性，線維素性，化膿性，出血性，乾酪性に分けられる
- 線維素性心外膜炎では，心嚢表面はけば立った浸出物で覆われている
- 線維素性心外膜炎の転帰として心膜の線維化と拘束性変化が生じる

More advanced

- 非感染性心外膜炎は腎不全に合併するものが多い．
- 細菌性心外膜炎は，肺炎や縦隔炎の波及によることが多い．
- 出血性心外膜炎は，癌転移や抗凝固療法中の線維素性心膜炎患者にみられる．

表1　心外膜炎の原因

1. 感染
   ウイルス，細菌，結核，真菌，寄生虫
2. 免疫学的機序
   リウマチ熱，全身性エリテマトーデス systemic lupus erthematosus (SLE)，進行性全身性強皮症 progressive systemic scleroderma (PSS)，薬剤過敏性
3. その他
   尿毒症，開心術後，心筋梗塞後（Dressler症候群），外傷，腫瘍，放射線，サルコイドーシス，甲状腺疾患（Basedow病，橋本病）

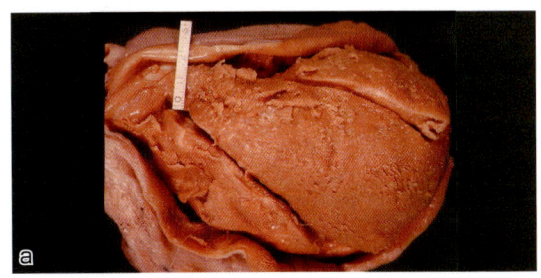
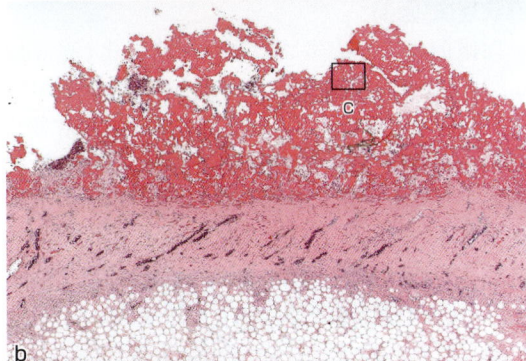
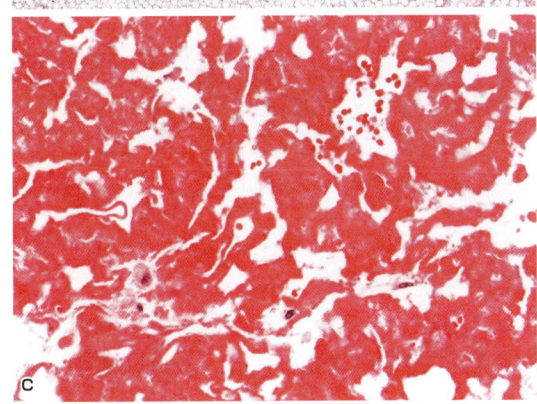

図1　急性線維素性心外膜炎（尿毒症）
a：肉眼像（右が心尖部）．心外膜表面は"けば立った"浸出物で覆われている．b：弱拡大像．心外膜表面に付着する浸出物は，多量のフィブリンからなる．c：強拡大像．フィブリン塊には少数の炎症細胞がみられる．

6. 肥大型心筋症
hypertrophic cardiomyopathy (HCM)

■概要
　高血圧や弁膜症などの心肥大をきたす疾患を認めずに，心筋細胞自体の異常により心筋壁が著しく肥大し，左室機能の障害をきたす疾患．肥大型心筋症 hypertrophic cardiomyopathy (HCM) の約半数は遺伝子異常によるものであり，常染色体優性遺伝形式をとることが多い．一般的な頻度は若者では1/500人で，家族集積性がある．HCMの特徴は，心室壁の不均一肥厚（非対称性心室中隔肥大 asymmetric septal hypertrophy: ASH）と心筋細胞の錯綜配列である．

■臨床
　症状は，不整脈による失神発作，狭心症様の胸部症状，突然死などであるが，小児期で出現することもあり，また症状なく天寿を全うすることもあり，さまざまである．

■病理像（図1）
　肉眼的に，左心室腔の著明な狭小化（通常10 mL以下になる）を伴う左心肥大を認める．右室肥大もしばしばみられる．左心肥大は通常非対称性で，心室中隔の左室壁の肥厚が強いことが特徴である．大動脈弁直下の中隔（中隔の上部）が著明に肥厚することが多く，左室流出路狭窄をきたす（閉塞性HCM）．組織学的には，奇妙な形の肥大心筋細胞（核形不整と核クロマチンの増量）と心筋細胞の錯綜配列（渦巻き，交錯，異常分岐）を認める．

Check
- 左心室壁の非対称性肥大
- 心室中隔の左室壁の肥厚
- 心筋細胞の肥大と錯綜配列

More advanced
- 病因として，β-ミオシン重鎖（約25％），ミオシン結合蛋白C（約25％），α-トロポミオシン（約1％），トロポニンI（約3～5％），トロポニンT（約3～5％）などの遺伝子異常が明らかにされている．
- 閉塞性HCMでは，僧帽弁前尖の収縮期前方運動 systoric anterior motion (SAM) が特徴的である．

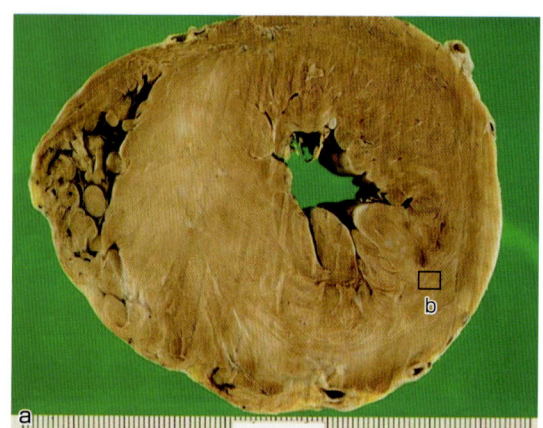
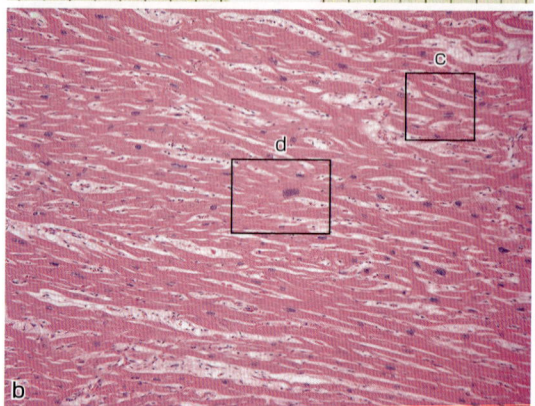
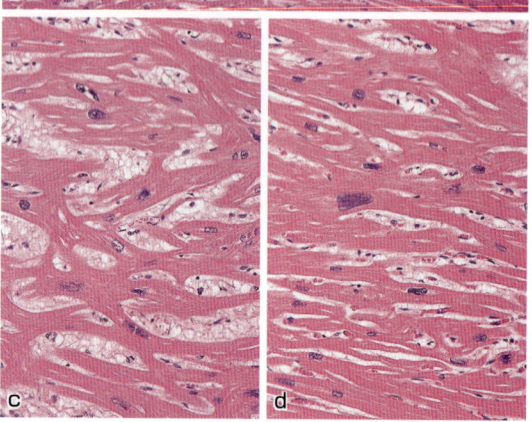

図1　20歳女性の突然死症例
a：肉眼像．左心室壁の不均一肥厚を認める．b：左心室側壁の組織像．心筋細胞の肥大と心筋線維の配列異常．c：心筋細胞の錯綜配列（重畳，交錯，異常分岐）．d：肥大した心筋細胞．大きな不整形核を有している．心筋線維の異常分岐がみられる．

7. 拡張型心筋症
dilated cardiomyopathy

■概要

左心室または両心室の拡張と収縮の低下を特徴とする疾患である．ウイルス感染，アルコール，妊娠，自己免疫などさまざまな病因が考えられているが，約20〜30％は家族性である（表1）．

■臨床

症状は進行性の心不全で，不整脈，血栓・塞栓症，突然死がしばしばみられる．

■病理像（図1）

心重量は著しく増加し（正常の2〜3倍），心内腔の拡張を伴う．心の外観は箱型ないしは球状を呈する．心筋間質・心内膜の線維化と心筋細胞の肥大・空胞変性を認める．心筋壊死を伴う心筋炎の所見には乏しい．

Check

- 心内腔の拡張
- 心筋間質・心内膜の線維化
- 心筋細胞の肥大・空胞変性

More advanced

- 拡張型心筋症の病理所見は非特異的なもので，診断には他の疾患の除外が重要．
- サルコイドーシス，ヘモクロマトーシス，弁疾患，冠動脈疾患，アミロイドなどの心疾患が存在する場合，拡張型心筋症とは診断するべきではない．
- 長期の高血圧歴がある場合は，高血圧性心筋症と表現される．
- 遺伝的な病因としては，ジストロフィン，アクチン，デスミンなどの細胞骨格分子，ラミンA/Cなどの核膜蛋白，サルコメア蛋白，心筋Naチャネルなどの遺伝子変異が原因となる．

表1 拡張型心筋症の病因

1. 特発性	4. 中毒性
2. 家族性（遺伝性）	慢性アルコール多飲
3. 炎症性	抗癌剤
感染症（特にウイルス）	5. 代謝性
非感染症	甲状腺機能亢進症
結合組織の異常	高カルシウム血症，低リン血症
妊娠心筋症	6. 神経・筋疾患
	筋ジストロフィーなど

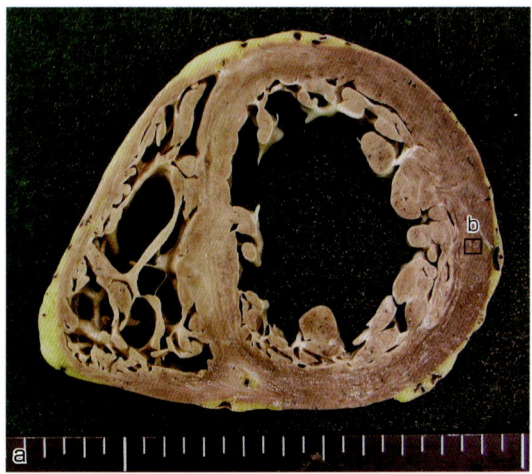
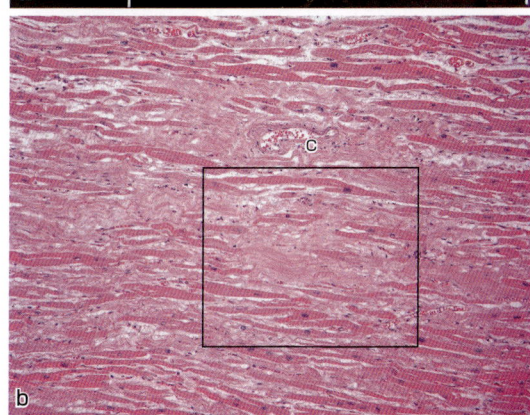
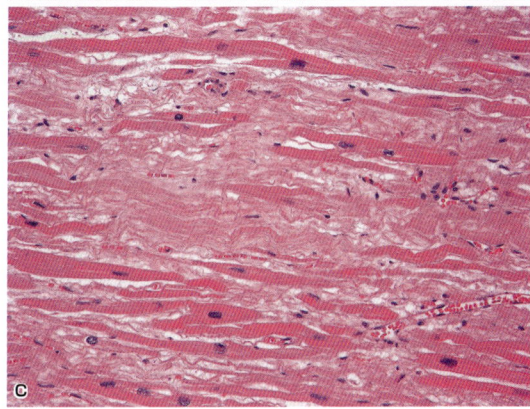

図1 両心室内腔の拡張
a：肉眼像．b：心筋間質の線維化．c：核の腫大と不整を伴う心筋細胞の肥大

8. 心アミロイドーシス
cardiac amyloidosis

■概要
　全身性アミロイドーシスの主なタイプは，反応性（serum amyloid-associated protein：AA，慢性炎症性疾患などに伴う），原発性（immunoglobulin light chain：AL，多発性骨髄腫などに伴う），家族性アミロイドーシス（変異型 transthyretin），老人性全身性アミロイドーシス senile systemic amyloidosis（SSA）（正常型 transthyretin），透析関連（β-2 microglobulin：Aβ2m）である．心臓への沈着はほとんどのタイプのアミロイドーシスでみられるが，症候性のものは原発性とSSAが多い．

■臨床
　うっ血性心不全，不整脈，拡張・収縮機能の低下などが生じ，さらに弁膜症や虚血性心疾患を合併することもある．
　SSAは高齢者の心臓を主に侵すアミロイドーシスで，症状としては心房細動や心不全である．

■病理像（図1〜2）
　心筋細胞の周囲および間質内に無構造で淡紅色を呈するアミロイドの沈着を認める．壁の全層に沈着がみられ，血管壁にも沈着する．Congo red 染色でアミロイドは赤橙色に染色され，偏光顕微鏡で黄緑色の複屈折を示す．
　肉眼像では，心室腔は正常ないし狭小化，心房は拡張する．心房の心内膜は顆粒状でろう様の外観を呈する．心筋は充実性で弾性のある硬さを示し，ギラギラ輝く光沢のある割面像が特徴である．

Check
- 無構造で淡紅色の沈着物
- 血管壁にも沈着
- Congo red 染色で赤橙色に染色
- 偏光顕微鏡で黄緑色の複屈折を示す

More advanced
- アミロイド蛋白の同定方法として，免疫染色，質量分析，ウエスタンブロット，蛍光抗体法，生化学的方法がある．ホルマリン固定・パラフィン切片で行える方法は，免疫染色と質量分析である．

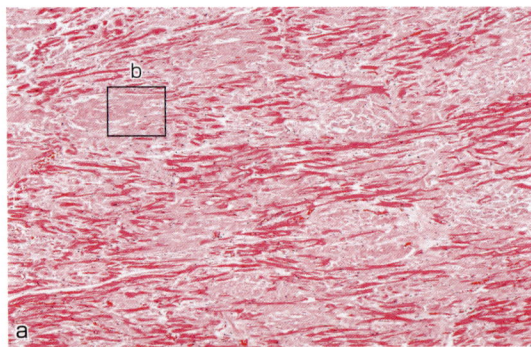
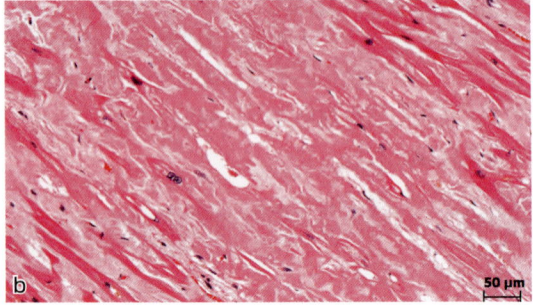

図1　心アミロイドーシス
心筋内に巣状のアミロイド沈着を広範に認める．b：aの拡大像．

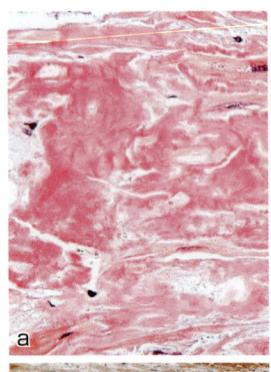
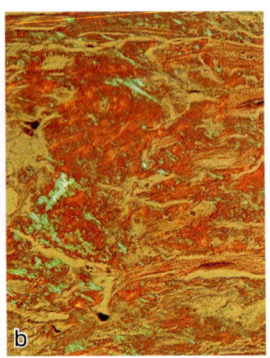
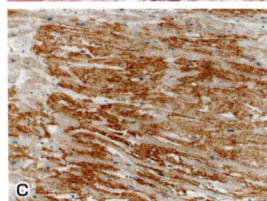

図2　心アミロイドーシス
Congo red 染色で，アミロイドは赤橙色を呈する（a）．偏光顕微鏡で黄緑色の複屈折を示す（b）．c：抗 transthyretin 抗体による免疫染色．沈着しているアミロイドに広く陽性像を認める．

9. 心臓粘液腫
cardiac myxoma

■ 概要

心臓の原発性腫瘍で最も頻度が高い良性腫瘍．75％が左心房に発生し，卵円窩近くの心房中隔から生じることが多い．20％が右心房，残りが両心室より発生する．大部分が有茎性で，心内膜との連続性を認める．

■ 臨床

粘液腫が機械的に僧房弁を閉塞すると，低心拍出により失神やめまい，急性肺うっ血・水腫による呼吸困難を呈する．腫瘍あるいは腫瘍上に形成された血栓は塞栓症の原因となる．また関節痛や筋力低下などの膠原病に似た症候を呈する場合がある．

■ 病理像（図1）

肉眼的に，多くは球形で表面は平滑．割面は灰色～黄色を帯びたゼラチン様の部分，出血巣と血栓の付着した部分がみられる．組織学的には，粘液性基質を背景に星形～紡錘形の粘液腫細胞が孤在性または集簇して増殖する．血管成分に富み，索状配列や管腔様構造をとる場合もある．

Check

- 肉眼像で，灰色～黄色を帯びたゼラチン様の部分，出血巣と血栓の付着した部分が特徴的である
- 組織学的に酸性ムコ多糖を含んだ粘液を背景に粘液腫細胞が増殖する
- 血管成分，索状配列や管腔様構造を伴う

More advanced

- 若年者に発生する心粘液腫はCarney complexが示唆される（心粘液腫の約5％）．Carney complexは常染色体優性遺伝を示し，心粘液腫，皮膚粘液腫，乳腺のmyxoid fibroadenoma，皮膚色素沈着，末端肥大症，精巣腫瘍などを合併する．
- 心粘液腫には未分化な間葉細胞，血管内皮細胞，腺管様細胞など多くの種類の細胞を認めることから，腫瘍細胞は多能性幹細胞由来と考えられている．
- 免疫染色では，第Ⅷ因子関連抗原（von Willebrand因子）とcalretininが陽性である．

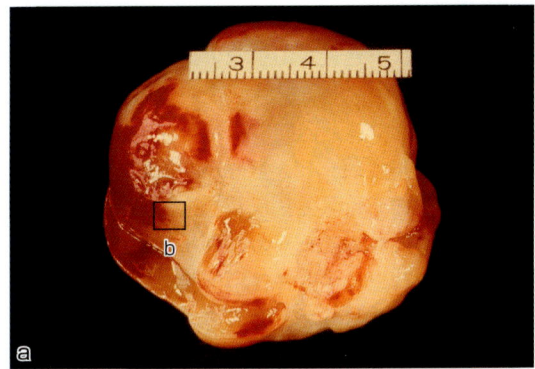
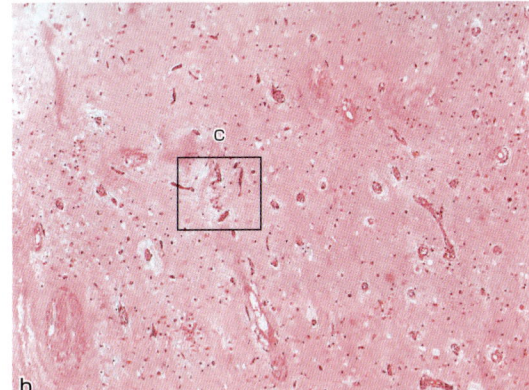
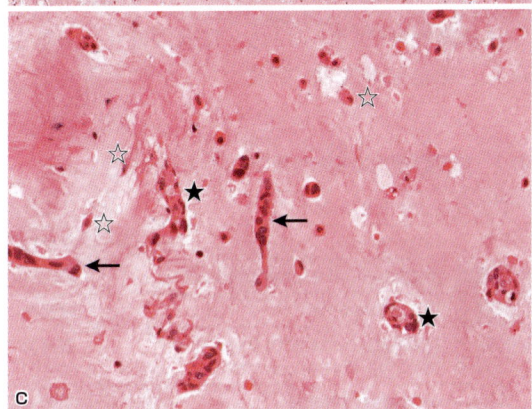

図1　心臓粘液腫

a：肉眼像．球形の腫瘍で，割面では黄色を帯びたゼラチン様の部分と出血巣を認める．b：弱拡大像．粘液を背景に粘液腫細胞が増殖．c：強拡大像．腫瘍細胞は卵円形～星形ないし紡錘形（☆）の細胞で，索状配列（矢印）や未熟な血管様ないし管腔様構造（★）も混在している．

10. 粥状硬化症
atherosclerosis

■概要

動脈硬化は，動脈壁が細胞の増殖や細胞外基質の増生により肥厚し，弾性を失って硬くなる病変である．進行すると内腔の狭窄を伴ってくる．この中には，粥状硬化症，Monckeberg型中膜石灰化硬化症，細小動脈硬化症が含まれる．

臨床的に最も重要なものは粥状硬化症で，大動脈とそれから分岐する弾性型動脈や冠動脈，脳底部動脈，総腸骨動脈などの大・中型筋型動脈に好発し，種々の程度で脂質の沈着を伴っている．

粥状硬化巣はそれ自体によって，あるいは血栓や出血などの二次的な変化を伴って動脈内腔の狭窄や閉塞をきたし，臓器・組織の循環障害すなわち心筋梗塞，脳梗塞，閉塞性動脈硬化症などの虚血性の心血管疾患を引き起こす．

■粥状動脈硬化の分類

アメリカ心臓協会 American Heart Association (AHA)では冠動脈硬化の病理形態像を6つの型に分類している（表1，図1）．Ⅰ～Ⅱ型は早期病変，Ⅳ～Ⅵ型は進行病変，Ⅲは境界病変である．

■病理像（図2～6）

粥状硬化巣（プラーク）は，斑状の盛り上がりを示し，中心に壊死巣（脂質コア）を伴う病変で，表面はコラーゲンを主成分とする線維性被膜で覆われている（AHA分類では Ⅳ～Ⅵ型病変）．プラークの構成成分としては，平滑筋細胞，マクロファージ（泡沫細胞）やリンパ球などの炎症細胞，プロテオグリカン，コラーゲンなどの細胞外基質を認める．また新生血管や点状ないし塊状の石灰化を伴うことが多い．

Check

- 粥状硬化巣の特徴：脂質コアと線維性被膜
- プラーク構成成分：平滑筋細胞，マクロファージ，Tリンパ球，細胞外基質
- 進行病変では，新生血管や石灰化を伴うこともある

More advanced

- プラークの組織像は危険因子の種類（年齢，性，脂質異常症，高血圧，糖尿病，喫煙など）や罹患期間により多様である．
- 心筋梗塞の多くは冠動脈におけるプラーク破綻に伴う血栓形成により発症する．

表1　冠動脈硬化の病期分類（アメリカ心臓協会による）

Ⅰ型	adaptive lesion	生理的適応病変で平滑筋の増生が主体のもの
Ⅱ型	fatty streak	マクロファージ・泡沫細胞が集積する病変
Ⅲ型	pathological intimal thickening	細胞外に脂質の沈着を認め，明らかな脂質コアを持たない病変
Ⅳ型	fibroatheroma	細胞外に脂質の沈着を認め，脂質コアを伴う病変
Ⅴ型	fibroatheroma with thick cap thin cap fibroatheroma	脂質コアに引き続いて線維性被膜が形成されたもの
Ⅵ型	disrupted plaque	プラークに出血，潰瘍，血栓形成などの二次的変化を伴った複雑病変

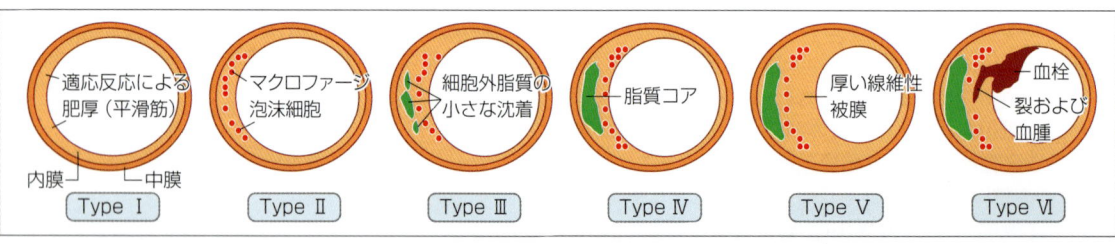

図1　冠動脈硬化の病期分類

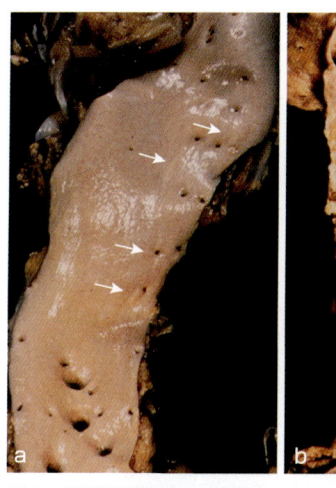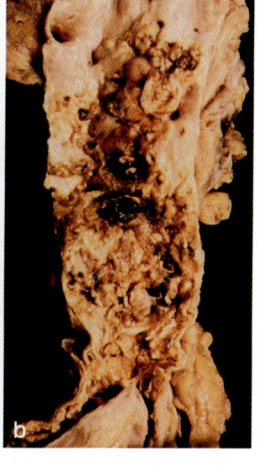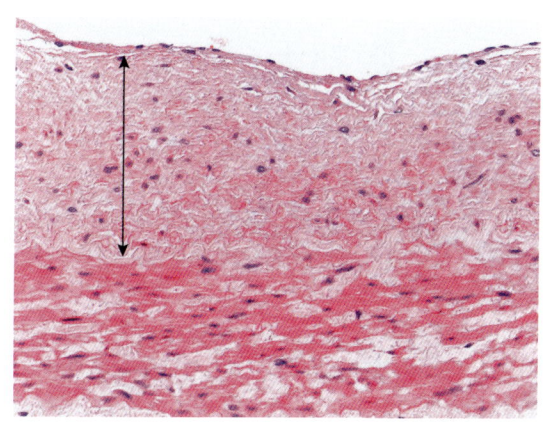

図2 粥状動脈硬化の肉眼像
a：60歳代女性，腹部大動脈．血管分岐部近傍にfatty streak（矢印）を認める．b：60歳代男性（糖尿病，高血圧，脂質代謝異常症）の腹部大動脈．ほぼ全面に潰瘍を伴った高度の粥状硬化巣を認める．

図3 早期病変（Type I病変，適応病変／びまん性内膜肥厚）
肥厚内膜（↔）は増殖した平滑筋細胞と細胞外基質からなる．

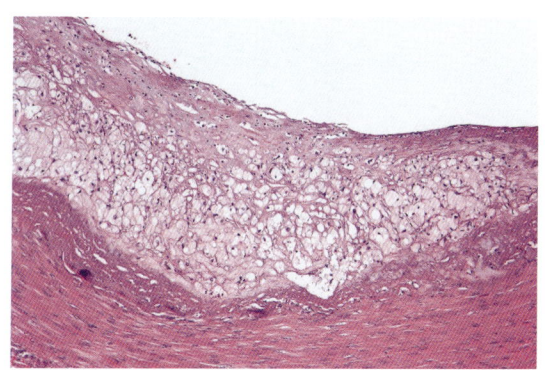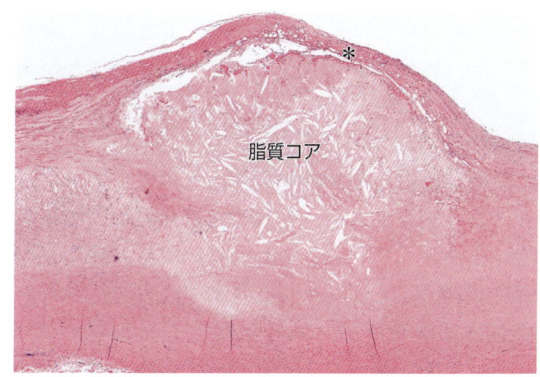

図4 早期病変（Type II病変，脂肪斑）
肥厚内膜に泡沫細胞（マクロファージ）の集積像を伴う．

図5 大動脈の進行性プラーク
脂質沈着が著明で大きな脂質コアと線維性被膜（＊）の形成を認める．

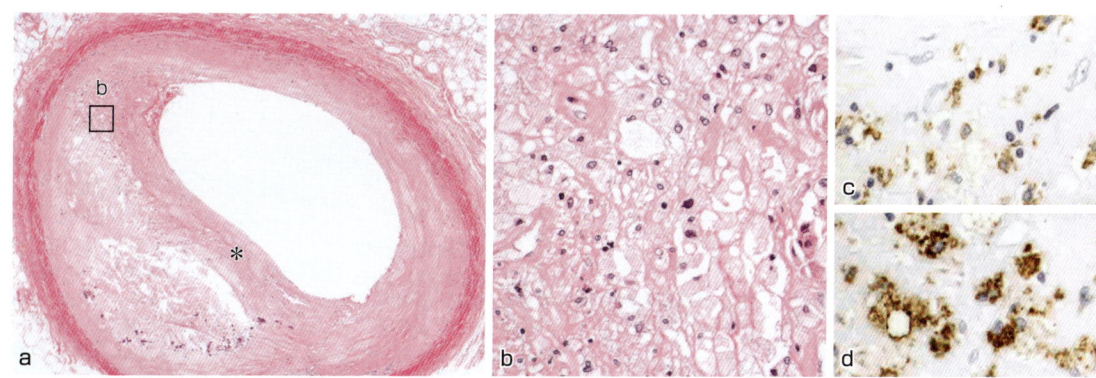

図6 冠動脈の進行性プラーク（Type IV病変）
a：脂質コアと線維性被膜（＊）の形成を認める．b：プラークの肩部（aの□）の拡大では著明な炎症細胞浸潤を伴う．c, d：これらの炎症細胞はTリンパ球（c：CD3）やマクロファージ（d：CD68）であり，プラークの不安定化に関与する．

11. 腹部大動脈瘤
abdominal aortic aneurysm (AAA)

■概要

 腹部大動脈瘤 abdominal aortic aneurysm (AAA)は，腹部大動脈の一部が正常大動脈の1.5倍以上に拡張した状態を呼ぶ．高齢者(60歳代以上)の男性に多くみられ，大動脈は高度の粥状硬化を伴っている．危険因子としては粥状硬化症のそれと同様であるが，高血圧を有する患者に多い．

 大動脈瘤は肉眼像から紡錘型と囊状に分類される．AAAは前者の形態をとることが多い．腎動脈分岐部よりも末梢側で発生するものが大部分で，多発する例や総腸骨動脈を巻き込む場合もある．

■臨床

 合併症としては瘤の破裂，瘤による尿管・脊椎の圧迫，感染，壁在血栓(および塞栓症)などがある．

■組織像(図1)

 瘤壁は高度な粥状動脈硬化症を示す．粥腫により内膜は肥厚するが，中膜の平滑筋細胞は萎縮あるいは消失している．それに伴い弾性線維の重層構造は破壊(エラスチンの断片化と変性)され，中膜は菲薄化する．外膜にはリンパ球やマクロファージを主体とした炎症細胞の浸潤や線維化がみられる．

Check

- 瘤の壁は高度な粥状動脈硬化の像を呈する
- 中膜は平滑筋細胞の萎縮や消失により菲薄化
- 中膜の弾性線維の重層構造は破壊

More advanced

- 径が5.5cm以上のAAAでは破裂のリスクが高い．
- 家系内集積が知られているが，単一の遺伝子異常はみつかっていない．
- 動脈瘤の形成には，遺伝的要因，免疫学的要因，血流の変化(シェアーストレス)などの多因子が複合的に作用している．

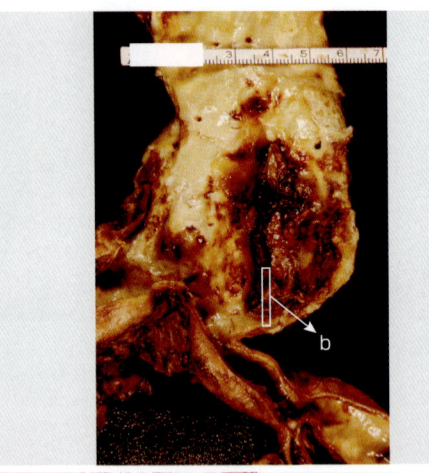
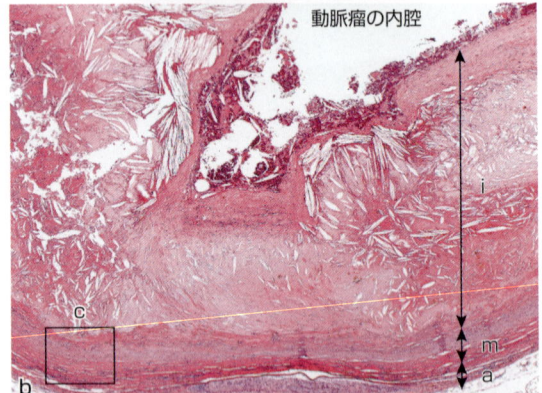
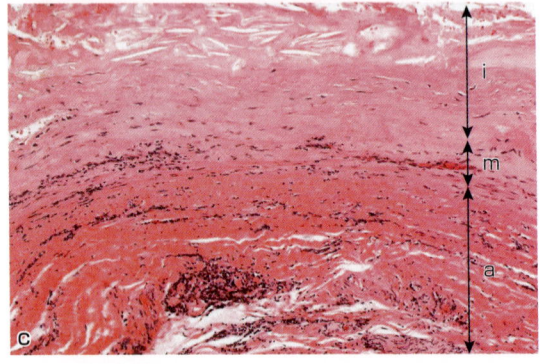

図1　腹部大動脈瘤
a：肉眼像．b：弱拡大像．脂質コアを伴う粥状硬化巣(i)と中膜(m)の著明な菲薄化を認める．外膜(a)には軽度の線維化がみられる．c：強拡大像．粥状硬化巣(i)と菲薄化した中膜(m)．外膜(a)には線維化と炎症細胞の浸潤を認める．

12. 大動脈解離
aortic dissection

■概要

大動脈解離は大動脈中膜に解離が起こる疾患である．高齢者に多く，高血圧と密接に関連する（大動脈解離の70〜90％）．約10％はMarfan症候群などの遺伝性疾患を素地に発症する．弁装置の異常（先天性二尖弁や一尖弁）とも関連する．解離の機序としては，大動脈中膜の脆弱性が関与しており，嚢状中膜壊死が注目されている．

■症状

前胸部あるいは肩甲骨間の突然引き裂かれるような激しい痛みで発症．解離が大動脈に沿って進むに従って痛みの部位も移動する．合併症は，瘤形成，破裂（胸腔内出血），臓器虚血（心，脳，腎），心タンポナーデなど．

■病理像（図1〜2）

大部分の症例で，内膜の亀裂（エントリー）を認め，ここから大動脈壁内に血液が流入し，中膜壁の解離腔（偽腔）が広がっていく．解離が血管内腔（真腔）内に再疎通（リエントリー）することもある．内膜亀裂の発生部位は，大動脈弁直上および左鎖骨下動脈起始直後が多い．

嚢状中膜壊死は，中膜に嚢胞性の小さな壊死巣が多数認められる変化で，嚢胞部には平滑筋細胞の局所的な変性・脱落と弾性線維の破壊・断裂，および粘液様物質の沈着像が観察される．

Check
- 内膜の亀裂，偽腔の形成，再疎通
- 嚢状中膜壊死

More advanced
- 肉眼的分類としてStanford分類とDeBakey分類がある．Stanford分類では上行大動脈に解離のあるものをA型（約2/3），上行大動脈に解離のないものをB型（約1/3）に分類するが，両者では治療法と予後が異なる．
- 大動脈解離をきたす遺伝性疾患には，Marfan症候群，Ehlers-Danlos症候群，Loeys-Dietz症候群が挙げられる．

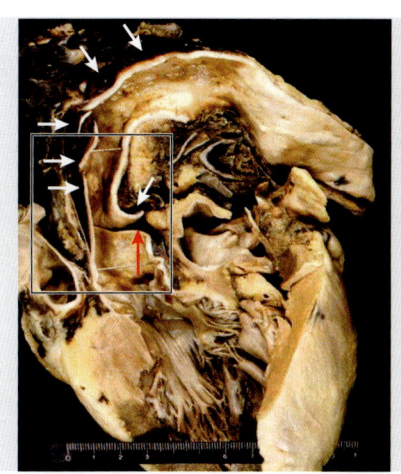

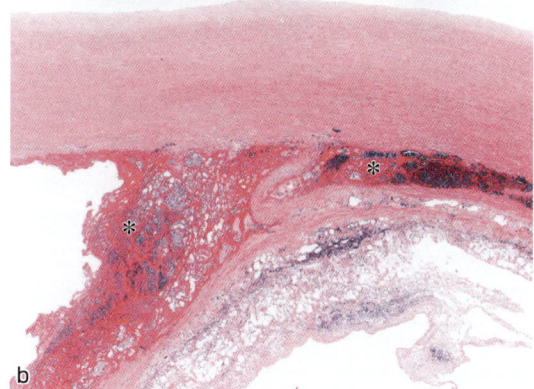

図1 大動脈解離
a：肉眼像．大動脈弁の上方2 cmの上行大動脈にエントリー（赤矢印）を認める．白矢印は解離腔．50歳代男性，高血圧の既往あり．b：組織像．大動脈中膜の外膜側寄りに解離（＊部）がみられる．解離腔（偽腔）には血腫がみられる．

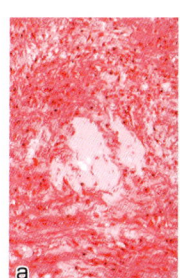 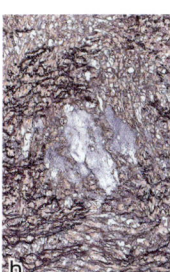 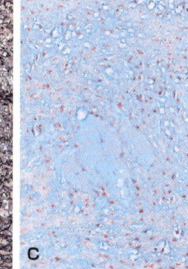

図2 大動脈解離症例にみられる嚢状中膜壊死
a：Marfan症候群（20歳代男性）．上行大動脈中膜の嚢状中膜壊死．b：中膜弾性線維の断裂と破壊を認める（EVG染色）．c：弾性線維の離開部に粘液様物質を認める（Alcian blue染色）．

13. 結節性多発動脈炎
polyarteritis nodosa

■概要

全身の中〜小型の筋型動脈を主体とした壊死性血管炎．肝臓，腎臓，胆嚢，脾臓，消化管，心臓など全身の動脈を侵し，特に血管の分岐部に好発する．血管炎に伴って血流の障害（虚血，梗塞），出血や動脈瘤を生じる．50〜60歳代に多く，男女比では男性にやや多い．原発性血管炎の分類を図1に示す．

■臨床

結節性多発動脈炎の症状は多彩で，炎症による全身症状と罹患臓器の虚血・梗塞による臓器障害の症状が組み合わさって出現する．
・全身症状：発熱，体重減少，高血圧
・臓器症状：腎障害（重症の場合は急性腎不全），中枢神経症状（脳梗塞症状として片麻痺や意識障害），心症状（冠動脈病変による心筋梗塞，伝導障害，心外膜炎），呼吸器症状（間質性肺炎，肺胞出血），消化器症状（消化管出血・穿孔，腸梗塞），末梢神経症状（多発性単神経炎，感覚・運動障害），皮膚症状（難治性皮膚潰瘍，結節性紅斑，紫斑），関節・筋肉症状（関節・筋肉の痛み，腫脹，熱感，筋力低下），眼症状（ぶどう膜炎，眼底出血）など

■組織像（図2〜3）

主な組織像は壊死性血管炎で，血管中膜のフィブリノイド壊死像が特徴である．炎症の時期により組織像は異なり，次の4期に分類される（Arkinの病期分類）．

Ⅰ期（変性期）：内膜・中膜の浮腫とフィブリノイド変性．

Ⅱ期（急性炎症期）：血管壁全層のフィブリノイド壊死．好中球を中心に好酸球，リンパ球，形質細胞の浸潤，内弾性板の断裂，ときに血栓形成を認める．

Ⅲ期（肉芽形成期）：内膜へのマクロファージの浸潤と線維芽細胞の増殖．

Ⅳ期（瘢痕期）：内膜の線維性肥厚と中膜の線維化．内腔狭窄や動脈瘤形成を認める．

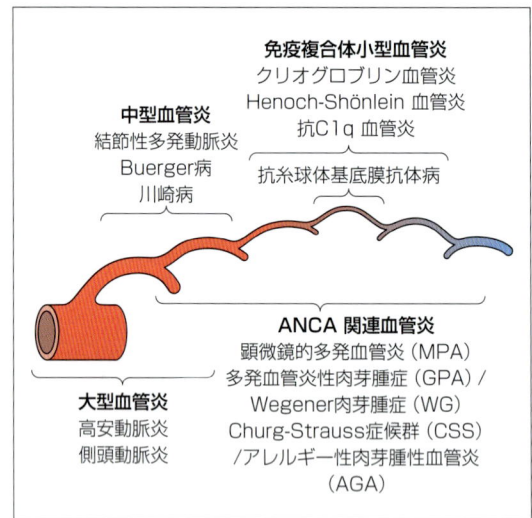

図1　罹患血管のサイズに基づく原発性血管炎の分類
MPA：microscopic polyangitis．GPA：granulomatosis with polyangitis．WG：Wegener granulomatosis．CSS：Churg-Strauss syndrome．AGA：allergic granulomatous angitis．

Check
- 中〜小型動脈を主座とした壊死性血管炎
- 血管全層のフィブリノイド壊死
- 区域的・分節性の分布を示し，新旧の病変が混在することが特徴的
- ときに小動脈瘤，血栓を生ずる
- 細小血管，毛細血管は含まれず，また糸球体炎は伴わない

More advanced
- 結節性多発動脈炎の診断は臨床的な診断基準に基づくが，血管炎を確認するために腎や筋生検による組織診断がしばしば施行される．
- フィブリノイド変性は血漿成分の滲出性病変で，動脈壁に免疫複合体を含めさまざまな分子の沈着を伴う．血管内皮細胞の障害に伴う血管透過性の亢進や血管内圧の異常亢進による．

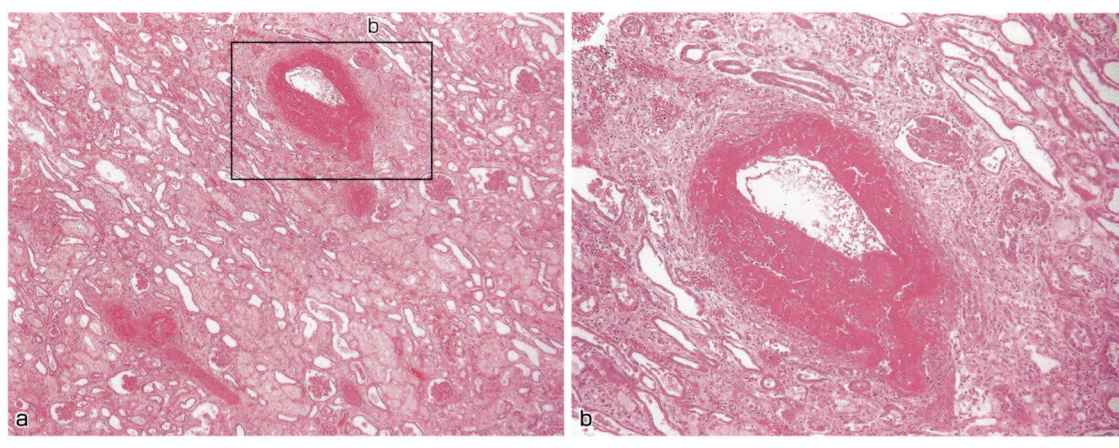

図2　腎臓における中〜小型の筋型動脈のフィブリノイド壊死
a：弱拡大像．b：強拡大像．壁全層にわたるフィブリノイド壊死．

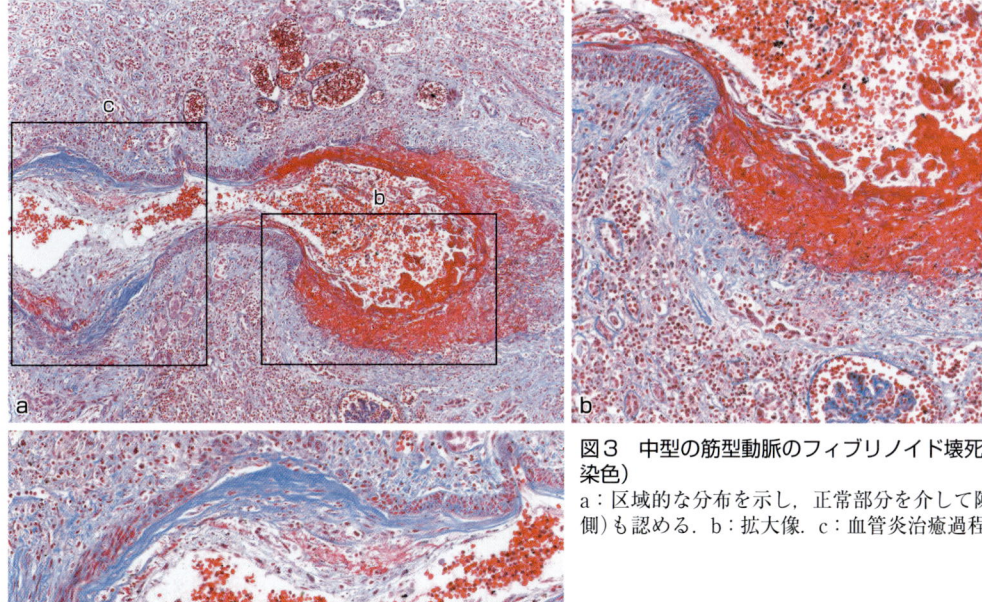

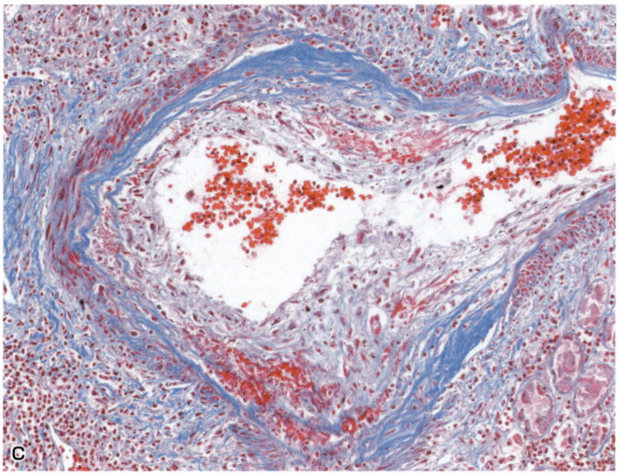

図3　中型の筋型動脈のフィブリノイド壊死（Mallory azan染色）
a：区域的な分布を示し，正常部分を介して陳旧性の変化（左側）も認める．b：拡大像．c：血管炎治癒過程の内膜肥厚巣．

14. 巨細胞性動脈炎
giant cell arteritis

■概要

　中〜大型動脈に起こる肉芽腫性動脈炎で，側頭動脈を高頻度で侵すため側頭動脈炎とも呼ばれる．組織所見として炎症巣に多核巨細胞を認めることが特徴．好発年齢は60〜70歳代前半で，女性にやや多い．浅側頭動脈，後頭動脈，眼動脈などの外頸動脈の主要分枝や，椎骨・脳底動脈が侵されやすい．大動脈や鎖骨下動脈，大腿動脈などの弾性動脈にも起こり，動脈解離や動脈瘤を引き起こすこともある．

■症状

　高齢者の不明熱の原因疾患の一つであり，頭痛を主症状とする．浅側頭動脈は炎症のため発赤，腫脹・硬化(索状物様)，圧痛を呈する．視力障害や，脳梗塞，角膜・頭部皮膚潰瘍，大動脈瘤・大動脈解離，冠動脈病変も合併しうる．リウマチ性多発筋痛症の合併が多い．

■組織像(図1)

　動脈壁の内弾性板を中心とした肉芽腫性炎症で，内弾性板の断裂・破壊と異物型あるいはLanghans型多核巨細胞を伴うのが特徴的である．全周性にリンパ球(Tリンパ球が主体)，マクロファージや形質細胞の浸潤を伴う．内膜の肥厚を伴い内腔の狭窄がみられる．時間経過により線維化が進み，巨細胞は目立たなくなる．

Check
- 中〜大型動脈の肉芽腫性動脈炎
- 内弾性板の断裂・破壊
- 多核巨細胞

More advanced
- 診断は臨床症状と側頭動脈の生検による．
- 人種(欧米由来の白人に多い)や地理的な偏り(北欧に多い)，遺伝的素因(HLA-DR)などが認められている．

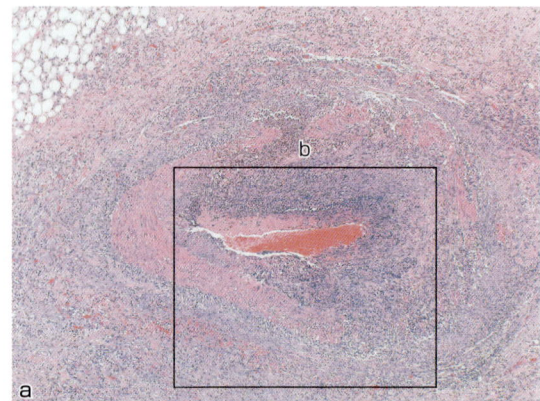
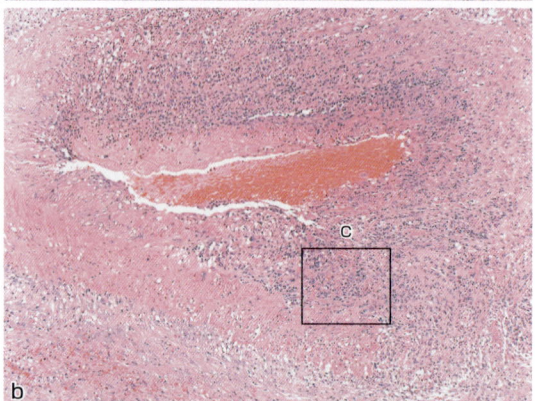
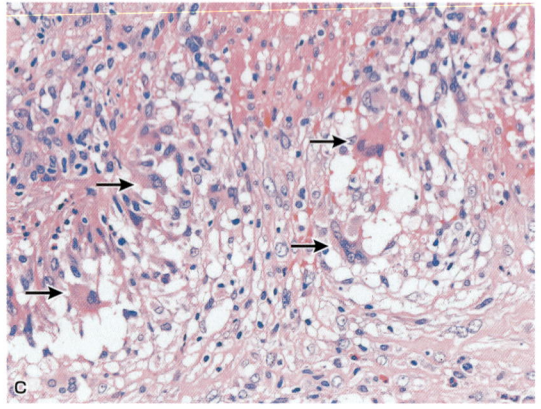

図1　巨細胞性動脈炎
a：弱拡大像．浅側頭動脈において全周性にびまん性の炎症細胞の浸潤を認める．b：中拡大像．内膜肥厚と中膜の萎縮・破壊を伴う．c：強拡大像．肉芽腫性炎症には多核巨細胞(矢印)がみられる．

15. 深部静脈血栓症
deep vein thrombosis

■概要
　深部静脈血栓症は，下肢の深部静脈に血栓が形成されて静脈灌流が障害される病態である．血栓の一部が剥離して肺動脈に塞栓をきたし，急性および慢性の肺循環障害を招く病態が肺血栓塞栓症である．静脈の血栓形成では，血流の変化（血液のうっ滞，乱流，静止）と血液成分の変化（凝固能の亢進）が重要である．

　静脈血栓は，下肢の深在静脈，次いで骨盤内静脈に好発し，両者で80〜90％を占める．下肢では，ヒラメ筋，脛骨，腓骨，膝窩，大腿，腸骨静脈に多く，膝窩静脈より中枢側の血栓はサイズが大きいため，剥離すれば重篤な肺血栓塞栓症をきたす可能性がある．

■臨床
　腓腹静脈の小さな血栓は通常無症状で，腸骨大腿静脈のより大きな血栓でさえ症状を示さないこともある．大腿静脈や腸骨静脈の閉塞性血栓は下肢の高度なうっ血，浮腫とチアノーゼをきたす．

■病理像（図1〜3）
　静脈弁の近傍では血流のうっ滞や乱流が起こりやすく，血栓が形成されやすい．静脈血栓は主にフィブリンと赤血球からなるが，血小板も多く，好中球もみられる．静脈血栓は繰り返し起こっている場合が多く，血栓付着部近傍の静脈壁には血栓の器質化像が認められる．

Check
- 静脈血栓は主にフィブリンと赤血球からなるが，血小板も多数認める
- 静脈血栓は繰り返し起こっている場合が多い

More advanced
深部静脈血栓症を惹起しやすい状態
- 血流のうっ滞（長期臥床，長時間の航空機旅行）
- 損傷と炎症（外傷，手術，出産，感染）
- 凝固亢進状態（経口避妊薬，妊娠後期，癌，先天性血栓性素因）

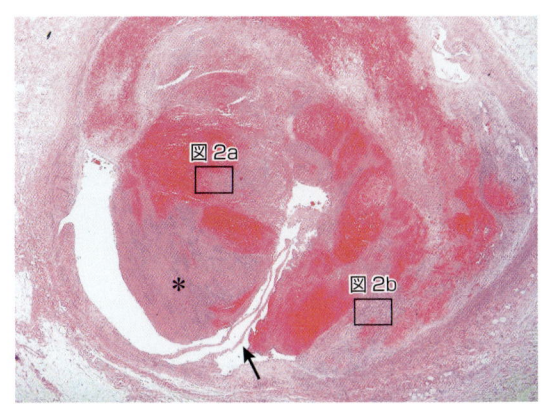

図1　総腸骨静脈の血栓
弁（矢印）のポケット付近に形成され，内腔を占めるように増大している．主にフィブリンと血小板からなる部（*）と赤血球が多い部位がみられる．

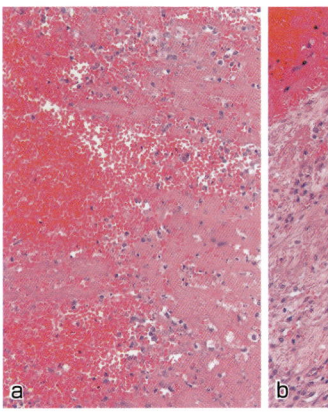

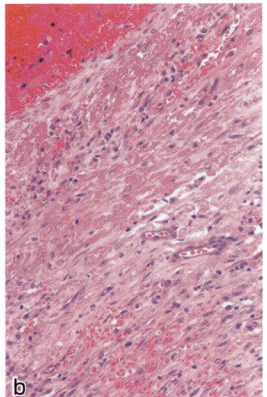

図2　血栓の強拡大像
a：フィブリン塊には多数の白血球が存在する．左端には多数の赤血球がみられる．b：血栓の起始部には器質化像がみられる．

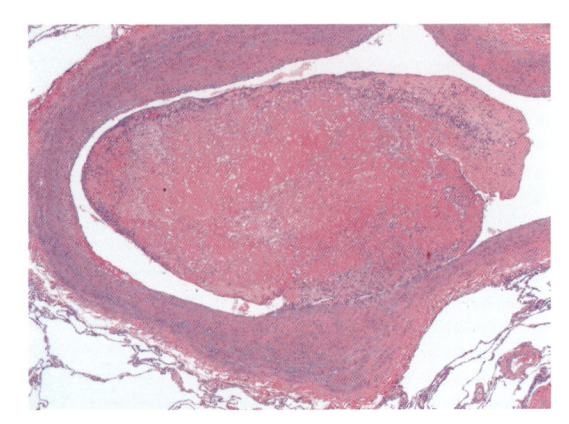

図3　肺動脈の血栓塞栓像

2

口腔・頭頸部
伊藤智雄

口腔・頭頸部［総論］

A. 各部の名称

●鼻・副鼻腔

鼻は鼻孔より鼻前庭を経て鼻腔へと至る．鼻腔は中隔の左右に対称的な腔を作り，上・中・下の鼻甲介によって上・中・下鼻道に分けられる．副鼻腔とは鼻腔によって連続する頭部内に存在する左右対称の腔をいう（図1）．上顎洞，蝶形骨洞，前頭洞，篩骨洞がある．上顎洞と前頭洞は中鼻道に，蝶形骨洞は上鼻道後方の蝶篩陥凹にそれぞれ開口する．篩骨洞は迷宮様の細かな腔を形成し，中鼻道や上鼻道に開口している．

●口腔

口腔は口唇から内部の腔であり，歯・歯肉，舌，硬口蓋，軟口蓋などを有する．

●咽頭

咽頭は上咽頭，中咽頭，下咽頭の3ヵ所からなる．上咽頭は後鼻腔から軟口蓋の高さまでをいう．中咽頭は硬口蓋，軟口蓋の移行部から舌骨上縁（または喉頭蓋谷底部）までの範囲であり，これには舌根，口蓋扁桃などを含む．下咽頭は舌骨上縁（または喉頭蓋谷底部）から輪状軟骨下縁までの範囲をいい，梨状陥凹等を含む．その下方は頸部食道である．

●喉頭

喉頭は声門上部，声門，声門下部に分けられる．喉頭の下方は気管へ至る．

●扁桃

扁桃は頭頸部粘膜に存在するリンパ組織であり，アーモンドに似ることから，その和名である「扁桃」と名付けられた．以前は扁桃腺とも呼ばれたが，当然，腺組織とは異なるため現在ではその名称は用いられない．扁桃は，①口蓋扁桃（口蓋垂の左右にある最大のもので，一般的にいわれる「扁桃腺」はこれらを指す），②舌扁桃（舌根部），

表1 口腔・頭頸部の主な疾患（青字は本書で取り上げたもの）

		口腔（歯を除く）	鼻腔・副鼻腔	咽 頭	喉 頭
奇形・先天異常		口唇・口蓋裂 舌奇形	口蓋裂	鰓原性嚢胞	正中頸嚢胞
委縮／変性／低形成／過形成		メラニン色素沈着 粘液嚢胞	線維性骨異形成 粘液嚢胞	アミロイドーシス	軟骨軟化症 アミロイドーシス 上皮嚢胞
炎症／感染症		アフタ性口内炎 カンジダ症 ヘルペス性口内炎 Behçet病 扁平苔癬 多形滲出性紅斑 尋常性天疱瘡	急性鼻炎 アレルギー性鼻炎 鼻ポリープ 慢性副鼻腔炎 アスペルギルス症 術後性上顎嚢胞 多発血管炎性肉芽腫症	急性咽頭炎 ジフテリア 急性扁桃炎 　溶連菌感染症 　扁桃周囲膿瘍 アデノイド 伝染性単核球症	急性喉頭蓋炎 クループ 結核性喉頭炎 ジフテリア性喉頭炎 声帯結節
腫 瘍	良性	乳頭腫 歯原性腫瘍 　エナメル上皮腫 唾液腺型良性腫瘍 多形性腫 顆粒細胞腫	乳頭腫 　外反性・内反性乳頭腫 唾液腺型良性腫瘍 多形腺腫 血管腫 血管線維腫	扁平上皮乳頭腫 唾液腺型良性腫瘍 顆粒細胞腫 血管腫 神経鞘腫	扁平上皮乳頭腫 唾液腺型良性腫瘍 顆粒細胞腫 血管腫 神経鞘腫
	悪性	口腔癌 扁平上皮癌 腺癌 唾液腺型悪性腫瘍 未分化癌 歯原性悪性腫瘍 悪性リンパ腫 悪性黒色腫 骨肉腫	上顎癌 扁平上皮癌 鼻咽頭癌（リンパ上皮腫） 腺癌 唾液腺型悪性腫瘍 嗅神経芽腫 悪性リンパ腫 鼻型節外性NK/T細胞リンパ腫 びまん性大細胞型リンパ腫 横紋筋肉腫 悪性黒色腫	咽頭癌 扁平上皮癌 鼻咽頭癌（リンパ上皮腫） 唾液腺型悪性腫瘍 腺様嚢胞癌 粘表皮癌 未分化癌 脊索腫 悪性黒色腫 悪性リンパ腫	喉頭癌 扁平上皮癌 腺扁平上皮癌 唾液腺型悪性腫瘍 腺様嚢胞癌 粘表皮癌 未分化癌 悪性黒色腫

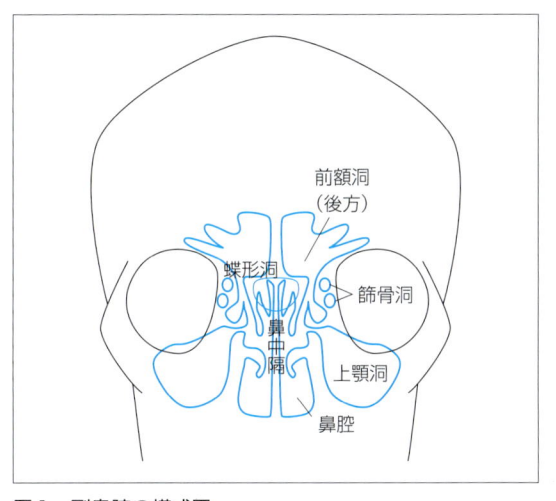

図1　副鼻腔の模式図

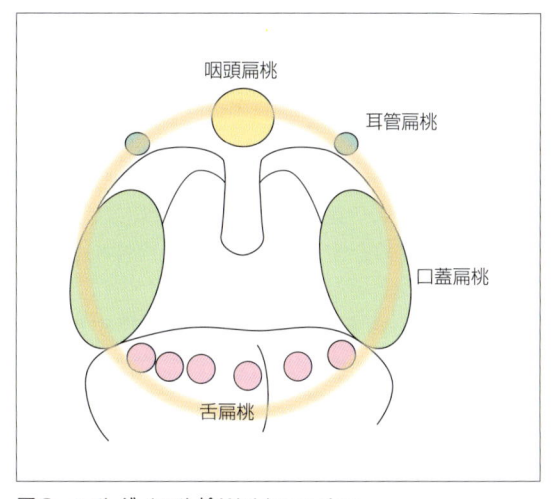

図2　ワルダイエル輪 Waldeyer ring

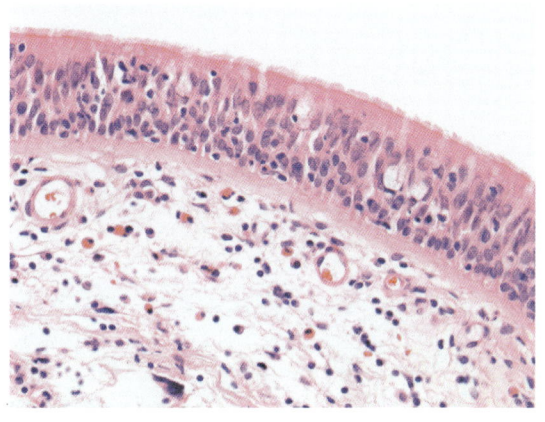

図3　副鼻腔の多列線毛上皮
最表層には線毛が観察される．慢性副鼻腔炎症例で，好酸球浸潤が目立つ．

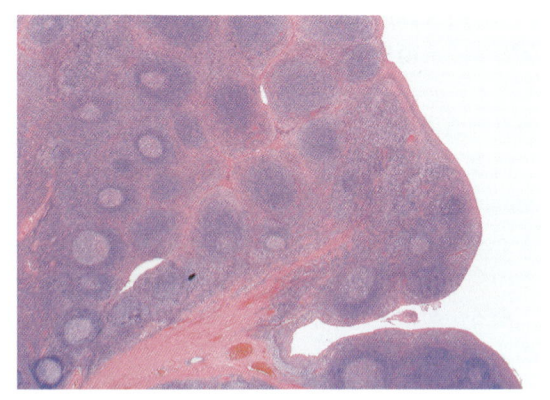

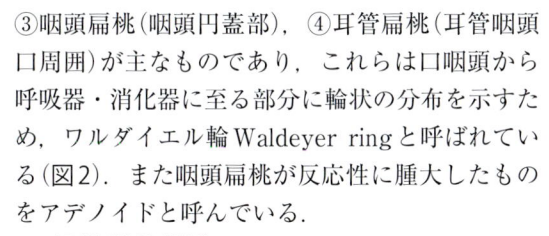

図4　口頭扁桃
扁平上皮に覆われたリンパ組織である．内部に嵌入する陰窩も観察される．

③咽頭扁桃（咽頭円蓋部），④耳管扁桃（耳管咽頭口周囲）が主なものであり，これらは口咽頭から呼吸器・消化器に至る部分に輪状の分布を示すため，ワルダイエル輪 Waldeyer ring と呼ばれている（図2）．また咽頭扁桃が反応性に腫大したものをアデノイドと呼んでいる．

B. 組織学的構造

鼻腔・副鼻腔の粘膜上皮は呼吸上皮（多列線毛上皮）である．上皮下には粘液腺が発達している（図3）．外鼻道や前庭部は扁平上皮に覆われる．鼻腔の頂部には嗅粘膜が分布し，嗅神経が存在する．鼻腔と副鼻腔は組織学的・機能的に共通した部分が多く，比較的類似した疾患が発生する．口腔，咽頭の多くは扁平上皮に被覆される．喉頭の多くは呼吸上皮（多列線毛上皮）に被覆されるが，声帯と喉頭蓋の前面には扁平上皮もみられる．各々，上皮下には分泌腺がみられる．

扁桃はリンパ装置であり，扁平上皮に覆われて，よく発達したリンパ濾胞が認められる（図4）．扁平上皮の内部への嵌入がみられ，陰窩と呼ばれる．この部位には放線菌などの感染が起きやすく，扁桃炎の原因となり得る．リンパ濾胞の構造は，リンパ節とほぼ同様である．

1. 炎症性疾患
inflammatory lesions

■ 概要

頭頸部は外気や食物と直接接する部位であり,感染症をはじめとするさまざまな炎症性疾患が発生する.

アフタ性口内炎は頻度の高い炎症性疾患であり,有痛性の単発性ないし多発性の潰瘍性炎症である.原因は完全に特定されていない.反応性血管病変として化膿性肉芽腫 pyogenic granuloma があり,分葉状の細血管増生からなる.血管拡張性肉芽腫 telangiectatic granuloma とも呼ばれる.口腔は好発部位である.歯肉や口唇などに急速に発育する潰瘍を伴った赤色調の隆起としてよくみられる.

■ 真菌感染症

菌種は口腔ではカンジダ Candida (*C. albicans*) が多く,鼻腔・副鼻腔ではアスペルギルス Aspergillus が多い.口腔カンジダ症は免疫不全との関連を有し,鵞口瘡 thrush と呼ばれる状態となる.組織学的には粘膜の表層に酵母状形態や偽菌糸の状態で認められる.一方,アスペルギルスは菌球を形成することが多く,Y字型の分岐と隔壁を有することを特徴とする.いずれの菌糸ともグロコット染色やPAS反応で染色される.

■ ウイルス感染症

口腔では単純ヘルペスウイルスが多い.その他,サイトメガロウイルスやコクサッキーウイルスなどの感染もみられることがある.

■ 鼻炎・副鼻腔炎

鼻ポリープの項を参照のこと.

> **Check**
> - アスペルギルスおよびカンジダの形態を区別する.特に,アスペルギルスの形態的な特徴は何か
> - 両者の部位による頻度の差異を覚える.
>   ・鼻腔―アスペルギルス
>   ・口腔・食道―カンジダ
>   ・肺―アスペルギルス
>   ・皮膚・外陰部―カンジダ

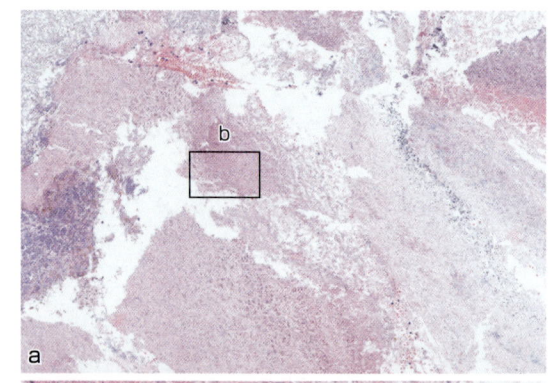

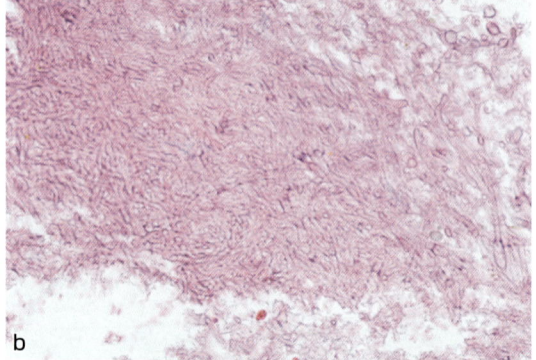

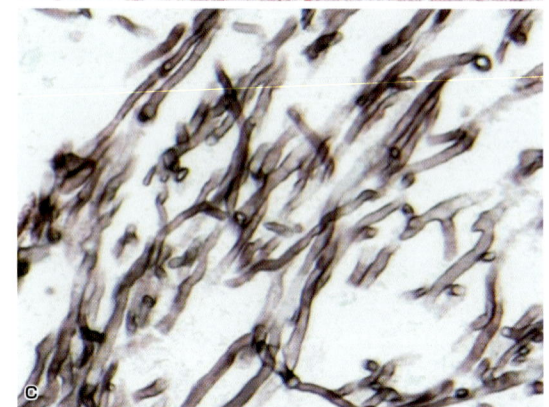

図1 副鼻腔アスペルギルス症
a:弱拡大像.b:強拡大像.HE染色では菌糸はやや不明瞭である.c:グロコット染色像.グロコット染色ではY字型分岐,隔壁を持つ菌糸が明瞭に観察可能である.

- 鵞口瘡とは何か
- 真菌症の染色は何が用いられるか

2. 鼻炎・副鼻腔炎および鼻ポリープ
rhinitis・sinusitis・nasal polyp

■概要
　急性鼻炎 acute rhinitis はウイルス性，アレルギー性で発生することが多く，後者では好酸球の浸潤を特徴とする．急性炎症が慢性化したものが慢性鼻炎 chronic rhinitis であり，持続する充血，炎症細胞浸潤，粘膜の肥厚がみられる．

　副鼻腔炎 sinusitis は，細菌感染によることがほとんどで，副鼻腔の粘液流出や通気が妨げられることによって慢性炎症へと進展し，副鼻腔内に分泌物・滲出物が貯留する状態となったものである．

　鼻腔あるいは副鼻腔内に慢性炎症によってポリープ状の病変が形成されることがあり，鼻ポリープ nasal polyp あるいは鼻茸と呼ばれる．透明感のある，粘稠の表面平滑なポリープである．単発・多発いずれでもみられ，両側に認められることもある．

■臨床
　鼻ポリープは鼻閉や頭痛などの臨床症状をきたすため，切除の対象となる．

■組織
　鼻ポリープは浮腫状の粘膜隆起であり，その表面は杯細胞の増生を伴った多列円柱上皮に覆われる．内部はさまざまな程度の炎症細胞浸潤を伴った強い浮腫性組織で，特にアレルギーが関与する場合は好酸球の浸潤が目立ってくる．

Check
- 副鼻腔炎とは何か
- 鼻ポリープの本態を理解する
- 鼻ポリープの観察にあたっては，好酸球の浸潤の程度を観察する．好酸球が目立つときはどのような病態・原因を考慮するか

More advanced
- 鼻ポリープは内反性乳頭腫との鑑別が重要である．内反性乳頭腫は再発が多く，予後が異なる（当該ページを参照のこと）．

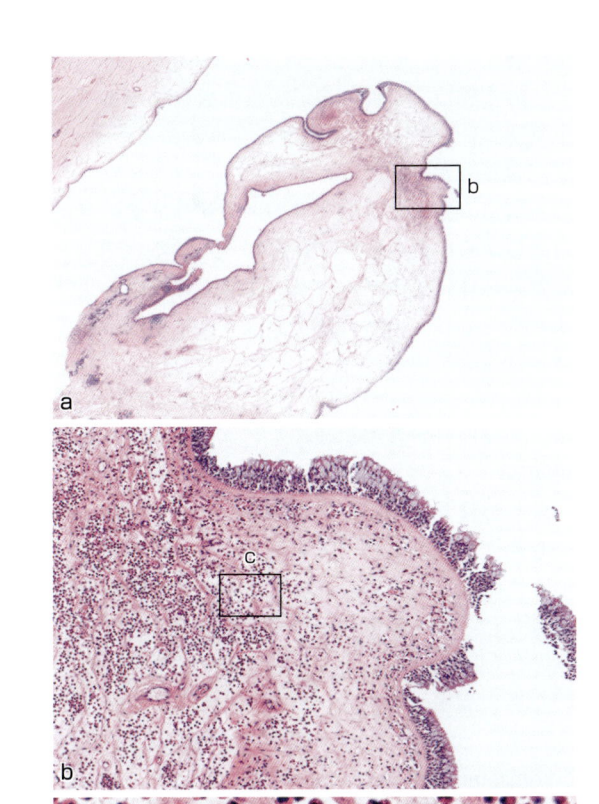

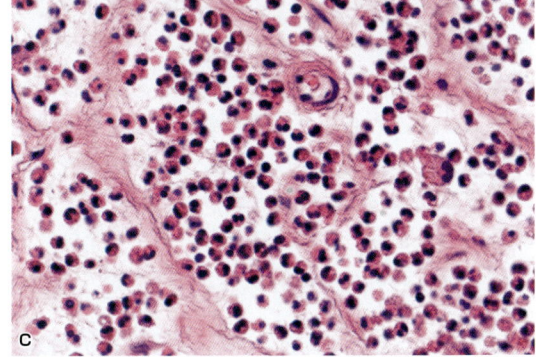

図1　鼻ポリープ
a：弱拡大像．間質に強い浮腫がみられる．b：中拡大像．呼吸上皮に覆われている．c：強拡大像．この症例では間質の好酸球浸潤が強い．

3. 多発血管炎性肉芽腫症（Wegener 肉芽腫症）
granulomatosis with polyangiits : GPA (Wegener granulomatosis)

■概要

その本態は全身性の自己免疫性血管炎であり，上気道，下気道（肺），腎臓が侵されることが多く，下記の特徴がある．
1) 上気道，肺に急性壊死性の肉芽腫性病変の形成
2) 小型から中型の血管に病変がみられる．
3) 腎糸球体に免疫グロブリン沈着を伴わない巣状壊死性，しばしば半月体を形成する急速進行性糸球体腎炎を呈する．

広く Wegener 肉芽腫症と呼ばれていたが，近年，多発血管炎性肉芽腫症と名称が変更された．

■臨床

肺や腎臓とともに，鼻が好発部位の一つである．全身病変の一環としてみられることもあれば，鼻のみに限局して認められることもある．粘膜潰瘍をきたし，鼻中隔穿孔に至る場合もある．ゆっくりとした破壊性の経過を示し，鼻・副鼻腔の破壊のために鞍鼻 saddle nose と呼ばれる鼻の変形をきたすことがある．細胞質型抗好中球細胞質抗体 cytoplasmic antineutrophil cytoplasmic antibody (c-ANCA) が陽性となることが重要である．

■組織

血管炎，壊死や炎症細胞浸潤とともに多核巨細胞をみることもある．柵状の構造を示す類上皮細胞の増生をみるが，結核症のような明確な肉芽腫の形成は認められないことが多い．好中球，リンパ球，形質細胞，組織球などのさまざまな種類の炎症細胞浸潤がみられる．

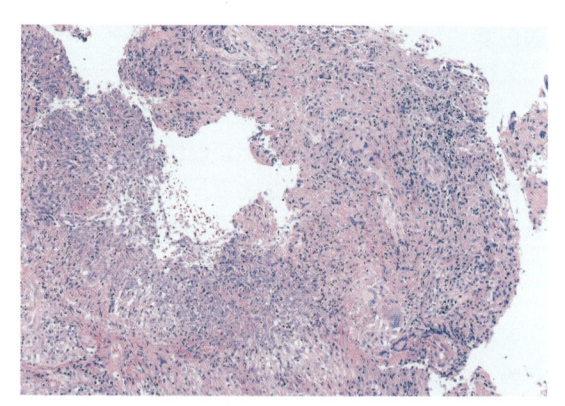

図1　壊死を伴う副鼻腔粘膜（HE）

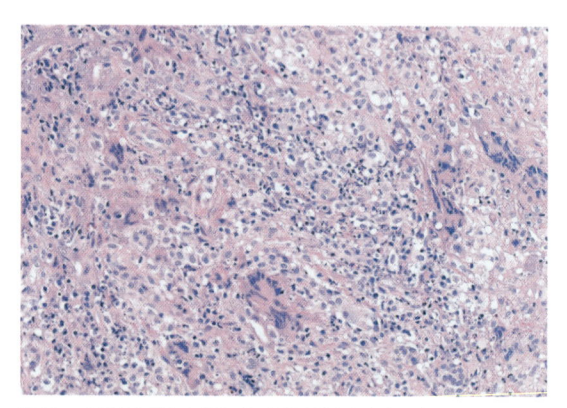

図2　多核巨細胞を混じた肉芽腫性炎症（HE）

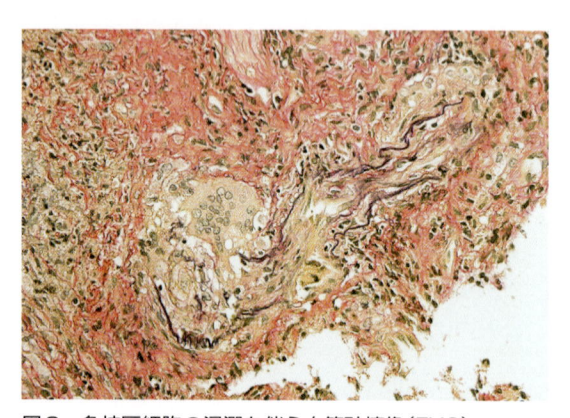

図3　多核巨細胞の浸潤を伴う血管破壊像（EVG）
（図1～3は東京大学医学部附属病院 牛久綾先生のご厚意による）

Check
- 3ヵ所の侵されやすい部位
- 侵されやすい血管のサイズ
- 陽性となる特徴的な自己抗体は何か
- 柵状の構造を示す類上皮細胞と多核巨細胞，壊死，血管炎

More advanced
- 悪性リンパ腫，特に鼻型NK/T細胞リンパ腫との鑑別が重要である．臨床的にはよく類似し，区別がつかないことが多い．密なリンパ球の浸潤がみられた場合は必ず免疫染色や，EBウイルスに対する *in situ* hybridization などで診断を確かめることが重要である．

4. 乳頭腫
papilloma

■概要

口腔や鼻腔の前庭部には扁平上皮性乳頭腫 squamous papilloma が発生する．その一部はヒト乳頭腫ウイルス human papilloma virus（HPV）が関与する．鼻腔・副鼻腔には外向性と内反性の乳頭腫があり，重要なのは内反性乳頭腫 inverted papilloma である．Schneiderian papilloma とも呼ばれる．

■臨床

内反性乳頭腫の多くは成人男性である．広い進展をしばしば示し，頭蓋内に達する場合もある．手術後の再発率も高い．ときに悪性化を示す．

■組織

内反性乳頭腫は特徴的な増殖パターンを示し，表面は平滑で，内部に織り込まれるような内反性増殖 inverted folding growth がみられる．腫瘍細胞は尿路上皮（移行上皮）に類似した多層性上皮である．核は卵円形で，一般的に均一であり，異型は乏しい．その最表層には粘液上皮が認められる．上皮内に多数の炎症細胞浸潤がみられることも特徴の一つである．横方向への広がりを強く示すことが多く，病変の境界は明瞭ではない．

Check

- 特徴的な内反性増殖とはどのようなものかを理解する
- 上皮の性状をよく観察する
- 上皮内の炎症細胞浸潤を観察する
- 上皮表層の円柱上皮を確認する
- 異型が乏しいことを確認する（悪性化の否定）
- 臨床経過

More advanced

- 内向性乳頭腫の一部にもヒト乳頭腫ウイルスが関与していることが判明している．

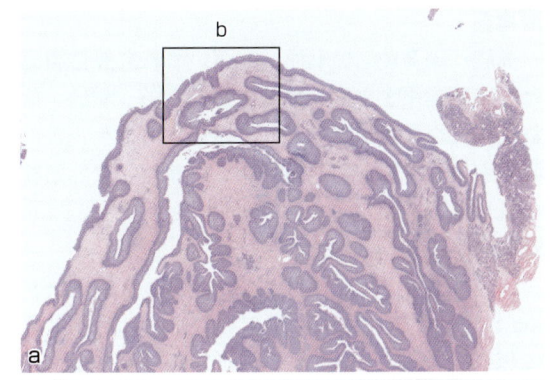

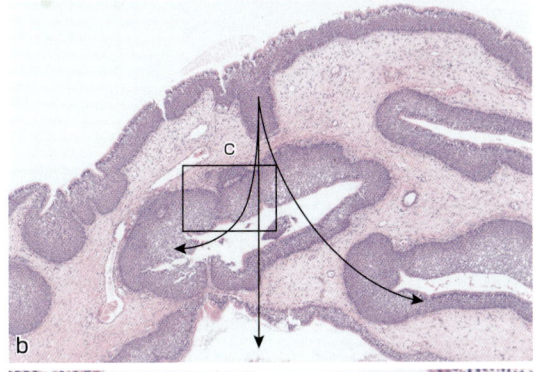

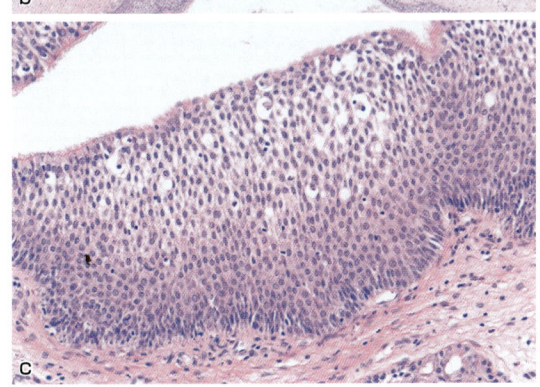

図1　内反性乳頭腫（鼻）
a：弱拡大像．表面は平滑．b：中拡大像．内部に向かう乳頭状増殖．c：強拡大像．上皮は尿路上皮に類似し，最表層に円柱上皮もみられる．

5. 扁平上皮癌
squamous cell carcinoma

■概要

　鼻腔，副鼻腔，口咽頭，喉頭いずれも悪性腫瘍としては扁平上皮癌の頻度が最も高い．喫煙・飲酒と密接な関連があるが，その他，ニッケル等の吸引が関与するとの報告がある．鼻腔では乳頭腫の既往も関連する．

■臨床

　口腔では上皮内前駆性病変は白板症 leukoplakia と呼ばれる白色扁平隆起で観察される．ときに疣贅状となる．進行するに従い，隆起や潰瘍を混ずるようになる．

■前駆病変

　浸潤癌へと進行しうる上皮内病変として上皮性前駆性病変 epithelial precursor lesions（異形成 dysplasia ないし上皮内腫瘍 intraepithelial neoplasia）があり，歴史的に異形成 dysplasia と上皮内癌 carcinoma *in situ* に分け，さらに異形成を軽度 mild，中等度 moderate，高度 severe の3通りに分けてきた．近年は squamous intraepithelial neoplasia（SIN）と呼び，程度によって SIN1～3 に分け，さらに従来の高度異形成と上皮内癌を SIN3 と包括する考え方も出てきている．

■浸潤癌

　角化や細胞間橋が観察されるが，分化度によりその程度はさまざまである．分化のよいものでは同心円状の異常角化，いわゆる癌真珠 cancer pearl がみられる．分化が低くなるほど角化も乏しくなり，細胞間橋なども見出すことが困難となる．亜型として疣贅癌 verrucous carcinoma があり，極めて分化のよい扁平上皮の乳頭状増殖を示す．この型は異型が非常に乏しいため，表面からの生検では診断が困難な場合が多い．

　頭頸部粘膜はリンパ管が比較的発達し，リンパ管侵襲によるリンパ節転移の頻度が高い．

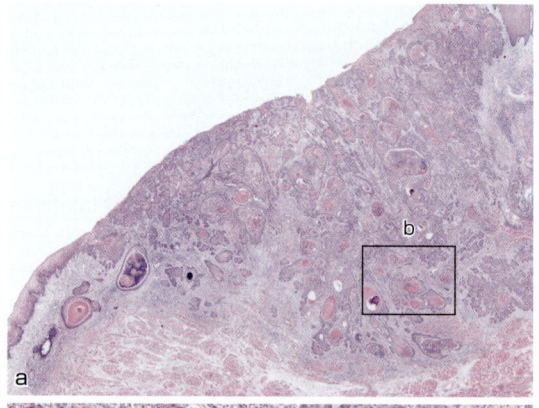

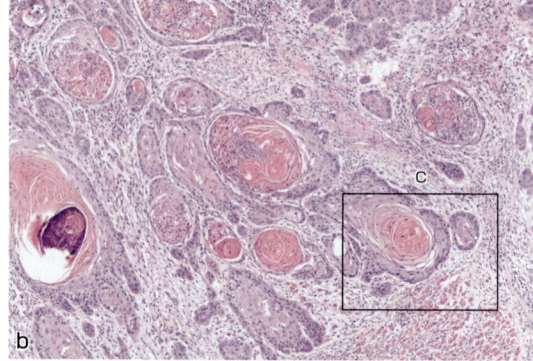

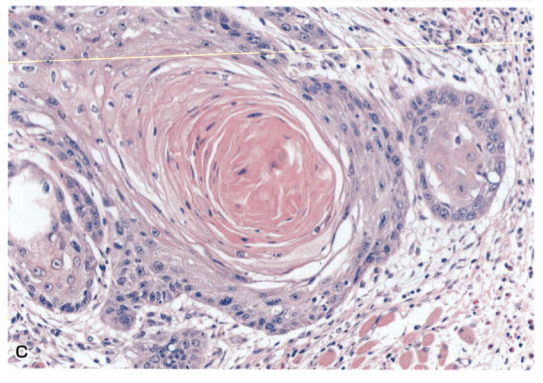

図1　扁平上皮癌（舌）
a：弱拡大像．間質に浸潤を示す癌細胞．b：中拡大像．胞巣状，シート状の配列を示し，角化を伴う．c：強拡大像．癌真珠と呼ばれる特徴的な異常角化．

Check

- 正常の扁平上皮との差異を理解する
  - 核の配列：核間距離は均一か不均一か
  - 核の性状：大小不同，核小体，クロマチンの量，N/C比
  - 角化の状態
- 浸潤の様子を確認する
- 癌真珠を観察する
- 脈管侵襲はないか

6. リンパ上皮癌
lymphoepithelioma

■概要

非角化型扁平上皮癌，未分化癌や鼻咽頭癌 nasopharyngeal carcinoma（NPC）などとも呼ばれる．特に咽頭で重要な型で，Epstein-Barr（EB）ウイルスに関連した悪性腫瘍である．特に東南アジアで高頻度に発生することが知られ，わが国でも重要な型の一つである．

■臨床

若年者に多い．肉眼的に病変を見出すことが困難であることがある．頸部リンパ節転移が先に発見され，ランダム生検によって確定されることもある．

■病理

非角化型の上皮性腫瘍細胞が，極めて密なリンパ球浸潤を示しながら増殖する．腫瘍細胞とリンパ球の間の境界は不明瞭であることが多く，ときに腫瘍細胞を認識しがたくなり，悪性リンパ腫との鑑別を要する場合もある．鑑別には免疫染色が有用であり，癌腫細胞をサイトケラチンなどの上皮性マーカーを用いて染色すると不整な腫瘍胞巣が確認可能である．*in situ* hybridization などで上皮性腫瘍細胞の核にEBウイルスが検出される．

Check

- どの地域や年代に多いか
- 病因となるウイルスは
- 特徴的なリンパ球の多い間質
- HE染色では不明瞭な腫瘍細胞を認識する

More advanced

- 名称にやや混乱がみられる．リンパ上皮腫という名称も良性を思わせるもので，適切でない．
- この型の癌は他部位にもみられることはあるが，頭頸部に最も多い．したがって，原発不明癌でこのような形態を示している場合には，頭頸部を重点的に検査する必要がある．

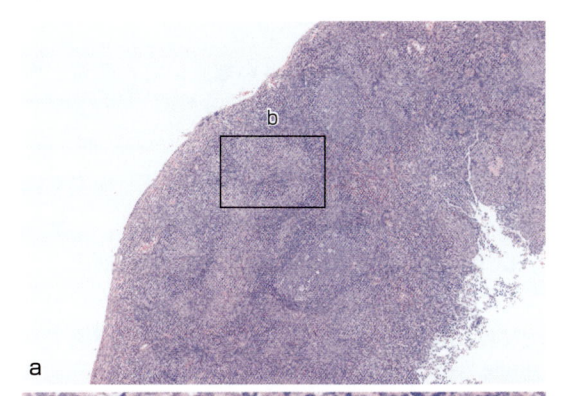

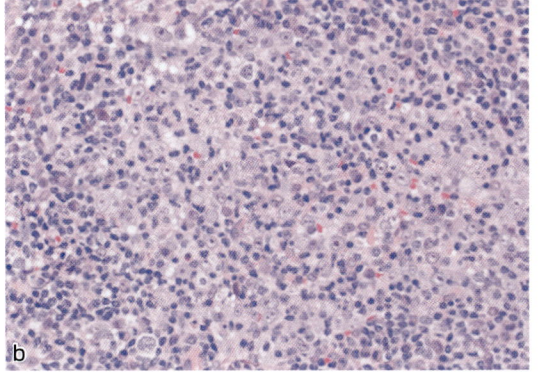

図1　リンパ上皮癌
a：密なリンパ球浸潤．実際の腫瘍細胞は認識しがたい．
b：核小体の目立つ大型の細胞が実際の腫瘍細胞である．

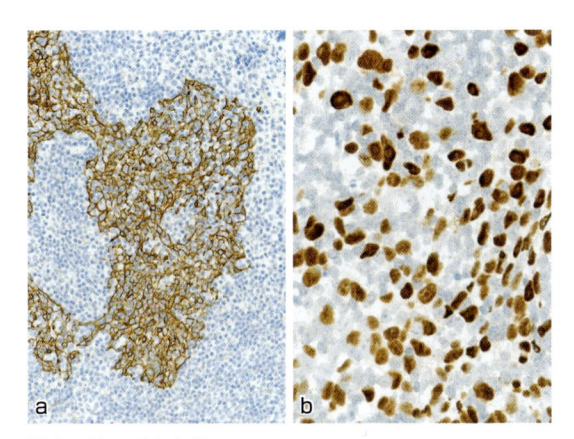

図2　リンパ上皮癌
a：サイトケラチンに対する免疫染色で染色した腫瘍細胞．
b：EBER-ISHで腫瘍細胞の核にEBウイルスが検出される．

7. 鼻咽喉血管線維腫（若年型血管線維腫）
nasopharyngeal angiofibroma (juvenile angiofibroma)

■概要
若年者男性の鼻咽喉に多い細胞に富む間質と血管からなる軟部腫瘍．

■臨床
良性であるが，出血が著しい腫瘍で，検査や摘出に当たっては厳重な注意が必要である．生検は一般的に禁忌とされている．そのため，摘出ではなく，放射線療法が適用されることもある．局所的には比較的進行性であり，周囲の骨を破壊する進展を示す場合がある．

■病理
線維性の間質の中に散在性に血管をみる．血管は筋層を欠如するか不完全で，スリット状の内腔がみられ，内皮細胞に異型は有さない．間質は膠原線維に富み，短紡錘形，星芒状の線維芽細胞を比較的豊富にみる．長い経過を示した腫瘍では線維化が進行し，細胞がより乏しくなる．

Check
- 好発年齢・性別
- 出血が著しいため検査や治療に注意を要し，生検は一般的に禁忌であることを覚えておく
- スリット状の血管と線維性の間質

More advanced
- 発生機序は不明だが，腫瘍細胞はアンドロゲン受容体を有していることがわかっている．
- 思春期を過ぎると自然消退する症例もみられる．
- 経過が全く異なるため，化膿性肉芽腫との鑑別が重要である．
- 手術中の出血を抑制するため，術前に塞栓術を行うこともある．

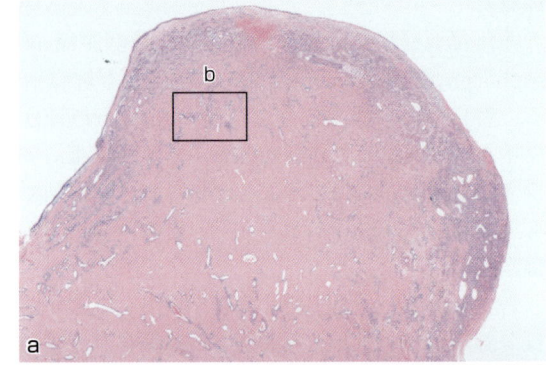

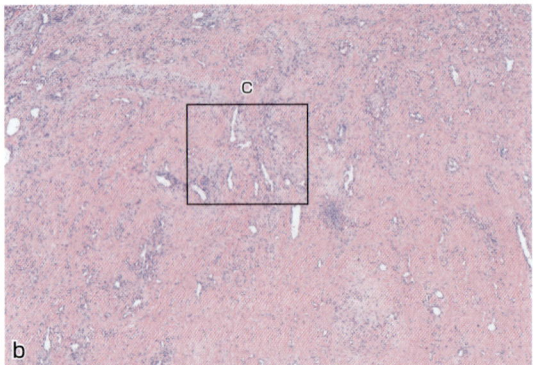

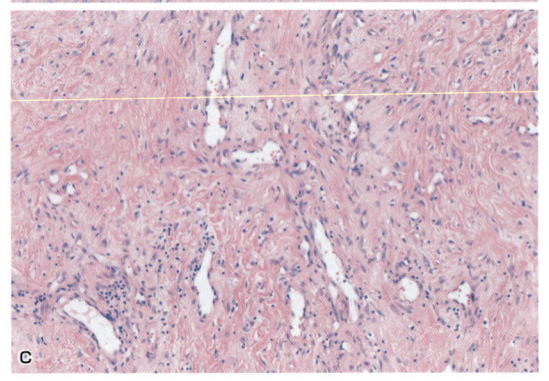

図1　鼻咽喉血管線維腫
a：ルーペ像．散在性に血管が観察される．b：線維性の広い間質とスリット状血管をみる．c：血管および線維性の間質．いずれにも異型はない．

8. 嗅神経芽腫
olfactory neuroblastoma, esthesioneuroblastoma

■概要
嗅粘膜に由来する鼻腔独特の神経外胚葉腫瘍であり，鼻腔上部が好発部位である．

■臨床
鼻閉，鼻出血を症状とすることが多い．緩徐な増大を示す．手術による摘出と放射線療法が行われる．鼻に限局した症例の5年生存率は80％前後と良好であるが，鼻・副鼻腔外へ進展すると予後不良となる．

■組織
鼻腔の間質に小型で比較的均一な腫瘍細胞が分葉状の増殖を示す．腫瘍細胞の細胞質は比較的淡明，ときに細顆粒状で，細胞間の境界が明瞭である．線維血管間質が各胞巣を隔てる．

Check
- 腫瘍の由来は何か
- 胞巣状増殖，類円形の核を持つ腫瘍細胞

More advanced
- synaptophysinなどの神経内分泌マーカーが免疫染色で陽性となることが多い．
- HE染色では観察できないが，腫瘍細胞胞巣は支持細胞sustentacular cellsによって取り囲まれており，これらはS-100蛋白に対する免疫染色で観察可能である．
- 鑑別診断としては未分化癌，悪性黒色腫，悪性リンパ腫などが挙げられる．鑑別には免疫染色が有用であり，未分化癌ではサイトケラチンなどの上皮性マーカーが陽性となる．悪性黒色腫はS-100蛋白が腫瘍細胞にびまん性に陽性となり，嗅神経芽腫とは，陽性パターンが異なる．ただし，サイトケラチン，S-100とも特異度は完全ではない．悪性リンパ腫ではLCAなどのリンパ球系マーカー，あるいはL26（Bリンパ球マーカー），CD3（Tリンパ球マーカー）などが有用である．
- その他，横紋筋肉腫をはじめとする肉腫，小細胞癌などが鑑別診断となり，ときに診断が困難な場合もある．

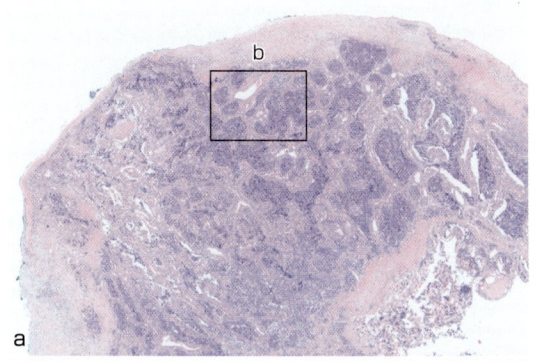

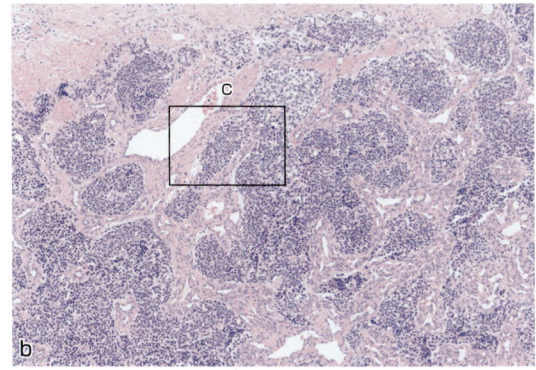

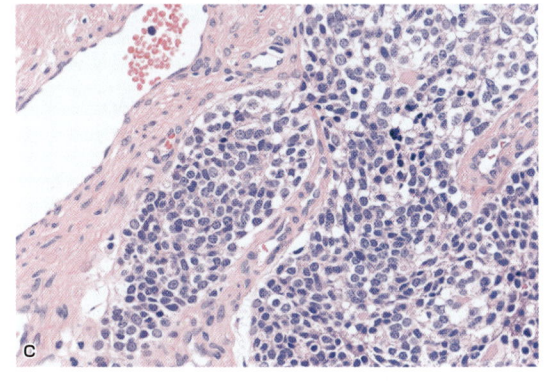

図1 嗅神経芽腫
a：弱拡大像．b：胞巣状の腫瘍細胞がみられる．c：腫瘍細胞は類円形の核を持ち，腫瘍胞巣間には線維性間質をみる．

9. 悪性リンパ腫
malignant lymphoma

■概要

　頭頸部には節性ならびに節外性の悪性リンパ腫が発生する．さまざまなタイプがみられ，アフリカでは小児頭頸部の節外性悪性リンパ腫としてBurkittリンパ腫 Burkitt lymphomaが重要であるが，わが国ではこのような発生形式は稀である．頻度が高いものは他部位と同様，びまん性大細胞型B細胞リンパ腫 diffuse large B-cell lymphomaであるが，鼻に発生する特殊な型として鼻型節外性NK/T細胞リンパ腫 extranodal NK/T-cell lymphoma, nasal typeが挙げられ，本項ではこの型について記載する．しばしばEBウイルスが関与し，NK細胞あるいは細胞傷害性T細胞の形質を示す．

■臨床

　EBウイルスに関連した腫瘍であることから，東アジアに多く発生する．鼻から壊死，潰瘍が周囲組織を含めて進展する．時にEBウイルス感染による全身性の血球貪食症候群が続発することがあり，この場合は急速な経過を示す．予後は不良である．

■病理

　典型的には不整形の中型〜大型の異型リンパ球の密な増殖とともに，強い壊死をみることが多い．血管壁およびその周囲に腫瘍細胞が集まる血管中心性パターン angiocentric patternも特徴である．免疫組織学的にはT細胞マーカーであるCD3，NK細胞系マーカーであるCD56が陽性であることが重要である．その他，細胞傷害性T細胞マーカーも陽性である．in situ hybridizationによってEBウイルスを証明することも診断的意義が高い．

Check

- 壊死や血管周囲性パターン（みられないこともある）
- 関連するウイルスは何か
- 世界的にみて頻度の高い地域はどこか

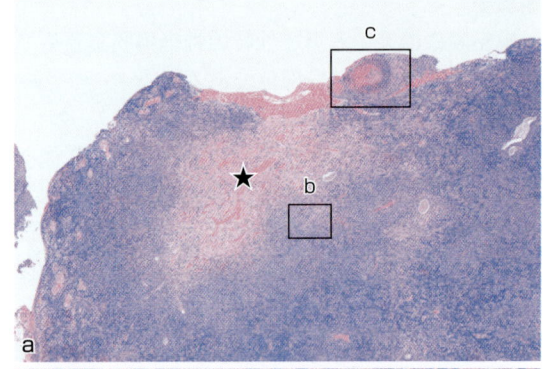

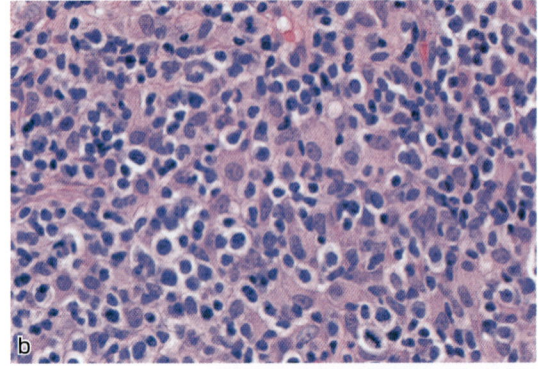

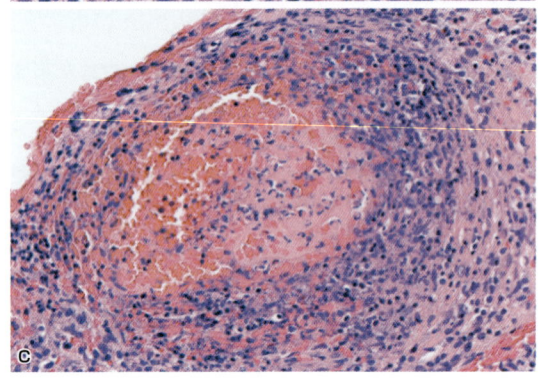

図1　鼻型節外性NK/T細胞リンパ腫
a：密なリンパ球浸潤の中に壊死がみられる（★）．b：強拡大像．異型を有するリンパ球のびまん性増殖．c：強拡大像．血管中心性のパターンがみられる．

10. 悪性黒色腫
malignant melanoma

■**概要**

色素細胞（メラノサイト melanocyte）を由来とする悪性腫瘍である．皮膚で有名な腫瘍であるが，粘膜や鼻腔にも発生し，特に後者は意外な好発部位の一つであることに注意する．頻度は少ないが，副鼻腔にも発生することがある．鼻呼吸上皮内や間質に存在する色素細胞が由来とされている．

■**臨床**

充実性のポリープ様隆起であることが多い．予後は極めて不良である．

■**組織**

比較的大型の腫瘍細胞の増生をみるが，症例によってその形状はさまざまである．腫瘍細胞の核小体は非常に大型であることが特徴的である．メラニン色素が多い症例では診断は容易であるが，鼻の悪性黒色腫はメラニン色素を欠くことも多く，このような場合には診断に難渋する場合がある．免疫組織化学的にはS-100蛋白やHMB45などが陽性となる．

Check

- 鼻も好発部位であることを覚えておく
- メラニン色素を確認する（ない場合もある）
- 大型の核小体が特徴である
- 有用な免疫染色は何か

More advanced

- 紡錘形，肉腫様，悪性リンパ腫様，癌腫様など形態がさまざまで，診断は意外と難しい．大型核小体を有する腫瘍細胞をみたときには常に悪性黒色腫の可能性を考えること，また鼻が悪性黒色腫の好発部位であることを知っておくことが重要である．
- 免疫染色が有用であるが，S-100蛋白は感度が高い一方で特異度が低く，HMB45は特異度が高い一方で感度は低い．
- 診断が難しいこともあり，新たなマーカーの探索が続けられている．近年はSOX10など新たな抗体が用いられるようになっている．

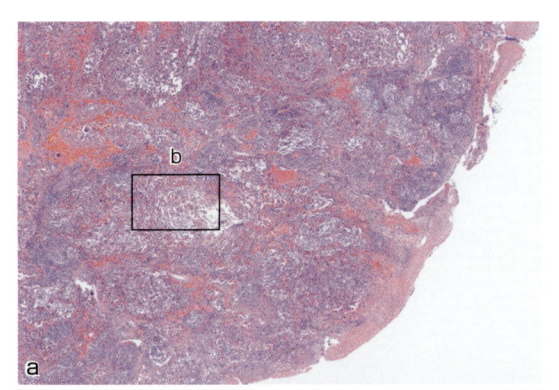

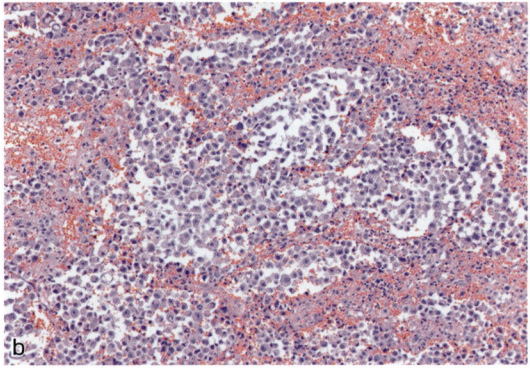

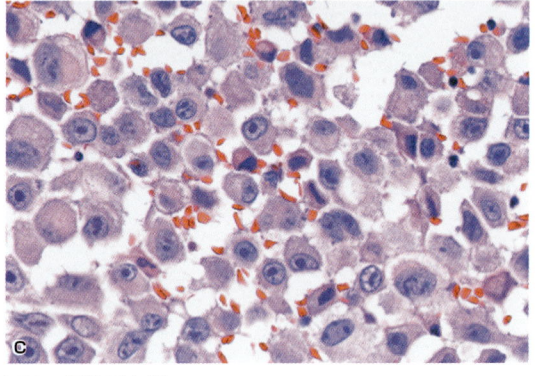

図1　悪性黒色腫
a：弱拡大像．密な細胞浸潤．b：中拡大像．この症例ではやや胞巣状となっているが，症例によってパターンはさまざまである．c：強拡大像．核小体が目立つことが特徴である．鼻では本症例のようにメラニン色素が目立たないことも多い．

3

唾液腺
長尾俊孝

唾液腺［総論］

A. 肉眼解剖

唾液腺は唾液を産生し，分泌する器官であり，その分泌物は食物の消化を助け，口腔粘膜を湿潤させ，防御する働きをしている．解剖学的に，大唾液腺（耳下腺，顎下腺，舌下腺）と小唾液腺（舌腺，口唇腺，口蓋腺，など）に大別される．

● 大唾液腺

- 耳下腺：最大の唾液腺組織で，錐体形をしており，外耳道と乳様突起の前方および頬骨弓の下方の皮下に位置する．腺内を貫通する顔面神経によって浅葉と深葉に分けられる．耳下腺内で集められた唾液はStensen管を経て口腔内に分泌される．
- 顎下腺：2番目に大きい唾液腺組織で，顎下三角部に位置する．そこで分泌された唾液はWharton管に集められ，口腔内に至る．
- 舌下腺：最小の大唾液腺組織で，口腔底粘膜下に存在する．耳下腺や顎下腺とは異なり，明らかな被膜はみられない．

● 小唾液腺

一部の領域を除き口腔全体にわたって粘膜直下に散在性に分布する小型の分泌腺で，被膜の形成を欠く．

B. 組織構造

唾液腺組織は，唾液を産生・分泌する機能を持つ腺房と，分泌物を口腔まで運びながら水分や電解質の調節をする導管から構成されている．これら導管-腺房単位がいくつか集まって小葉を形成している．各小葉は薄い線維性被膜によって区分されている．

● 腺房

細胞には漿液性と粘液性の2種類がある．耳下腺は漿液細胞のみからなり（漿液腺），口蓋と臼歯後領域の小唾液腺は粘液細胞のみからなる（粘液腺）．顎下腺，舌下腺，および上記以外の小唾液腺は漿液細胞と粘液細胞の混合からなる（混合腺）．漿液性腺房細胞にはアミラーゼを豊富に含むチモーゲン顆粒が多数認められる．これらの顆粒はPAS陽性でジアスターゼに抵抗性を示す．

● 導管

腺房細胞で産生された唾液は，介在部導管，線条部導管，および排出導管を介して口腔へと運ばれる．

● 筋上皮細胞

腺房細胞や腺房近くの導管上皮細胞と基底膜との間には筋上皮細胞が存在し，唾液の分泌の調節を行っている．免疫組織化学的に，α-平滑筋アクチンやカルポニンが陽性となる．

C. 臨床病理

唾液腺に発生する主な疾患を下記に挙げる．その中で学生が病理学的に学ぶべき対象となる疾患は，炎症性疾患と腫瘍性病変にほぼ限られる．

炎症性疾患で重要なのが，自己免疫性疾患であるSjögren症候群，IgG4関連唾液腺炎（Küttner腫瘍），および唾石症に伴う慢性閉塞性唾液腺炎である．

唾液腺腫瘍の発生率は全臓器腫瘍の約1%と低いが，組織学的に非常に多彩で，多数の組織型がある．特に唾液腺腫瘍では筋上皮系細胞が関与することが特徴的である．臨床的には，唾液腺腫瘍

表1　唾液腺の主な疾患（青字は本書で取り上げたもの）

発生異常	異所性唾液腺組織，分離腫，多嚢胞性疾患など
炎症性疾患	急性唾液腺炎 慢性唾液腺炎 　閉塞性唾液腺炎（唾石症） 　肉芽腫性唾液腺炎（結核，サルコイドーシスなど） 　Küttner腫瘍（慢性硬化性唾液腺炎・IgG4関連唾液腺炎） 　Sjögren症候群（リンパ上皮性唾液腺炎） 　木村氏病 　流行性耳下腺炎
化生・過形成性病変	壊死性唾液腺化生，唾液腺腺症など

囊胞性病変	粘液囊胞，良性リンパ上皮性囊胞など
腫瘍	良性上皮性腫瘍 　多形腺腫，Warthin腫瘍，基底細胞腺腫，筋上皮腫など 悪性上皮性腫瘍 　粘表皮癌，腺様嚢胞癌，腺房細胞癌，多形腺腫由来癌，唾液腺導管癌，上皮筋上皮癌，多型低悪性度腺癌，筋上皮癌など 非上皮性腫瘍 　悪性リンパ腫（MALTリンパ腫など），血管腫など 転移性腫瘍

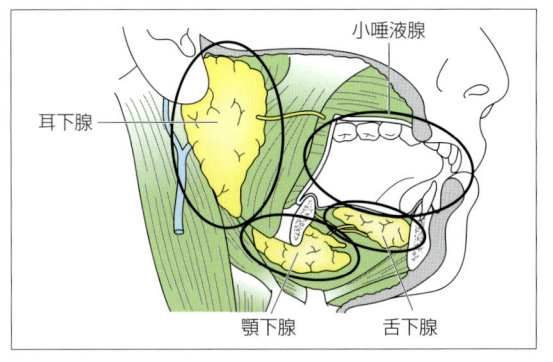

図1 唾液腺の肉眼解剖

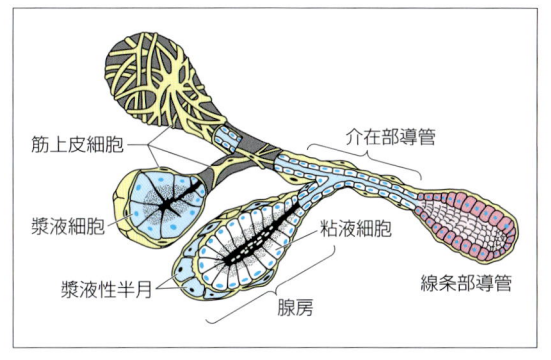

図2 唾液腺小葉(導管-腺房単位)の模式図

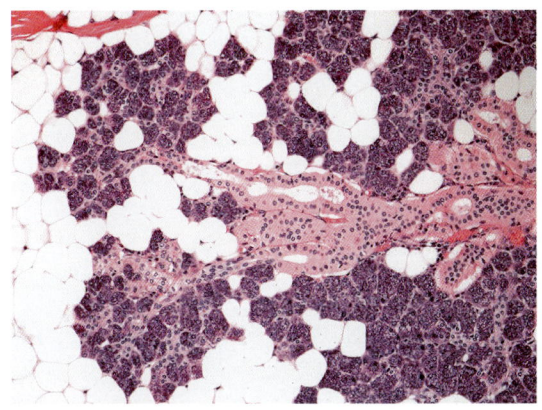

図3 耳下腺組織
導管から連続性に腺房がブドウの房状に認められる.

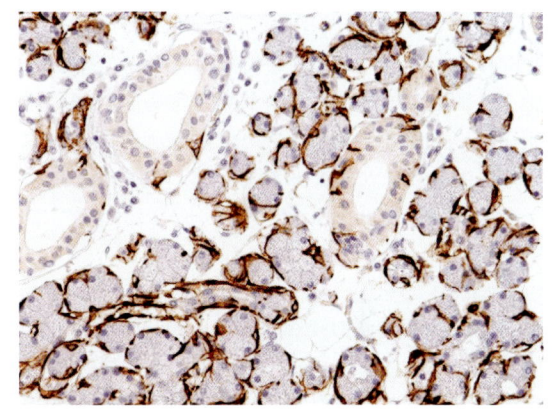

図5 正常耳下腺の免疫組織化学染色
腺房と一部の導管にα-平滑筋アクチン陽性の筋上皮細胞をみる.

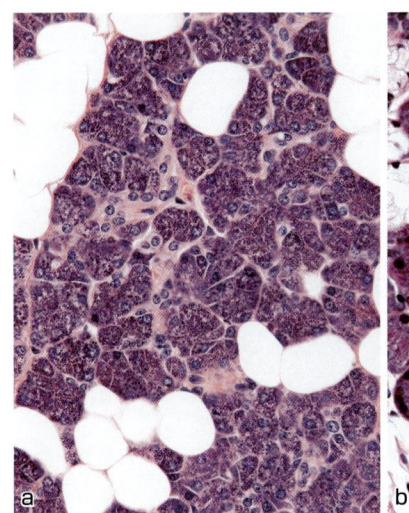

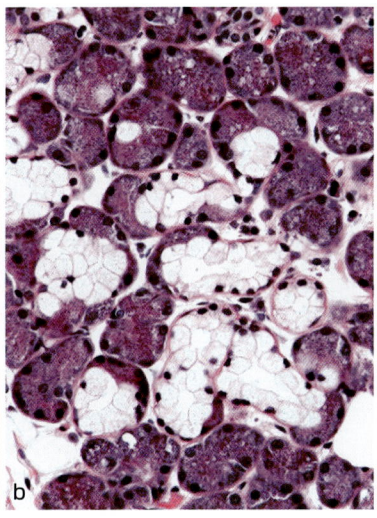

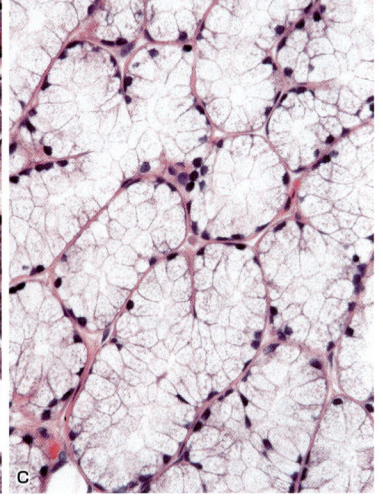

図4 唾液腺腺房の組織像
a:漿液腺(耳下腺). b:混合腺(顎下腺). c:粘液腺(口蓋腺).

の約80％は耳下腺に発生する. 一般的に悪性よりも良性の頻度が高いが, 良性と悪性の比率は, 耳下腺では約4:1, 顎下腺では約2:1, 舌下腺と小唾液腺では約1:1と部位によって異なる. 良性では多形腺腫とWarthin腫瘍, 悪性では粘表皮癌と腺様嚢胞癌の発生頻度が高い.

1. IgG4関連唾液腺炎
IgG4-related sialadenitis

■概要と臨床
従来Küttner腫瘍や慢性硬化性唾液腺炎と呼ばれていた炎症性病変で，臨床的に主として顎下腺が腫瘍のように硬く触れる．血清IgG4値が高値を呈し，しばしば自己免疫性膵炎，硬化性胆管炎，間質性腎炎など，他臓器のIgG4関連疾患やアレルギー性疾患を合併する．特に，両側性の涙腺と大唾液腺（顎下腺・耳下腺）の腫脹をきたすものをMikulicz病と称する．乾性角結膜炎，口腔乾燥症，および両側性耳下腺腫大を特徴とする自己免疫性疾患であるSjögren症候群とは，臨床病理学的に異なる概念として捉えられている．治療としてはステロイドの内服が著効する．

■組織
大型胚中心を伴うリンパ濾胞の目立つ高度のリンパ球・形質細胞の浸潤と著明な硬化性線維化が認められる．ときに好酸球が混在する．鑑別対象となるSjögren症候群でもリンパ球・形質細胞の浸潤が導管周囲性によくみられるが，本疾患では特異的に浸潤する形質細胞の多くが免疫組織化学的にIgG4陽性となる．

Check
- 顎下腺の腫脹と硬化
- 著明なリンパ球・形質細胞の浸潤と高度の硬化性線維化
- 多数のIgG4陽性形質細胞の浸潤
- 血清IgG4値高値
- 他臓器のIgG4関連疾患と合併しやすい
- ステロイドが著効する

More advanced
- 組織中のIgG4/IgG陽性細胞比が40％を超える．
- Sjögren症候群で陽性となる血清中の抗SS-A/SS-B抗体が通常陰性．
- Sjögren症候群では悪性リンパ腫（特にMALTリンパ腫）の発生率の上昇がみられるが，本疾患ではその因果関係は明らかではない．

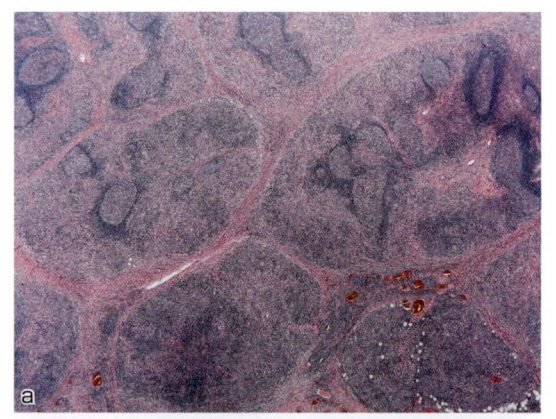

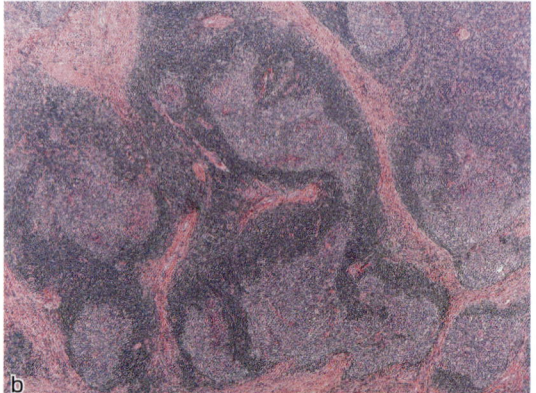

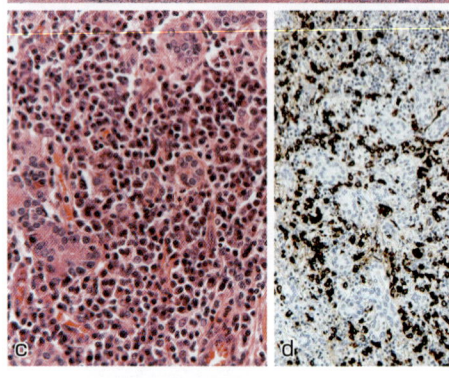

図1　IgG4関連唾液腺炎
a：小葉間の線維化とリンパ濾胞形成．b：大型胚中心を伴うリンパ濾胞形成と線維化．c：リンパ球を混じる著明な形質細胞の浸潤．d：免疫染色で多数のIgG4陽性細胞をみる．

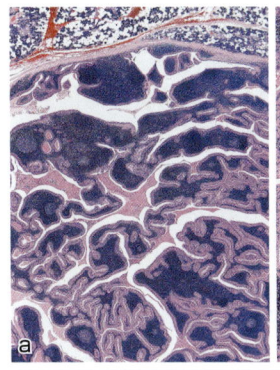

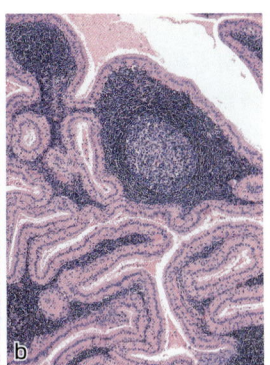

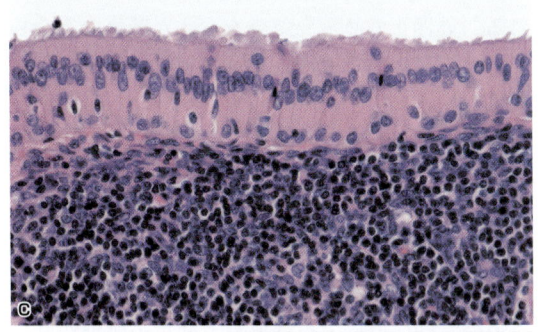

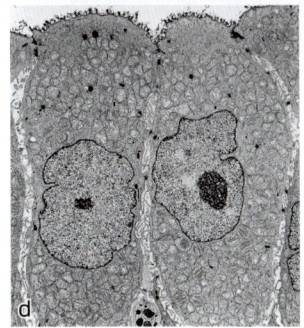

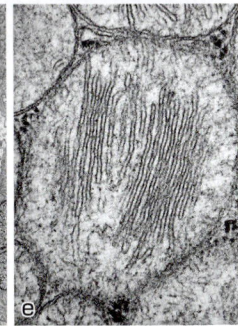

2. Warthin 腫瘍
Warthin tumor

■ 概要

多形腺腫に次いで頻度の高い唾液腺良性腫瘍で，組織学的に好酸性上皮細胞の増殖とリンパ球性間質を特徴とする．

■ 臨床

発生はほとんど耳下腺に限られる．高齢者の男性に好発し，喫煙との関連性が強い．緩徐な発育を示す軟らかい結節性病変として認められる．両側性あるいは多発性であることも少なくない．悪性化は極めて稀である．

■ 組織

肉眼的に，被膜に包まれ，囊胞状の部分と充実性の部分が混在する．

組織学的には，上皮の囊胞・乳頭状あるいは管状構造を示す増殖と密なリンパ球性の間質成分からなる．上皮成分は，管腔や囊胞の内腔側にみられる円柱状好酸性細胞（オンコサイトと呼ぶ）と，基底膜側に位置する小型の立方状あるいは扁平な基底型細胞の2層性配列を示す．電顕的に，オンコサイトはミトコンドリアに富む．囊胞内には主に好酸性顆粒状の物質を入れる．ときに粘液細胞や扁平上皮細胞を少数混じる．上皮細胞に異型性はなく，核分裂像はほとんどみられない．リンパ球性間質にはしばしば胚中心を伴うリンパ濾胞の形成をみる．

Check

- 2番目に頻度の高い良性唾液腺腫瘍
- 高齢者男性の耳下腺に好発する
- 喫煙と関連している
- 好酸性上皮細胞（オンコサイト）の囊胞・乳頭状増生とリンパ球性間質
- オンコサイトはミトコンドリアに富む
- 悪性化は極めて稀

More advanced

- リンパ球性間質は反応性で，その組成は免疫組織化学的に正常のリンパ節に似る．
- 遺伝子解析で上皮成分は多クローン性であり，"真の腫瘍"（新生物）ではないとする報告がある．

図1　Warthin 腫瘍
a：腫瘍は境界明瞭で，上皮の囊胞−乳頭状増生とリンパ球性間質からなる．b：上皮の囊胞−乳頭状および管状の増生とリンパ濾胞を伴う密なリンパ球性間質．c：上皮は高円柱状の好酸性細胞（オンコサイト）と基底型細胞の2層性を示す．d, e：電顕像．電顕的に，上皮細胞は多数の腫大したミトコンドリアを有する．

3. 多形腺腫
pleomorphic adenoma

■概要
最も頻度の高い良性の唾液腺腫瘍であり，全唾液腺腫瘍の約60％を占める．多彩な組織構築と細胞形態を呈し，導管構造を主体とする上皮性成分と粘液腫様や軟骨様の間葉系成分からなる．導管上皮系細胞と筋上皮系細胞の2種類の細胞が同一腫瘍内に混在してみられる．

■臨床
発症年齢は幅広いが平均40歳で，女性の耳下腺に好発する．多くは直径2～5cm大であるが，稀に巨大なものも経験される．通常緩徐な発育を示す無痛性で可動性良好の堅い腫瘤として認められる．周囲正常唾液腺組織を含めた腫瘍の完全摘除が治療の基本となる．放置しておくと約6％が悪性化する．

■組織
肉眼的に周囲との境界が明瞭な充実性で結節状の腫瘤として認められ，通常被膜を有する．八つ頭状を呈することもある．割面は灰白色で光沢を持っていることが多い．

組織学的には，上皮性成分と間葉系成分が互いに移行し合いながら混在し，非常に多様な像を示すことが特徴である．上皮性成分は，腫瘍細胞の管状，シート状，索状，あるいは網状の配列からなる．腫瘍細胞は立方状，基底細胞様，扁平上皮様，紡錘形等の種々の形態をとり，ときに杯細胞，オンコサイト，淡明細胞，あるいは脂腺細胞を混じる．また，しばしば形質細胞様細胞が集簇して増殖している部分がみられる．管状構造を示す部分では立方状の導管上皮系細胞の周囲に筋上皮系細胞からなる層を認める．扁平上皮様部分では角化を伴うことも多い．紡錘形細胞は束状に錯綜配列を示す．間葉系成分は，粘液腫様，軟骨様，線維性，あるいは硝子様を呈する．粘液腫様部分では，豊富な粘液性基質内に星芒状腫瘍細胞がまばらに認められる．骨形成や脂肪細胞がみられることもある．概して腫瘍細胞は異型性に乏しく，核分裂像はほとんどみられない．

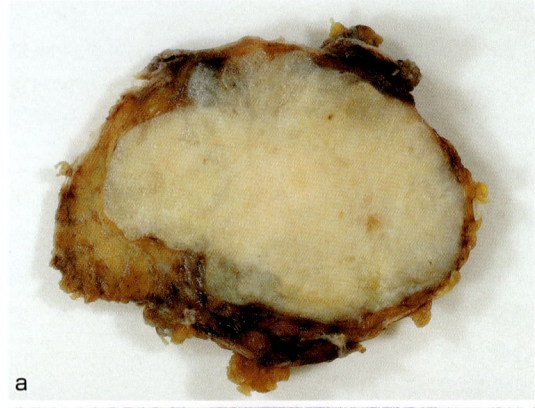

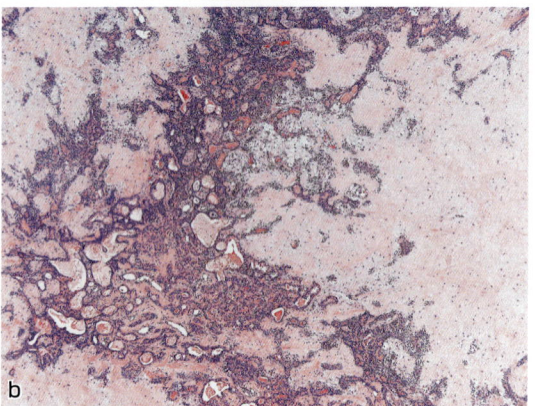

図1　多形腺腫
a：肉眼割面像．境界明瞭（一部八つ頭状）で充実性・灰白色調の腫瘍をみる．b：不規則な上皮性成分と間葉系成分（ピンク色）が混在し，多彩な像を示す．

Check
- 最も頻度の高い良性唾液腺腫瘍
- 中年女性に好発
- 多彩な組織像
- 腺管形成と粘液腫様・軟骨様成分の混在
- 導管上皮系細胞と筋上皮系細胞
- 約6％に癌が発生する

More advanced
- 免疫組織化学的に，筋上皮系細胞はα-平滑筋アクチン，カルポニン，S-100蛋白，p63などが陽性となる．

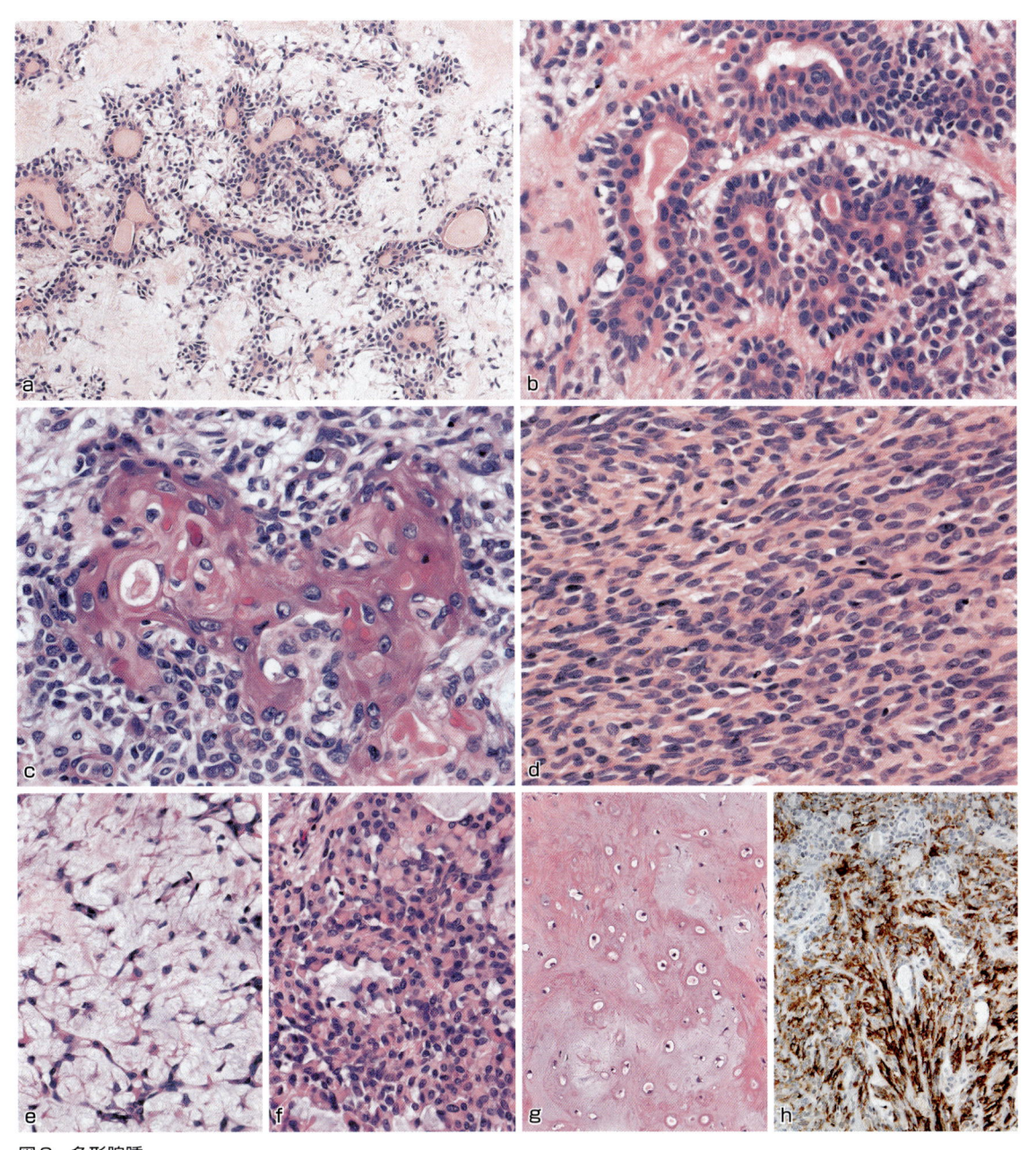

図2 多形腺腫
a：管状構造を示す上皮性成分と粘液腫様の間葉系成分が互いに移行してみられる．b：管状構造部では細胞が2層に配列している．c：角化を伴う扁平上皮への分化．d：紡錘形細胞の束状増殖．e：粘液腫様成分．f：形質細胞様細胞．硝子様・好酸性の細胞質と偏在核を有している．g：軟骨様成分．h：免疫染色．α-平滑筋アクチン陽性細胞をみる．

- t(3;8)(p21;q12)，t(5;8)(p13;q12) などの染色体転座によって *PLAG1* 遺伝子の発現が活性化されることが腫瘍発生に重要な役割を果たしている．
- 多形腺腫から発生する癌腫は多形腺腫由来癌と呼ばれる．癌腫成分は唾液腺導管癌などの高悪性度癌であることが多い．

4. 粘表皮癌
mucoepidermoid carcinoma

■概要

唾液腺悪性腫瘍の中では最も頻度が高く，組織学的に粘液細胞，類表皮細胞，および中間細胞の3種類の細胞からなる．

■臨床

中年に好発するが若年齢層にも発生する．耳下腺の他に口蓋などの小唾液腺にもよくみられる．一般的に緩徐な発育を示す無痛性の腫瘤を主訴とする．悪性度は症例によってさまざまであるが，低悪性のものが多い．

■組織

肉眼的に，周囲との境界が所々で不明瞭であることが多く，しばしば囊胞状を呈する．ときに充実性で浸潤傾向が強いこともある．

組織学的に，粘液細胞，類表皮細胞，および中間細胞が種々の割合で混在し，囊胞形成や充実性増殖を示す．粘液細胞は偏在する核と淡明な細胞質からなり，杯細胞の形態をとる．囊胞内面を裏打ちしていることが多い．類表皮細胞は淡好酸性で細胞間橋がみられるが，癌真珠を伴うような角化は稀である．中間細胞は小型で類円形の核を有する．核は細胞の中央部に位置する．

低悪性度腫瘍では多数の囊胞形成がみられ，細胞の異型性は軽度である．一方，高悪性度腫瘍では充実性成分が主体をなし，細胞の異型性が強く，核分裂像や壊死が目立つ．

Check

- 唾液腺悪性腫瘍の中で最も頻度が高い
- 多くは低悪性度で稀に高悪性度
- 粘液細胞，類表皮細胞，および中間細胞の3種類の細胞からなる
- 囊胞形成と充実性成分が混在する

More advanced

- 低悪性度腫瘍では，t(11;19)(q21;p13)染色体転座によるCRTC1(MECT1)-MAML2融合遺伝子が高率に検出される．この融合遺伝子の同定は診断の確定に役立つ．

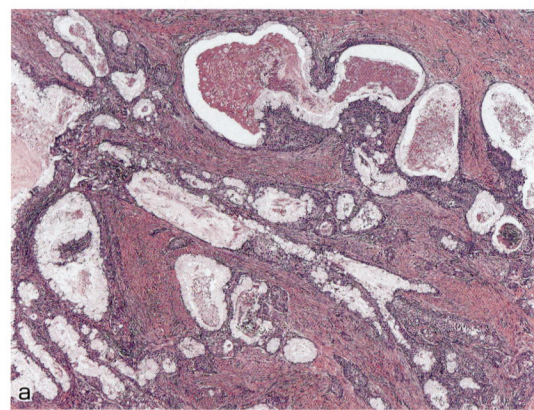

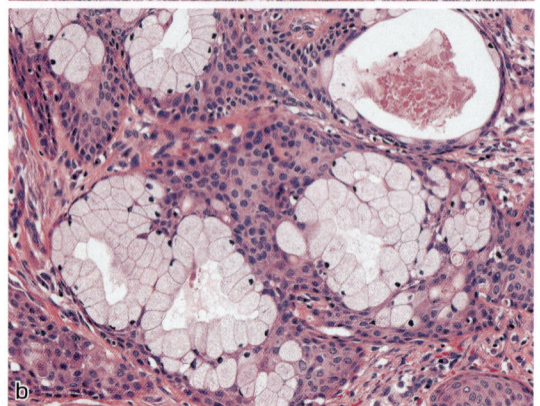

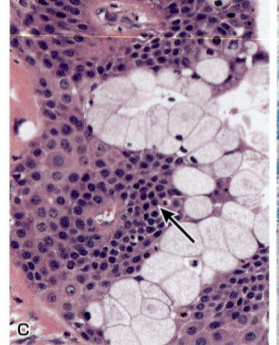

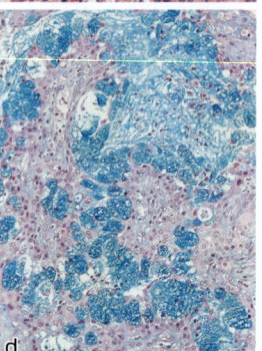

図1 粘表皮癌
a：多数の不整な囊胞形成と大小の胞巣をみる．b：胞巣は小囊胞形成と充実性成分からなり，そこには粘液細胞（杯細胞様）と類表皮細胞がみられる．c：粘液細胞，類表皮細胞，および中間細胞（矢印）．d：粘液細胞がAlcian blue染色陽性となっている．

5. 腺様嚢胞癌
adenoid cystic carcinoma

■概要
唾液腺悪性腫瘍の中では粘表皮癌の次に頻度が高く，組織学的に多数の偽嚢胞形成からなる篩状構造がみられる．

■臨床
中〜高齢者に好発し，大唾液腺よりも小唾液腺にやや多くみられる．有痛性の腫瘤として認識され，しばしば顔面神経麻痺を伴う．中〜高悪性度腫瘍で，一般的に長い経過をたどるが，局所再発しやすく，最終的に血行性転移をきたす．

■組織
肉眼的に，腫瘍は充実性で周囲浸潤性である．
組織学的に，篩状構造，腺管形成，および充実性胞巣が種々の割合で混在する．特に篩状構造は本腫瘍に特徴的で，スイスチーズやレンコンにたとえられ，胞巣内にみられる多数の偽嚢胞からなる．偽嚢胞は淡好塩基性あるいは好酸性でPASおよびAlcian blue染色陽性の粘液様物質の間質への貯留によって生じる．また，胞巣内には真の導管構造も散見される．腺管形成部は，内腔側の立方上皮細胞とその外側にみられる淡明な細胞の2層構造からなる．神経線維周囲浸潤像が高率にみられる．腫瘍細胞は小型で核クロマチンに富み，N/C比が高い．免疫組織化学的に，導管上皮系細胞と筋上皮系細胞の2種類の細胞が確認される．

Check
- 唾液腺悪性腫瘍では2番目に頻度が高い
- 大唾液腺よりも小唾液腺にやや多く発生する
- 周囲浸潤傾向が強く，顔面神経麻痺を起こしやすい
- 粘液様物質を入れた偽嚢胞形成からなる篩状構造（スイスチーズ様）
- 中〜高悪性度腫瘍

More advanced
- 優位な増殖パターンにより，篩状型，管状型，および充実型の3型に分類される．充実型は他2型に比べて予後が悪い．

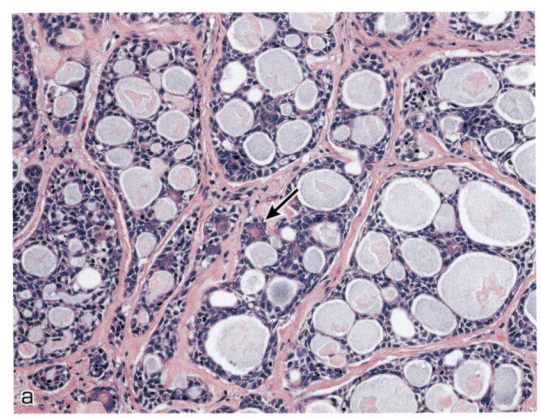

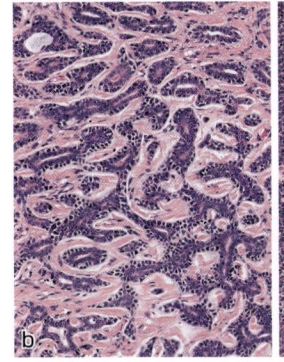

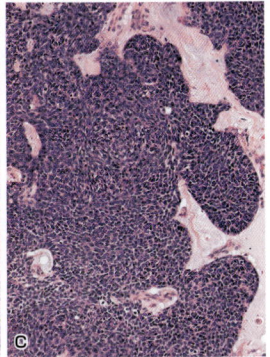

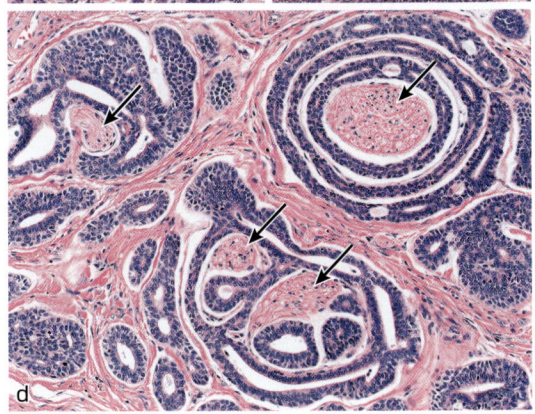

図1
a：篩状構造は，スイスチーズ様あるいはレンコン様で，主に多数の偽嚢胞からなる．導管構造（矢印）も少数認められる．b：腺管構造は2層性の細胞配列を示す．c：小型で核クロマチンに富む腫瘍細胞からなる充実性胞巣がみられる．d：高度の神経周囲浸潤を示す．矢印は末梢神経．

4

肺・縦隔
後藤明輝

肺・縦隔［総論］

A. 各部の名称と構造

●肺の分葉，区域

肺は左2葉（上葉，下葉），右3葉（上葉，中葉，下葉）の肺分葉からなり，左は8区域，右葉10区域の肺区域に分けられる（図1）．左肺はS^7を欠く．

●気道の分岐構造

気管支は二分岐を繰り返す構造をとる．気管から左右に分岐して（1次分岐）左右の主気管支となり，左右の主気管支がそれぞれ分岐して（2次分岐）葉気管支となって肺分葉に入る．さらに分岐して（3次分岐）区域気管支となり，肺区域に入る．亜区域気管支（4次分岐）を経て，5次分岐以降で細気管支となる．細気管支は内径1mm未満であることが多い．以降，16次分岐で終末細気管支，17次〜19次分岐で呼吸細気管支，肺胞道（20次〜22次分岐）を経て肺胞がふさ状をなす肺胞嚢（23次分岐）に至る（図2）．

●肺の細葉と小葉

1個の終末細気管支から分岐する肺の構成単位を細葉，薄い線維性組織で画された肺組織の単位を小葉と呼ぶ．小葉は1〜2cm径の大きさであり，3〜10個の細葉からなる（図3）．

●肺の循環

肺動脈系および気管支動脈系の灌流を受ける．肺動脈系は右心室より起始し，肺胞でのガス交換に寄与する．気管支動脈系は下行大動脈から起始し，肺組織自体への栄養，酸素供給に寄与する．気管支動脈の起始形式は変異に富むとされる．肺動脈からの血流および気管支動脈からの血流の大部分は，肺静脈を経て左心房に還流する．気管支動脈からの血流の一部は気管支静脈を経て奇静脈，半奇静脈へと還流する．

●胸膜

肺表面および胸腔の内腔面を被覆する膜状の組織．

●縦隔

左右を両側肺，上縁を胸郭出口，下縁を横隔膜で区切られた領域を指し，前縦隔，中縦隔，後縦隔に3区分する．これに上縦隔を加えて4区分することもある（図4）．区分により，発生する腫瘍や病変に特徴がある（例；前縦隔-胸腺腫，中縦隔-気管支嚢胞，後縦隔-神経原性腫瘍，上縦隔-甲状腺腫など）．

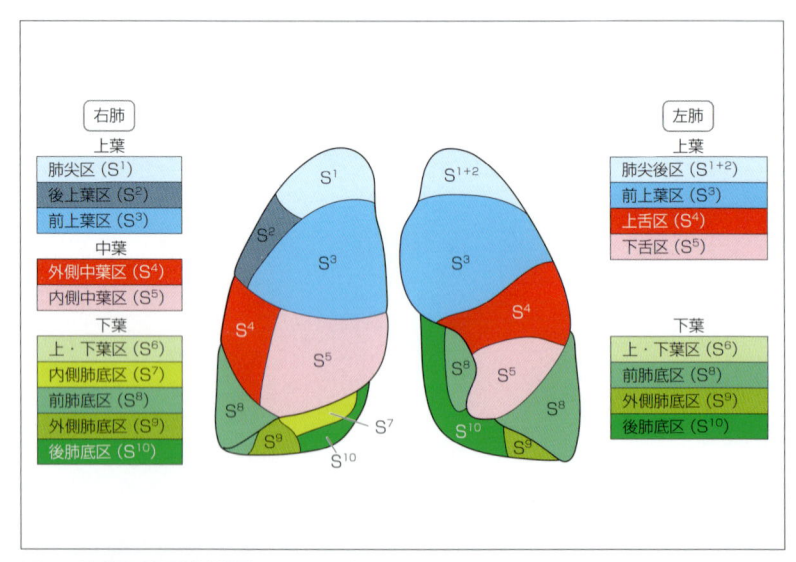

図1　肺葉と肺区域（腹側からみた図）

図2　気道の分岐構造

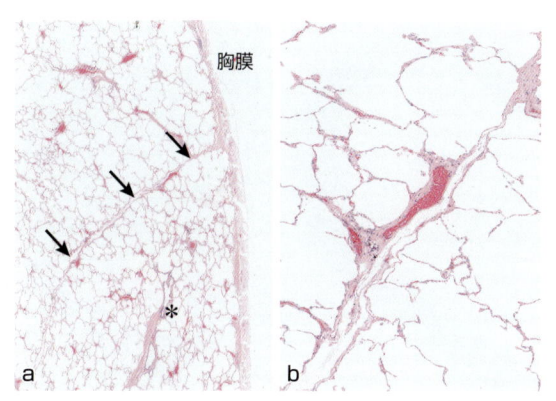

図3 小葉間隔壁
a：弱拡大像．胸膜から連続して，小葉間隔壁（矢印．薄い線維性の膜）がみられる．小葉の中心部には細気管支（＊）がみられる．b：小葉間隔壁の強拡大像．肺静脈（赤血球を入れる）が観察される．

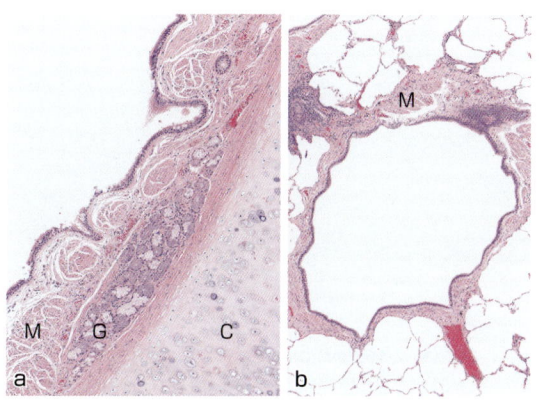

図5 気管支の組織像
a：気管支の組織像．平滑筋（M），気管支腺（G）や気管支軟骨（C）をみる．b：細気管支の組織像．平滑筋（M）はみられるが，気管支腺や気管支軟骨はみられない．

B. 役割

肺はガス交換のための器官であるが，気管支，細気管支はその通路であり，直接にガス交換に関与するのは肺胞である．肺動脈系は肺胞でのガス交換に関与し，気管支動脈系は肺組織自体への栄養，酸素供給に関与する．

C. 組織学的構造

気管と細気管支：気管の壁には平滑筋，気管支腺，気管支軟骨がみられるが，細気管支では気管支腺と気管支軟骨はみられない（図5）．気管の粘膜上皮には線毛細胞，杯細胞，基底細胞，Kultschitzky細胞がみられる．Kultschitzky細胞には電子顕微鏡での観察で神経内分泌顆粒をみる．細気管支の粘膜上皮には線毛上皮細胞，無線毛細気管支上皮，Kultschitzky細胞，Clara細胞がみられる．Clara細胞はサーファクタント様物質を産生している．終末細気管支まではこれらの粘膜上皮に内面の全体が覆われているが，呼吸細気管支になると一部が肺胞上皮で覆われる（図6）．

●肺胞

肺胞上皮細胞は，ガス交換に適したⅠ型肺胞上皮細胞とサーファクタント産生に関わるⅡ型肺胞上皮細胞がある．細胞の数としてはⅡ型肺胞上皮の方が多いが，被覆する面積の上ではⅠ型肺胞上皮細胞が圧倒的とされる（面積比9：1）．Ⅰ型肺胞上皮細胞は再生能に欠くので，Ⅰ型肺胞上皮細胞が傷害を受け脱落したときにはⅡ型肺胞上皮細胞が増加し，Ⅰ型肺胞上皮細胞へ分化するとされている．

●肺小葉

肺には薄い線維性隔壁（小葉間隔壁）で区切られた小葉がみられる（図3）．小葉間隔壁の内部には肺静脈およびリンパ管が分布し，肺小葉中心部には細気管支や伴行する肺動脈をみる．

●肺の血管

太い肺動脈は弾性型動脈であり，中小径のものは筋性型動脈である（図7）．細径の肺動脈になると，内弾性板を持つのみとなる．こうした細径の

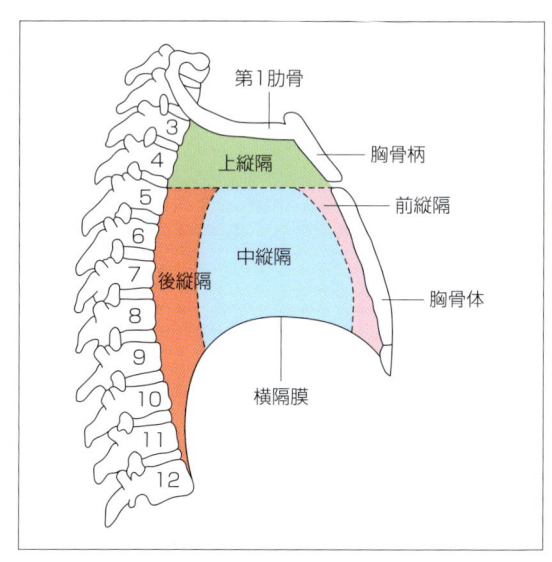

図4 縦隔の区分

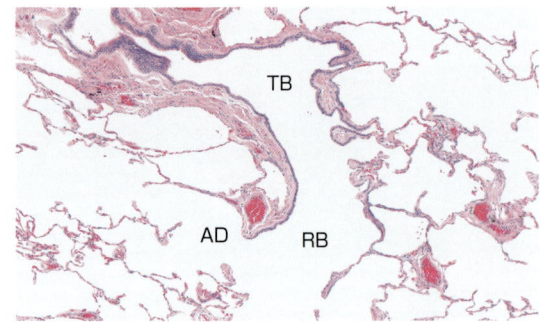

図6 細気管支末端部から肺胞にかけての組織像
終末細気管支(TB)は内腔の全体が細気管支上皮で覆われている．呼吸細気管支(RB)になると壁の一部が肺胞上皮で覆われるようになる．肺胞道(AD)は全体が肺胞上皮で覆われている．

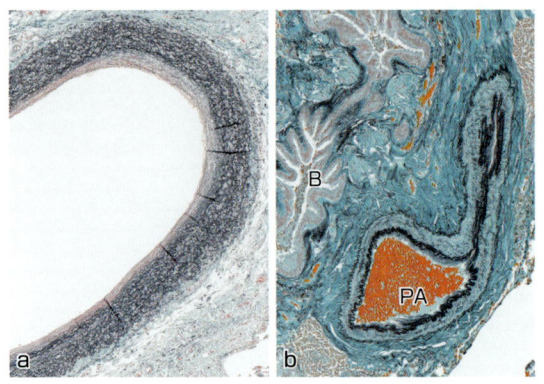

図7 肺動脈の組織像(Elastica Masson染色)
a：太い肺動脈．動脈壁には厚く層状の弾性板(黒色に染色されている)をみる．b：中小径の肺動脈(PA)．細気管支(B)に伴行し，内外2枚の弾性板を持つ．内外弾性板の間は血管平滑筋．

肺動脈は同じく細径の肺静脈(外弾性板を持つ)と見分けづらいが，細径レベルでは肺動脈が細気管支に伴行し，肺静脈は小葉間隔壁に分布するという組織学的な知識があればある程度見分けることができる．

D. 肺・縦隔の主な疾患

肺・縦隔の主な疾患を表1に示す．

表1 肺・縦隔の主な疾患(青字は本書で取り上げたもの)

	気道系	末梢肺	胸膜	胸腺
奇形/先天異常	気管食道瘻 気管閉鎖症	低形成，肺分画症 先天性嚢胞性腺腫様奇形 新生児呼吸窮迫症候群	ブラ，ブレブ(自然気胸)	DiGeorge症候群(無形成) 異所性胸腺 胸腺嚢胞
外傷		挫傷	気胸，血胸	
循環障害		肺水腫，うっ血 肺動脈血栓塞栓症 肺梗塞 肺高圧症	胸水 梗塞	
変性/代謝性疾患	多発性軟骨 肺気腫	肺胞蛋白症		
炎症	気管支喘息 びまん性汎細気管支炎 慢性気管支炎	肺炎 過敏性肺臓炎 好酸球性肺炎 びまん性肺疾患 びまん性肺胞障害 間質性肺炎(本態性) サルコイドーシス 塵肺 特発性間質性肺炎	胸膜炎(非化膿性) 慢性膿胸	嚢胞過形成
感染症		細菌・結核・ウイルス(サイトメガロウイルス) 真菌(アスペルギルス，クリプトコッカス) カリニ肺炎		
腫瘍	前癌病変 異形成 低悪性度腫瘍 カルチノイド 悪性 扁平上皮癌 小細胞癌 腺癌 大細胞癌 リンパ腫	良性 硬化性血管腫 前癌病変 腺腫様過形成	良性 孤立性線維性腫瘍 悪性 びまん性胸膜中皮腫 膿胸関連リンパ腫	良性 胸腺腫 悪性 浸潤性胸腺腫 胸腺癌 カルチノイド リンパ腫

1. 大葉性肺炎
lobar pneumonia

■**概要**

肺炎をその広がりによって分類したときの細菌性肺炎の一形式．葉単位に広がる肺炎（図1）で，肺炎球菌やクレブシエラ菌によることが多い．近年では抗菌薬の進歩もあり，この形式の肺炎は少なくなった．

■**臨床**

起因菌として肺炎球菌，クレブシエラ菌のほか，黄色ブドウ球菌，インフルエンザ菌，レジオネラ属も挙げられる．典型的には充血期，赤色肝変期（肝臓に似た赤く充実性の形態を呈する），灰色肝変期，融解期と推移する．

■**組織**

感染した細菌に対する反応が以下の順序で起こる．充血期には肺胞毛細血管の充血や肺胞内に毛細血管の血漿成分の滲出を認める．赤色肝変期には肺胞内に赤血球や滲出液から析出したフィブリンが目立つ．灰色肝変期には多数の白血球（好中球が主体）が肺胞内に集まる（図2, 3）．融解期には白血球の蛋白分解酵素によりフィブリンが融解吸収され，もとの肺の状態に戻る．融解しきれない場合は，肺炎の起こった領域は線維化し，器質化治癒となる．

Check
- 大葉性肺炎の起因菌
- 大葉性肺炎で炎症の主体となる白血球

More advanced
- Kohn孔は隣り合う肺胞間に開く孔で，大葉性肺炎で炎症が広がる一因としてこの孔の存在が挙げられる．
- 空気が大部分であるため肺は片肺で200～250gと比較的軽い臓器である．肺炎，肺うっ血や肺水腫では肺の重量が増え，大葉性肺炎では1kg近くになる．臓器の重量を計測できるのは病理解剖など限られた機会であるが，病気を表す指標の一つである．

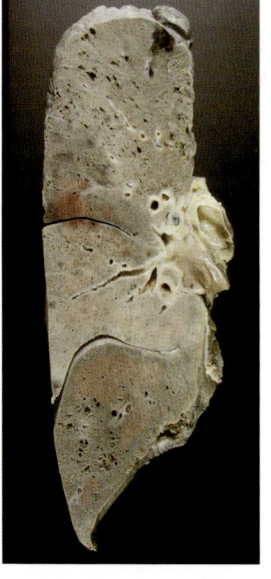

図1 大葉性肺炎の肺割面肉眼像（ホルマリン固定後）
大葉性肺炎の灰色肝変期に相当する．含気に乏しく，割面が充実性となっている．大部分は灰白色のくすんだ色調であり，これは好中球浸潤によって肺胞が埋められた状態に相当する．一部（上葉と中葉の葉間付近）では赤黒色を呈するが，この部分では肺出血が起こっている．

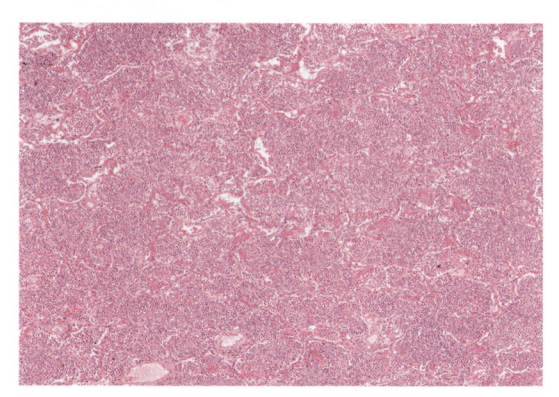

図2 大葉性肺炎の組織像
肺組織のほぼ全体が炎症病変で占められている．気管支肺炎と対照的である．

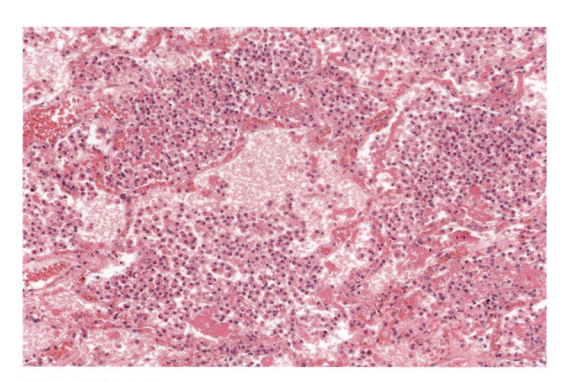

図3 強拡大像
拡大を上げると，肺胞の腔内を埋める好中球の浸潤がみられる．

2. 気管支肺炎
bronchopneumonia

■ 概要

大葉性肺炎に同じく，細菌性肺炎をその広がりによって分類したときの肺炎の一形式．小葉性肺炎，巣状肺炎とも呼ばれ，炎症が気管支，細気管支とその周囲の小葉内に限局する（図1，2）．

■ 臨床

起因菌は大葉性肺炎に同じく，肺炎球菌やインフルエンザ菌，黄色ブドウ球菌などが多い．

■ 組織

気管支，細気管支に始まる細菌感染がその周囲の肺胞道，肺胞を巻き込んで出血，好中球浸潤，肺胞毛細血管からの血漿性滲出物の析出など，炎症性の組織反応を引き起こす．これを滲出性病変という（図3）．滲出性病変のその後の成り行きは，2通りに大別される．滲出物が吸収されて治癒した場合には，これを融解という．一方，滲出物がその後，肉芽組織や線維組織で置換された状態となったとき，これを器質化（器質化肺炎）と呼ぶ．

Check
- 気管支肺炎と大葉性肺炎の違い
- 気管支肺炎の2パターンの収束像

More advanced
- 2011年に脳血管疾患を抜き，肺炎はわが国の死因の第3位を占めるようになった．癌，心疾患に次ぐ死亡者数である．肺炎による死亡が増加した背景には人口の高齢化があるとされる．
- 感染による肺炎は市中肺炎と院内肺炎に大別される．市中肺炎では肺炎球菌などの細菌のみならずマイコプラズマ，クラミジアやウイルスによるものが，院内肺炎ではグラム陰性桿菌や黄色ブドウ球菌，嫌気性菌を原因とするものが多くみられるのが特徴的である．
- インフルエンザなどのウイルス性肺炎と細菌性肺炎が重複することもあり，肺炎の重症化につながるとされる．インフルエンザの大流行として知られ，多数の死者を出した20世紀初頭のスペイン風邪の直接死因としてウイルス感染に続発する細菌性肺炎を挙げる説もある．

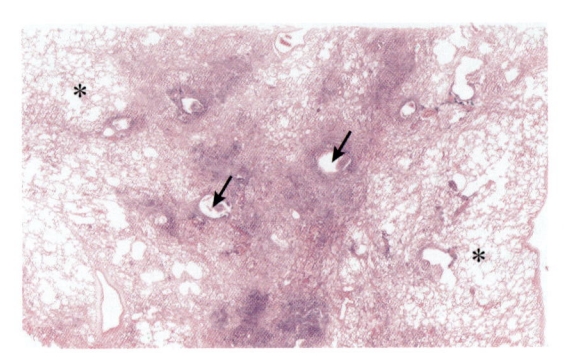

図1 気管支肺炎の弱拡大像
気管支肺炎では，気管支あるいは細気管支周囲を中心にまだらに炎症が広がっていて（矢印），炎症に乏しい部分（＊）もみられる．一面に炎症が広がる大葉性肺炎とは対照的である．

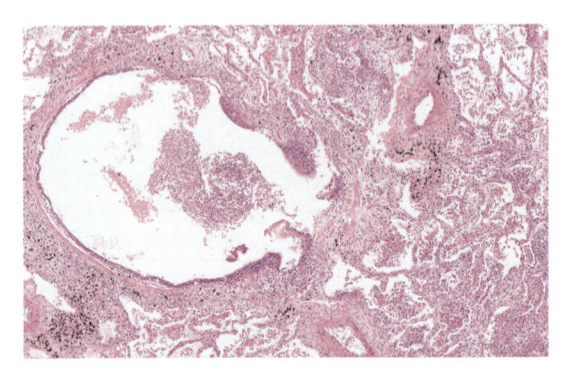

図2 気管支肺炎病変部の強拡大像
細気管支（※）とその周囲に広がる気管支肺炎．

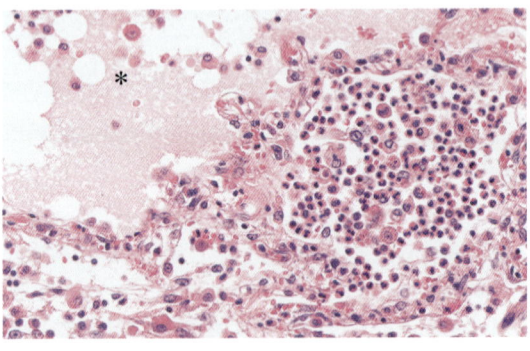

図3 気管支肺炎滲出期の像
気管支肺炎で炎症の主体を占めるのは好中球である．また，肺胞内は淡い好酸性（＊）にみえる．これは炎症による滲出液である．

3. びまん性肺胞傷害
diffuse alveolar damage (DAD)

■概要
急性呼吸促迫症候群 acute respiratory distress syndrome (ARDS) や急性肺損傷 acute lung injury (ALI) でみられる肺病変．硝子膜形成などを特徴とする（図1a，b）．

■臨床
肺に傷害を与える多種の原因により生じる．直接的に肺を傷害するものとして呼吸器感染症や誤嚥，有毒ガスの吸入，溺水などが挙げられ，間接的に肺を傷害するものとして敗血症（最多），ショック，急性膵炎などが挙げられる．こうした直接間接の肺傷害により，呼吸困難，低酸素血症を呈するとともに，多量の炎症性サイトカイン，ケモカインの放出による発熱，心拍数増加などをみる．

■組織
肺傷害に対する反応が以下の順序で肺胞に起こる．発症から1週間以内（急性期．滲出期ともいう）では，肺胞毛細血管の充血や，透過性亢進による肺胞内への血漿成分の滲出をみるとともに，好中球の浸潤がみられる．しかし，病理組織学的にこの時期最も特徴的なのは，肺胞上皮の変性壊死物がフィブリンなどとともに肺胞内腔面にへばりつく"硝子膜"を形成することである（図1c，d）．また，壊死脱落したⅠ型肺胞上皮（分化増殖能はない）を補うべく，Ⅱ型肺胞上皮（分化増殖しうる）が肺胞の内腔面に増生する．2週目以降（器質化期．増殖期ともいう）では，肺胞腔内に線維芽細胞が増殖する．（図1e）．発症3週目以降は線維化期と呼ばれ，肺胞腔内の線維化がより目立ち，蜂巣肺様の変化になることもある．急性呼吸促迫症候群や急性肺損傷は種々の誘因で発生するが，びまん性肺胞傷害の組織像の経過はここに記した通りで，割合に一様である．

Check
- 急性呼吸促迫症候群や急性肺損傷の原因
- びまん性肺胞傷害の時間的経過と組織像

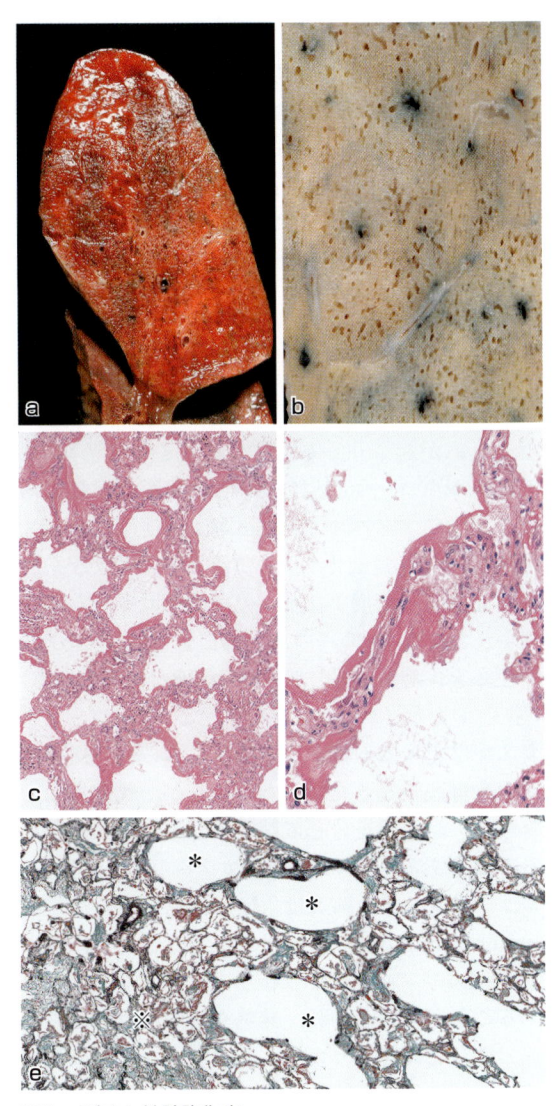

図1 びまん性肺胞傷害
a，c，d：急性期（滲出期）．a：全体に赤みがかっており（充血，出血のため），含気は減少し，炎症性の滲出物やサーファクタントなどによる"ぬめり"がある（ホルマリン固定前標本）．b，e：器質化期（増殖期）．b：スポンジ状の割面であり，細かく"す"が入ったように気腔が観察される（ホルマリン固定後標本）．c：肺胞の内腔面に好酸性の硝子膜の形成が一様にみられる．d：硝子膜の強拡大像．e：Elastica Masson染色．肺胞領域は虚脱，あるいは器質化が認められる（※）（線維化，器質化領域は緑色に染色されている）．かわって呼吸細気管支や肺胞道が拡張する（＊）．拡張した呼吸細気管支や肺胞道がbで気腔として観察される．

4. 肺真菌感染症
pulmonary mycosis

■概要

真菌の肺感染により引き起こされる病態であり，アスペルギルス症 aspergillosis，クリプトコッカス症 cryptococcosis，ニューモシスチス肺炎 Pneumocystis pneumonia が主なものであるが，他にコクシジオイデス症やヒストプラズマ症などの輸入真菌症（米国中南西部）も稀にみられる．

■臨床

真菌によって病態が異なる．アスペルギルス症は，①アレルギー性気管支肺アスペルギルス症（気道内に定着したアスペルギルスに対するアレルギー反応が起こり，喘息様の症状を呈する），②アスペルギローマ（結核の陳旧性病変などによる肺空洞内にアスペルギルスの菌球が形成される）（図1，2），③侵襲性アスペルギルス症（血液系悪性腫瘍やその治療中など，免疫能が低下した際にみられる．アスペルギルスが肺血管も侵し，出血，肺梗塞をきたす．死亡率の高い危険な病態である）（図3，4）など，多彩な病状を呈する．クリプトコッカス症は免疫能が低下した場合にみられ，播種性病変や髄膜炎をきたすことがあるが，健常人にもみられ，結節状を呈して肺癌との鑑別が問題となることもある（クリプトコッカス肉芽腫）（図5）．ニューモシスチス肺炎は，後天性免疫不全症候群 acquired immunodeficiency syndrome (AIDS) 患者でCD4リンパ球数が200/μL未満になると発症することが多いとされ，発熱や呼吸困難，胸部X線でのびまん性すりガラス影を呈するのが典型的である．非AIDS患者でも，ステロイド治療中や移植後など免疫能の低下した状況下では，ニューモシスチス肺炎を発症することがある（図6）．

■組織

各真菌が組織学的に認められる．PAS染色や，グロコット染色が真菌の観察に適している．それぞれの真菌は栄養型と胞子型の形態をとりつつ発育増殖するが，真菌の分類は栄養型ではなく胞子型の観察に基づく．すなわち，有性胞子を作るか否か，また，有性胞子を作るものについては有性胞子がどのような形状であるかを観察して分類される．さらに，近年では真菌ゲノムに基づく分子

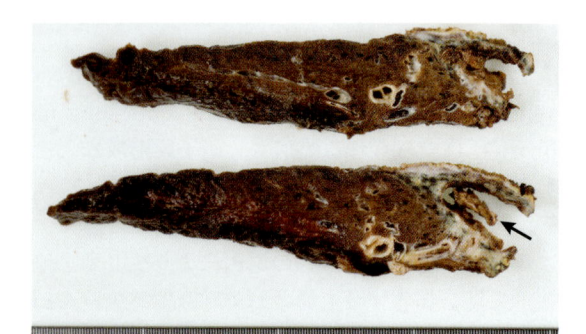

図1　肺アスペルギローマの割面肉眼像
空洞が形成され，内部の褐色調のアスペルギルス菌球をみる（矢印）．標本右端で空洞は人為的に開かれている．

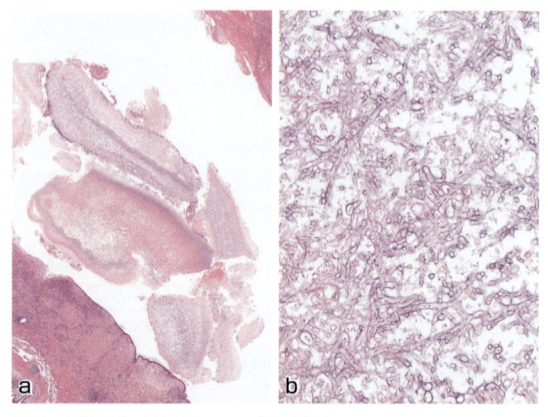

図2　肺アスペルギローマの組織像
a：空洞内にみられた菌球（HE染色）．b：菌球は密なアスペルギルス菌糸からなる（PAS染色）．菌糸のY字型の分岐がところどころにみられる．

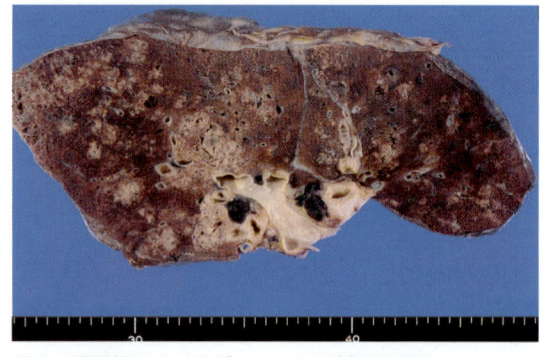

図3　浸潤性アスペルギローシスの割面肉現像
アスペルギルスの感染巣（淡い褐色）は肺の血管を侵し，背景肺組織の出血をきたしている．

系統学的分類も加味されている．これに対し，人体病変の病理組織標本の観察では，一般的に栄養型が観察される．栄養型については，真菌が糸状菌と酵母状真菌に大別され，両者の形態をとる二形性真菌もあるということを理解しておくとよい．糸状菌のアスペルギルスや二形性真菌のカンジダでは菌糸が，酵母状真菌のクリプトコッカスでは酵母細胞が主に観察される．

Check

- アスペルギルス症の3つの病態
- アスペルギルス，クリプトコッカス，ニューモシスチスの組織像

More advanced

- アスペルギルス感染は空気中に浮遊するアスペルギルス胞子（2～3μm程度の大きさ）の吸入によって起こる．アスペルギルスは土壌をはじめ自然界に広く存在するほか，建物の空調設備や加湿器などにも存在しうる．暖かく湿潤な空調設備や加湿器は胞子の産生に適した環境であり，感染源として注意を要する．また，建物の改装，改築などでも胞子が飛散し，感染源となる．
- ニューモシスチスは原虫と考えられていたが，ゲノム解析により，真菌の一種と分類されるようになった．また，ニューモシスチス肺炎の病原体はニューモシスチス・カリニ *Pneumocystis carinii* とされていたが，やはりゲノム解析の結果，*Pneumocystis jirovecii* と改名された．そのため，カリニ肺炎ではなく，ニューモシスチス肺炎と呼ばれるようになった．
- 真菌細胞膜の特徴として，エルゴステロールを持つことが挙げられる．多くの抗真菌薬はこのエルゴステロールを標的としている．
- 健常成人の体表にも真菌は常在している．ゲノム解析によれば，足には100種近い真菌が生息するとされる．これは体表の他の部位でマラセチア属の数種がみられたのとは対照的である．
- アスペルギルス属には病原性のある A. fumigatus なども属するが，A. oryzae（コウジカビ）など，生活に役立てられているものもある．

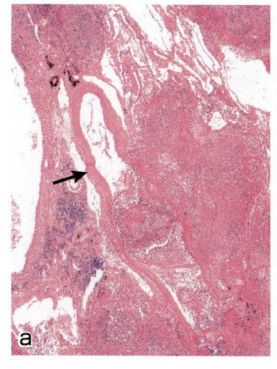

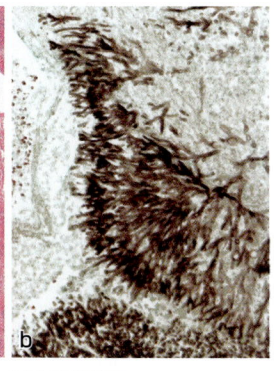

図4 浸潤性アスペルギローシスの組織像
a：肺動脈（矢印）がアスペルギルスにより，破壊されている．このような病変により肺出血や肺梗塞が引き起こされる．b：グロコット染色像．アスペルギルス菌糸が分岐し，黒色に観察される．

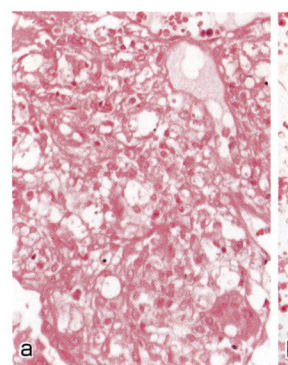

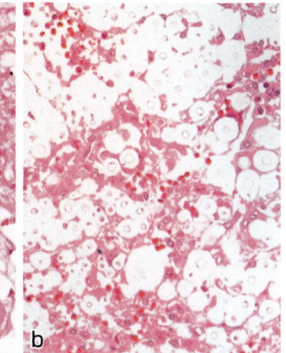

図5 肺クリプトコッカス症
a：多核巨細胞（右下）を含む肉芽腫病変を形成している．
b：クリプトコッカス嚢子は透明な粒状に観察される．

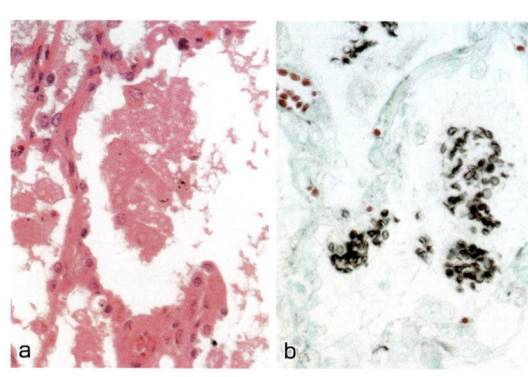

図6 ニューモシスチス肺炎
a：HE染色．ニューモシスチスは肺胞内に好酸性泡状に観察される．b：グロコット染色．肺胞内にニューモシスチスが黒色に染色される．赤血球（赤褐色）とほぼ同等の大きさ．

5. 肺結核
pulmonary tuberculosis

■概要
結核菌 *Mycobacterium tuberculosis* による肺感染症．結核菌を含む飛沫核の吸入で起こる（空気感染）．結核罹患率は1999年前後の一時期を除き一貫して減少しているが，高齢者や免疫抑制者での発病が依然問題とされる．結核菌に感染すると，その10％は1年以内の比較的早期に発病し，これを一次結核ないし初感染結核という．10％は感染後数年から数十年して発病し，これを二次結核ないし慢性結核というが，残る80％は発病しないまま生涯を終える．

■臨床
長引く咳や発熱，全身倦怠感，体重減少などを症状とする．喀痰塗抹，培養検査やポリメラーゼ連鎖反応 polymerase chain reaction (PCR) による結核菌の検出，胸部X線，CTによる画像所見，あるいはツベルクリン反応や全血インターフェロンγ（クォンティフェロン-TB）などの免疫学的検査を加え，診断する．治療は抗結核薬の多剤併用服用による．

■組織
肺に白色ないし黄白色調の結節性病変を認める（図1）．ときに空洞形成を伴う．中心部は乾酪壊死（チーズ状の壊死巣）を認めることが多い．結節状の病変が多発・癒合することもある．顕微鏡的には，中心部の乾酪壊死を取り巻くように，類上皮細胞（上皮細胞のようにみえるマクロファージ）やリンパ球が認められ，いわゆる類上皮細胞肉芽腫が形成されている（図2, 3）．類上皮細胞が融合，多核化したLanghans型巨細胞も特徴的に認められ，こうした病変では抗酸菌染色（Ziehl-Neelsen染色）で結核菌を観察することができる（図4）．

Check
- 一次結核，初感染結核と二次結核，慢性結核
- 結核病変の特徴的組織所見（類上皮細胞肉芽腫，乾酪壊死，Langhans型巨細胞，抗酸菌染色）

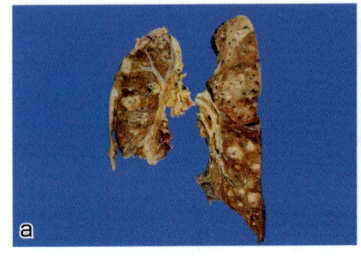

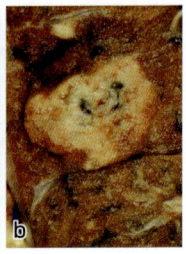

図1 結核の肉眼所見
a：黄白色結節状の結核病変が肺全体にみられる．b：aの病変の拡大像．病変中心部には乾酪壊死（チーズ状の壊死）がみられる．

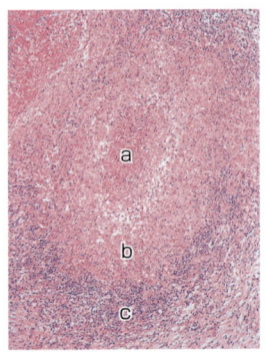

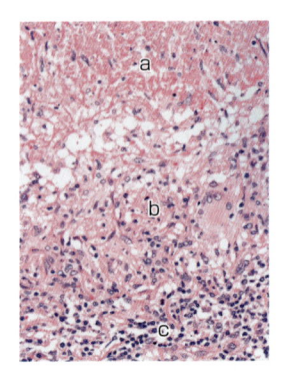

図2 乾酪壊死を伴う類上皮細胞肉芽腫
中心部の乾酪壊死(a)，その周囲を取り囲む類上皮細胞(b)，さらにその周囲にみられるリンパ球浸潤(c)という層状の構造をとる．

図3：類上皮細胞肉芽腫の拡大像
図2と同様，乾酪壊死(a)，類上皮細胞(b)，リンパ球(c)という層状の構造をとる．

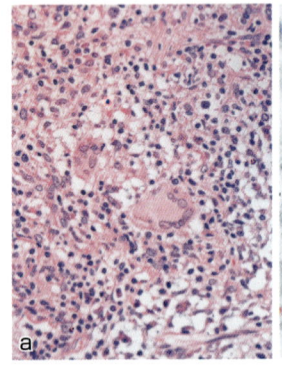

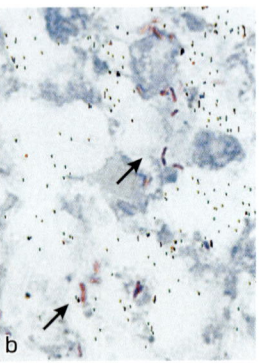

図4
a：結核では，核が馬蹄形に配列したLanghans型巨細胞をみることが特徴とされる．b：抗酸菌染色（Ziehl-Neelsen染色）で結核菌は赤紫色に染色される（矢印）．

6. 肺膿瘍
pulmonary abscess

■概要
肺実質に化膿性炎症による膿瘍が形成されること．肺化膿症ともいう．

■臨床
免疫能の低下に伴って発生することが多いが，高齢や意識不良などで口腔内細菌を吸引しやすいとき（口腔内不衛生や誤嚥しやすいとき）には免疫能が正常でも発症する．経気道感染により発症することが主であるが，抜歯後や血管内カテーテル留置など，血流を介して二次的に発症することもある．血流を介して発症する場合は多発性のことが多い．肺膿瘍の主な起因菌としてブドウ球菌，クレブシエラ，緑膿菌，連鎖球菌群（*S. milleri* 群），嫌気性細菌などが挙げられる．胸部X線写真上，浸潤陰影中に空洞形成を認め，坐位ないし立位で空洞内に液面形成（ニボー）をみる．膿瘍病変は抗菌薬の病変への到達が不良であるため，長期の抗菌薬治療を要することが多い．

■組織
肺に空洞の形成（図1），膿汁の貯留をみる．高度の好中球浸潤を伴う膿瘍形成を認める（図2）．細菌性肺炎と異なる点は肺組織の構築が融解，消失する点である．

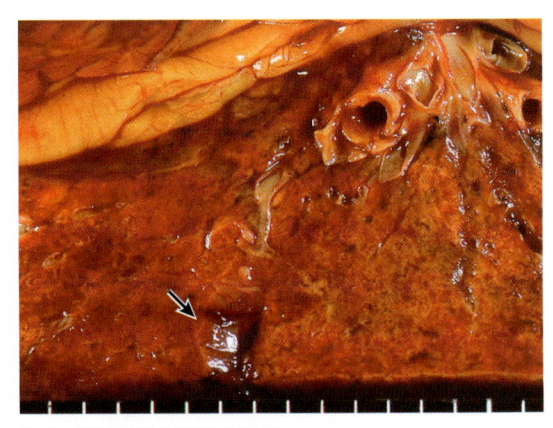

図1 肺膿瘍の割面の肉眼像
肺組織が融解し，膿瘍腔が形成されている（矢印）．

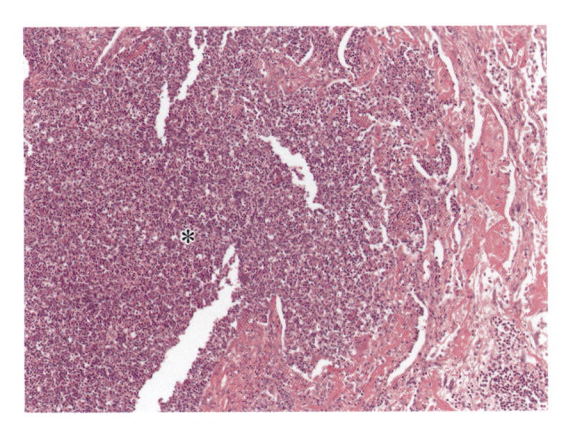

図2 肺膿瘍の組織像
膿瘍腔には好中球が多数，集まっている（＊）．

Check
- 肺膿瘍発症リスクの高い状態
- 肺膿瘍の起因菌
- 肺膿瘍の組織像（細菌性肺炎との違い）

More advanced
- 肺の空洞形成性病変として肺膿瘍，結核，肺癌，気管支拡張症，肺梗塞，肺分画症，Wegener肉芽腫症などが挙げられる．
- 肺膿瘍のおよそ1/3の症例では病変が進展し，膿胸を合併する．膿胸とは，胸腔内に膿が貯留した状態である．治療のため抗菌薬治療のほか，胸腔ドレナージや手術が行われることもある．
- 口腔内細菌の関与する呼吸器疾患として，誤嚥性肺炎や肺化膿症が挙げられる．呼吸器以外の領域では抜歯後の感染性心内膜炎もよく知られている．また，確定的ではないものの，糖尿病や動脈硬化など幅広い疾患で口腔内細菌や口腔疾患との関連が疑われている．
- Lemierre（レミエール）症候群．近年注目されつつある頸部咽頭疾患で，口腔内の嫌気性菌感染による．健常な若年成人で咽頭痛の後，口腔内の嫌気性菌感染が頸静脈に波及し頸静脈に感染性血栓（細菌塊を混じえた血栓）を生じる．この血栓が血行性に肺のほか全身臓器に散布されて，多発性の肺血栓塞栓症や肺膿瘍など多臓器の膿瘍形成がみられる．

7. 肺腺癌
lung adenocarcinoma

■概要

腺管への分化あるいは粘液産生が認められる悪性上皮性腫瘍である．組織学的に，乳頭型，腺房型，細気管支肺胞上皮型，粘液産生充実型，あるいはこれらの混合型の形態をとる（図1〜3）．

■臨床

胸部画像（CT）でいわゆるスリガラス状陰影 ground grass opacity（GGO），スリガラス状結節 ground grass nodule（GGN）として見出されることがある．こうした像を呈するのは，細気管支肺胞上皮型の肺腺癌では腫瘍細胞が既存の肺胞構造を破壊せず，肺胞上皮を置換するように進展するため病変内に含気が保たれるからである（図1b）．EGFR 遺伝子変異や ALK 遺伝子転座を伴う肺腺癌は分子標的治療の対象となる．

Check
- 多彩な病理組織像
- 分子標的治療の対象となる症例

More advanced
- 細気管支肺胞上皮型のみからなる肺腺癌は，上皮内癌に相当し，手術切除後の予後は極めて良好である．また，細気管支肺胞上皮型の肺胞上皮を置換するような進展形態をうろこ状進展 lepidic growth とも称する（図2）．
- 進展の度合いに応じて肺腺癌を adenocarcinoma in situ（上皮内腺癌），minimally invasive adenocarcinoma（微小浸潤腺癌），invasive adenocarcinoma（浸潤腺癌）と分類することが検討されている．

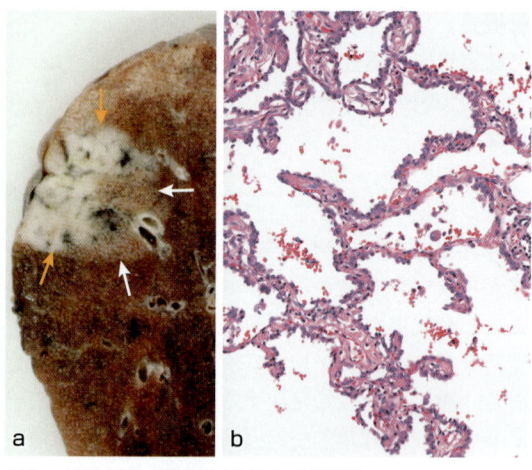

図1 肺腺癌の肉眼割面像および組織像
a：淡くにじむように広がる部分（白矢印）と，白色充実性の部分（橙色矢印）が混在している．b：a のにじむようにみえた部分の組織像．肺胞の内腔面を覆っているのは腺癌細胞．癌細胞が肺胞上皮を置換して増殖する細気管支肺胞上皮型の像で，肺胞の構造や，肺胞内の含気は保たれている．

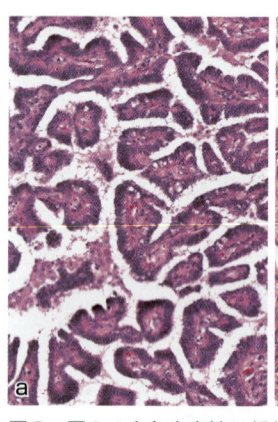

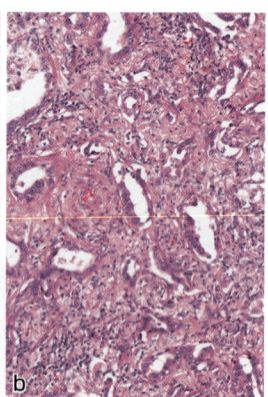

図2 図1の白色充実性の部分の組織像
いずれも，もともとの肺胞構造は破壊され，消失している．a：乳頭状構造を形成しての癌細胞の増殖．b：腺房状，腺管状をなしての癌の増殖．

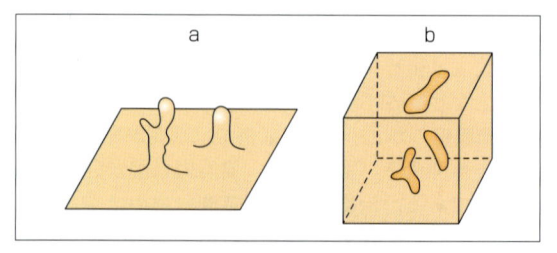

図3 乳頭構造(a)と腺房構造(b)の模式図
乳頭構造は樹枝状の突起構造を示し，腺房構造はチューブ状の構造を示す．これを二次元の面で切ったとき，図2のような構造が現れる．

8. 肺扁平細胞癌
squamous cell lung cancer

■概要

角化あるいは細胞間橋を示す悪性上皮性腫瘍である．中枢性（区域あるいは亜区域気管支）に発生することが過去には多かったが，近年は末梢肺の扁平上皮癌の頻度が増している．

■臨床

喫煙との因果関係が強い．中枢性に発生するものでは気管支の狭窄，閉塞による無気肺や閉塞性肺炎を合併する（図1, 2a）．角化，細胞間橋，癌真珠形成の目立つ順に高分化型，中分化型，低分化型と病理組織学的に分類される（図2b, 図3a）．喀痰細胞診（Papanicolaou染色）ではオレンジGに好染する（橙色を示す）角化腫瘍細胞をみる（図3b）．

Check
- 角化，細胞間橋を示す癌細胞
- 細胞診ではオレンジGに好染する癌細胞

More advanced

- 細胞間橋（図3a）は，細胞間の接着斑（デスモソーム）である．接着斑は皮膚（表皮）など，重層扁平上皮にみられる．
- 肺扁平上皮癌か腺癌かの鑑別が通常のHE染色で難しいときには，p63やp40（いずれも扁平上皮癌で陽性かつ腺癌で陰性のことが多い）などの免疫組織化学が用いられる．扁平上皮癌と腺癌で抗癌剤によっては治療効果や副作用の重大性に差があるため，扁平上皮癌か腺癌かの鑑別が問題となることがある．
- 肺腺癌での*EGFR*遺伝子陰性変異や*ALK*遺伝子転座のように，分子標的治療につながる遺伝子変異は肺扁平上皮癌ではいまだみつかっていない．そうしたなかで，*FGFR*遺伝子の過剰発現が肺扁平上皮癌の分子標的治療候補として着目されている．

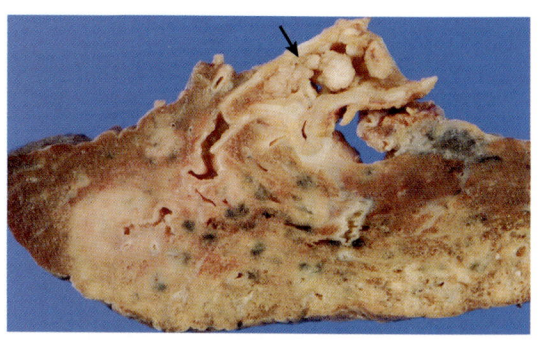

図1　肺扁平上皮癌の肉眼像
扁平上皮癌が気管支内に発育している（矢印）．末梢の肺組織は気管支の閉塞により，粘液や分泌物の貯留，含気の低下により黄白色調を呈している．

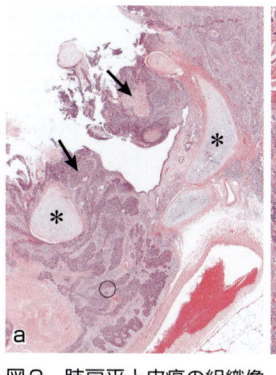

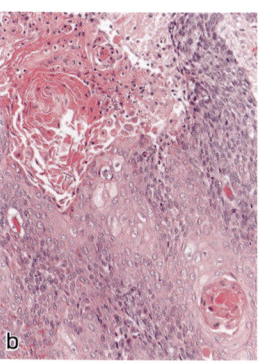

図2　肺扁平上皮癌の組織像
a：弱拡大像．癌は気管支軟骨（＊）に囲まれた比較的太い気管支の粘膜から発生し（矢印），気管支軟骨をこえて周囲の肺組織に進展している（○）．b：強拡大像．写真上部で，層状の角化がみられる．また，角化が同心円状にみられる癌真珠も下部にみられる．

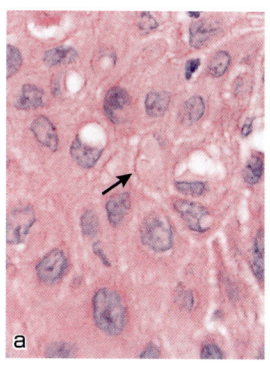

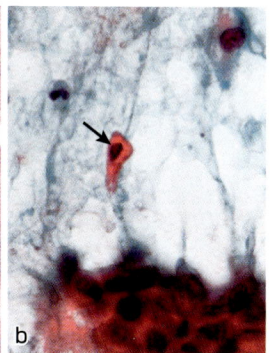

図3　肺扁平細胞癌の組織像および喀痰細胞診像
a：扁平上皮癌で観察される"細胞間橋"（矢印）．対物レンズ倍率を上げ（40倍），絞りを調節するなど工夫をして観察するとみえやすくなる．b：扁平上皮癌の喀痰細胞診像．扁平上皮癌の角化細胞（矢印）がPapanicolaou染色でオレンジ色に染色されている．

9. 肺小細胞癌
small cell lung cancer

■概要
肺の上皮性悪性腫瘍の一つで，癌細胞は細胞質に乏しく，免疫組織化学や電子顕微鏡による観察で神経内分泌分化をみる．

■臨床
多くは肺門部に発生するが，末梢肺にも発生することがある（図1）．腫瘍の増殖は極めて速く，リンパ節転移，遠隔転移もきたしやすい．また，腫瘍随伴症候群をみることがある．治療にあたってはlimited disease（一側胸郭に病変が限局する．腫瘍と同側または対側縦隔あるいは鎖骨上リンパ節に転移があっても問わない．同側胸水の有無も問わない）か，extensive disease（limited diseaseを超える広がり）かに分類する．limited diseaseに対しては放射線治療と化学療法の併用で長期生存が期待できるがextensive diseaseでは治癒を期待することが難しく（3年以上の長期生存率が1％以内），延命を目的に化学療法が行われる．

■組織
癌細胞は細胞質に乏しく，免疫組織化学や電子顕微鏡による観察で神経内分泌分化をみる（図2，3）．免疫組織化学では，癌細胞がneuron specific enorase（NSE），synaptophysin，chromogranin A，CD56などの発現が神経内分泌分化の指標となる（図2，3）．

Check
- 細胞質に乏しい癌細胞で，神経内分泌分化をみる
- 肺小細胞癌の治療

More advanced
- 神経内分泌分化を示す細胞では，神経内分泌顆粒が観察される．神経内分泌顆粒は生理活性アミンやペプチドホルモンを開口分泌に備えて蓄えている．
- 神経内分泌分化を示す肺腫瘍として，小細胞癌のほか，カルチノイド腫瘍などがある．

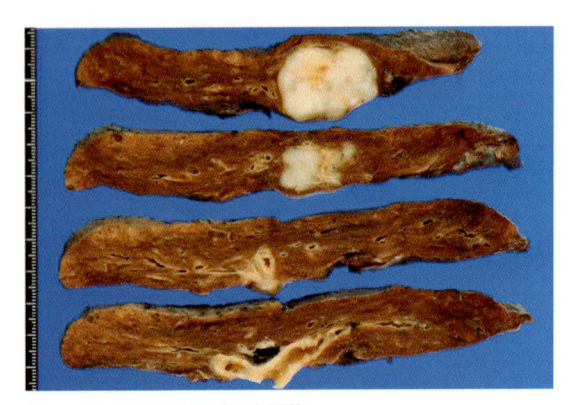

図1　肺小細胞癌の割面肉眼像
白色充実性で，みずみずしい割面を呈する小細胞癌が末梢肺に発生している．最下段の割面が肺門に近い．

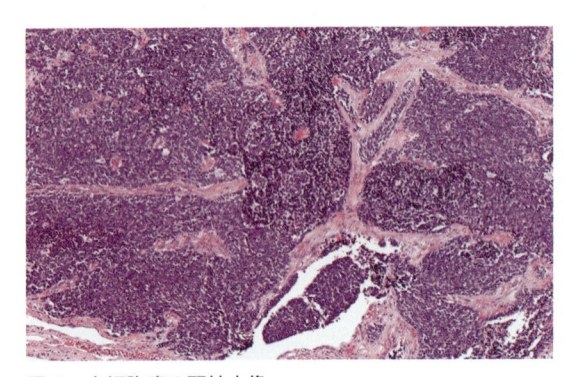

図2　小細胞癌の弱拡大像
腫瘍細胞の細胞質が乏しく，核のクロマチンが増量しているので，一見して腫瘍は濃紺色に観察される．

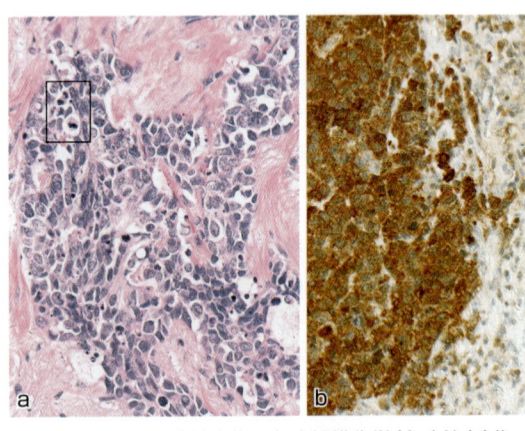

図3　小細胞癌の強拡大像，免疫組織化学（免疫染色）像
a：細胞質に乏しい腫瘍細胞が密に，あるいは互いに押し合うように増殖している．有糸分裂（核分裂）像が目立つ（四角内）．b：NSEに陽性である．陽性細胞は免疫組織化学（免疫染色）で褐色に染まる．

10. 胸腺腫
thymoma

■概要

胸腺上皮に由来する腫瘍である．種々の割合で未熟なTリンパ球を交える．

WHO分類ではA型（紡錘形から類円形の腫瘍細胞が増殖），AB型（A型の像とB型の像が混在），B1，B2，B3型（類円形から多角の腫瘍細胞が種々の割合でリンパ球を交えて増殖）に分類される．B2，B3型で予後不良なことがある（20年生存率：A型100％，ABおよびB1型およそ90％，B2型およそ60％，B3型およそ40％）また，病期分類も予後とかかわる（Ⅰ期：被膜内に限局，Ⅱ期：被膜外の脂肪組織に浸潤，Ⅲ期：心外膜，大血管，肺に浸潤，Ⅳ期：胸膜播種，心膜播種ないし遠隔転移をみる）（図1，2a，b）．

■臨床

代表的な前縦隔腫瘍であり，重症筋無力症を合併することがあるほか，赤芽球癆なども稀に合併する．重症筋無力症を合併するときは胸腺腫の切除でその症状が軽快することが多い．

Check

- 胸腺腫は腫瘍細胞と未熟Tリンパ球が交じり合った病理像を呈する
- B2型およびB3型では予後不良なこともある
- 重症筋無力症を合併することがある

More advanced

- 未熟なTリンパ球はTdT（T細胞レセプター再構成に関与）陽性．
- 胸腺上皮からは，胸腺癌も発生する（扁平上皮癌が多い）（図3）．胸腺癌は胸腺腫と比べ，腫瘍細胞の異型が強い，未熟Tリンパ球を伴わない，などの相違点がある．
- 胸腺腫B1型はリンパ球が豊富であり，腫瘍細胞よりリンパ球の方が目立つ．B2型はB1型よりリンパ球が少ない．B3型ではさらにリンパ球が少なく，ときに腫瘍細胞に異型をみる．

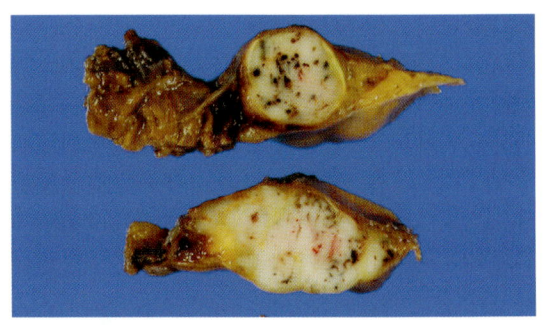

図1　胸腺腫
同一腫瘍の2断面．上図では腫瘍（白色充実性で，内部に出血を伴っている）はよく被膜で覆われているが，下図では腫瘍は被膜を破って黄色の脂肪組織へ発育している．正岡分類Ⅱ期の像．

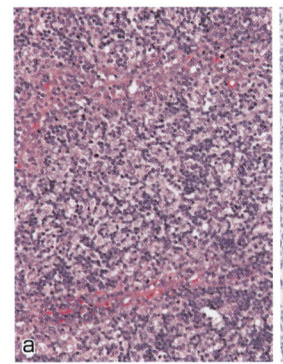

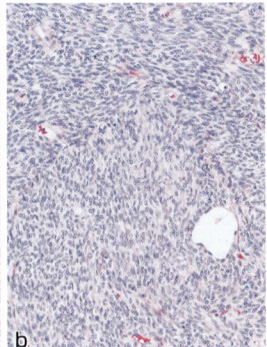

図2　胸腺腫の組織像
a：図1と同症例の組織像．小型のリンパ球と類円形の腫瘍細胞が混在している．この組織像は腫瘍細胞がリンパ球より多くみられるType B2型．リンパ球は腫瘍細胞より小型で，核のクロマチンが濃い（濃紺色にみえる）．b：図1，2aの胸腺腫とは別の胸腺腫症例．紡錘形の腫瘍細胞の増殖からなるType A型．

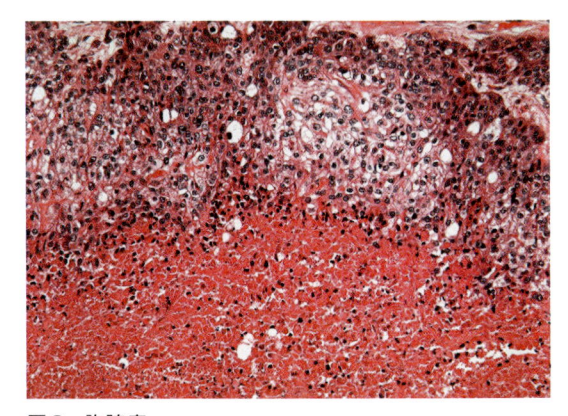

図3　胸腺癌
壊死（写真下半分）を伴い，異型が強い．

11. 悪性胸膜中皮腫
malignant pleural mesothelioma

■**概要**

胸膜に発生する悪性腫瘍で，その多く（70％程度）はアスベスト曝露が原因とされている．悪性胸膜中皮腫はアスベスト曝露後30～40年の期間を経て発生する．日本では，1970～1990年にかけてアスベスト消費のおよそのピークがあり，悪性胸膜中皮腫の発生のピークは2000年前後から20～30年続くものと考えられる．

■**臨床**

呼吸困難，胸痛を訴える．胸水貯留を伴うことが多く，胸水中のヒアルロン酸が高値を示す．

■**組織**

悪性胸膜中皮腫によって肺が取り囲まれる肉眼像が特徴的である（図1）．組織学的に上皮型，肉腫型，二相型（上皮型と肉腫型が混在する）に分類される（図2）．二相型が最多である．病理診断を行う際に，悪性胸膜中皮腫であるか，肺腺癌が肺から胸膜（胸腔）に広がったものかの鑑別が問題となることがある．その際には，免疫組織化学で悪性胸膜中皮腫がカルレチニンやWT-1などの中皮マーカー陽性になるのに対し，肺腺癌では陰性になることが鑑別上参考となる（図3）．また，悪性中皮腫細胞はヒアルロン酸産生がみられる．

Check
- アスベスト曝露から悪性胸膜中皮腫発生までの期間
- 悪性胸膜中皮腫の肉眼像
- 悪性胸膜中皮腫と肺腺癌の鑑別

More advanced
- 悪性胸膜中皮腫の早期発見治療は難しく，肺全体を取り囲むほどに広がってから治療されることが多い．早期発見治療は今後の課題である．
- アスベスト曝露のほか，SV40ウイルス感染も悪性胸膜中皮腫の発生に関与するとする説がある．
- ごく稀に腹膜にも中皮腫が発生することがあり，やはりアスベスト曝露に関連する．

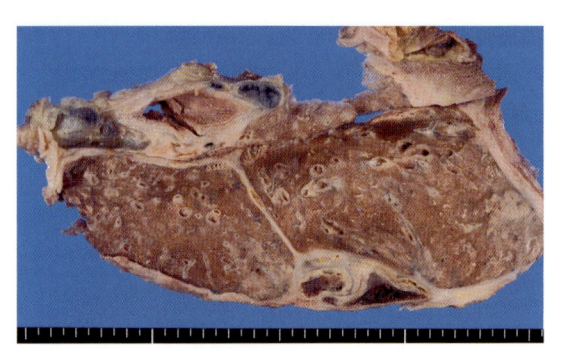

図1　悪性胸膜中皮腫の肉眼像
肺を取り囲むように胸膜中皮腫の広がりをみる．

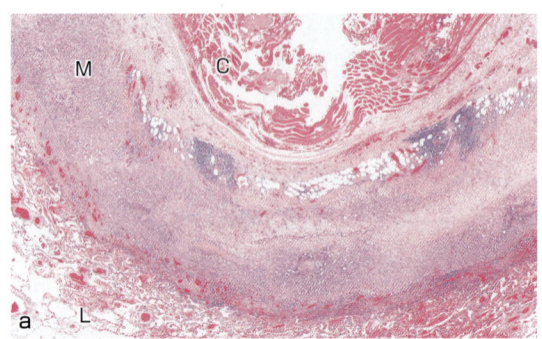

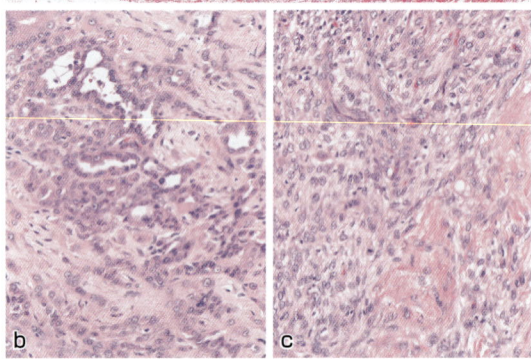

図2　悪性胸膜中皮腫の組織像
a：弱拡大像．胸壁の横紋筋（C）と肺組織（L）の間に悪性胸膜中皮腫（M）の広がりを認める．b：強拡大像．上皮型中皮腫．上皮様の腫瘍細胞からなり，管腔形成がみられる．c：肉腫型中皮腫．紡錘形の腫瘍細胞からなる．

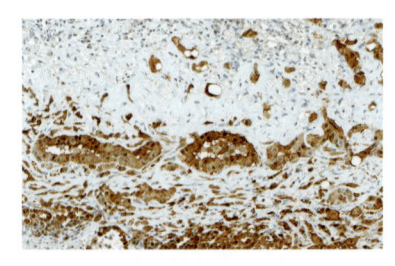

図3　悪性胸膜中皮腫のカルレチニン免疫染色
悪性胸膜中皮腫の細胞は，カルレチニンの発現が認められる（濃褐色に染色される）．

12. 気管支喘息
bronchial athma

■概要
　発作性あるいは反復性の呼吸困難，咳，喘鳴を訴える．環境アレルゲンに対する特異的IgE抗体を介するアトピー型反応によって，あるいは非アトピー性に気道の炎症が引き起こされ，気管支の平滑筋収縮や分泌亢進，気道過敏性の亢進が起こり，喘息症状を呈する．

■臨床
　大部分は特異的IgE抗体の存在するアトピー型喘息である．ダニの排泄物，動物の毛などのアレルゲンが肥満細胞（マスト細胞）表面のIgE抗体と結合し，肥満細胞の脱顆粒によって気管支平滑筋の収縮や粘液分泌亢進が引き起こされるとともに好酸球などの遊走も促し，気管支の炎症が加速される．非アトピー性喘息の一例としてアスピリン喘息が挙げられる．

■組織
　気管支内腔には分泌された粘液が認められ，特に，喘息重積発作による死亡例の肺では気管支内腔が粘液栓で閉塞されており，肺は（呼気ができず）過膨張状態となっている（図1）．気管支腺の増加がみられ（図2a），気管支平滑筋も肥大している（図2b）．気管支上皮に着目すると，杯細胞の増加や気管支上皮基底膜の肥厚がみられる（図2b）．気管支壁への好酸球や肥満細胞の浸潤をみる．

　気管支喘息患者の喀痰中には好酸球が多く，喀痰の細胞診でCharcot-Lyden結晶（好酸球の細胞質顆粒が結晶化したもの）がみられるほか，Curshmannらせん体（細気管支を鋳型とする粘液栓で，らせん状を呈する）も気管支喘息に特徴的とされる．

> **Check**
> - 喘息での気管支壁の各構造（気管支上皮，気管支腺，気管支平滑筋）の変化
> - 気管支喘息で主たる役割を演じる炎症細胞

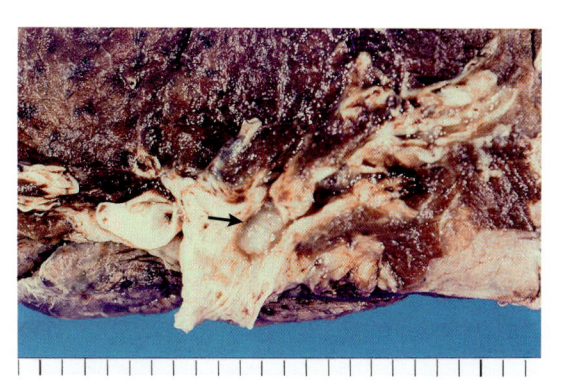

図1　気管支喘息の肉眼像
気管支喘息によって大量の喀痰が産生され，気管支を閉塞している（矢印）．

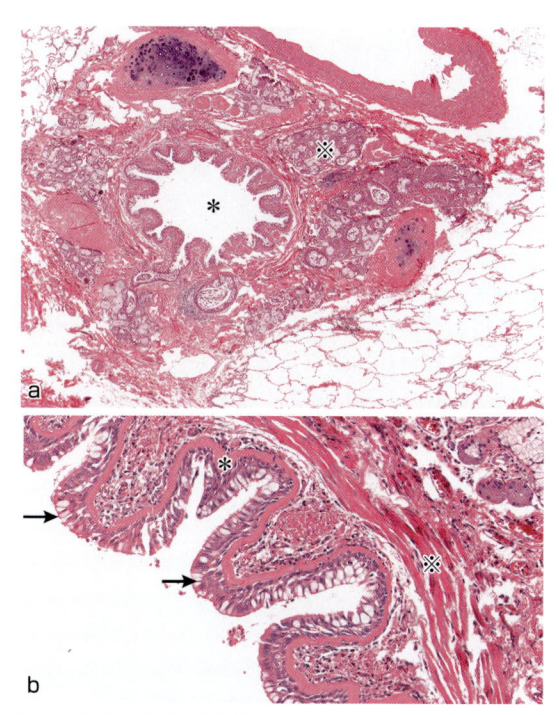

図2　気管支喘息の組織像
a：気管支内腔（＊）と面積と比べても，気管支腺（※）が増加していることがわかる．気管支粘膜は気管支喘息による組織構造の変化や気管支の攣縮や（れんしゅく）のため，ヒダ状になっている．b：強拡大像．気管支上皮（矢印）は粘液産生性の杯細胞が多く，気管支上皮下の基底膜（＊）は肥厚している．気管支平滑筋（※）は肥厚，発達している．気管支壁にはリンパ球，好酸球などが浸潤している．

13. サルコイドーシス
sarcoidosis

■概要
多臓器を侵す原因不明の肉芽腫疾患で，しばしば両側肺門リンパ節腫大(図1a，b)や，肺(図1c，2)，眼，皮膚病変で発症する．肝臓，皮膚，心臓，中枢神経系などの臓器が侵されることもある．

■臨床
胸部異常陰影(両側肺門リンパ節腫脹など)が発見の契機となることが多い．各臓器病変に対応して呼吸器症状(咳，息切れ)，眼症状，皮膚症状(結節性紅斑など)がみられるほか，非特異的身体症状として発熱，倦怠感，痛み，体重減少をみることもある．心病変があるときは不整脈がみられ，突然死の危険がある．臨床検査上は，ツベルクリン反応陰性，血清ACE高値，気管支洗浄液のTリンパ球増加(CD4/CD8比の上昇)などがみられる．自然寛解することが多いが，肺野に進行性病変がみられるときや，心臓，肝臓，腎臓，中枢神経病変を伴うときは副腎皮質ホルモン治療が行われる．

■組織
壊死を伴わない類上皮細胞肉芽腫を病変臓器に認め，多核巨細胞を交える(図1〜2)．肺では，類上皮細胞肉芽腫は気管支周囲，小葉間隔壁，胸膜下などに生じることが多い(リンパ路に沿う)(図1c)．多核巨細胞には星状体やシャウマン小体などの細胞質封入体を認めることがある(図2左下の図)．

Check
- サルコイドーシスが侵す主な臓器
- サルコイドーシスの臨床検査所見
- サルコイドーシスの組織像

More advanced
- サルコイドーシスの原因と考えられるものは多々あり(松の花粉，アルミニウム，ウイルス，マイコプラズマ，抗酸菌など)，いまだ特定の原因は見出されていないが，*Propionibacterium Acnes* が原因菌の候補として近年着目されている．

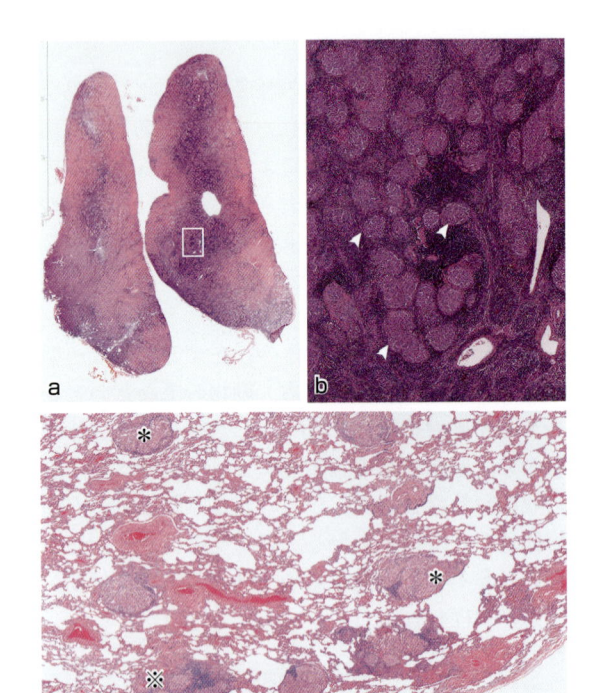

図1 サルコイドーシスによる肺門リンパ節の腫大と肺病変
a：リンパ節弱拡大像．正常なリンパ節の組織標本は豊富なリンパ球のため濃紺色であるが，サルコイドーシスでは類上皮細胞肉芽腫や線維化のため，淡紅色をしている．b：aの□部の拡大像．多数の類上皮細胞肉芽腫が形成されている(矢頭)．c：同一症例の肺病変．細気管支血管周囲(＊)や胸膜下付近(※)などに類上皮細胞肉芽腫は分布することが多い．

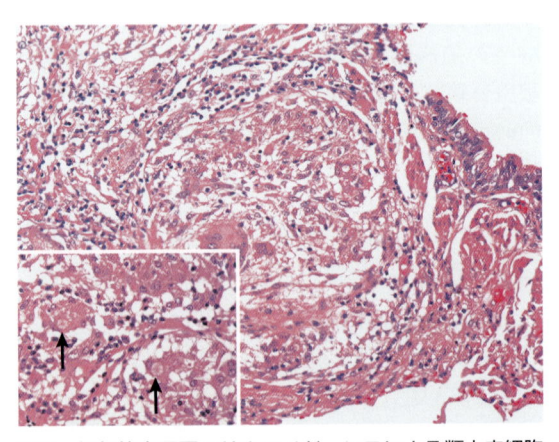

図2 細気管支周囲のサルコイドーシスによる類上皮細胞肉芽腫
壊死はみられない．多核巨細胞を交えている．左下の図：サルコイドーシスの類上皮細胞肉芽腫にみられる星状体(矢印)．

14. 肺気腫
pulmonary emphysema

■概要

慢性閉塞性肺疾患 chronic obstructive pulmonary disease (COPD) の一因をなす．喫煙を主たる外因とし，肺胞壁の破壊がみられる．肺胞壁の破壊により肺の弾性力が低下し，細気管支内腔が虚脱しやすくなる（特に呼気時）．また，肺胞面積が減少することによって肺のガス交換能が低下する．

喫煙は肺胞マクロファージや好中球を介し，プロテアーゼ（エラスターゼなど）産生を亢進させる一方で，エラスターゼを阻害するα_1アンチトリプシンの活性を低下させ，肺胞構造を破壊する．先天的なα_1アンチトリプシン欠損症では，若年時より肺気腫が生じる．

■臨床

労作時息切れ，口すぼめ呼吸などを認め，病変の進行とともに呼吸不全，肺性心に至る．必ずしも不可逆な病態ではなく，禁煙指導や気管支拡張薬による治療が行われる．

■組織

小葉中心型肺気腫，汎小葉型肺気腫，傍隔壁型肺気腫に大別される．喫煙によるものは小葉中心型肺気腫の形をとることが一般的で，したがってこの形の肺気腫が圧倒的に多い．肺小葉中心部（呼吸細気管支周囲）から肺胞壁の破壊が起こる（図1）．肺上葉，特に肺尖優位に病変が進行する．α_1アンチトリプシン欠損症では肺小葉全体が均一に破壊され，汎小葉型肺気腫の形をとる．傍隔壁型肺気腫は肺胞壁の破壊が胸膜下や小葉間隔壁の近傍に起こるもので，自然気胸例でみられることがある．

Check

- 肺気腫の病因（プロテアーゼ・アンチプロテアーゼ不均衡）

More advanced

- 2011年のCOPD年間死亡者数は16,639人で全死因の9位を占める（厚生労働省）．COPDは死亡につながる大きな健康問題である．

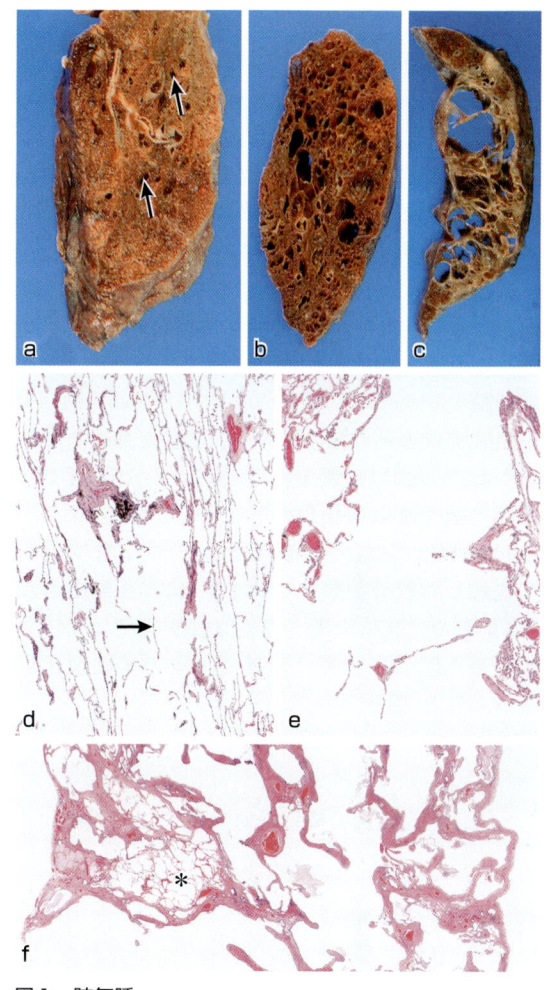

図1 肺気腫
a, b, cの順に進展する．a：肺胞壁の破壊により，小葉中心部に数mm大の空気を貯留した腔（気腔）が生じる．b：肺気腫による気腔が増加・拡大する．c：正常肺組織がほとんど消失する．cのようになってしまうと，この領域での有効な換気はほとんど行えない．d：aの組織像．炭粉（黒色）の沈着した肺小葉の中心部で肺胞壁が破壊され，気腔が拡大している．正常組織では肺胞壁は必ず周囲の肺胞壁と連続性がある．それに対して，肺気腫では肺胞壁の破壊を反映して矢印に示すように浮いたような肺胞壁が観察される（実際に空気中に浮いているわけではなく，二次元の組織標本ではそのようにみえる）．e：bの組織像．気腔の拡大が進展し，肺胞組織も減少している．dと同様，周囲との連続性を失った肺胞壁が観察される．f：cの組織像．d, eより弱拡大で撮影している（ルーペ像）．肺胞組織は（*）の部分に残存するのみであり，ほとんどは気腔か，あるいは気腔内に取り残された気管支血管をみるのみである．

15. 慢性気管支炎
chronic bronchitis

■概要

肺気腫と同様，COPD（慢性閉塞性肺疾患）の一因をなす．気管支の慢性炎症により長期（2年以上）にわたり，咳，痰，特に痰が持続する（冬季に3ヵ月以上，毎日10mL以上）疾患である．喫煙，大気汚染などが原因になるとされる．

■臨床

概要の通り，持続する咳，痰が特徴である．細菌感染を併発し（インフルエンザ菌など），病状が悪化することがある．

■組織

気管支壁の粘液腺の肥大や，気管支粘膜下のリンパ球形質細胞浸潤をみる（図1，2）．気管支粘液腺の肥大はReid指数の増加として表現される．Reid指数は（気管支粘液腺の厚さ）÷気管支上皮基底膜から軟骨被膜までの厚さ）により算出される（正常では0.36未満．慢性気管支炎では0.41を超える：図1）．また，気管支上皮の杯細胞化生もみられる（図2）．

Check

- 慢性気管支炎の病理学的特徴とReid指数

More advanced

- Reid指数は測定のばらつきが大きい．気管支腺の肥大をより正確に評価するためには病理組織標本上での気管支腺面積の測定などが試みられる．
- 長期にわたって咳，痰，特に痰が持続する疾患という慢性気管支炎の定義に従えば，本来意図するところの慢性閉塞性肺疾患chronic obstructive pulmonary disease（COPD）のみならず，気管支拡張症や副鼻腔炎を伴う慢性下気道感染症もこの範疇に含まれうる．さらに，慢性気管支炎と肺気腫はともに喫煙を原因とし，また両者併存していることが多い．このことから，世界的に慢性気管支炎に代わりCOPDという診断名が用いられるようになっている．
- COPDに関する国際ガイドラインGOLD2014では，「COPDは，予防可能，治療可能な疾患で持続性の気流制限を特徴とする．この気流制限は，通常，進行性で，有害な粒子またはガスに対する気道および肺の慢性炎症反応の亢進と関連している．」と定義されている．このように，COPDは予防と治療が可能な疾患であることが強調されており，近年，禁煙の徹底，薬物療法の進歩や呼吸リハビリテーションの普及により，呼吸機能が向上するだけでなく，その予後の改善がみられるようになってきている．

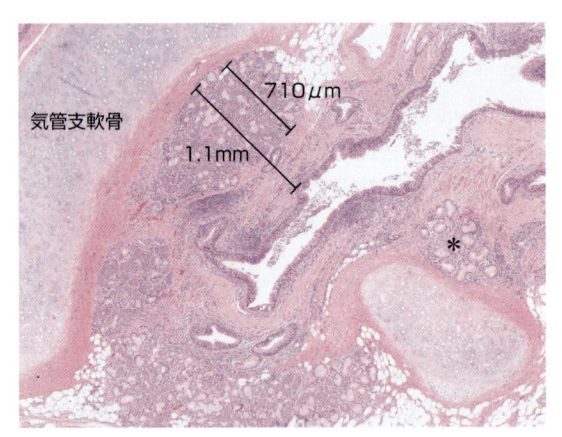

図1　慢性気管支炎の組織像
気管支腺の肥大をみる．気管支腺の厚さを測定すると，気管支腺の厚さが710μm，気管支上皮基底膜から軟骨被膜までの厚さが1.1mm（1100μm）であるので，Reid指数は0.65となり，気管支腺の肥厚があることがわかる．

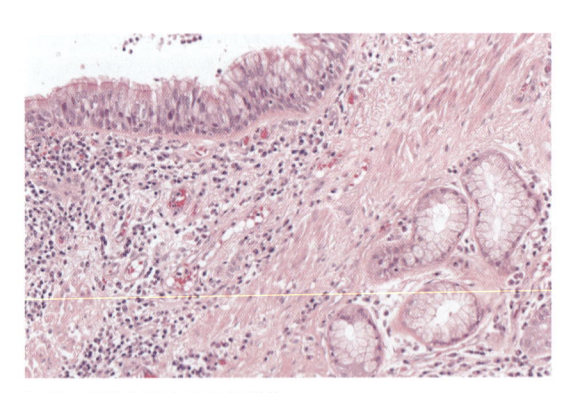

図2　慢性気管支炎の組織像
慢性気管支炎では，気管支腺の肥大とともに，リンパ球形質細胞浸潤や，気管支上皮の杯細胞化生をみる．同様に杯細胞や気管支腺の粘液産生細胞の増加する気管支喘息と比較して，慢性気管支炎では気管支上皮基底膜の肥厚は目立たない．

16. 過敏性肺炎
hypersensitivity pneumonitis

■概要
　環境中の抗原によって引き起こされるアレルギー性の肺炎で，原因抗原による分類（夏型過敏性肺炎，鳥飼病，塗装工肺など）と経過による分類（急性，慢性）がある．Ⅲ型，Ⅳ型アレルギーにより発症する．

■臨床
　抗原曝露後に発熱，咳，呼吸困難をきたすが，抗原回避により症状は軽減する（急性過敏性肺炎）．こうしたエピソードを繰り返すことにより，あるいは無自覚の抗原への持続曝露により，労作時呼吸困難を呈する慢性過敏性肺炎へと移行する．急性過敏性肺炎は *Trichosporon asahii* や *Trichosporon mucoides* による夏型過敏性肺炎が多く，一方で慢性過敏性肺炎は鳥飼病など，鳥関連抗原によることが多いとされる．

■組織
　アレルギー反応の起こる場所を反映し，細気管支周囲を主な病変の場とする（図1）．急性過敏性肺炎では，壊死を伴わない類上皮細胞肉芽腫の形成が特徴的とされる（図2）．同時に，肺胞隔壁のリンパ球浸潤や肺胞内のMasson体形成をみる．慢性過敏性肺臓炎ではこうした所見に加えて肺の線維化がみられる（図3）．この線維化も細気管支周囲，つまり肺小葉の中心部を主体に起こるが，さらに進行すると肺小葉の辺縁部でも線維化が起こり，特発性肺線維症と類似した像を呈するに至る．

Check
- 過敏性肺炎の主な原因抗原
- 急性過敏性肺炎と慢性過敏性肺炎の病理像の共通点と相違点

More advanced
- 肺生検で肉芽腫形成は過敏性肺炎の全例に認められるわけではなく（30〜40％程度），他の特徴的所見（コレステリン結晶を持つ多核巨細胞）が診断上有用なこともある．

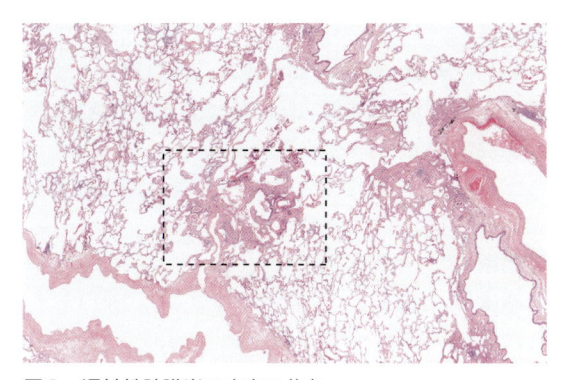

図1　過敏性肺臓炎の病変の分布
細気管支周囲を中心として病変が分布している（▭）．

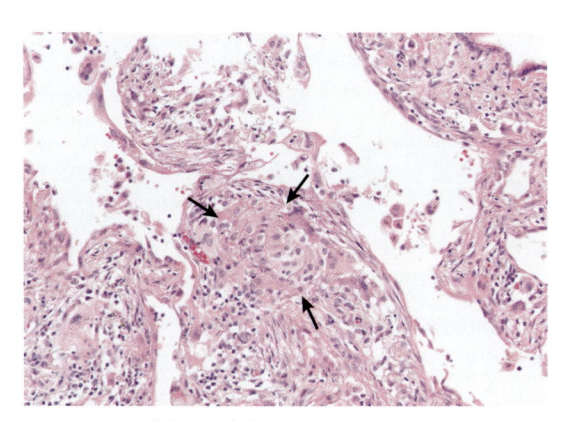

図2　図1の病変の拡大像
類上皮細胞肉芽腫をみる（矢印）．乾酪壊死像はみられない．

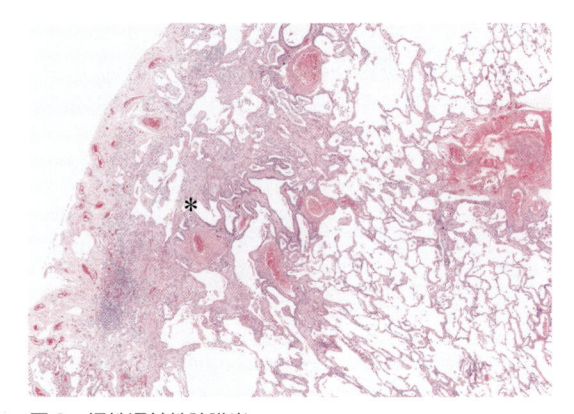

図3　慢性過敏性肺臓炎
過敏性肺臓炎が慢性に経過すると，肺の線維化が出現し（＊の領域），特発性肺線維症との鑑別を要することもある．

17. 特発性間質性肺炎
idiopathic interstitial pneumonia (IIP)

■概要

胸部放射線画像で両側びまん性の陰影を呈する肺疾患で，肺の間質（More advanced参照）を炎症の場とするものを間質性肺炎という．そのうち，原因の特定できないものを特発性間質性肺炎という．

■臨床

臨床的，画像的，病理学的特徴により表1に示した7つの病型に分類される．

最多のものは特発性肺線維症 idiopathic pulmonary fibrosis（IPF）であり，高齢男性の喫煙者に発生することが典型的である．ベルクロラ音 fine cracklesの聴取，両側肺底部を中心に対称性に病変を認め，進行すると蜂巣肺をみることなどが特徴的である（図1～3）．急性増悪や徐々に進行する慢性呼吸不全，肺癌の合併などで死に至ることの多い，平均生存期間約5年の予後不良な疾患である．

非特異的間質性肺炎 non-specific interstitial pneumonea（NSIP）は，病理組織学的に特発性肺線維症と鑑別可能とされる．特発性肺線維症が治療抵抗性で予後不良なのに対し，非特異的間質性肺炎はステロイド治療が有効で，予後良好である．

これらのほか，特発性間質性肺炎には，特発性器質化肺炎 cryptogenic organizing pneumonia（COP），急性間質性肺炎 acute interstitial pneumonea（AIP），呼吸細気管支関連性間質性肺炎 respiratory bronchiolitis-associated interstitial pneumonia（RB-ILD），剥離性間質性肺炎 desquamative interstitial pneumonia（DIP），リンパ球性間質性肺炎 lymphocytic interstitial pneumonia（LIP）が含まれる．特発性器質化肺炎は非特異的間質性肺炎と同様，ステロイド治療が有効である．特発性器質化肺炎と類似した肺炎像は膠原病，感染症や薬剤投与の副作用など様々な状況で生じるので，特発性器質化肺炎と診断するためにはこれらの除外が必要とされる．急性間質性肺炎は急性呼吸促迫症候群とほぼ同様の臨床像であって誘因不明のものをいう．呼吸細気管支関連性間質性肺炎は喫煙が原因となる．剥離性間質性肺炎

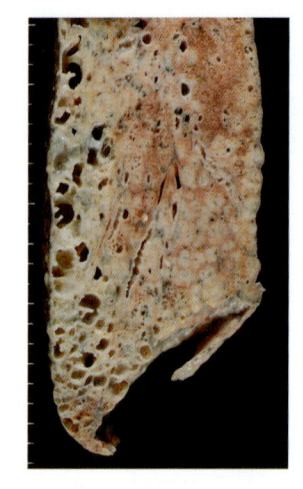

図1 特発性肺線維症の肉眼像（肺下葉）
蜂巣肺（蜂窩肺）といわれ，胸膜下に囊胞状に拡張した末梢気道がみられる．肺気腫でも拡大した気腔をみるが，肺気腫は肺尖部，肺上葉を中心に病変が広がるのに対し，蜂巣肺は肺底部，肺下葉を中心に病変が広がるのが特徴．

表1 特発性間質性肺炎の病型と病理組織パターン

特発性間質性肺炎の病型	病理組織パターン
特発性肺線維症 idiopathic pulmonary fibrosis（IPF）	通常型間質性肺炎 usual interstitial pneumonia（UIP）
非特異的間質性肺炎 non-specific interstitial pneumonia（NSIP）	非特異的間質性肺炎 non-specific interstitial pneumonia（NSIP）
特発性器質化肺炎 cryptogenic organizing pneumonia（COP）	器質化肺炎 organizing pneumonia（OP）
急性間質性肺炎 acute interstitial pneumonia（AIP）	びまん性肺胞傷害 diffuse alveolar damage（DAD）
呼吸細気管支関連性間質性肺炎 respiratory bronchiolitis-associated interstitial pneumonia（RB-ILD）	呼吸細気管支肺炎 respiratory bronchiolitis（RB）
剥離性間質性肺炎 desquamative interstitial pneumonia（DIP）	剥離性間質性肺炎 desquamative interstitial pneumonia（DIP）
リンパ球性間質性肺炎 lymphocytic interstitial pneumonia（LIP）	リンパ球性間質性肺炎 lymphocytic interstitial pneumonia（LIP）

は喫煙や粉じん吸入と関連して発生する．リンパ球性間質性肺炎は悪性リンパ腫との鑑別が問題となる．

■組織

臨床，画像および病理学的所見の総合的評価から特発性間質性肺炎の診断は行われる．この立場から，特発性間質性肺炎の病理組織所見は，病理組織"パターン"として評価が下され，臨床，画像所見と合わせて診断の根拠とされる．表1に各病理組織パターンの特徴を挙げた．特発性肺線維症に対応する病理組織パターンは，通常型間質性肺炎 usual interstitial pneumonia（UIP）パターンと呼ばれる．通常型間質性肺炎パターンでは，線維芽細胞の増生像 fibroblastic focus が特徴的である（図3）．また，線維化が進行すると，線維化に陥らなかった末梢気道が囊胞状に拡張し，蜂巣肺が形成される（図1，2）．こうした特徴的な所見と共に，各時相の線維化や正常肺が混在してみられることや（図3），下肺野，胸膜側を中心に病変をみることも特徴的である（図1）．非特異的間質性肺炎パターンでは，通常型間質性肺炎パターンと対照的に，病変はびまん性に広がり，正常肺の混在はみられない．また，fibroblastic focus を認めることはほとんどなく，蜂巣肺の形成にも至らない．

Check

- 特発性間質性肺炎の7病型
- 通常型間質性肺炎パターンの特徴
- 通常型間質性肺炎パターンと非特異的間質性肺炎パターンの違い

More advanced

- "間質"とは肺胞壁の間質（肺胞上皮以外の肺胞壁の構造）のみを意味することも，肺胞壁の間質に加え，胸膜や小葉間間質，気管支血管周囲組織を含めた意味することもある．また，放射線画像での間質（空気以外の領域）を指すこともある．特発性間質性肺炎は，いずれかの意味での間質に炎症が起こる病態，あるいは炎症によって病的な間質が新たに形成される病態である．
- 特発性肺線維症と肺癌に共通する危険因子である喫煙の影響を補正しても，特発性肺線維症では肺癌を合併しやすいことが知られている（特発性肺線維症患者では約7倍の相対危険度）．また，肺気腫と特発性肺線維症の合併がときにみられ，気腫合併肺線維症 combined pulmonary fibrosis and emphysema（CFPE）と呼ばれる．上肺野優位の肺気腫と，下肺野優位の線維化をみる．気腫合併肺線維症では肺癌の合併率が特発性肺線維症と比べてもさらに高いとされている．

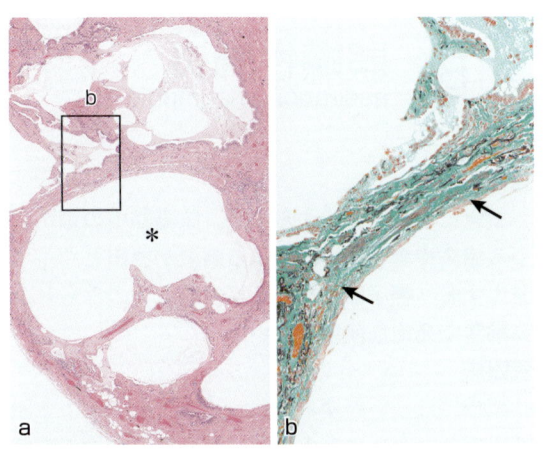

図2　特発性肺線維症の組織像（通常型間質性肺炎パターン．蜂巣肺）
a：囊胞状に拡張した末梢気道がみられ，空気が溜まっている（＊）．b：a の□の部分の EM（Elastica Masson）染色像．気腔の間（矢印）では，膠原線維（緑色），弾性線維（黒色）が増加・凝集している．線維化によって破壊され，あるいは虚脱した肺組織がたたみこまれて代償性に末梢気道が拡大し，蜂巣肺を形成していると考えることができる．

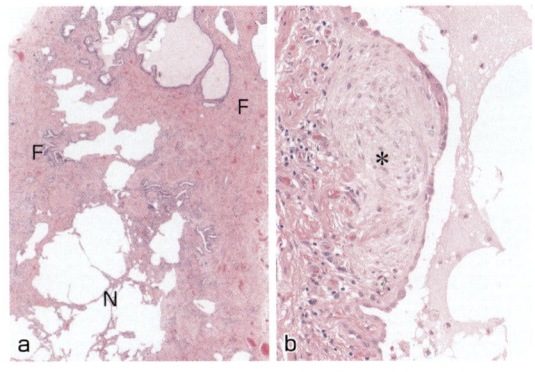

図3　特発性肺線維症の組織像（通常型間質性肺炎パターン）
a：通常型間質性肺炎パターンでは，比較的変化に乏しい肺胞領域（N）と肺胞構造が失われて線維化の強い領域（F）がまだらに混在する．病変の分布や進行が不均一である．
b：線維芽細胞の増生像．（＊）に示すような線維芽細胞の増殖巣 fibroblastic focus を線維化の進みつつある領域にみる．通常型間質性肺炎パターンの特徴とされる．

18. 誤嚥性肺炎
aspiration pneumonia

■概要

　誤嚥によって発生する肺炎．誤嚥物中の細菌による感染や食物その他による刺激が誘因となって発生する．嚥下障害や嚥下機能の低下のみられる高齢者で発症危険度が高い．

■臨床

　誤嚥には，いわゆる"むせる"ことなどによる顕性誤嚥と，夜間就寝中などに無自覚に少量の誤嚥を生じる不顕性誤嚥があり，高齢者では不顕性誤嚥が増す．誤嚥性肺炎の発生には，顕性誤嚥よりも不顕性誤嚥が原因となることが多いとされる．

■組織

　細気管支周囲を中心として異物（誤嚥したもの）を貪食した異物巨細胞を含む炎症像を認めることが特徴的である（図1～3）．

Check

誤嚥性肺炎で特徴的に認められる細胞

More advanced

● 嚥下機能や咳反射の低下を防ぐことは誤嚥性肺炎の予防のために有効である．一方，降圧剤として使われるアンギオテンシン転換酵素（ACE）阻害薬の副作用として咳が出ることが知られている．アンギオテンシン転換酵素阻害薬により，咳反射に関わるサブスタンスPの分解が抑制されるためと説明される．この副作用を利用し，アンギオテンシン転換酵素阻害薬は誤嚥性肺炎の予防に有効とされている．

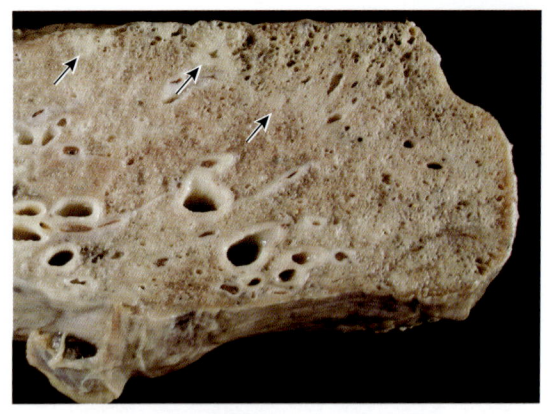

図1　誤嚥性肺炎の肉眼像（ホルマリン固定標本）
白色斑状の病変を散在性に認める（矢印）．

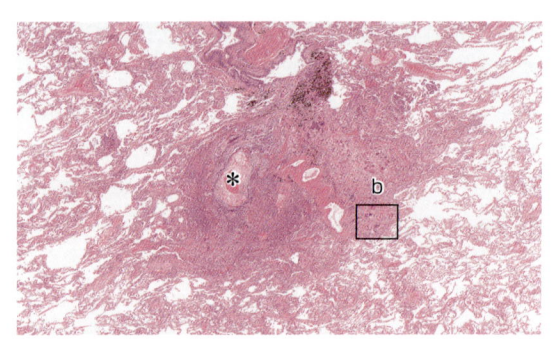

図2　誤嚥性肺炎の組織像
細気管支（＊）を中心に炎症が広がる．

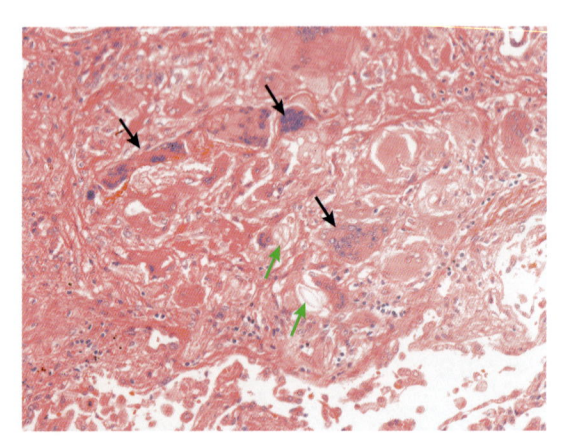

図3　図2□の部分の拡大像．
異物巨細胞を認める（黒矢印）．異物（緑矢印）も確認できる．

19. 肺血栓塞栓症
pulmonary thromboembolism

■概要

　塞栓子が肺動脈に詰まり，肺の血流障害を起こすこと．塞栓子の大部分は骨盤内や下肢の深部静脈由来の血栓（深部静脈血栓）である．これらの血栓が遊離して下大静脈から右心系を経て肺動脈に至り，肺で捉えられる．肺血栓塞栓症の一部（10％程度）では，肺梗塞をきたす．下肢の骨折や股関節・膝関節置換後，妊娠・出産後，癌の治療中，4日以上のベッド上安静などで深部静脈血栓の危険性が高いとされる．

■臨床

　突然の呼吸困難と胸痛で発症する．深部静脈血栓の危険群において，安静解除後の歩行，排尿排便，体位変換などをきっかけに生じることが多い．血液検査でのD-ダイマーの上昇，肺換気血流シンチグラムでの換気血流ミスマッチ所見，造影CT所見で血栓塞栓を確認することなどが診断に有用である．治療は抗凝固療法を基本とし，病態の重症度に応じて血栓溶解療法や肺動脈血栓除去術も導入される．

■組織

　発症時には，肺動脈内に新鮮血栓による塞栓子を認める（図1）．血栓の大部分は時間の経過とともに融解してしまうが，残存した血栓は器質化血栓となる（図2）．塞栓を起こした肺動脈の末梢領域に肺梗塞（出血性梗塞）をみることがある．

Check

- 肺血栓塞栓症の危険群
- 新鮮血栓と器質化血栓

More advanced

- 慢性血栓塞栓性肺高血圧症 chronic thromboembolic pulmonary hypertension（CTEPH）は肺動脈の器質化血栓によって肺動脈の慢性的な閉塞と肺高血圧症を呈する病態．欧米では肺血栓塞栓症から移行することが多いのに対し，日本ではその発生原因ははっきりしていない．

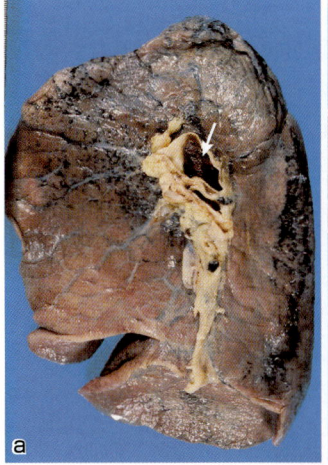

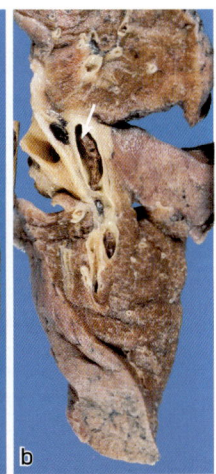

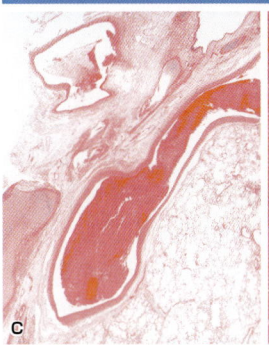

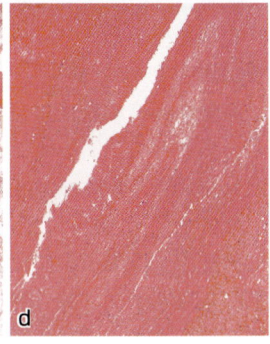

図1　発症から間もない肺血栓塞栓症
a：肺動脈に黒褐色の血栓が詰まっている（矢印）．b：aの断面像．肺動脈内に血栓（矢印）をみる．c：肺動脈内に血栓を認める．d：血栓はフィブリンや血球成分（赤血球主体）の層状構造からなる新鮮血栓の像．

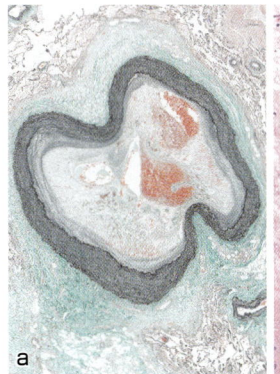

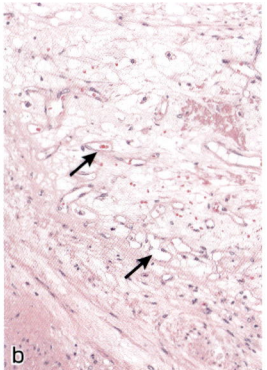

図2　やや時間の経った肺血栓塞栓症
a：Elastica Marron（EM）染色像．黒色の弾性線維でふちどられた肺動脈は器質化血栓で閉塞している．b：肺血栓塞栓症の器質化血栓の拡大像．淡い線維性組織の中に多数の毛細血管がみられる（矢印）．再疎通の像である．

20. 肺高血圧症
pulmonary hypertension

■概要

原発性肺高血圧症（特発性肺動脈性肺高血圧症）およびそれ以外の（二次性）肺高血圧症に大別される．原発性肺高血圧症では肺動脈平均圧が25mm以上（正常：8〜18mmHg）であり，二次性肺高血圧症では20mmHg以上を示す．原発性肺高血圧症は若年女性優位に発症する稀な疾患であり，近年では*BMP2*など遺伝子異常の関与が示唆されている．二次性肺高血圧症の原因として慢性閉塞性肺疾患（肺血管抵抗の増大），左心不全（肺静脈圧の増大），先天性心奇形による左右シャント（肺血流量の増大）などが挙げられるほか，膠原病や睡眠時無呼吸症候群に伴う肺高血圧症の発生も注目を集めている．

■臨床

原発性肺高血圧症は息切れ，易疲労感，失神などを症状とし，右心カテーテル検査で肺動脈圧の上昇をみる（平均25mmHg以上）．原発性肺高血圧症のおよそ10％にRaynaud現象をみる．早期に肺性心，呼吸不全により死に至る予後不良の疾患であったが，プロスタサイクリンによる治療，肺移植の導入などによる治療成績の向上がみられている．

■組織

原発性肺高血圧症および二次性肺高血圧症ともに，中小の肺動脈に内膜の肥厚，中膜の筋性肥厚をみる（図1）．病変が進行すると，蔓状病変 plexiform lesionの出現をみる（図2）．

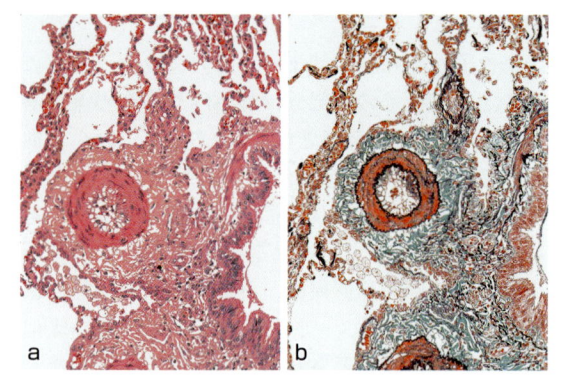

図1　肺高血圧症でみられる肺動脈の狭小化
a：HE染色．細気管支近くの肺動脈．動脈壁が肥厚し，血管腔が狭くなっている．b：EM（Elastica Masson）染色．弾性板（黒色）に挟まれた中膜の平滑筋が肥厚していることがわかる．

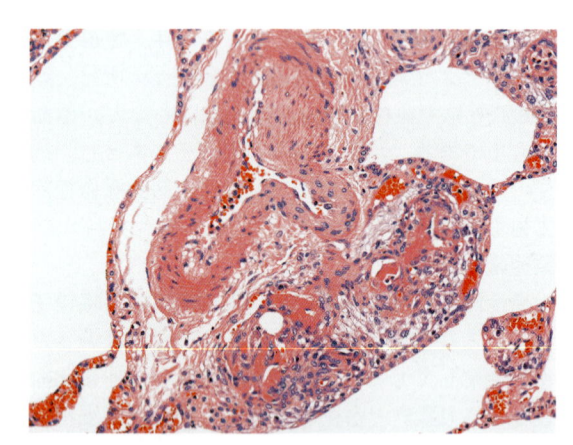

図2　肺高血圧症でみられる蔓状病変
壁の肥厚した動脈の右下に，血管内皮細胞などからなる複雑な腔が形成されている．

Check
- 原発性肺高血圧症の臨床像
- 二次性肺高血圧症をきたす主な疾患や病態
- 進行した肺高血圧症の病理所見（蔓状病変）

More advanced
- 原発性肺高血圧の治療（肺動脈血管拡張）にはプロスタサイクリンのほか，エンドセリン受容体拮抗薬や一酸化窒素の働きを増強するホスフォジエステラーゼ-5阻害薬が使用される．
- 肺高血圧症の病理学的分類としてHeath and Edwardsの分類がある．最も軽度なGrade Iでは筋性型肺動脈の中膜肥厚や肺細動脈の筋性化がみられる．病変が進行し，Grade IVでは蔓状病変を認め，最も高度の変化であるGrade VIでは血管炎の像をみるに至る．
- HIV感染者では200人に1人程度で肺高血圧症を合併するとされている．原発性肺高血圧症が100万人当たり1〜2人にみられる稀な疾患であるのに対し，極めて高率である．

5 上部消化管
宇於崎宏

消化管［総論］

A. 各部の名称
　上部消化管は十二指腸までを指す．小腸以下を下部消化管と呼ぶ．

●食道
　頸部，胸部と腹部に分かれる．頸部は胸骨上縁まで，腹部は横隔膜の食道裂孔から下のわずかな部分を指す．

●胃
　噴門から幽門までを3等分して上部，中部，下部と呼んでいる．管腔の横断方向では，大弯，小弯，前壁，後壁の区別がある．

●小腸
　十二指腸と空腸，回腸に分かれる．十二指腸は上部，下向部，水平部，上行部に分かれ，Treitz靱帯まで．それ以下の小腸は上部2/5を空腸，下部3/5を回腸と呼ぶ．回盲部で大腸に繋がる．

●大腸
　回盲部には回盲弁があり，それより下部の大腸部分を盲腸，上部で肝弯曲部までを上行結腸，そして横行結腸，下行結腸，S状結腸と続く．直腸は上部からRs（直腸S状部），Ra，Rbの3つに分けられる．直部のうち，腹腔内に位置し腹膜を周囲に有する部分がRa，腹膜翻転部から下部をRbと呼ぶ．Raの癌とRbの癌では術式が変わるため，区別は重要である．直腸上部は血液が門脈系へ流出するが，直腸下部では体循環系に流出する．
　肛門管は恥骨直腸筋付着部上縁から肛門縁までの管状部を指す．周囲に肛門括約筋がある．外肛門括約筋は横紋筋からなり，排便を調節できる．

B. 役割
　食道では消化は行われず，蠕動運動によって胃へと食物を送り込む．胃では塩酸，ペプシノゲンを分泌する．幽門前庭部からはガストリンが内分泌される．十二指腸では十二指腸液が分泌されるほか，Vater乳頭から排出される胆汁や膵液が混合される．また，セクレチンが内分泌され，胃のガストリン分泌を抑制する．小腸では栄養素の吸収が行われ，大腸では食物繊維の発酵や一部の栄養素の吸収，水分の吸収が行われる．

C. 組織学的構造

●層構造
　基本的な構造は粘膜，粘膜下層，固有筋層である．腹腔内にある消化管は漿膜を有するが，食道や直腸Rb部では漿膜はない．食道では筋層の外側の線維質の薄い層を外膜と呼ぶ．
　漿膜は一層の薄い中皮細胞が覆っている．粘膜上皮は食道と肛門では重層扁平上皮であるが，胃から直腸にかけては腺上皮からなる．食道にも分泌腺（食道腺）があり，その導管を含め，腺上皮がみられる．

●2つの神経叢
　筋層間，輪走筋層と縦走筋層の間に位置するAuerbach神経叢と，粘膜下層にあるMeissner神経叢である．これらの神経叢の欠如によって，小児期のHirschsprung病が生じる．

●臓器別の組織構造
　食道は重層扁平上皮で覆われている．
　胃は上部では胃底腺が粘膜深部にみられ，下部では幽門腺がみられる．胃の腺上皮の増殖帯は表

表1　消化管の主な疾患（青字は本書で取り上げたもの）

		食道	胃	十二指腸
形態異常		食道閉鎖，食道気管瘻，先天性嚢胞，憩室，異所性胃粘膜，アカラシア，Barrett食道	異所性膵，先天的幽門狭窄	異所性胃粘膜，異所性膵
炎症		食道炎（ウイルス，真菌ほか），逆流性食道炎	慢性胃炎，アニサキス胃炎，胃潰瘍，自己免疫胃炎	十二指腸炎，十二指腸潰瘍
腫瘍	上皮性	扁平上皮癌，腺癌，腺扁平上皮癌，類基底細胞癌，癌肉腫，異形成	腺癌（乳頭腺癌，管状腺癌，低分化腺癌，印環細胞癌，粘液癌），カルチノイド，腺腫	腺腫，腺癌，カルチノイド
	非上皮性	顆粒細胞腫，悪性黒色腫	悪性リンパ腫，MALTリンパ腫，GIST	GIST，悪性リンパ腫
腫瘍様病変		乳頭腫	過形成性ポリープ，胃底腺ポリープ	Brunner腺過形成
その他		食道静脈瘤	腸上皮化生	

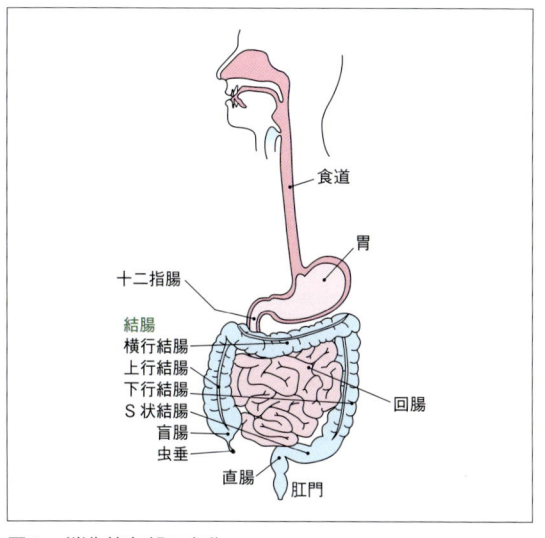

図1　消化管各部の名称

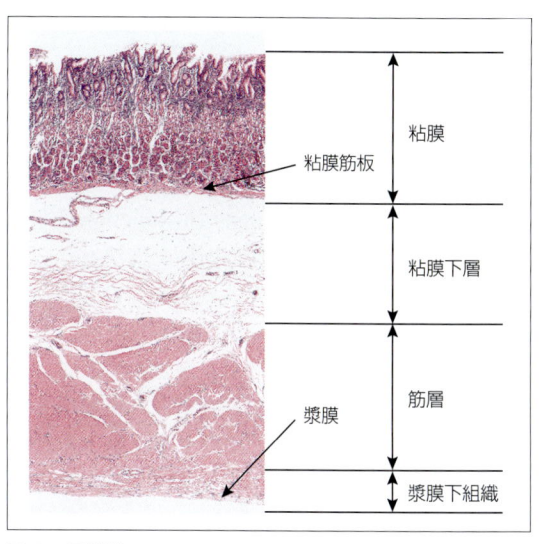

図2　層構造

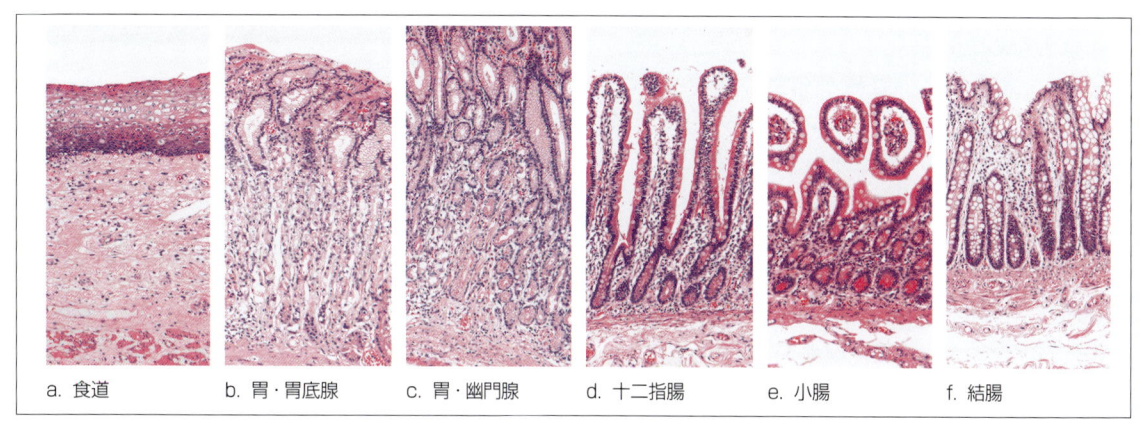

図3　臓器別の組織構造
a. 食道　　b. 胃・胃底腺　　c. 胃・幽門腺　　d. 十二指腸　　e. 小腸　　f. 結腸

層1/3程度にあり，深部には固有腺，表層には腺窩上皮を形成する．
　十二指腸では杯細胞を交える上皮が観察され，近位部ではBrunner腺が粘膜下層に多い．
　小腸上皮は刷子縁を有する吸収上皮であり，深部には好酸性顆粒を有するPaneth細胞がある．胃でもこのような杯細胞や刷子縁，Paneth細胞が出現することがあり，腸上皮化生と呼ばれる．
　結腸ではほとんど分岐のないまっすぐな腺管がみられる．増殖帯は深部にある．

小　腸	虫　垂	大　腸	肛門管・肛門
Meckel憩室，腸回転異常，腸閉塞	無形成	腸回転異常	鎖肛，Hirschsprung病，直腸腟瘻，直腸尿道瘻
Crohn病，単純性潰瘍，腸管Behçet病，小腸結核	虫垂炎，穿孔	出血性大腸炎，アメーバ症，潰瘍性大腸炎，Crohn病，腸結核，偽膜性腸炎	
腺腫，腺癌，カルチノイド，Peutz-Jeghers症候群等のポリポーシス	腺腫，腺癌，カルチノイド	腺腫，腺癌，カルチノイド，各種ポリポーシス	腺腫，腺癌，カルチノイド
GIST，悪性リンパ腫		GIST，脂肪腫，悪性リンパ腫	
		過形成性ポリープ，炎症性ポリープ，若年性ポリープ	
梗塞，腸間膜血栓症，腸重積，捻転，ヘルニア，イレウス		梗塞，虚血性腸炎，腸重積，捻転，ヘルニア，イレウス，憩室症	痔核

1. Barrett食道
Barrett esophagus

■概要

食道胃接合部 esophagogastric junction (EGJ) よりも口側まで，胃と同様の円柱上皮が胃から連続性に分布する状態．逆流性食道炎，胃食道逆流症 gastroesophageal reflux disease (GERD) などが原因となる．胃酸や十二指腸が逆流することで生じる炎症が円柱上皮化生を促進し，重層扁平上皮-腺上皮移行部が口側に移動する．腸上皮化生が起こることもある．

3cm以下あるいは非全周性のBarrett食道をSSBE (short segment Barrett esophagus) と呼ぶ．日本・アジアではSSBEが多い．SSBEでは癌の発生は少なめである．

Barrett食道では，腺癌が発生しやすく，発生母地として注目されている．欧米の白人ではBarrett食道が多く，食道腺癌が扁平上皮癌より多い．今後，日本でも生活様式の欧米化とともに，Barrett食道，Barrett腺癌が増加すると予想されている．

■臨床
- 男性にやや多く，喫煙と関連する．
- 症状：胸焼け，胸痛．夜間に多い．
- 治療：制酸薬によって胃酸の分泌を抑えることで退縮を図る．

EGJは内視鏡的に食道下部の柵状血管の下端とされている．病理組織像だけでは，EGJとの関係が判断しにくいため，内視鏡的な位置関係，病変の分布の確認が必須である．

リスクファクターとして，GERD，食道裂孔ヘルニア，高齢，男性，内臓型肥満，喫煙，アルコール摂取，脊椎側弯症がある．一方，ピロリ菌感染者ではBarrett食道は少ない．

■組織

食道と胃の移行部では，重層扁平上皮と腺上皮が完全に切り替わる．食道にも食道腺やその導管となる腺上皮が少し分布しているが，表層上皮は重層扁平上皮である．それが胃の腺上皮に突然変わる．Barrett食道では，切り替わり部分が食道内に上昇しているほか，通常は炎症を伴っている．

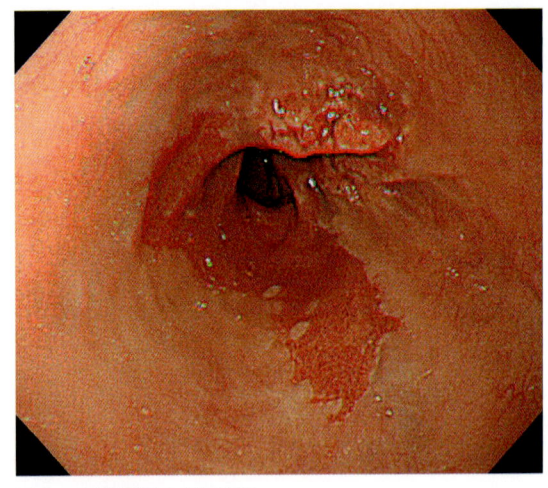

図1　食道下部の内視鏡像
白色調の重層扁平上皮部の中に，奥の胃の方から赤みがかった腺上皮領域が伸びてきている．

Check
- 重層扁平上皮-腺上皮移行部
- 円柱上皮化生と粘膜筋板の二重化
- Barrett腺癌

More advanced
- Barrett食道の定義は，各国で多少違っている．日本やイギリスでは胃から連続する円柱上皮の分布の長さを測るが，アメリカやドイツでは食道内に存在する腸上皮化生を伴う円柱上皮とされている．また内視鏡的なEGJの定義も異なっており，各国からの報告を評価するには注意が必要である．
- 日本ではBarrett食道の2%程度でBarrett腺癌が発生している (2009年) が，その増加率は欧米より低い．日本ではほとんどがSSBEであることが主な理由と考えられている．

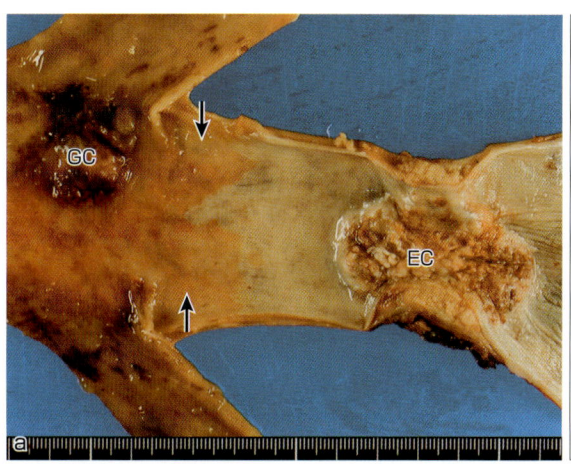

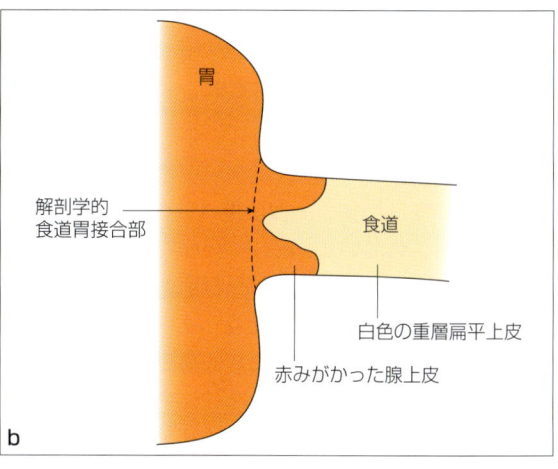

図2　Barrett食道(肉眼像)
a：食道癌(EC)，早期胃癌(GC)に併発したBarrett食道．食道癌はBarrett食道とは離れており，Barrett腺癌ではなく，扁平上皮癌であった．胃から連続して，淡褐色の腺上皮領域が食道下部に広がっている(矢印)．b：管状の食道が胃と接合する解剖学的EGJを越えて，赤みがかった腺上皮が食道内に伸び出した状態がBarrett食道である．食道本来の重層扁平上皮は白色調のため，肉眼的(図2a)，内視鏡的(図1)にも重層扁平上皮－腺上皮移行部は容易に同定できる．

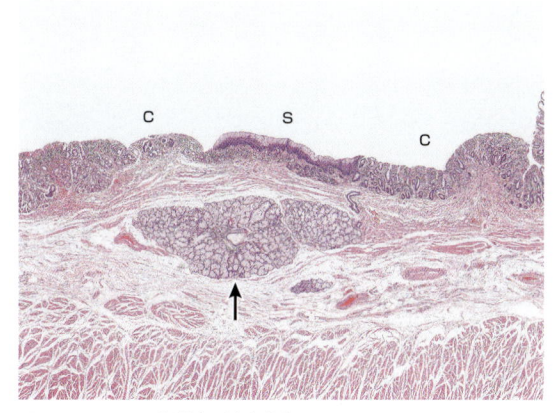

図3　Barrett食道(弱拡大像)
食道腺(矢印)と重層扁平上皮(S)が，腺上皮(C)に囲まれている．腺上皮領域が胃から地図状に伸びてきた結果，一部の重層扁平上皮が取り囲まれたようにみえている．

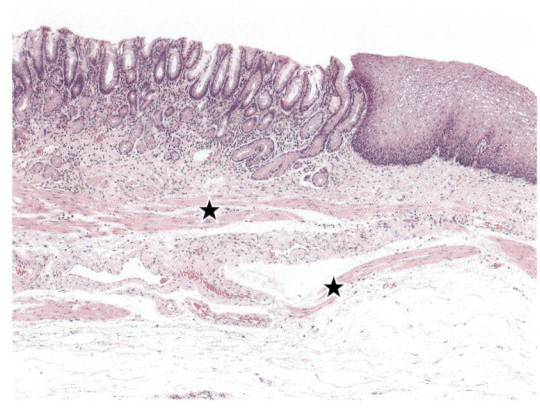

図4　Barrett食道における粘膜筋板の二重化(★)．

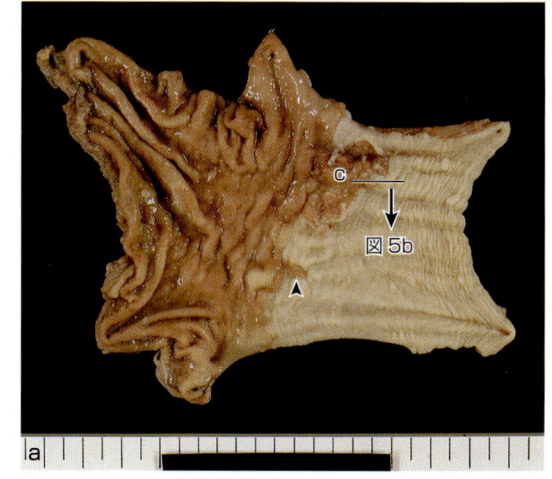

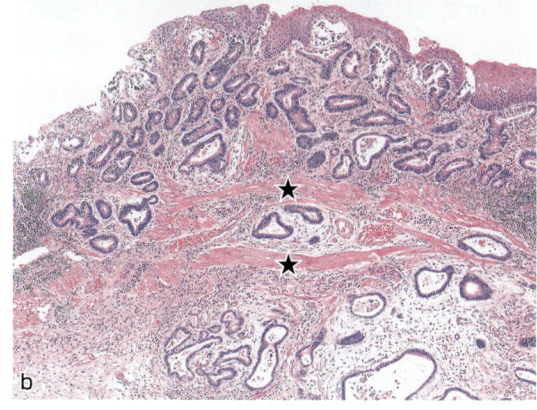

図5　Barrett腺癌
a：肉眼像．胃から連続して淡褐色の腺上皮が食道に入り込んでいる(矢頭)．表面が粗造でBarrett腺癌であった(C)．b：組織像．異型な腺管を形成する腺癌が浸潤性に増殖している．この標本でも粘膜筋板の二重化がみられる(★)．

2. 食道癌
esophageal cancer

■概要

胸部中部食道に多い．肉眼像は他の消化管癌と同様に分類されている．

日本ではほとんどが扁平上皮癌である（90％以上）．分化度により，高分化から低分化の3つにさらに分類している．他に類基底細胞癌，癌肉腫，腺癌，腺扁平上皮癌などがある．

食道癌取扱い規約第10版ではリンパ節転移の有無は関係なく，粘膜内にとどまっている癌を早期癌，粘膜下層までにとどまる癌を表在癌と定義している．

食道は他の消化管と異なり，漿膜を有しておらず，食道周囲の血管やリンパ管が多いため，比較的早期から胸腔内の周囲組織へ進展・転移しやすい．固有筋層を越える状態を外膜への浸潤と呼ぶ．転移先臓器としては肝，肺が多い．リンパ節の転移先は原発巣の位置によって，頸部から縦隔，後腹膜などに広がる．

アメリカでは，扁平上皮癌よりも腺癌が多いが，それらはBarrett食道を背景に発生する（Barrett食道を参照）．

■臨床

60歳代を中心に，男性に多い（男：女＝3〜6：1）．喫煙，アルコール多飲は主要な危険因子である．胸部違和感，背部痛，嚥下困難などを呈する．

内視鏡観察では，ルゴール散布が病変の範囲の特定に役立つ．不染帯を生検対象とすることが多い．

治療は内視鏡的治療，手術のほか，化学放射線治療も有効である．進行例では手術と同様の生存率という報告がある．

■組織

扁平上皮癌には高分化，中分化，低分化の亜型がある．高分化扁平上皮癌は扁平上皮への分化傾向が明らかなもので，癌真珠cancer pearlと呼ばれる角化を示す細胞巣がみられる．そのほか，細胞質の好酸性化や核が小さくなることも角化の組織学的特徴であり，扁平上皮への分化の重要な所見である．また，細胞間にスパイク状にみえる接着装置が観察されることがあり，細胞間橋と呼ばれている．低分化癌は，扁平上皮への分化が乏し

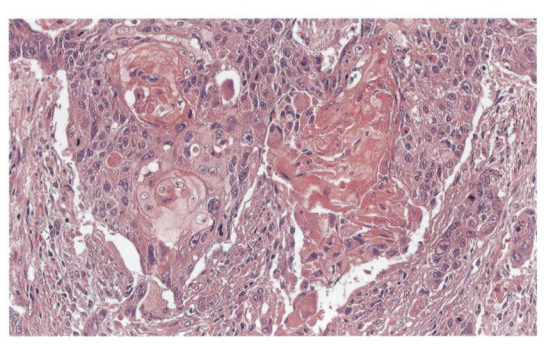

図1　高分化扁平上皮癌
角化が目立つ腫瘍である．角化部では細胞質の好酸性が増し，核が小さくなっている．完全な角質となると核は消失する．

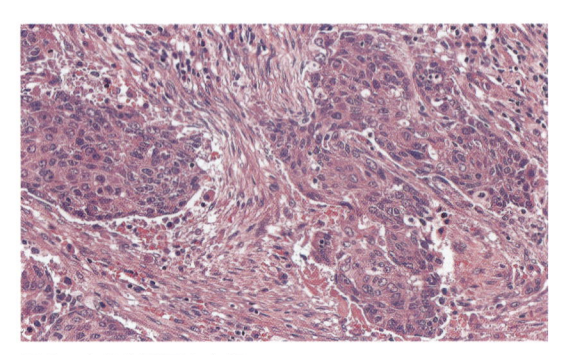

図2　中分化扁平上皮癌
中分化型では高分化ほど角化が目立たない．シート状に増殖する中で，細胞質が赤くなる細胞が散見され，重層扁平上皮への分化が認められる．

いものを指し，高分化と低分化の間の組織型を中分化と呼んでいる．

Check

- 早期癌の定義
- 扁平上皮癌の特徴：角化，癌真珠 cancer pearl，細胞間橋

More advanced

- ヒト乳頭腫ウイルス human papillomavirus（HPV）は子宮頸部，性器，肛門などの癌に関与しているが，食道癌や肺癌，口腔癌の一部にも関連していることが明らかになっている．今後，HPVの遺伝子タイプとの関連の解明やワクチンによる予防などの研究が進められるであろう．

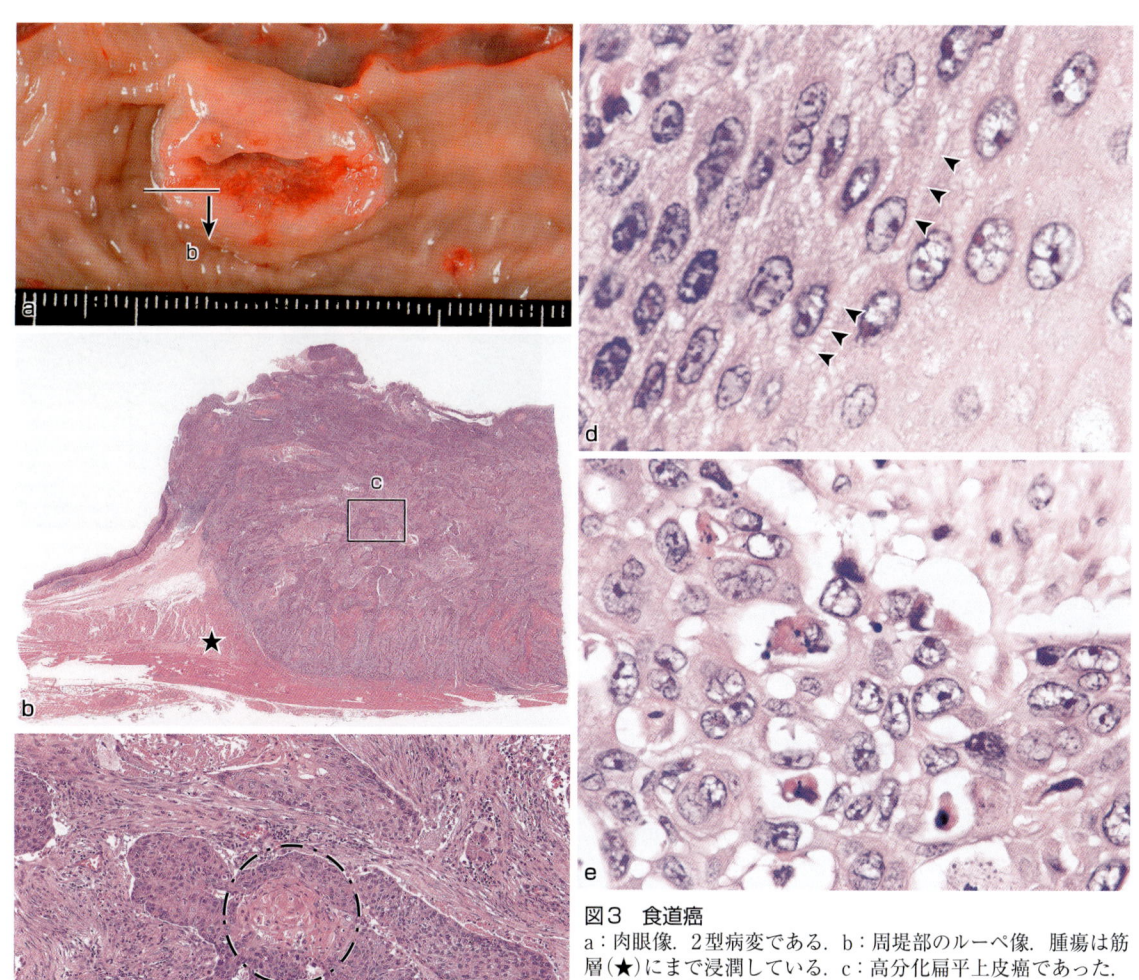

図3 食道癌
a：肉眼像．2型病変である．b：周堤部のルーペ像．腫瘍は筋層（★）にまで浸潤している．c：高分化扁平上皮癌であった．好酸性を示す角化巣を中心とする癌真珠cancer pearl（○）がみられる．d：扁平上皮癌の特徴の一つに，細胞間橋がある．細胞間にはしごのような架橋が観察される（矢頭）．e：単細胞角化．好酸性になり，核が小さくなった角化細胞が混ざっている．

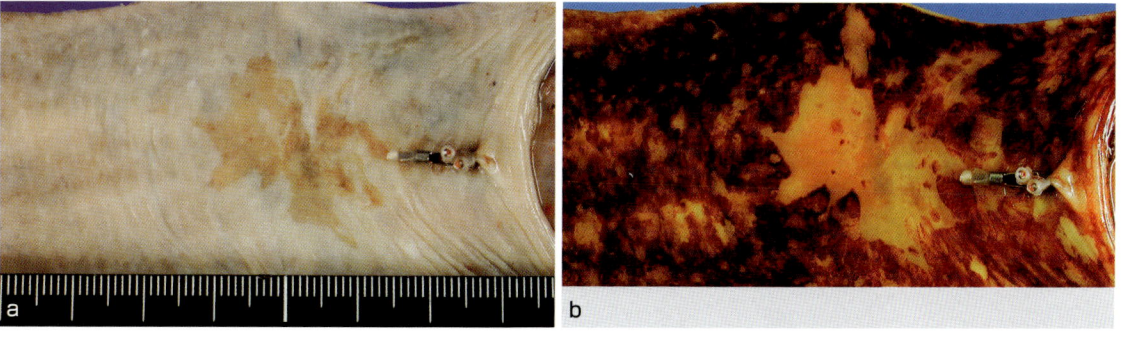

図4 早期癌例
a：固定後．b：ルゴール散布後．癌はルゴールに染まらず，不染帯となってみやすくなる．癌，異形成以外でも上皮の脱落や炎症によっても不染帯が生じる．

3. 食道静脈瘤
esophageal varices

■概要

　肝硬変をはじめとする門脈圧亢進症で，門脈の側副血行路として，食道の静脈の拡張がみられる．主に食道下部から，ときに胃に起こる．拡張が高度になると，瘤状になって蛇行し，静脈瘤と呼ばれる．粘膜下から外膜の血管で拡張が起こるが，特に粘膜下の食道が高度に拡張すると，発赤や結節状の隆起が内視鏡で観察され(図1)，破裂の危険がある．食道静脈瘤破裂は急速・大量の出血をもたらし，致死率が高い．

　門脈圧亢進症は，ウイルス性の肝硬変以外にアルコール性肝硬変，Budd-Chiari症候群，日本住血吸虫症，特発性門脈圧亢進症などによっても起こる．Budd-Chiari症候群は血栓などで肝静脈や肝臓部の下大静脈が閉塞することによって生じる．門脈圧亢進症は，脾腫，腹水も呈する．

■臨床

　治療は，出血に対し，Segstaken-Blackemore (SB)チューブによるバルーンタンポナーデ圧迫止血法が行われる．また，予防的に，内視鏡的硬化療法endoscopic injection sclerotherapy (EIS)，静脈瘤結紮術endoscopic variceal ligation (EVL)などを行う．また，原因疾患の治療，腹水のコントロールのために利尿剤投与，脾機能亢進に対応する治療が行われる．

Check
- 粘膜下から外膜での静脈の拡張，うっ血
- 治療後の場合は線維化

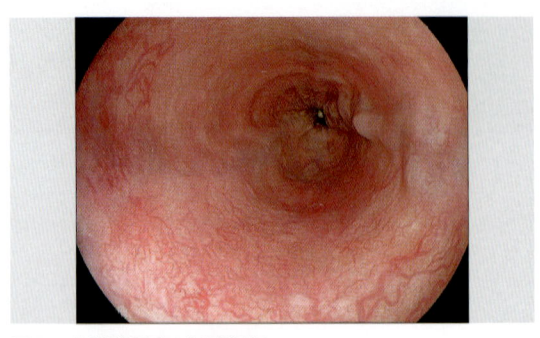

図1　食道静脈瘤(内視鏡像)
拡張した静脈が何本も観察される．

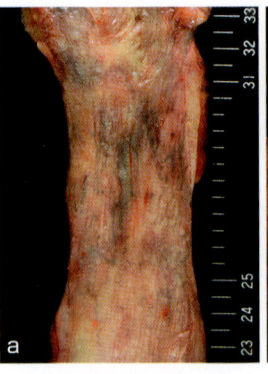

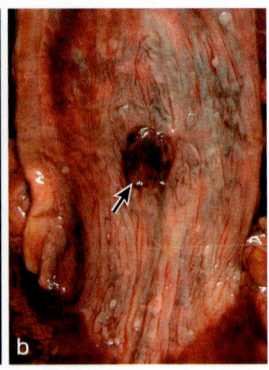

図2　食道静脈瘤(肉眼像)
a：粘膜直下に高度に拡張した静脈がみられる．b：破裂例．破裂部に凝血が付いている．周囲には拡張した血管が透見される．

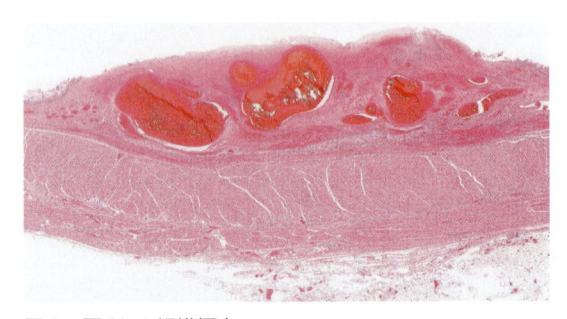

図3　図2bの組織標本
破裂部では上皮が欠損し，その直下に高度に拡張した血管がみられる．

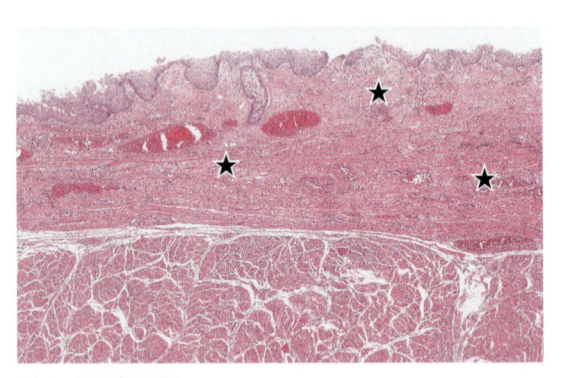

図4　治療後の例
粘膜下層にまだ少し拡張した血管がみられる．周囲に弱好酸性の線維化が目立つ(★)．

4. 胃潰瘍
gastric ulcer

■概要

　胃の粘膜が欠損した状態である．深さによってUl-ⅠからUl-Ⅳまで分類される．多くは円形に近い形で，大小さまざまである．多発性潰瘍も30％ほどにみられる．潰瘍によって小動脈が破綻すると，大量に出血する．

　潰瘍は攻撃因子，防御因子のバランスが崩れて，発生する．攻撃因子としては，胃粘膜自体が産生する胃酸やペプシンがある．防御因子としては，粘液や良好な血流が，胃壁の保護・修復に働いている．これらのバランスを乱す最たる原因はピロリ菌である．胃潰瘍患者の65～80％にピロリ菌がみられる．また，アルコール多飲や非ステロイド性抗炎症薬 nonsteroidal anti-inflammatory drugs（NSAIDs）などの薬剤によっても胃潰瘍が発生する．ストレスによって，胃潰瘍が起こることが知られているが，ストレスによって防御因子が弱くなるためである．

■臨床

　40～50歳代，男性に多い（男：女＝2：1）．胃角部に多い．十二指腸潰瘍もピロリ菌によって起こるが，20～40歳代に多い．

　保存的治療としては，プロトンポンプ阻害薬のほか，ピロリ菌の除菌を行う．穿孔，止血できない場合には切除もある．

■組織

　活動期には，粘膜の欠損，滲出物・壊死物の付着，出血，好中球浸潤，毛細血管増生がみられる．治癒期には，粘膜下層以下で線維化が起こり，硬くなる．粘膜筋板も線維化を伴って再生する．上皮も周囲から徐々に再生して覆ってくる．それら線維化の結果，周囲から粘膜ヒダの集中が起こる．長い時間の後には，線維化は徐々に軽くなっていく．

Check
- 活動期：肉芽，潰瘍底組織　壊死，滲出物，好中球浸潤，血管増生
- 治癒期：線維化

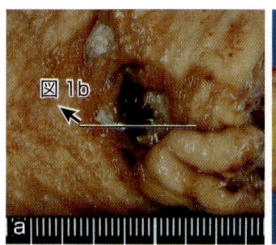

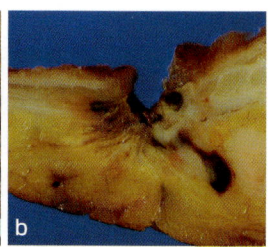

図1　胃潰瘍の肉眼像(a)とその割面(b)
粘膜が欠損し，出血により黒色調になっている．割面で深い潰瘍がみられる．

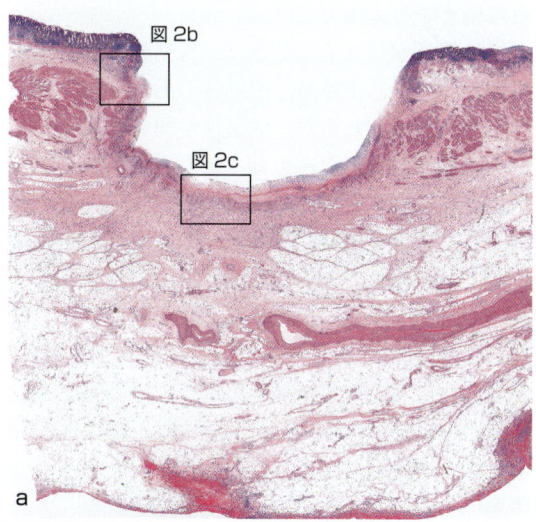

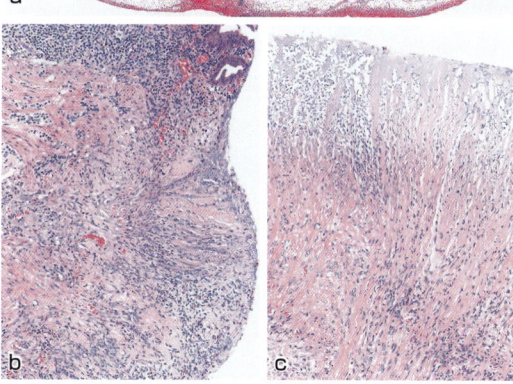

図2　胃潰瘍の組織像
a：弱拡大像．粘膜下層に及ぶ潰瘍（Ul-Ⅱ）が観察される．
b：拡大像．潰瘍縁では，炎症が強い．残る上皮に異型はみられない．c：拡大像．潰瘍底は壊死物に覆われ，炎症性細胞浸潤，線維芽細胞の増生がみられる．

5. 慢性胃炎
chronic gastritis

■概要

慢性胃炎のほとんどがピロリ菌 *Helicobacter pylori* による炎症である．他に自己免疫性胃炎もあるが，少ない．

ピロリ菌は慢性胃炎や，胃潰瘍，十二指腸潰瘍，胃癌の発生に関与していることが知られている．ピロリ菌自体が持つウレアーゼによって，尿素からアンモニアを作ることで，局所的に胃酸を中和することで，酸性胃粘膜に感染できる．そして，好中球の遊走やピロリ菌の蛋白によって胃粘膜上皮に傷害を与える．

慢性胃炎が持続することで，胃粘膜にはさまざまな変化が生じてくる．活動性のある胃炎では，好中球が観察されるが，活動性が弱い場合にはリンパ球がほとんどを占めることもある．

上皮にも変化を生じる．胃炎により，固有腺が減少した状態を萎縮性胃炎と呼ぶ．また，小腸に似た上皮が生じることがあり，腸上皮化生と呼ばれる．表層では杯細胞や吸収上皮が観察され，深部に好酸性のPaneth細胞がみられることもある．杯細胞や吸収上皮のみの腸上皮化生を不完全型，Paneth細胞を伴うものを完全型腸上皮化生と呼ぶ．

■臨床

日本でのピロリ菌の感染率は高齢者で高く，80％ほどであるが，10〜20歳代では20％と低く，徐々に感染率が低下すると予想される．抗菌薬の服用により，ピロリ菌を除菌することができる．胃潰瘍のほか，慢性胃炎も治療対象となっている．

Check

- ピロリ菌：短桿菌として上皮間や粘液中に観察される．ギムザ染色，Warthin-Starry染色でわかりやすい．油浸レンズで観察したい．
- 炎症性細胞浸潤：好中球とリンパ球
- 胃粘膜の萎縮
- 腸上皮化生：杯細胞，Paneth細胞の出現

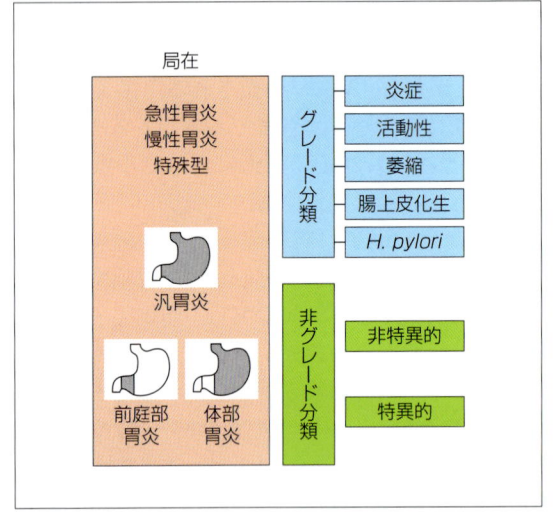

図1 シドニー・システムによる胃炎の組織学的な分類
発症の仕方，胃の中の分布に加え，形態学的なグレード分類，非グレード分類をする．グレード分類ではそれぞれの項目について，無，軽度，中等度，高度の4段階評価を行う．

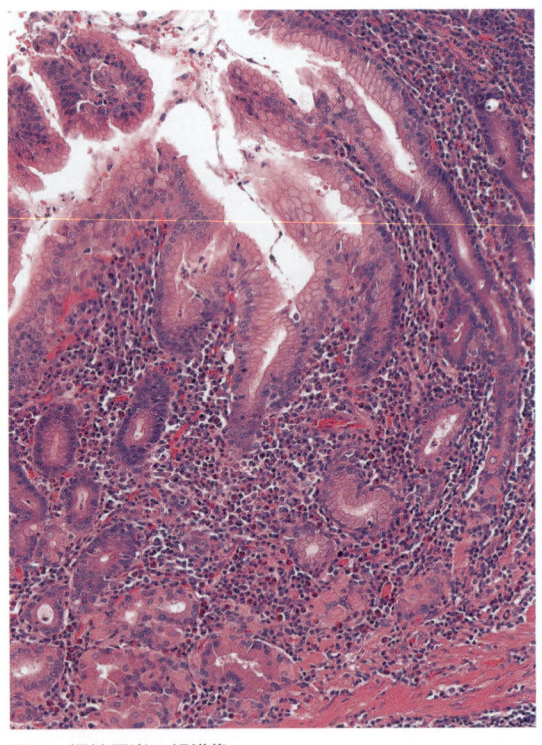

図2 慢性胃炎の組織像
多量の炎症性細胞浸潤を含む胃粘膜．リンパ球，好中球，形質細胞が混ざっている．腺上皮の間や内腔にも炎症がみられる．

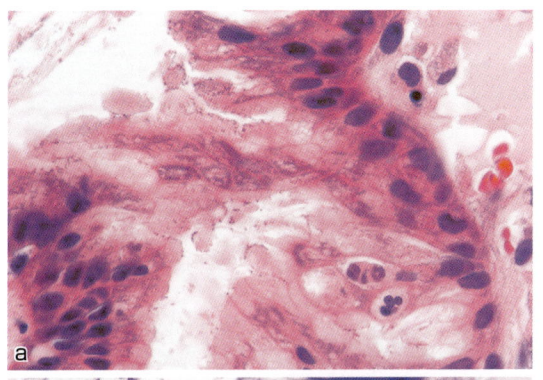

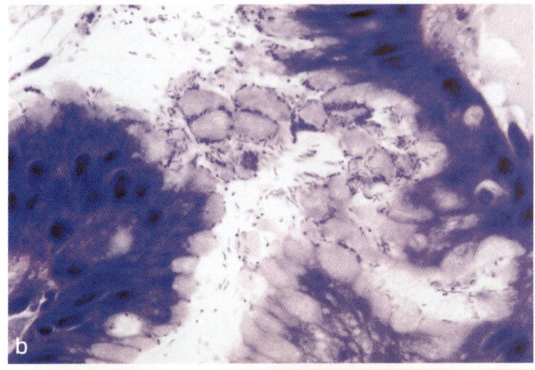

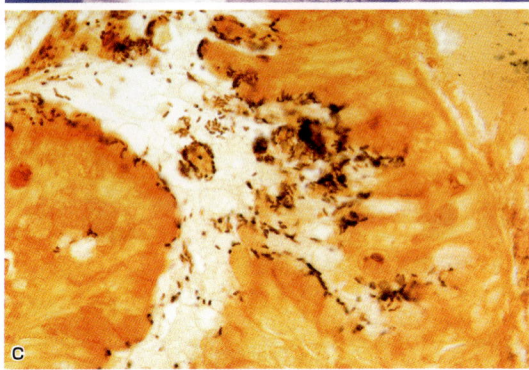

図3　慢性胃炎の組織像
a：HE染色．b：ギムザ染色．c：Warthin-Starry染色．bでは紫色，cでは黒色に染まる短桿菌が腺上皮表面や粘液中に多数観察される．HE染色でもヘマトキシリンに染まる小さな菌がみえる．

More advanced

- ピロリ菌の持つ蛋白質が胃炎や胃癌に関連していることが明らかになっている．ウレアーゼや細胞空胞化毒素vacuolating toxin A(VacA)が粘膜障害に大きく関与する．またCagAと呼ばれる蛋白は，Ⅳ型分泌装置によってヒト胃上皮細胞に注入され，細胞分裂や接着に影響をもたらし，発癌に関連していることがわかってきている．

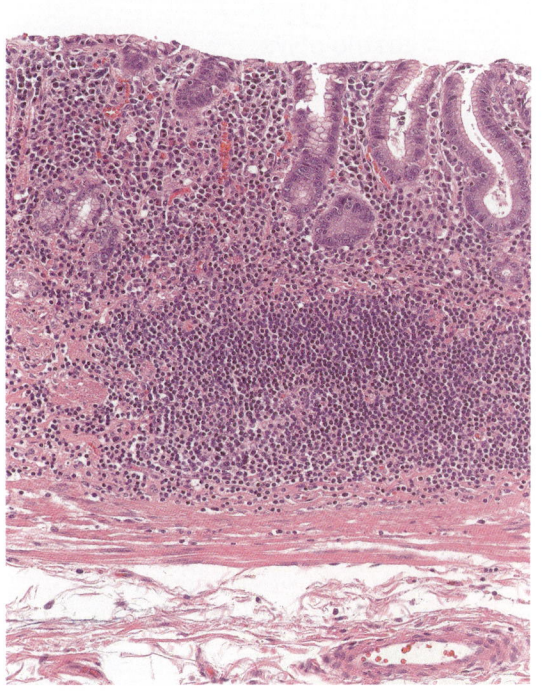

図4　萎縮性胃炎
炎症性細胞浸潤が多く，胃の固有腺，腺管が減少している．

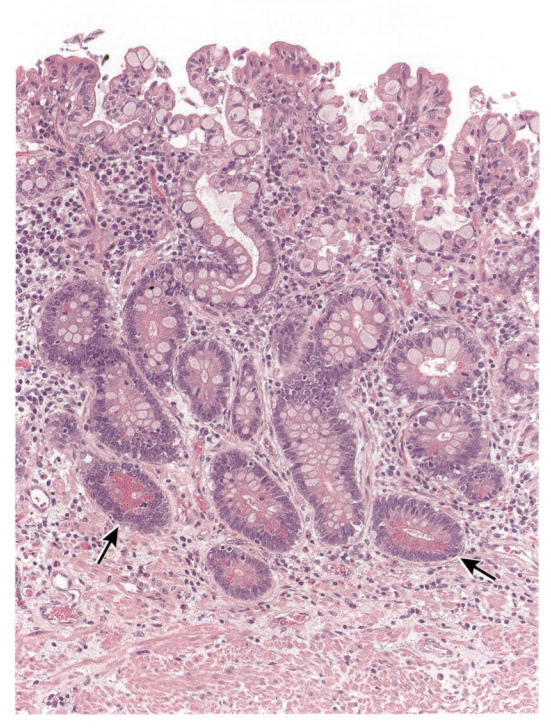

図5　腸上皮化生（完全型）
表層には杯細胞が多くみられる．深部では赤い顆粒を含むPaneth細胞（矢印）が出現している．

6. 胃ポリープ
gastric polyp

■概要

胃粘膜の限局性の隆起病変．癌や腺腫もポリープ状になることがあるが，ここではそのほかの代表的病変を紹介する．

・過形成性ポリープ hyperplastic polyp

表層の腺窩上皮の過形成によって生じるポリープ．腺管が延長・拡張を示す．大小の囊胞状の拡張を示すことがある．上皮下に炎症や浮腫，血管増生を伴う．有茎性あるいは亜有茎性で，赤色調のポリープを形成する．組織学的には，腺窩上皮を中心に上皮の過形成がみられる．間質には炎症や血管増生がみられる．

・胃底腺ポリープ fundic gland polyp

胃底腺領域のポリープで，多発することが多い．通常は無茎性．組織学的には胃底腺や腺窩が小囊胞を形成する．異型はみられず，炎症は乏しい．遺伝性のない孤発性発生が多いが，家族性大腸腺腫症では多発することが知られている．

ほかに，消化管ポリポーシスである Peutz-Jeghers 症候群，Cronkhite-Canada 症候群，若年性ポリポーシスなどでも胃にポリープが多発する．

Check

- 過形成性ポリープ：腺窩上皮主体の過形成像．炎症を伴う
- 胃底腺ポリープ：胃底腺粘膜でみられる小囊胞状の腺腔

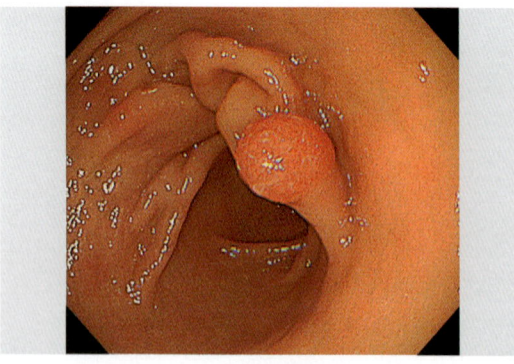

図1　過形成性ポリープの内視鏡像
発赤したポリープが一つみられる．

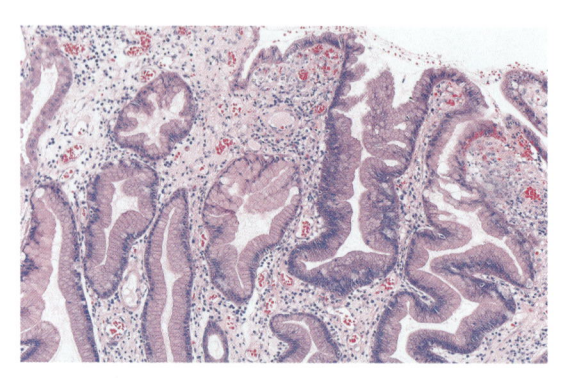

図2　胃ポリープの組織像
過形成性ポリープの表層部．内腔に飛び出す鋸歯状増生を示す過形成性上皮がみられる．間質には中等量の炎症性細胞浸潤がみられる．

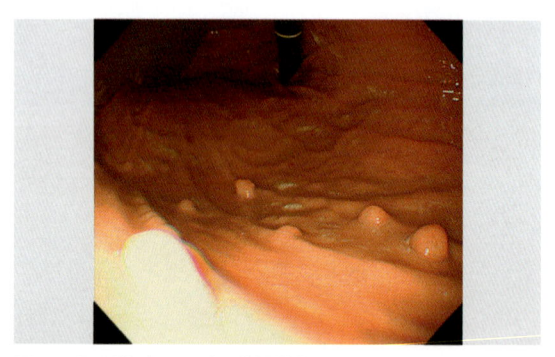

図3　胃底腺ポリープの内視鏡像
複数の半球状のポリープが多発している．

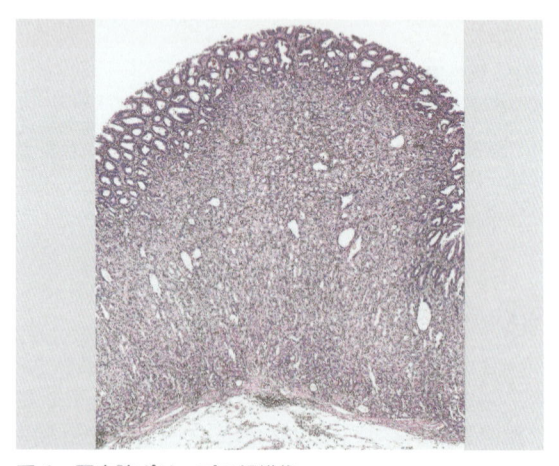

図4　胃底腺ポリープの組織像
粘膜が肥厚している．粘膜の中に軽度拡張して，小囊胞状となった腺腔が観察される．

7. 胃癌
gastric cancer

■ 概要

日本では罹患率・死因とも男女合計では1位の悪性腫瘍である．アジアでは多く，欧米では少ない．ピロリ菌，高塩分食などが胃癌発生に関連している．

胃癌取扱い規約によって分類されている．肉眼型は早期癌と進行癌にまず分け，その形態を0型から5型に分類する．早期癌は浸潤が粘膜下層までのもの，進行癌は固有筋層かそれ以上の浸潤を示すものである．

組織型としてはほとんどが腺癌であるが，乳頭腺癌，管状腺癌，低分化腺癌，印環細胞癌，粘液癌に分けられている．胃癌では腺癌のうち，印環細胞癌の割合が多いことが特徴的である．いわゆるスキルス胃癌では，低分化腺癌が線維化を伴って増殖している．また，大きく2群，分化型と未分化型に分けられることもある．その場合，分化型は乳頭腺癌，管状腺癌を指す．国際的にはLauren分類（1965年）が一般的で，intestinal typeとdiffuse typeに大別している．

胃癌はリンパ管や血管などの脈管侵襲を通じて，リンパ節転移や臓器転移を起こすほか，漿膜表面にまで浸潤することで腹腔内播種を起こす．

■ 臨床

50歳以上に多く，男性にやや多い．（男：女＝2：1程度）

治療としては，分化型で潰瘍がない2cm以下の粘膜内癌は内視鏡的治療（内視鏡的粘膜下層剝離術endoscopic submucosal dissection：ESD／内視鏡的粘膜切除術endoscopic mucosal resection：EMR）の適応となる．ESDの適応対象を広げる試みもある．それ以上のものは臓器転移がなければ，外科的手術により切除，リンパ節郭清が行われる．必要に応じて，補助化学療法を行う．その他，分子標的治療として，HER2（human EGFR-related 2）を過剰発現している切除不能な進行，再発胃癌に抗HER2抗体であるトラスツズマブを併用するようになっている．

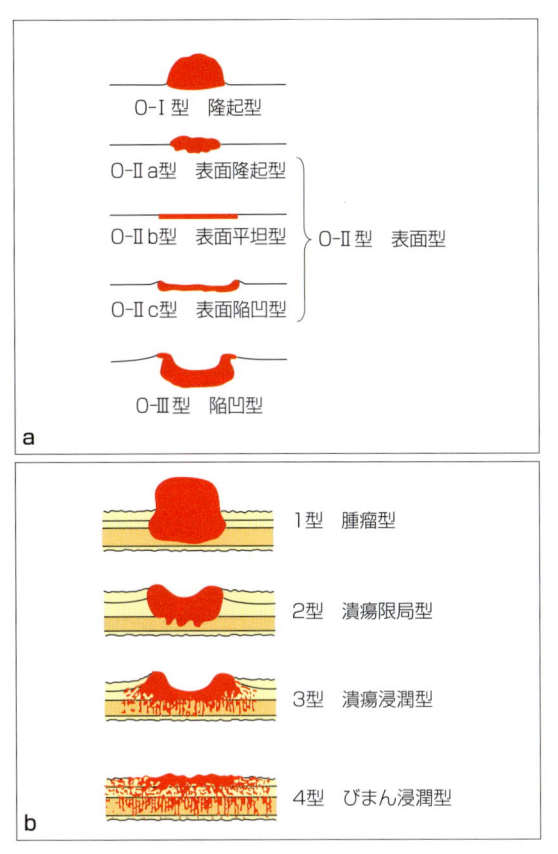

図1 胃癌の肉眼型分類
a：表在型の肉眼型．粘膜下層までの癌に多くみられる形態は0型とされ，さらに細分類される．b：進行癌によくみられる肉眼型は1〜4型のほか，5型（分類不能型）に分類される．

Check

- 深達度：早期癌・進行癌
- 肉眼型
- 組織型（腺癌）
    乳頭腺癌，管状腺癌（高分化，中分化），低分化腺癌，印環細胞癌，粘液癌

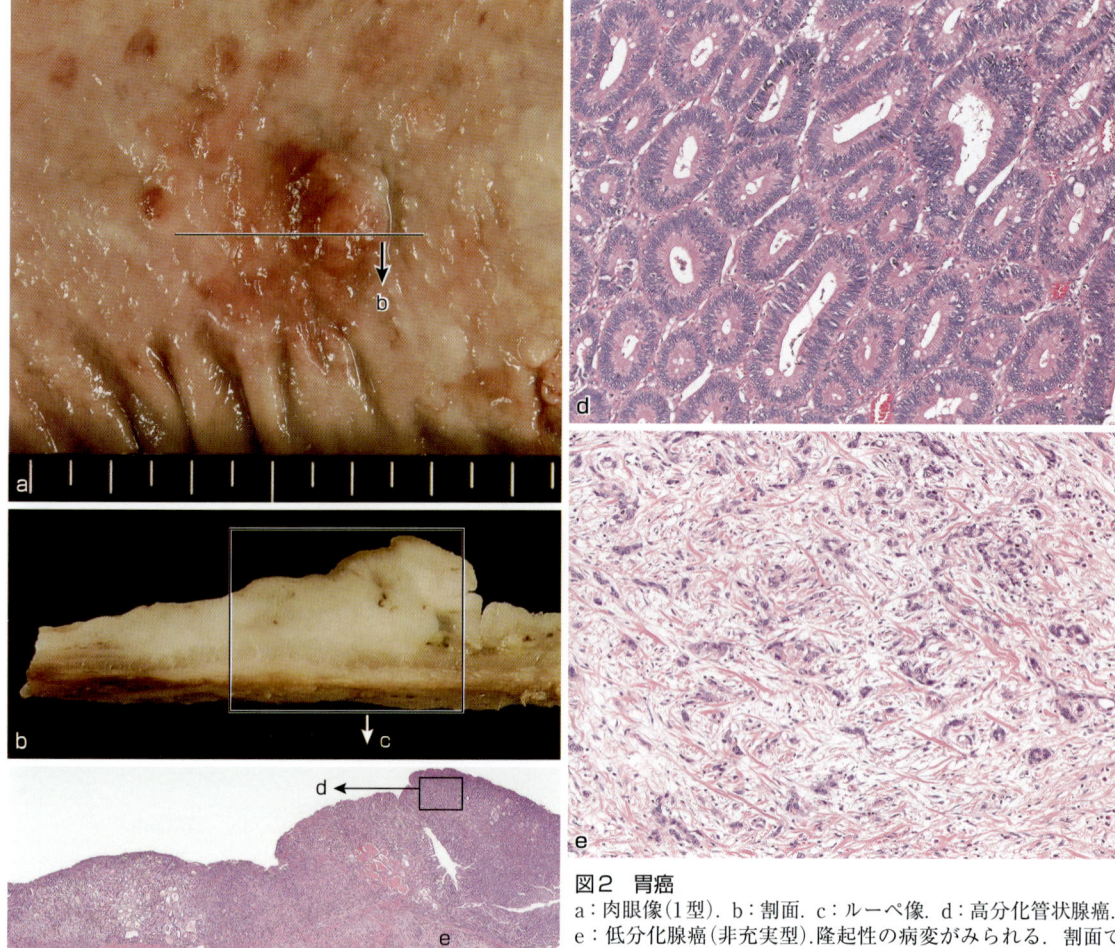

図2　胃癌
a：肉眼像（1型）．b：割面．c：ルーペ像．d：高分化管状腺癌．e：低分化腺癌（非充実型）．隆起性の病変がみられる．割面では漿膜下組織まで白色調になっており，組織標本で漿膜下組織までの浸潤が観察された．進行癌では，一つの腫瘍の中でいくつかの組織型がみられることがよくある．本症例は表層近く（d）では，高分化管状腺癌の像で，腺腔形成がはっきりしている．粘膜下層などの浸潤部（e）では，低分化腺癌で，腺腔形成が乏しいか，ほとんどみられない．線維増生を伴うものを非充実型と呼んでいる．

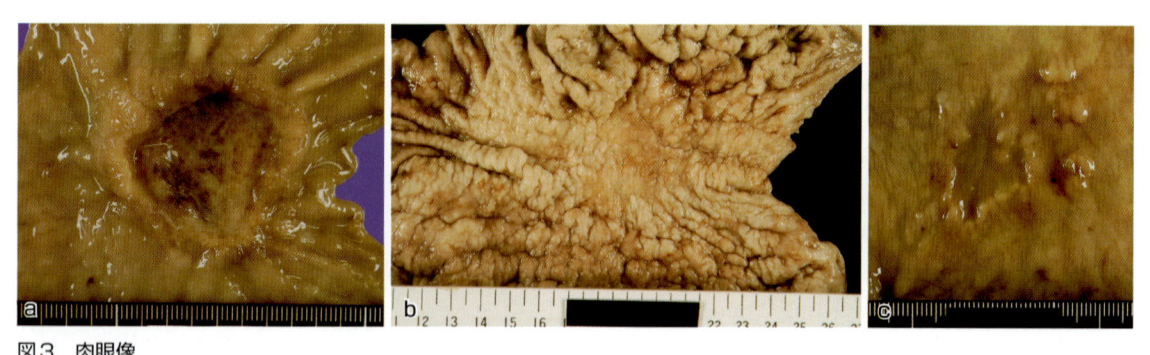

図3　肉眼像
a：2型．中央部が潰瘍となり，明瞭な周堤を有している．b：4型．胃壁が広く肥厚し，硬くなっている．c：0-Ⅱc型．軽度の陥凹病変がみられる．

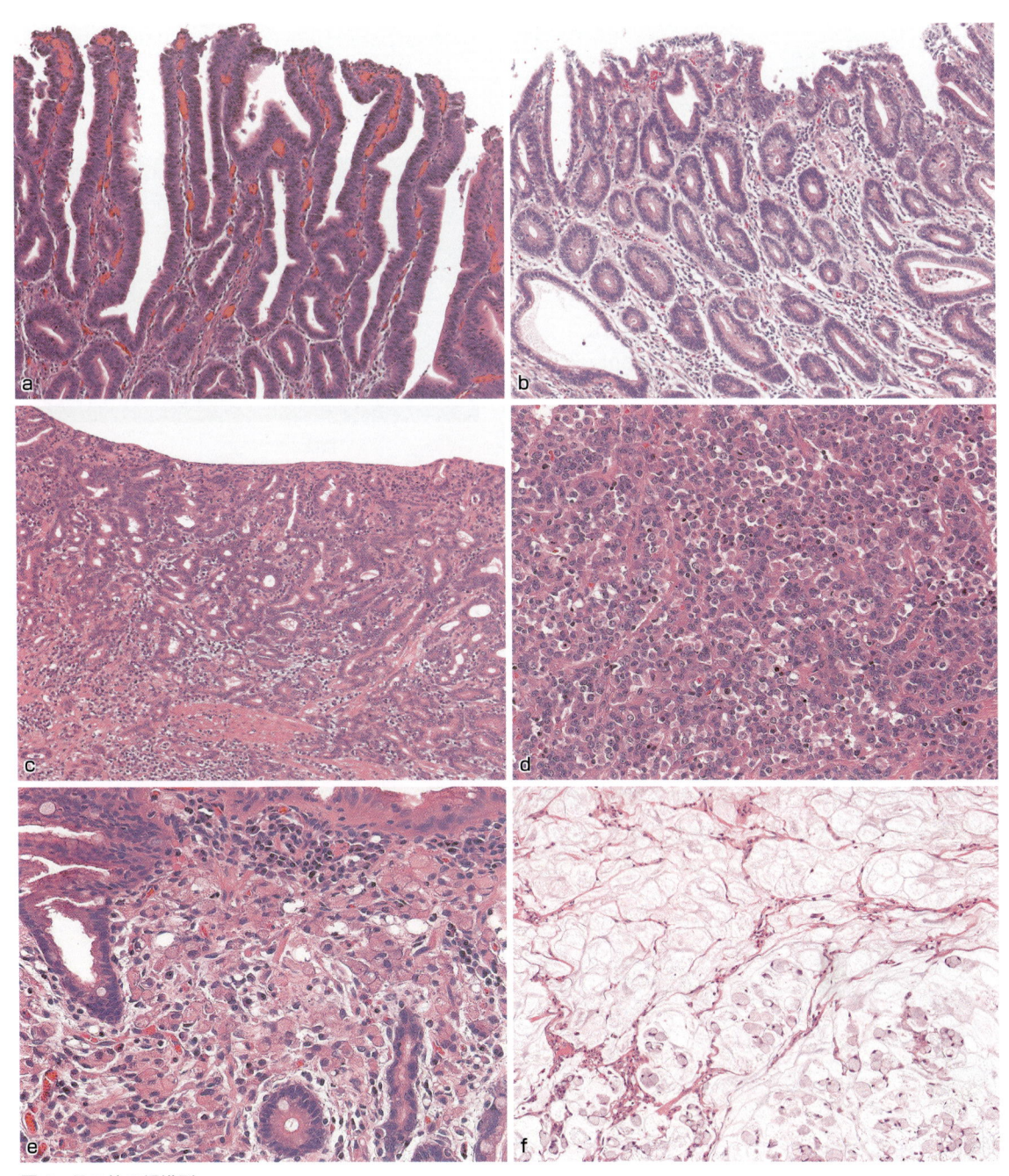

図4 その他の組織型
a：乳頭腺癌．乳頭状の増殖がみられる．b：高分化管状腺癌．異型細胞が明瞭な腺腔構造をとって増殖している．c：中分化管状腺癌．癒合腺管や分岐する腺管を混ぜている．d：低分化腺癌(充実型)．線維化を示さず，炎症性細胞浸潤とともに低分化な腫瘍が増えている．e：印環細胞癌．粘膜固有層に印環細胞癌がみられる．f：粘液癌．多量の粘液の中に腫瘍細胞が浮いている．

8. 胃腺腫
gastric adenoma

■概要

胃粘膜上皮の良性腫瘍．上皮内腫瘍 intraepithelial neoplasia, 異形成 dysplasia とも呼ばれる．多くは軽度の隆起性病変で，早期胃癌の 0-Ⅱa 型のような扁平隆起を示す．多くは 2cm 以下である．

大部分は腸型の腺腫であり，周囲粘膜は腸上皮化生が多くみられる．核が紡錐形から長円形で重積性を示して，少し密に腺管を形成する．病変部と非腫瘍部との境界が観察される（フロント形成）．浸潤性増殖は示さず，粘膜内に限局している．

異型の強い腺腫では，核の重積性や腫大がみられ，高分化管状腺癌との鑑別が難しいことがある．そのような病変では内視鏡的切除が施行され，治療と診断確定がなされることが多い．

■臨床

50～70 歳代に多く，男性に多い（男：女＝2～3：1）．無症状であることが多く，定期検診などで発見される．

長期にわたって，大きさが変わらないことが多い．経過観察とすることもあるが，細胞の異型度・大きさなどによって，内視鏡的切除が行われることもある．

Check

- 多くは 2cm まで
- 異型
- 腺管密度
- 腫瘍の「フロント」

More advanced

- 上皮内腫瘍 intraepithelial neoplasia という疾患名は食道，胃，子宮頸部，膵臓，前立腺など，複数の臓器で使われている．胃では low grade と high grade に分けられている．high grade には日本で粘膜内癌とされているものも含まれる．
- 胃癌取扱い規約第 14 版の胃生検 Group 分類では，Group 3 は腺腫に限って使われるようになった．

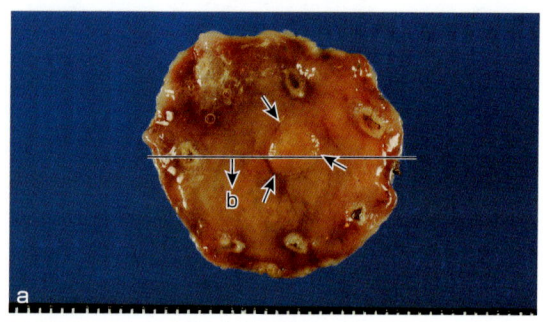

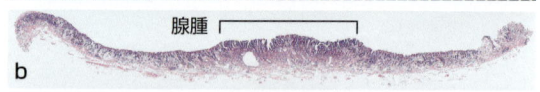

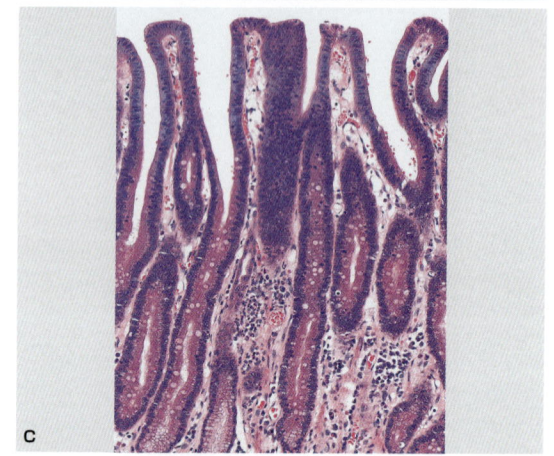

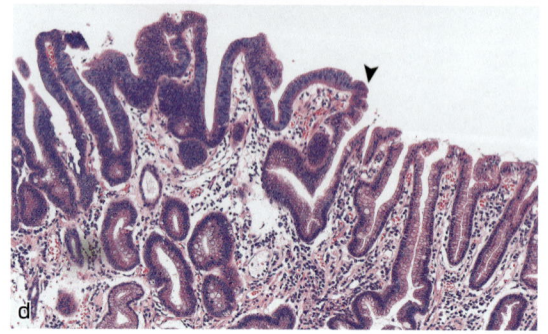

図 1　ESD 検体
a：肉眼像．中央部に 4mm 大の軽度隆起する病変がある（矢印）．ESD：内視鏡的粘膜下層剥離術 endoscopic submucosal dissection．b：ルーペ像．中央部の切片．検体中央部の粘膜が少し濃染しており，細胞密度が高いことがうかがわれる．c：中央部．細長い核を有する細胞が密に腺管を作っている．核は腺腔側にはあまり寄らず，細胞の基底側に位置するものが多い．核の腫大や異型も高分化腺癌ほどではない．腺管の構造異型はみられない．d：辺縁．左側が腺腫である．矢頭が腫瘍の「フロント」であり，その右側は非腫瘍性上皮である．

9. 消化管間葉系腫瘍
gastrointestinal stromal tumor (GIST)

■概要
　胃や腸など，消化管の壁に発生する間葉系腫瘍である．胃に発生することが多い(50～70％)．粘膜下組織や固有筋層，漿膜下組織などに発生する．数mmから10cmを超えるものまでさまざまな大きさである．切除後に再発することがあり，良性・悪性の判断が難しい．消化管運動を調節するCajal介在細胞を由来とする腫瘍と考えられている．

■臨床
　内視鏡による観察では，非腫瘍性の上皮が覆っているため，粘膜下腫瘍 submucosal tumor (SMT) の形態をとる．

　治療は外科的切除を第一とする．切除不能例や残存病変，再発，転移病変に対してはイマチニブによる治療が行われる．チロシンキナーゼを標的とする治療で，KIT陽性であるGISTの増殖を抑える．イマチニブはもともと慢性骨髄性白血病に使用されていた．

■組織
　紡錘形細胞の充実性増生からなる．免疫組織化学的にはc-kit，CD34陽性である．90％で *c-kit* 遺伝子の変異がある．

　組織像が類似した腫瘍として，平滑筋腫や神経鞘腫があるが，免疫組織化学的に区別される．

Check
- 粘膜下腫瘍
- 紡錘形細胞の充実性増生
- 免疫組織化学的にc-kit陽性

More advanced
- リスク分類：腫瘍径5cm以上かつ，高倍率視野50視野当たり5個(5/50HPF)以上の核分裂像があるものや10cm以上の腫瘍，あるいは，10/50HPF以上の核分裂像を示す腫瘍は再発率が高い高リスク群と考えられている．腫瘍径5cm以下で核分裂像5/50HPF以下のものは低リスク群とされている．

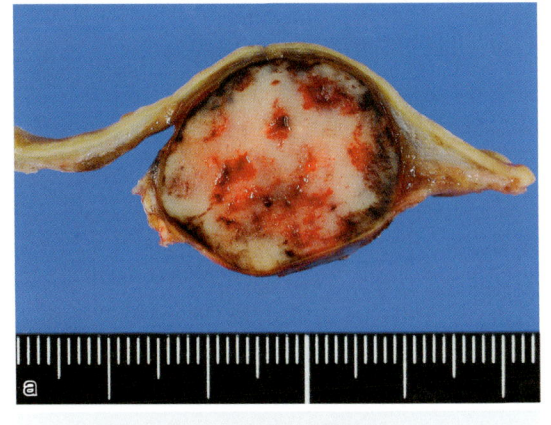

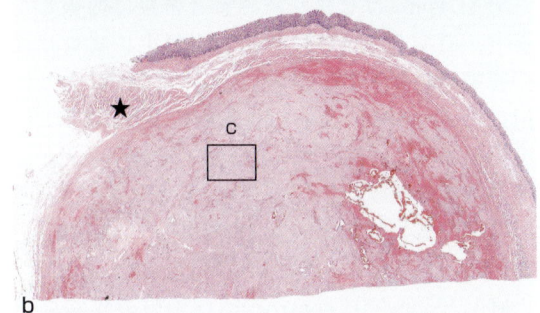

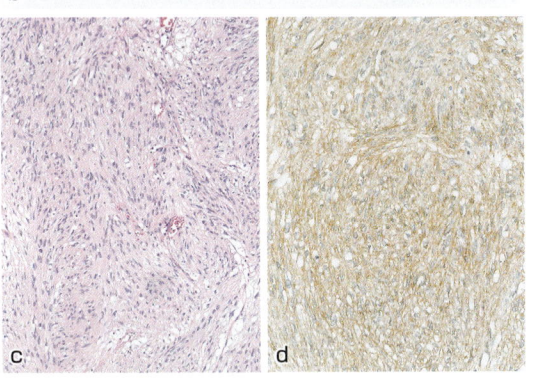

図1　消化管間葉系腫瘍
a：割面の肉眼像．白色充実性であるが，出血や変性を混ぜることがある．b：ルーペ像．粘膜が覆っており，粘膜下腫瘍である．固有筋層(★)に連続する腫瘍である．c：組織像．異型の乏しい紡錘形細胞の増生からなる．この症例では，核分裂像はみられず，低リスクと判断される．
d：抗c-kit抗体による免疫組織化学的染色．多くの細胞に褐色の陽性像がみられる．

10. 胃リンパ腫
malignant lymphoma

■ 概要

　胃にもリンパ腫が発生することがある．ほとんどはB細胞性である．消化管のリンパ腫としては胃に発生することが最も多い．
　MALTomaと呼ばれる粘膜関連リンパ組織mucosal associated lymphoid tissue（MALT）由来の低悪性度リンパ腫と，全身でもみられる高悪性度のびまん性大細胞型B細胞リンパ腫が大部分を占める．MALTomaはリンパ組織の中では濾胞辺縁帯 marginal zoneのB細胞に由来する．

■ 臨床

　MALTomaはピロリ菌感染と密接に関係しており，MALTomaの患者の70％以上にピロリ菌の感染がある．またピロリ菌の除菌治療により，MALTomaが縮小ないし消失することがある．
　肉眼的には，表層型，潰瘍型，隆起型などがある．潰瘍やびらんを作ることが多く，境界は不明瞭であることが多い．

■ 組織

　MALTomaではcentrocyte様細胞の異常増殖がみられ，反応性リンパ濾胞を混ぜている．リンパ球浸潤による腺管破壊像，腺管の不明瞭化（lymphoepithelial lesion：LEL）がみられる．浸潤リンパ球はB細胞性であり，免疫組織化学的にCD20やCD79aの陽性像が観察される．

Check

- 異型リンパ球浸潤
- MALToma：centrocyte様細胞の異常増殖
- リンパ球浸潤による腺管破壊像 lymphoepithelial lesion（LEL）

More advanced

- t（11;18）（q21;q21）転座（*API2-MALT1*キメラ遺伝子）が胃MALTリンパ腫の10〜20％，MALTリンパ腫の50％にみられる．転座例ではピロリ菌の除菌で，腫瘍が縮小しないことが明らかになっている．

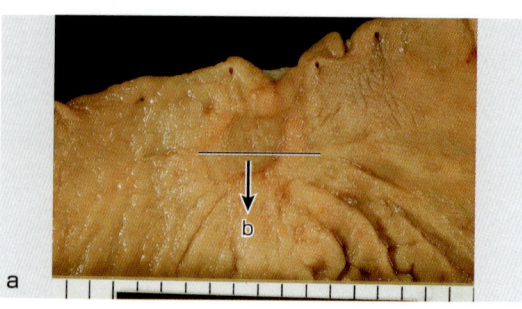

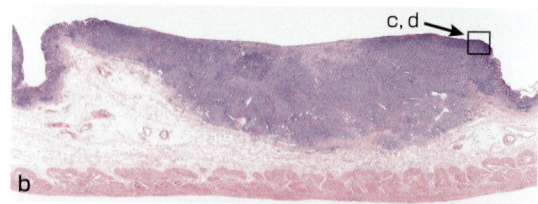

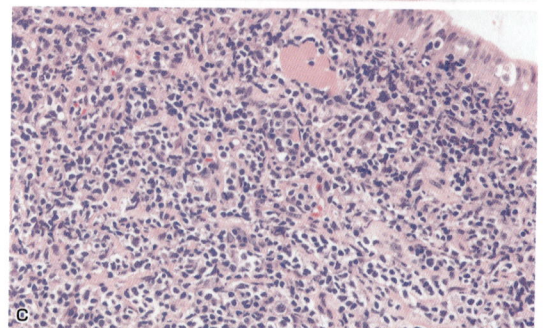

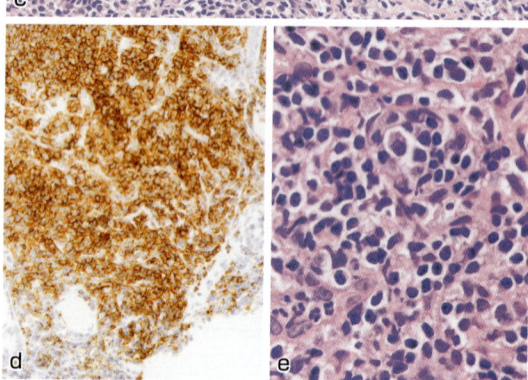

図1　胃リンパ腫
a：肉眼像．潰瘍を形成する3型に似た腫瘍がある．b：ルーペ像．粘膜から粘膜下層にかけて，ヘマトキシリンの濃染領域があり，細胞が増えていることがわかる．c：MALToma（中拡大像）．リンパ球が増えており，腺管が不明瞭あるいは消失している．d：抗CD20抗体による免疫組織化学的染色．褐色の陽性像が多くみられ，B細胞系の細胞増殖であることがわかる．e：強拡大像．細胞質が淡明な小型から中型のcentrocyte様細胞が増えている．腺管を破壊する像がみられる．

6
下部消化管
鬼島宏

1. Crohn病
Crohn disease

■概要
大腸および小腸の原因不明の炎症性疾患で，潰瘍性大腸炎とともに炎症性腸疾患と称されている．病変は，非乾酪性類上皮細胞性肉芽腫を伴う炎症により，縦走潰瘍が形成される．腸管壁全層に炎症が及ぶため，線維化による腸管狭窄や瘻孔も生じる．

■臨床
若年者（10～30歳）の発症が多い．腹痛・下痢・発熱を主な症状として発症する．また，肛門病変（痔瘻・裂肛）も高率に認められる．腸管の全層性炎症のため，腸管狭窄・穿孔も生じることが多く，腸管切除などの外科的治療を必要とすることも多い．病因は不明であるが，免疫系異常が示唆されている．腸管外合併症として，関節炎，脊椎炎，口腔内アフタ（小型の浅い潰瘍），皮膚症状（結節性紅斑，壊疽性膿皮症など），虹彩炎などがある．

■肉眼・組織
肉眼的に病変は，縦走潰瘍を形成する．潰瘍周囲粘膜は浮腫を呈して盛り上がるため，敷石状概観を呈する．病変は，回盲腸部に好発するが，大腸・小腸いずれの部位にも非連続性に発生しうる（飛び石状病変）．炎症性ポリポーシス（偽ポリポーシス）も形成される（潰瘍性大腸炎を参照）．組織学的には，①乾酪壊死を伴わない類上皮細胞性肉芽腫の形成が特徴的である．肉芽腫には，マクロファージ由来の類上皮細胞やLanghans型巨細胞が含まれ，リンパ球浸潤を伴う．②縦走潰瘍は，ul-Ⅱ～ul-Ⅳと多彩である．③炎症は，腸管壁全層に広がり，裂孔・瘻孔・線維化を伴う．

Check
- 好発年齢と症状
- 肉眼所見と組織所見
- 非乾酪性類上皮細胞性肉芽腫（サルコイド型肉芽腫）の定義

More advanced
- 病名は，報告者（Burrill Bernard Crohn, Mount Sinai Hospital, New York, 1932）にちなむ
- 消化管（口腔から肛門まで）のあらゆる部位に病変が生じることが知られている（大腸・小腸と比べれば稀であるが）．
- 潰瘍性大腸炎とともに，厚生労働省の特定疾患（いわゆる難病）に指定されている．

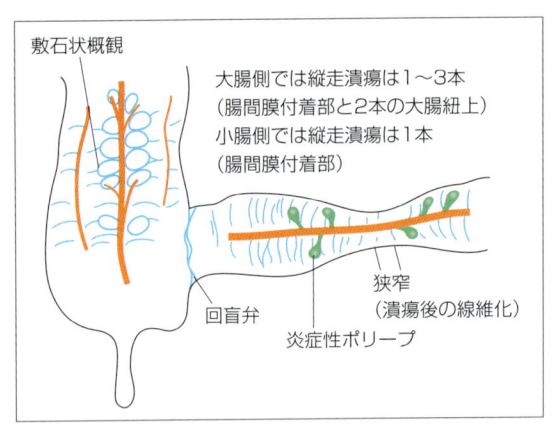

図1 Crohn病の肉眼所見

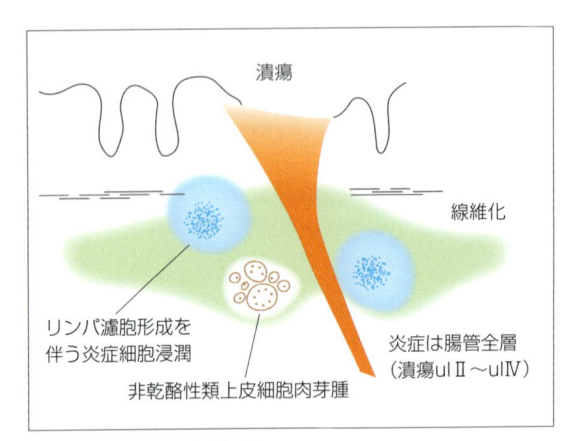

図2 Crohn病の組織所見

表1 Crohn病と潰瘍性大腸炎との比較

	Crohn病	潰瘍性大腸炎
好発年齢	若年者（10～30歳）	若年者（10～30歳）
病変部位	全消化管	大腸
病変	非連続性，縦走潰瘍	直腸から連続性
組織所見	非乾酪性肉芽腫	陰窩膿瘍
合併症	狭窄，肛門部病変	中毒性巨大結腸症

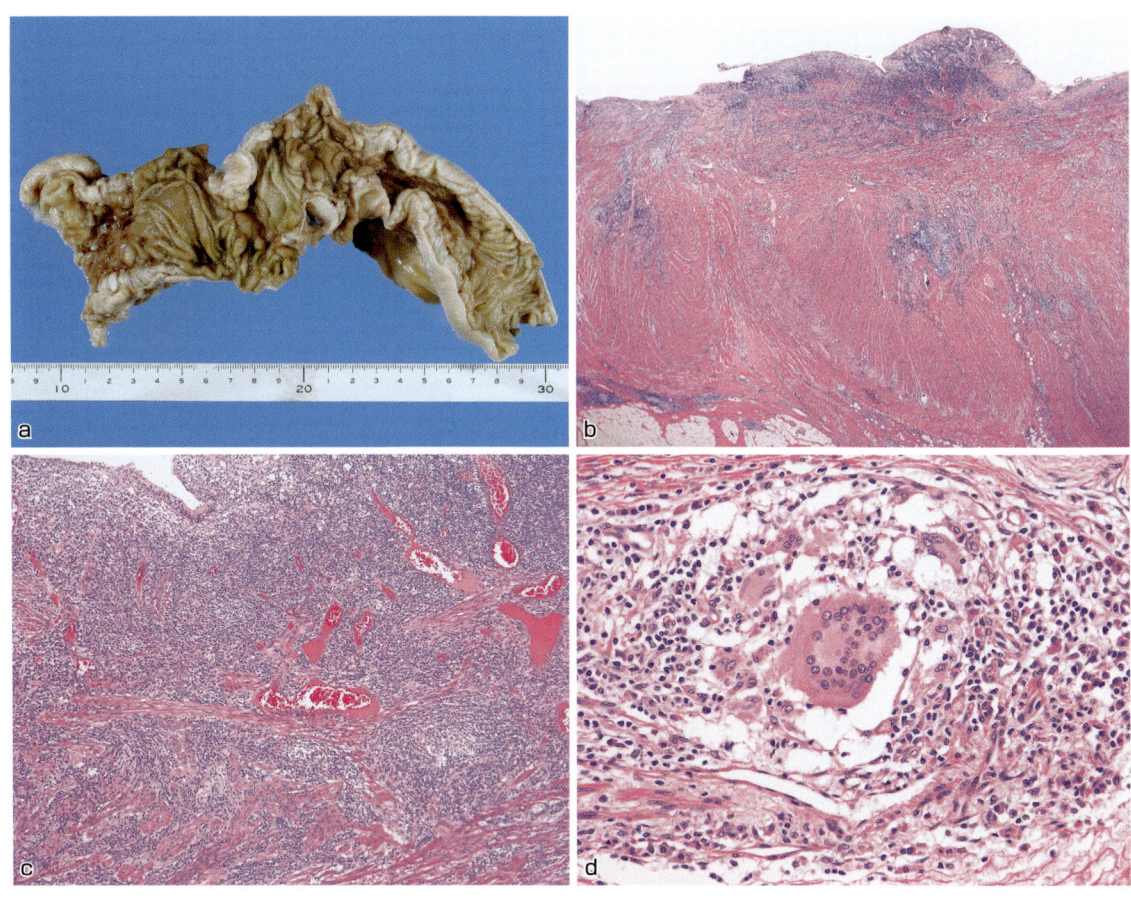

図3 Crohn病
a：肉眼像．線維化による引きつれを伴う潰瘍が多発している（飛び石状病変）．潰瘍周囲の粘膜は浮腫状に盛り上がり，炎症性ポリープないし敷石状概観を呈している．縦走潰瘍（図右）では，腸管狭窄が顕著である．b：炎症細胞の浸潤．弱拡大像．高度の炎症細胞浸潤が粘膜に認められる（図上）．炎症細胞浸潤は，粘膜下層・固有筋層・漿膜下層にも広がり，全層性炎（腸管壁全体に及ぶ炎症）の所見を呈している．c：bの拡大像．高度の炎症細胞浸潤が粘膜および粘膜下層に認められる．リンパ濾胞が形成されている（図右下）．d：乾酪壊死を伴わない類上皮細胞性肉芽腫（類上皮肉芽腫）．マクロファージ由来の類上皮細胞やLanghans型巨細胞が含まれ，リンパ球浸潤を伴っている．

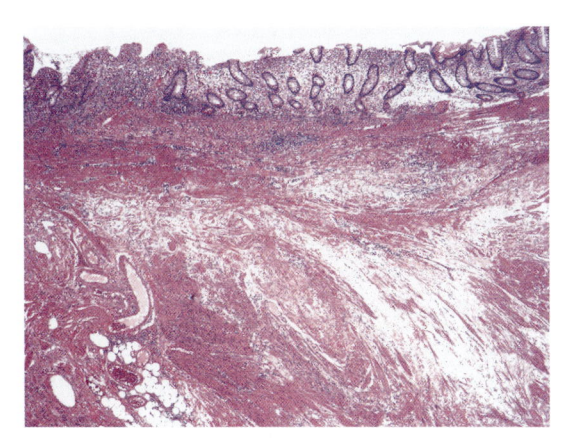

図4 瘢痕部の線維化
潰瘍瘢痕部では線維化が認められ，粘膜下層と固有筋層は癒合している．

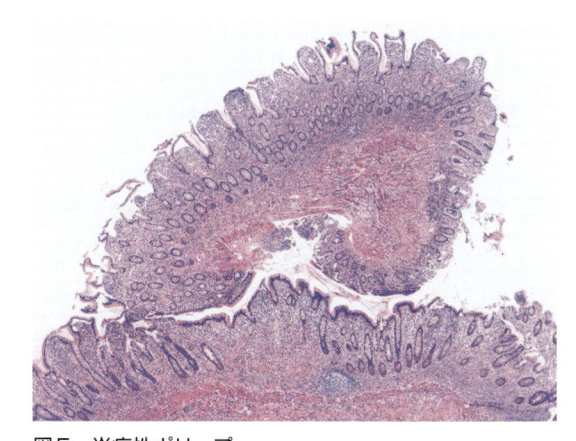

図5 炎症性ポリープ
反応性の上皮と炎症細胞浸潤を伴う浮腫状組織よりなっている．

2. 潰瘍性大腸炎
ulcerative colitis

■概要

大腸の原因不明の炎症性疾患で，Crohn病とともに炎症性腸疾患と称されている．病変は，粘膜を主体にびらん・潰瘍が形成され，活動期と緩解期を繰り返しながら慢性に経過する．組織学的には，陰窩膿瘍が認められる．

■臨床

若年者（10〜30歳）の発症が多い．粘血便・下痢・腹痛を主な症状として発症し，その後は緩解・再燃を繰り返す．持続性炎症のため，大腸ひだ（ハウストラ）が消失する（鉛管状腸管）．長期経過例では，腸管の蠕動機能が失われて腸管拡張を生じたり（中毒性巨大結腸症），上皮細胞への慢性刺激により大腸癌が合併したりする．腸管外合併症（関節炎・虹彩炎・膵炎など）も知られており，免疫異常の関与が示唆されている．

■肉眼・組織

肉眼的に病変は，直腸から発症して上行性に連続して全大腸へ広がる．粘膜は，びらん・潰瘍のために発赤調（ホルマリン固定後は褐色調）を呈する．経過例では，潰瘍周囲の粘膜が肥厚して多発性のポリープが形成され，炎症性ポリポーシス（偽ポリポーシス）と称される．組織学的には，①リンパ球を含む高度の炎症細胞浸潤が粘膜内に認められ，しばしばリンパ濾胞形成を伴う．② 活動期には，陰窩（腺管）内に好中球が集簇する「陰窩膿瘍」が多発する．③びらん・潰瘍により陰窩が脱落と再生を繰り返すため，陰窩の萎縮とねじれが特徴的である．

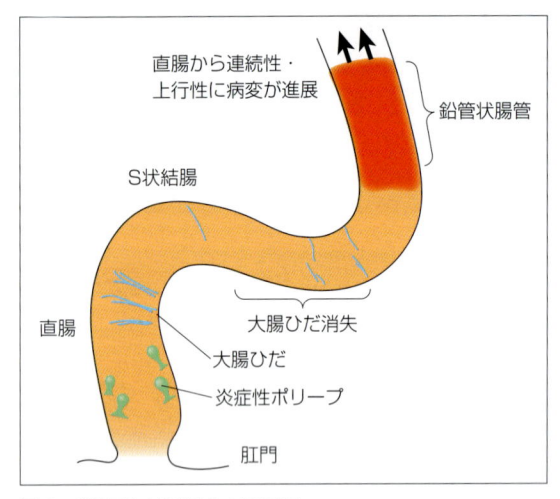

図1 潰瘍性大腸炎の肉眼所見

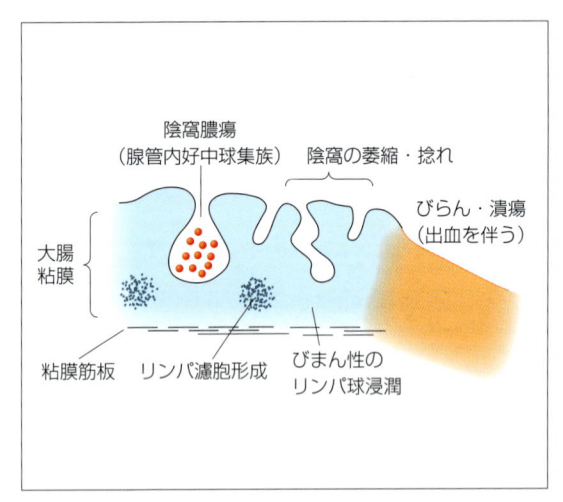

図2 潰瘍性大腸炎の組織所見

Check
- 好発年齢と症状
- 肉眼所見と組織所見
- 陰窩膿瘍の定義

More advanced
- アミノサリチル酸製薬（サラゾピリンなど）や重症例へのステロイド薬といった内科的治療が奏効するようになってきた．
- 長期経過例が増えたため，発癌に対するサーベイランスが重要である．
- 潰瘍性大腸炎（H21, 約11万人）は，Crohn病（H21, 約3万人）よりも頻度は高いが，両者ともに増加傾向にある．
- 炎症性ポリポーシスは，持続する炎症で残存した腸粘膜がポリープ様を呈するため，潰瘍性大腸炎およびCrohn病でみられることが多い．

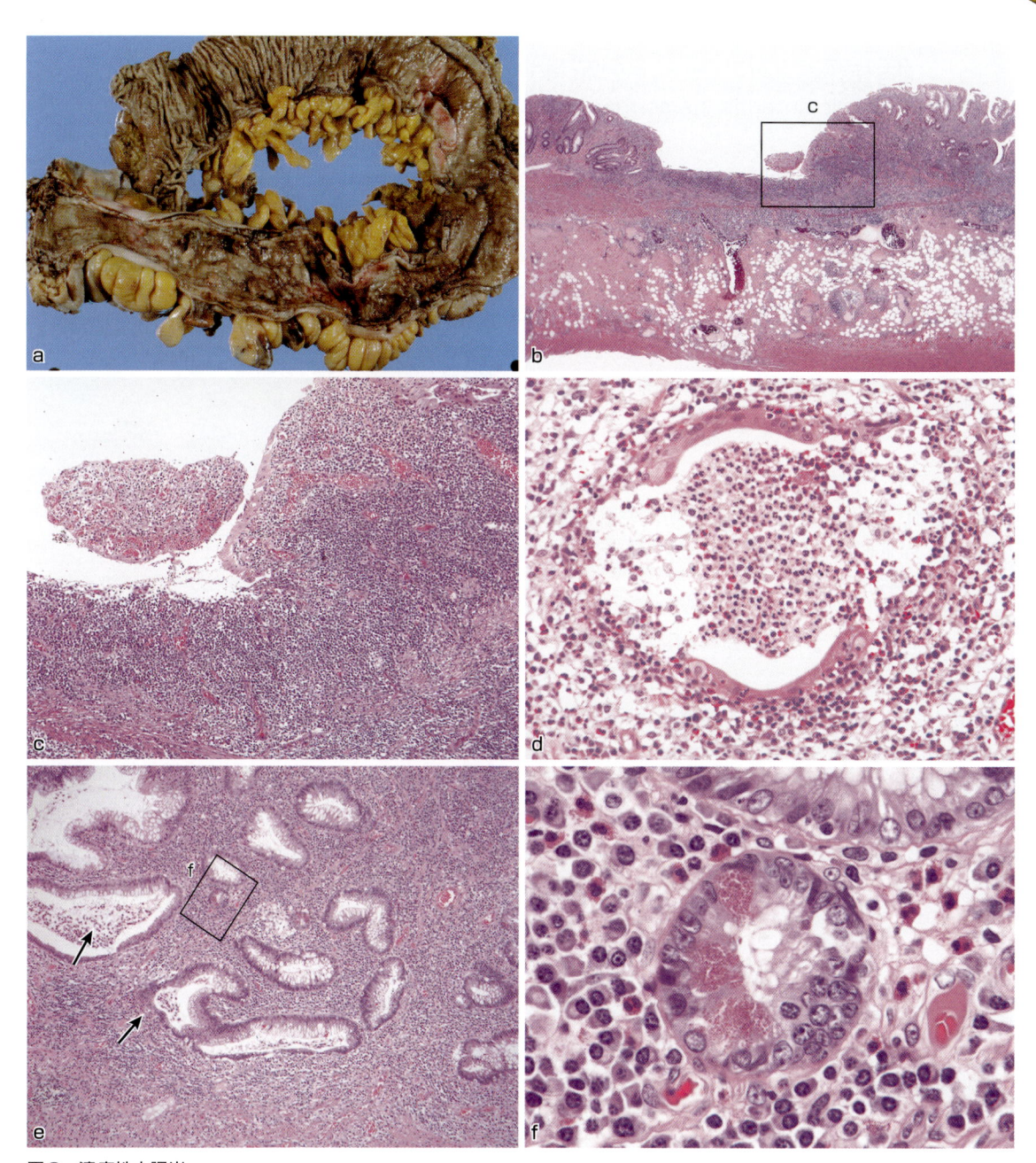

図3 潰瘍性大腸炎
a：肉眼像．直腸（図左下：肛門直上）から上行性に連続して病変が広がっている．粘膜は，びらん・潰瘍のために褐色調を呈し，大腸ひだは消失している．b：弱拡大像．高度の炎症細胞浸潤が粘膜を中心にびまん性に認められる．この病変では，粘膜のみの組織欠損（びらん＝ul-I）であり，粘膜筋板は残存している．c：bの拡大像．高度の炎症細胞浸潤の主体は，リンパ球である．一部で変性した上皮が残存している（図中央から右上にかけて）．d：陰窩（腺管）内に好中球が集簇し，陰窩を破壊している．e：慢性活動性炎症を背景として，陰窩の萎縮とねじれがみられる．陰窩膿瘍もみられる（矢印）．f：eの拡大像．陰窩上皮には，Paneth細胞化生が認められ，細胞質内顆粒が確認される．

3. 循環障害に伴う腸疾患：虚血性腸炎と出血性壊死
ischemic enteritis・hemorrhagic necrosis

■概要
　循環障害に伴う腸疾患とは，動脈硬化症・動脈閉塞症・腸捻転などの原因で腸管に十分な血液供給がなされず，壊死などが生じる疾患である．病理診断が特に重要な疾患として，①虚血性腸炎（主に粘膜にびらん・潰瘍と炎症が生じる），および ②出血性壊死（腸管壁全層が壊死に陥り，病変周囲から血液成分が流入する）がある．

■臨床
　突然の腹痛，下痢・下血で発症する．血液供給不足で虚血性腸炎が起こり，動脈閉塞や腸閉塞（腸捻転・腸重積）などで血液供給が極度に低下すると出血性壊死が生じる．

■肉眼・組織
　虚血性腸炎では，表面に壊死物質を伴う不整なびらんや潰瘍が形成される．組織学的には，うっ血・フィブリン析出に加えて，陰窩（大腸腺管）の立ち枯れ状萎縮と減少が特徴的である．
　出血性壊死では，腸管壁の全層性壊死が認められ，著明な出血・うっ血を伴う．粘膜では，びらん・潰瘍が形成され，陰窩（大腸腺管）の消失・炎症細胞浸潤が認められる．しばしば，腸管壁壊死による穿孔が生じると，続発性の腹膜炎を併発する．

Check
- 虚血性腸炎の概念
- 虚血性腸炎の肉眼所見・組織所見
- 出血性壊死の肉眼所見・組織所見

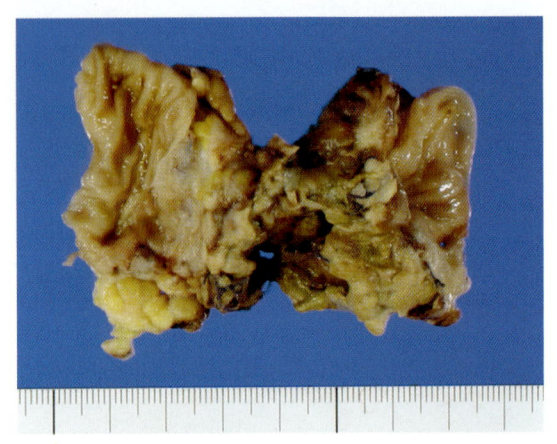

図1　虚血性腸炎の肉眼像
狭窄した腸管の粘膜表面に壊死を伴う不整な潰瘍形成が認められる．本例は，大腸切除後の腸管吻合部付近の狭窄で血流障害のより虚血性腸炎が生じた．

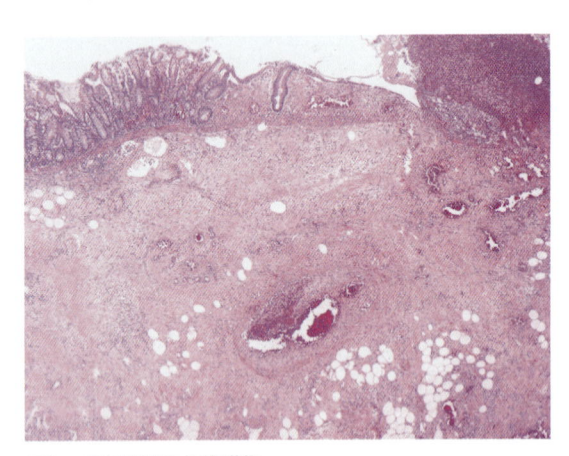

図2　虚血性腸炎の組織像
図1の拡大像．著明な壊死物質を伴う浅い潰瘍が形成されている（図右）．潰瘍に接する粘膜は萎縮し，粘膜の高さが減少している．粘膜下層には，うっ血・炎症細胞浸潤が認められ，血栓を伴う動脈も確認される．

More advanced
- 虚血性腸炎では，血流低下に伴う栄養不足のため，組織壊死に比べて，炎症細胞浸潤や肉芽組織形成は相対的に目立たない．
- 虚血性腸炎は，S状結腸が好発部位である．糞便うっ滞などによる腸管内圧亢進も血流低下の原因となり，虚血性腸炎が生じる．また，大腸癌により腸閉塞が生じると，その近位側腸管にも虚血性腸炎が発生する（この場合，特に閉塞性腸炎と称することもある）．
- 出血性壊死を惹起する動脈閉塞症の原因には，血栓症・塞栓症が挙げられる．
- 急性腸間膜動脈閉塞症は，腸間膜動脈（特に上腸間膜動脈）が急に閉塞して，広汎に腸管壊死が惹起される重篤な疾患である．閉塞の原因は血栓や塞栓の形成で，その基礎疾患として心房細動や心弁膜症が挙げられる．したがって脳梗塞，心筋梗塞，不整脈，血管病の既往がある中高年者に生じることが多い．

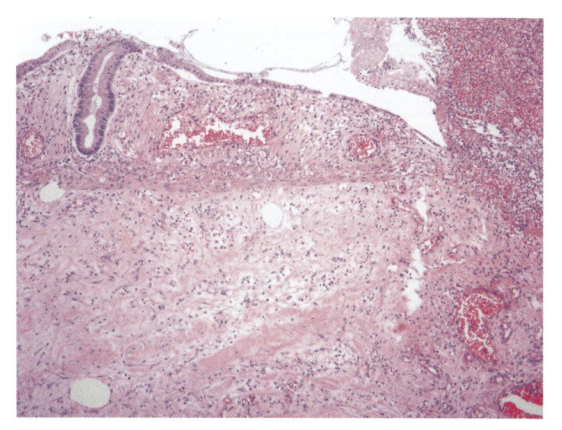

図3　図2の拡大像
粘膜の高さが減少して萎縮した粘膜では，陰窩（大腸腺管）数が減少し，粘膜固有層が浮腫状を呈している．

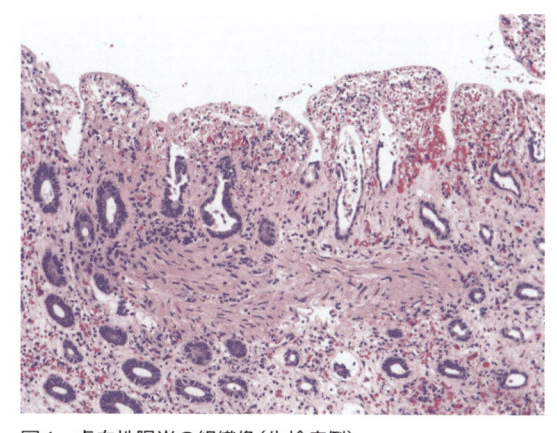

図4　虚血性腸炎の組織像（生検症例）
萎縮した粘膜には，びらん形・出血・フィブリン析出・軽度の炎症細胞浸潤が認められ，陰窩の萎縮を伴う．

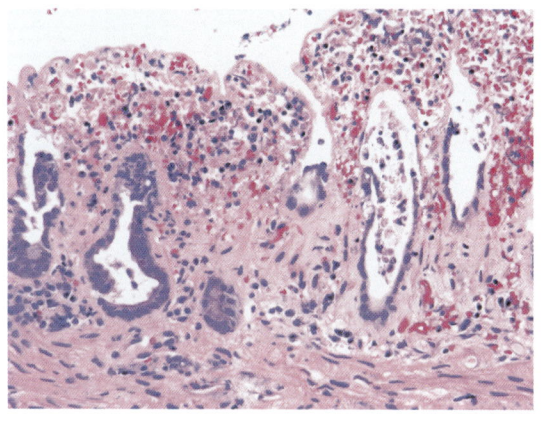

図5　図4の拡大像
萎縮した粘膜では，陰窩が形状を保ちながら上皮細胞が萎縮・消失していくため，陰窩の立ち枯れ状萎縮と称され，虚血性腸炎に特徴的な所見である．

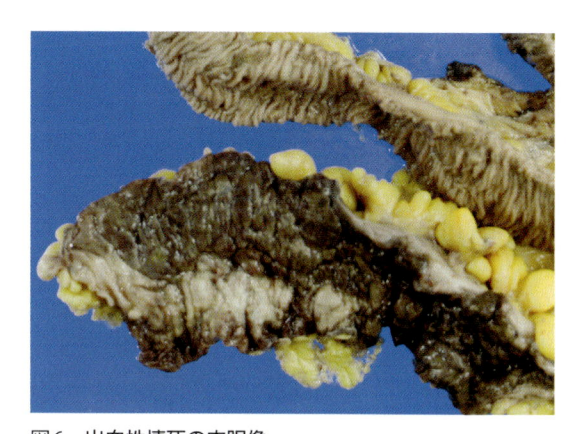

図6　出血性壊死の肉眼像
小腸が暗褐色調を呈し，腸管壁全層が壊死に陥っている．粘膜面は浮腫状で，小腸ひだが太くなっているが，一方で絨毛構造の萎縮もみられる．壊死の陥っていない部分（図上方）と比較すると所見がわかりやすい．本例は，大腸切除後の線維性癒着による腸閉塞で，出血性壊死が生じた．

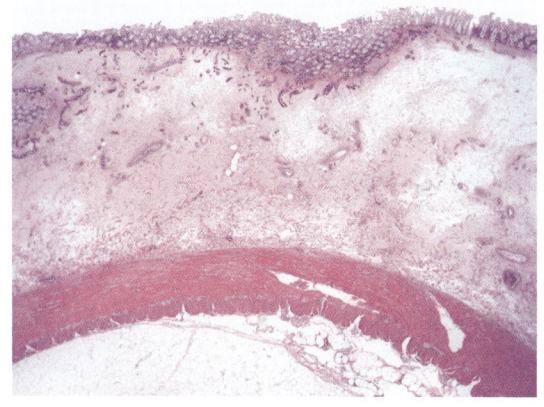

図7　図6の組織像
腸管全層で，壊死が認められる．特に粘膜下層の著明な浮腫が目立ち，出血を伴う．

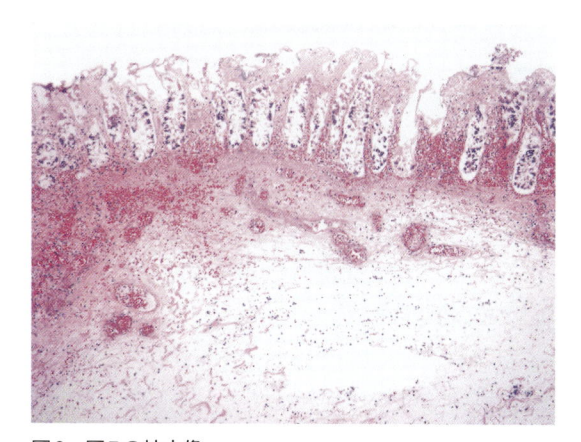

図8　図7の拡大像
壊死に陥った粘膜・粘膜下層では，出血・びらんが認められ，陰窩は脱落している．出血・浮腫と比べて，炎症細胞浸潤は，相対的に軽度である．

4. 感染性腸炎：腸結核とアメーバ赤痢
infectious enteritis・amebic dysentery

■概要
　感染性腸炎とは，細菌・ウイルス・真菌などの病原体が腸に感染し，消化器症状を呈する疾患である．病理診断が特に重要な疾患として，①腸結核（結核菌 *Mycobacterium tuberculosis* により引き起こされ，肺結核・結核性リンパ節炎とともに代表的な結核），および②アメーバ赤痢（原虫である赤痢アメーバ *Entamoeba histolytica* による消化器伝染病）がある．

■臨床
　腸結核では，慢性の腹痛，腸管閉塞症状，下痢などの症状が出現する．腸結核の約50％では，活動性肺結核を合併するとされている．
　アメーバ赤痢では，いちご状粘血便，断続的な下痢，痙攣性の腹痛などの症状が出現する．

■肉眼・組織
　腸結核は，回盲部に好発し，不整な円形潰瘍や輪状潰瘍を形成する．組織学的には，乾酪性類上皮肉芽腫が特徴的で，乾酪壊死，類上皮型マクロファージの集簇，Langhans型巨細胞，リンパ球浸潤，線維化が認められる．
　アメーバ赤痢では，大腸に潰瘍を形成する．組織学的には，潰瘍部の壊死・肉芽組織内に，栄養型の赤痢アメーバ（原虫）が確認される．赤痢アメーバは，PAS染色陽性の原虫（真核単細胞生物）であり，しばしば赤血球の貪食像がみられる．

Check
- 感染性腸炎の概念
- 腸結核の肉眼所見・組織所見
- アメーバ赤痢の組織所見

More advanced
- 腸結核では，パイエル板を含むリンパ装置にしばしば初期感染が起こるため，円形潰瘍となる．その後，リンパ流に沿って腸管短軸方向に病変が広がるため，輪状潰瘍が生じる．潰瘍が治癒すると，線維化による腸管狭窄が生じる．
- アメーバ赤痢は，嚢子（細胞が集合し膜で覆われた休眠状態）で経口感染する．感染後に栄養型となり，腸管内で増殖する．腸管から血行性に門脈を経て，肝臓に膿瘍形成を生じることがある．
- 疾患名（アメーバによる赤痢）と，原虫名（赤痢の原因となるアメーバ）を混同しないこと．

表1　腸結核とCrohn病との比較

	腸結核	Crohn病
好発年齢・部位	高齢者，回盲部	若年者，全消化管
病変	円形・輪状潰瘍	縦走潰瘍
組織	乾酪性肉芽腫	非乾酪性肉芽腫

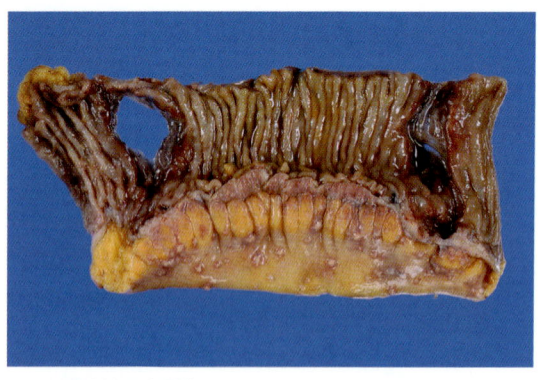

図1　腸結核の肉眼像
小腸の円形潰瘍（左）が穿孔して，緊急手術となった症例．輪状潰瘍（右）も認められる．腸間膜（下方）表面には，結核の播種病変が白色調小結節として確認される．

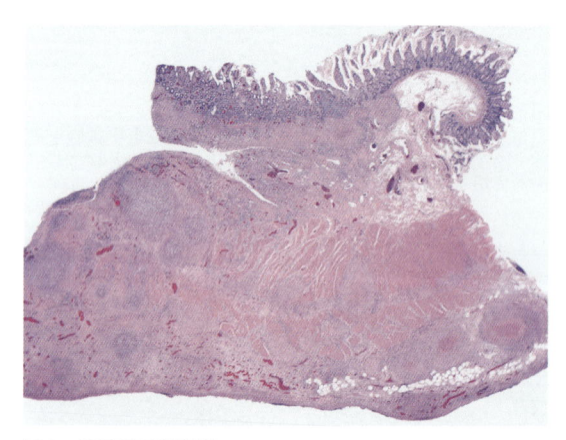

図2　腸結核の組織像
潰瘍穿孔部の周囲には，壊死・肉芽組織とともに類上皮肉芽腫が認められる．

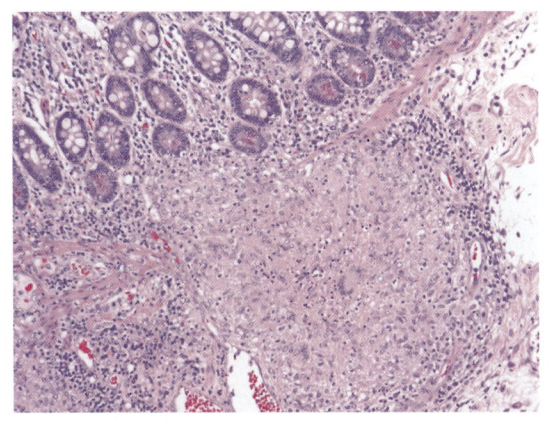

図3　図2の拡大像
類上皮肉芽腫は，類上皮型マクロファージの集簇，Langhans型巨細胞，リンパ球浸潤よりなり，小腸の粘膜から粘膜下層にかけて形成されている．

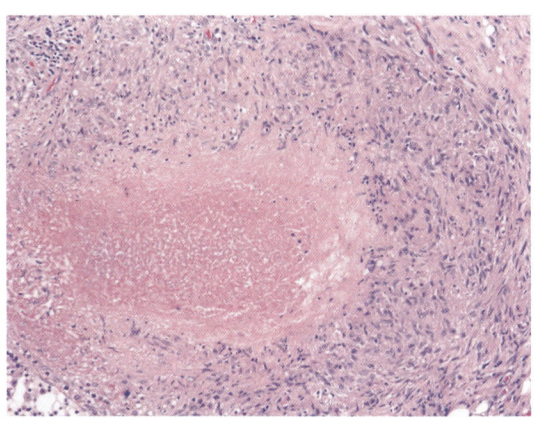

図4　図2，漿膜下層の拡大像
類上皮肉芽腫の中心には，乾酪壊死が形成されている．

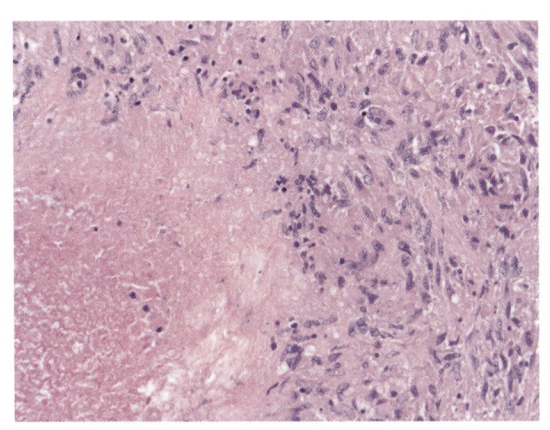

図5　図4の拡大像
類上皮肉芽腫の乾酪壊死周囲には，類上皮型マクロファージの集簇，Langhans型巨細胞が認められる．

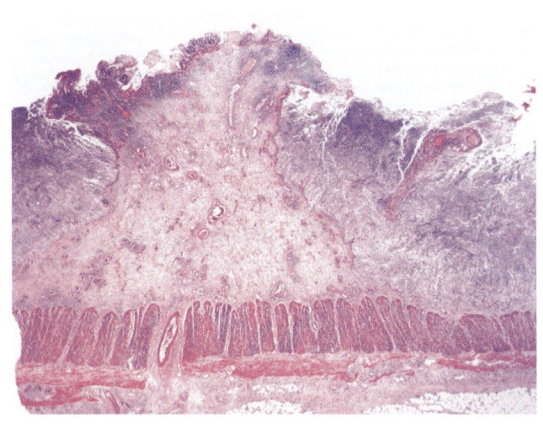

図6　アメーバ赤痢の組織像
壊死の強い潰瘍部には，肉芽組織形成と炎症細胞浸潤が目立つ．

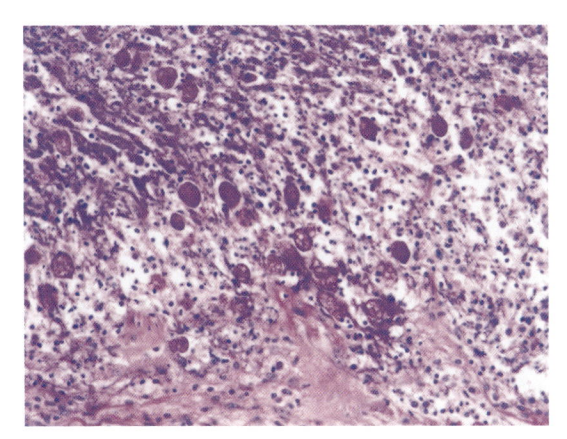

図7　図6の拡大像
潰瘍の壊死・肉芽組織内には，PAS染色陽性を示す多数の赤痢アメーバ（栄養型）が認められる．（PAS染色）

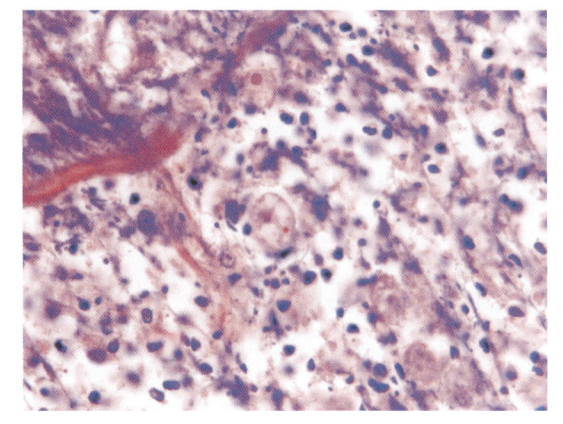

図8　図7の拡大像
肉芽組織内には，真核単細胞の赤痢アメーバが認められ，赤血球貪食像も確認される．

5. 憩室症・Meckel 憩室
diverticulosis・Meckel diverticulum

■概要

憩室とは，腸管の一部が外側に向かい袋状に突出した状態．腸管壁全層が突出した真性憩室と，粘膜層が固有筋層の間隙を抜けて外側に突出した仮性憩室の2種類がある．胎生期の臍腸管の遺残であるMeckel憩室は，先天性の真性憩室であり，成人で発見される大腸憩室は，後天性の仮性憩室である．

■臨床

憩室症は，通常は無症状であるが，憩室に炎症が加わり憩室炎となると，腹痛・下血の原因となる．盲腸など右側大腸の憩室炎は，虫垂炎との鑑別が困難となることがある．憩室炎を発症した場合や，炎症が憩室周囲に波及して穿孔や続発性腹膜炎へと進展した場合には，治療の対象となる．Meckel憩室は，無症候性を含めると人口の1～2％に存在するとの報告もあり，消化管で最も多い先天性疾患とされている．後天性仮性憩室である大腸憩室症は，欧米に多いとされていたが，食生活の欧米化に伴いわが国でも増加している．

■肉眼・組織

肉眼的に憩室は，腸管内面からの限局性の窪みとして認識される．組織学的には，真性憩室では，憩室壁に腸管の4層構造（粘膜・粘膜下層・固有筋層・漿膜下層）が確認される．仮性憩室では，憩室壁は菲薄であり，粘膜（粘膜筋板を含む）よりなる．

粘膜は，憩室発生部位と同様の組織で構成される．憩室炎を発症すると，種々の程度で炎症性変化が加わる．

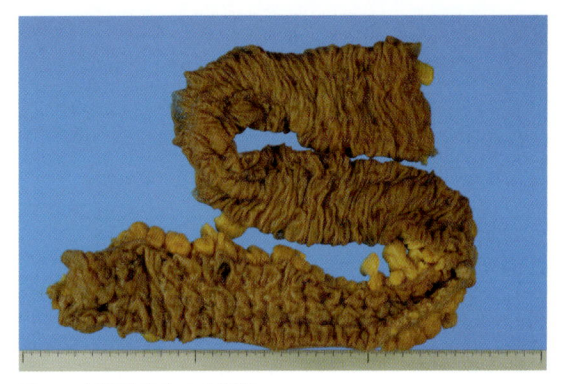

図1　大腸憩室症の肉眼像
腸管内面からの限局性の窪みとして認識される憩室が多発している．一部の憩室では，出血による血性内容物が憩室内腔に確認される．

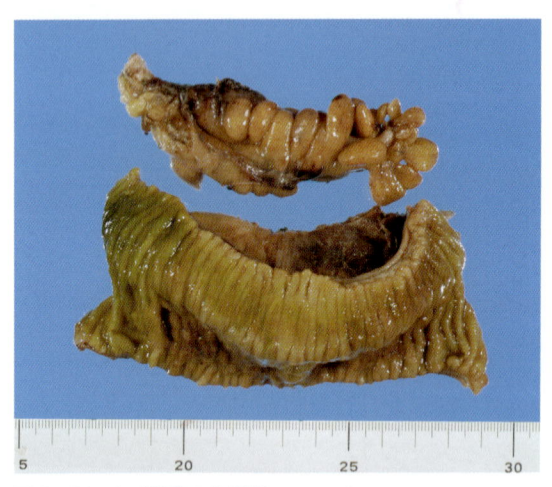

図2　Meckel憩室の肉眼像
小腸内面からの窪みとして認識される憩室が認められる．大腸憩室症と比べ，大型で単発の憩室であることが理解される．

Check
- 真性憩室と仮性憩室の定義
- 好発部位と組織所見
- Meckel憩室の由来

More advanced
- 腸管壁の脆弱部に生じる大腸憩室は，多発することが多い．
- Meckel憩室は，回盲弁から100 cm以内の小腸に存在することが多く，稀に腸重積の原因となる．憩室には，異所性組織として胃粘膜や膵組織が確認されることもある．
- Meckel憩室は，この疾患が胎生期に由来すると報告したJohann Friedrich Meckel（German anatomist, 1809）にちなむ．
- 消化管の憩室症では大腸憩室の頻度が最も高い．この他，十二指腸憩室や食道憩室も認められるが，いずれも大部分が後天性である．

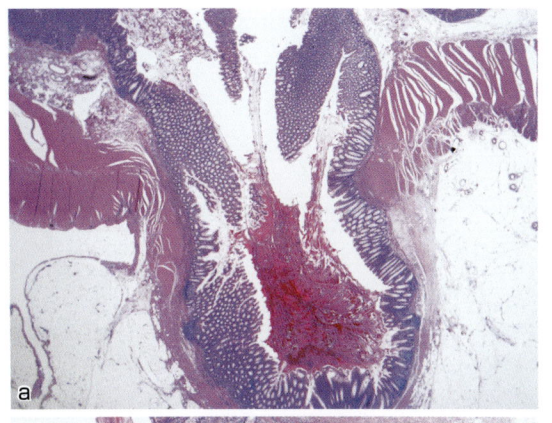

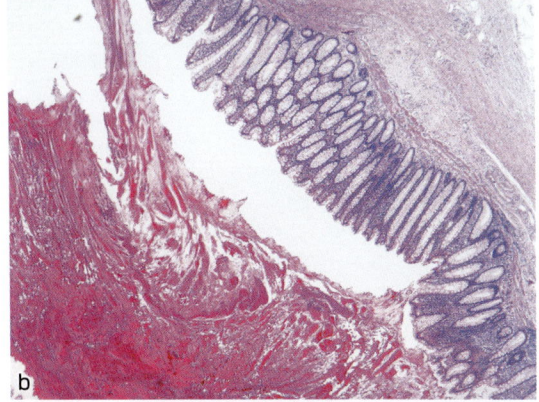

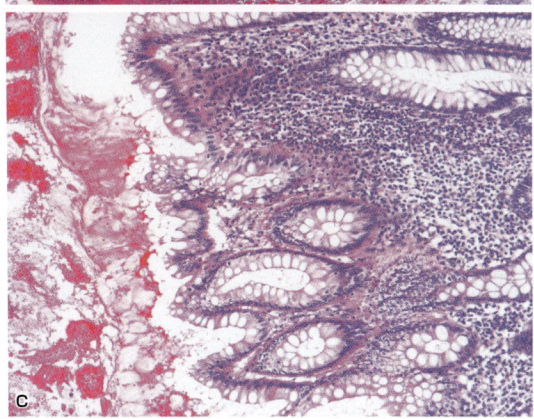

図3　図1の組織像
a：大腸粘膜（粘膜筋板を伴う）が，固有筋層の間隙を抜けて外側（漿膜下層内）に突出している．憩室内腔には，血液が充満している．b：aの拡大像．憩室壁は，菲薄であり，粘膜（粘膜筋板を伴う）よりなる．その周囲の結合組織内には，炎症細胞浸潤が認められる．c：bの拡大像．大腸憩室は，非腫瘍性の大腸粘膜を有し，粘膜出血に伴う血性内容物もみられる．

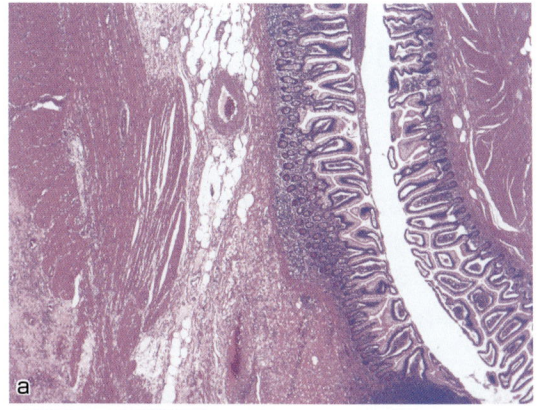

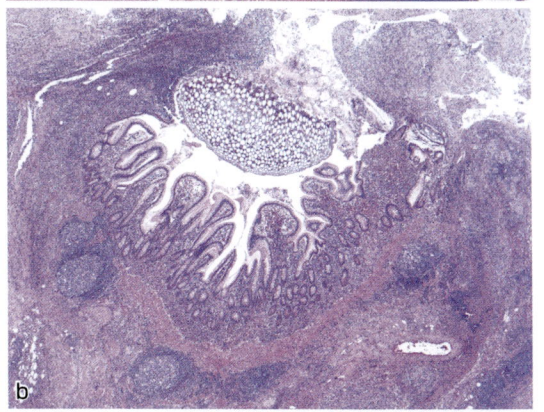

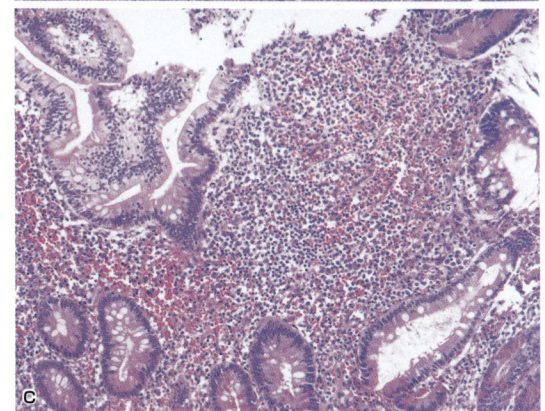

図4　図2の組織像
a：Meckel憩室では，憩室壁に腸管の4層構造（粘膜・粘膜下層・固有筋層・漿膜下層）が確認される．b：aの拡大像．Meckel憩室内に，腸管内容物（食物残渣）が滞り，憩室炎を発症している．著明な炎症細胞浸潤と憩室壁破壊が認められる．c：bの拡大像．憩室炎に伴い粘膜上皮の剥離が認められる．残存している粘膜上皮は反応性であるが，憩室発生部位と同じ小腸上皮（吸収上皮，杯細胞，Paneth細胞を含む）であることが確認される．

6. 消化管ポリポーシス
gastrointestinal polyposis

■概要

消化管粘膜にポリープ(小隆起性病変)が多発する疾患．ポリポーシスとは，一般に100個以上のポリープが発生すると定義され，遺伝的背景が存在する場合が少なくない．ポリープの多くは大腸に生じ(大腸ポリポーシス)，胃・小腸などにも発生する．

■臨床

消化管ポリポーシスには，家族性腺腫性ポリポーシス familial adenomatous polyposis(FAP)，Peutz-Jeghers症候群，若年性ポリポーシスなどの疾患が含まれる．家族性大腸腺腫症が最も多く，若年者(20～30代)に好発し，大腸に多数(100個以上)のポリープが発生する．癌抑制遺伝子APCの機能喪失により惹起され，常染色体優性を示す遺伝性疾患である．多発する腺腫性ポリープ(良性腫瘍)は増大するとともに癌化を示すため，ほぼ全例で大腸癌が合併する．

■肉眼・組織

消化管(特に大腸)にポリープが多発する．FAPでは，組織学的には粘膜の陰窩(腺管)に多数の腺腫が発生し，肉眼的に大小さまざまな腺腫性ポリープを形成する．腺腫は増大とともに癌化するため，大型のポリープは腺腫内癌の形態を示す(大きさ2cmで50%が癌化するとされる)．

Check
- 消化管ポリポーシス(特にFAP)の疾患概念
- 原因遺伝子と遺伝形式
- 肉眼所見と組織所見

More advanced
- 消化管ポリポーシスをきたす疾患の鑑別は，重要である(表1参照)．
- FAPは，大腸病変(家族性大腸腺腫症)と消化管以外の病変(骨軟部腫瘍)を含む疾患概念であるが，特に両病変(大腸＋消化管外)が認められる場合には，Gardner症候群と称する．またFAPの亜型として，Turcot症候群(FAP＋中枢神経腫瘍)が知ら

表1 消化管ポリポーシス

	遺伝形式	ポリープ	合併症など
家族性腺腫性ポリポーシス	常・優	腺腫・高率に癌化	Gardner症候群 Turcot症候群
Peutz-Jeghers症候群	常・優	非腫瘍性・癌化は稀	色素沈着
若年性ポリポーシス	常・優，ほか	非腫瘍性・癌化は稀	腸重積，先天奇形
Cronkhite-Canada症候群	非遺伝性	非腫瘍性・癌化は稀	脱毛症，中年以後発症
Cowden病	常・優	非腫瘍性・癌化は稀	皮膚粘膜病変

常・優：常染色体・優性遺伝

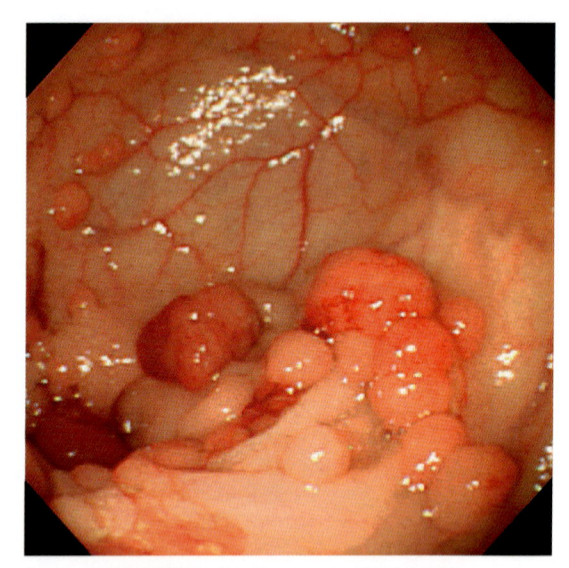

図1 家族性腺腫性ポリポーシスの大腸内視鏡像
多数の腺腫性ポリープ(良性腫瘍)が多発している．

れている．
- FAPに次いで多いのが，Peutz-Jeghers症候群である．若年者(10～20代)に好発する常染色体優性を示す遺伝性疾患で，消化管には過誤腫性ポリープ(非腫瘍性)が多発し，口腔・口唇・手足の色素沈着を伴う．
- FAPは稀に多彩な病態を示し，大腸以外の消化管病変(胃底腺ポリープ，胃癌，十二指腸の乳頭部腺腫・乳頭部癌)や，他臓器の病変(子宮癌，甲状腺癌など)も発生する．

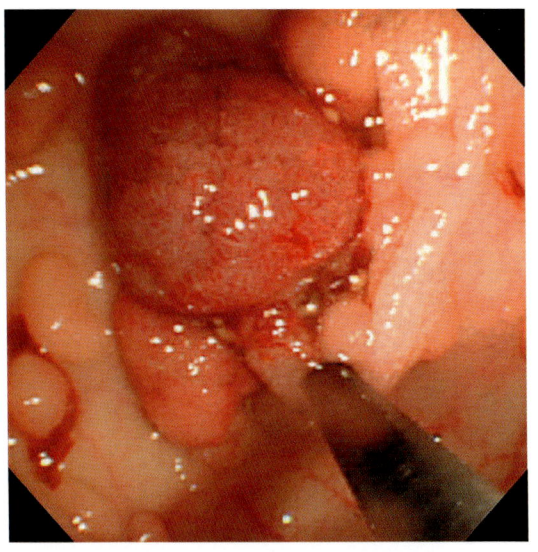

図2　家族性腺腫性ポリポーシスの大腸内視鏡像
前図と別領域．多数の腺腫性ポリープが多発している．

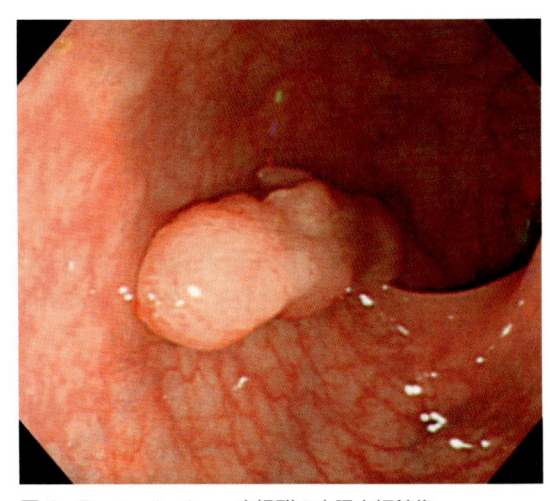

図4　Peutz-Jeghers症候群の大腸内視鏡像
有茎性のポリープが認められる．

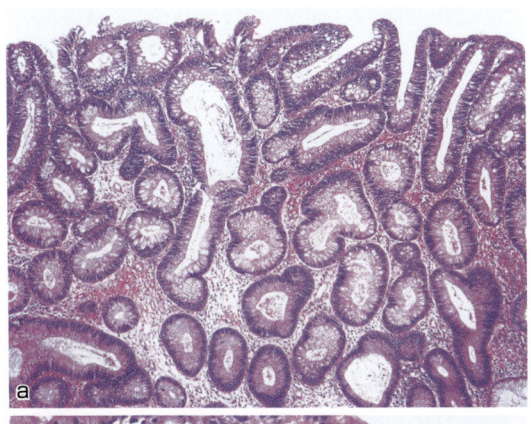

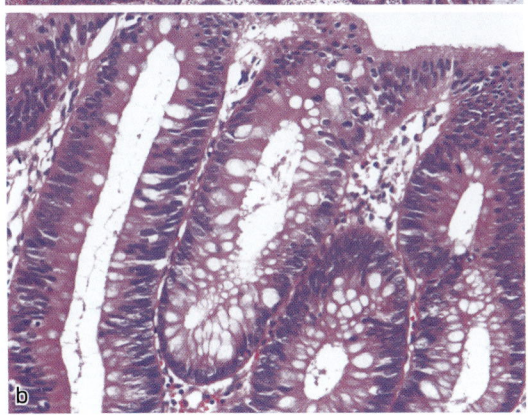

図3　腺腫の組織像
a：管状構造を示す腫瘍性腺管が密に増生している．b：aの拡大像．腺腫では，紡錘形の核は密度が高く，偽重層を示している．ただし，細胞の極性が保たれているため（悪性腫瘍と異なる点），核は細胞基底側に配置されている．

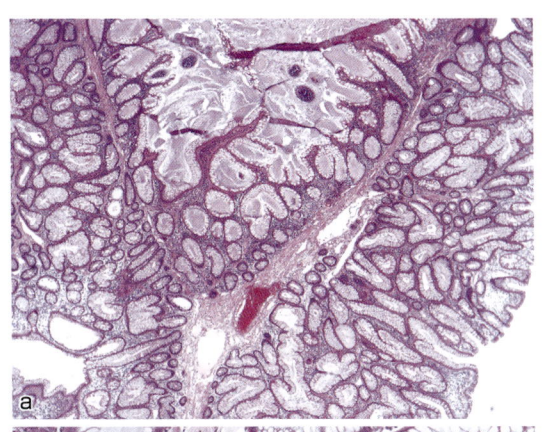

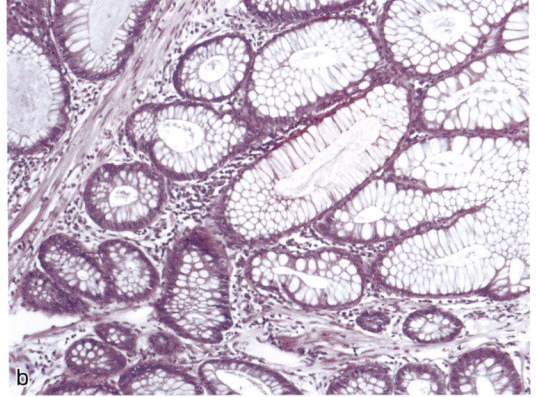

図5　Peutz-Jeghersポリープ
a：非腫瘍性の腺管（陰窩）の過形成よりなり，その間に粘膜筋板が樹枝状に介在している．b：aの拡大像．Peutz-Jeghersポリープの腺管（陰窩）および粘膜筋板は，正常組織に類似しながら増生している（過誤腫）．

7. 大腸発癌：腺腫内癌と *de novo* 癌
carcinoma in adenoma・*de novo* cancer

■概要

大腸癌の発生には，①腺腫・癌連鎖adenoma-carcinoma sequenceと，②直接発癌 *de novo* pathwayの2経路が重要である．腺腫・癌連鎖による発生では，はじめに上皮細胞の増殖が起こり，続いて小型の腺腫（良性腫瘍）が発生する．腺腫が増大すると，その異型も高度となり，腺腫の内部に腺癌が発生する（腺腫内癌）．一方，直接発癌では，大腸粘膜から癌細胞が直接発生する（*de novo* 癌：ラテン語の *de novo* は「初めから，新たに」の意味）．いずれの経路でも，遺伝子異常が重要である．

■臨床

大腸ポリープでは，腺腫性ポリープが最も多く，その半数以上が直腸・S状結腸に発生する．腺腫は，大きさの増加とともに癌化率も上昇し（大きさ2 cmで50％が癌化するとされる），腺腫内癌となるため，腺腫は内視鏡的切除術の適応となる．一方，*de novo* 癌は，平坦型を呈すること多く，浸潤性もより強いとされている．

■肉眼・組織

良性腫瘍である腺腫は，肉眼的にはポリープ状の形態を呈し，組織学的には，管状構造を示す腫瘍性腺管が増生する．腺腫内癌は，腺腫性ポリープ内に腺癌成分が発生する．腺癌成分は，不整管状・癒合管状構造を呈する腫瘍性腺管が増生し，核異型も顕著となる．*de novo* 癌は，肉眼的に平坦型（軽度の隆起ないし陥凹）を呈し，腺腫成分を伴わない．

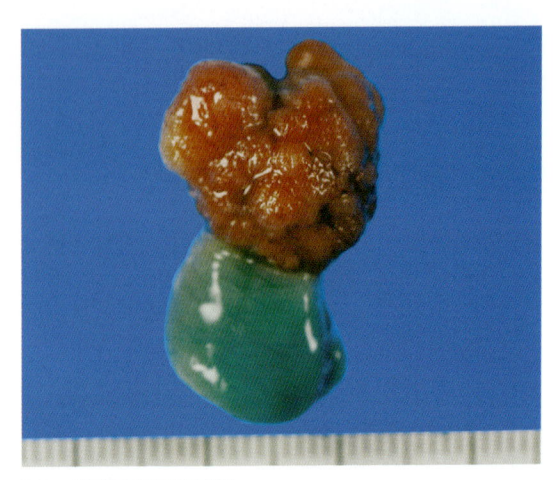

図1　腺腫内癌の肉眼像
内視鏡的に切除されたポリープは，褐色調で不整結節状病変を呈する．

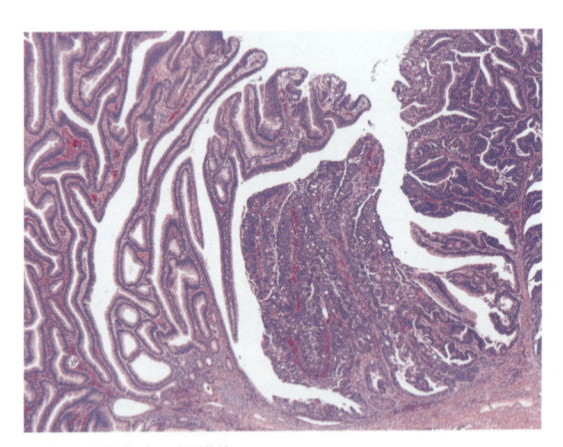

図2　腺腫内癌の組織像
腺腫成分（図左）に接して腺癌成分（図右）が発生する．

Check

- 腺腫・癌連鎖adenoma-carcinoma sequenceの概念
- 直接発癌de novo pathwayの概念
- 腺腫内癌の組織所見

More advanced

- 腺腫・癌連鎖adenoma-carcinoma sequenceは，遺伝子変異の蓄積による多段階発癌であり，Vogelsteinらにより提唱された．*APC*, *K-ras*, *p53* 遺伝子などの変異が関与する．
- 直接発癌de novo pathwayでは，*p53*遺伝子変異の頻度が高く，*APC*, *K-ras*遺伝子変異の関与は低い

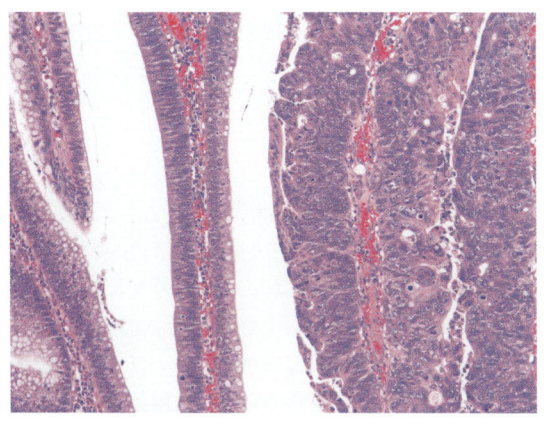

図3　図2の拡大像
腺腫内癌の組織像．腺腫成分（図左）では，管状構造を示す腫瘍性腺管が増生している．本症例の腺癌成分（図右）は，中分化型管状腺癌であり，癒合管状・篩状構造を呈する腫瘍性腺管が増生している．

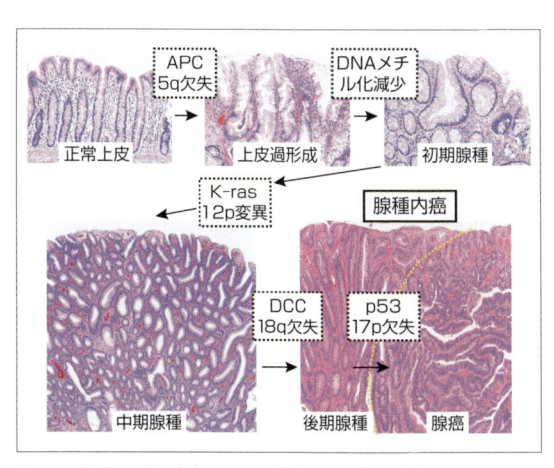

図4　腺腫・癌連鎖における遺伝子変異の蓄積

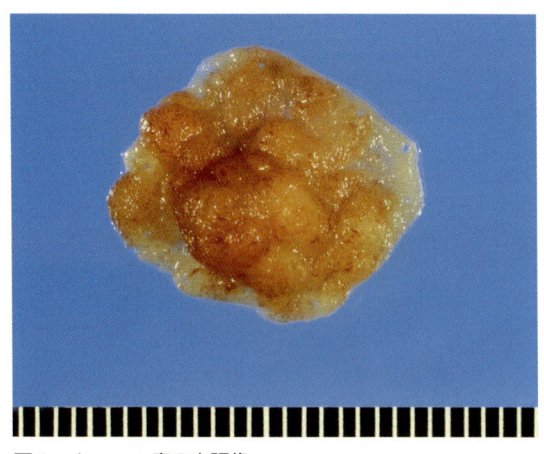

図5　*de novo*癌の肉眼像
内視鏡的に切除された平坦隆起性病変は，褐色調で不整結節状表面を呈する．

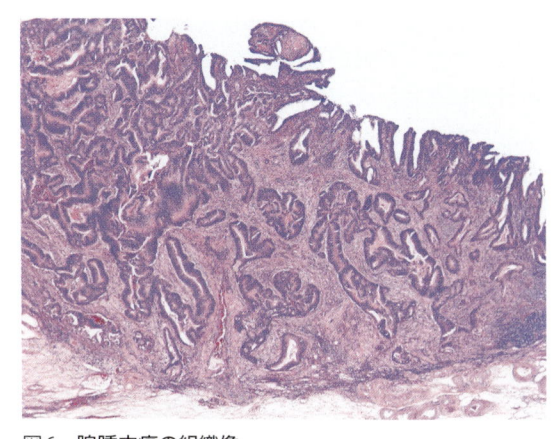

図6　腺腫内癌の組織像
病変は，中分化型管状腺癌よりなる（腺腫成分は認めない）．

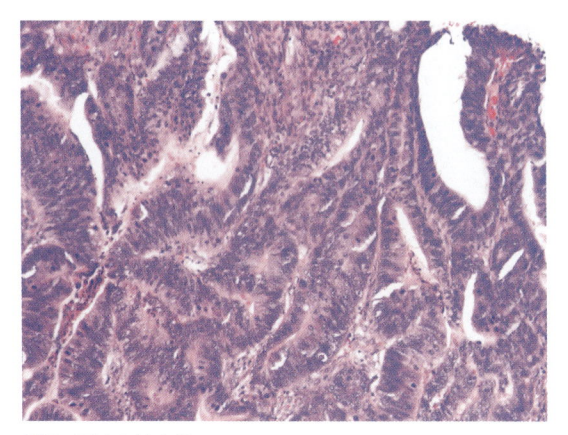

図7　図6の拡大像
管状腺癌は，癒合管状・篩状構造を呈する腫瘍性腺管が増生している．

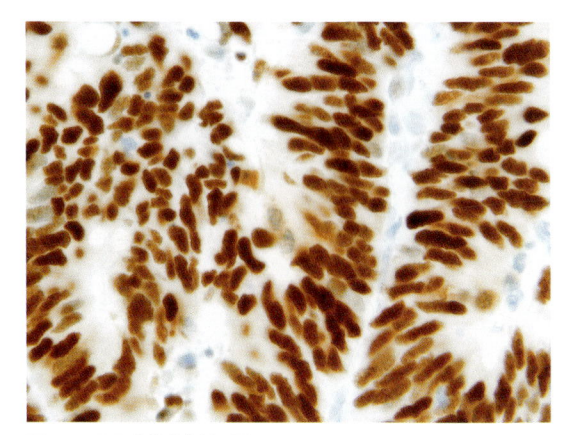

図8　*p53*癌抑制遺伝子
免疫組織化学染色を用いると，異常*p53*遺伝子産物が核内に蓄積することが確認される．

8. 大腸癌：早期癌と進行癌
colon cancer : early cancer, advanced cancer

■ 概要

大腸癌は，壁深達度により，①早期癌 early cancer と，②進行癌 advanced cancer に分類される．早期癌とは，「癌浸潤が粘膜ないし粘膜下層までに留まる癌」と定義され，リンパ節転移の有無は問わない．進行癌は，早期癌よりも進行した癌であり，固有筋層以深へ浸潤した癌である．

■ 臨床

大腸癌は，肺癌・胃癌と並んで日本における癌死亡率の上位を占める重要な癌であり，女性では癌死亡率の第1位である．早期大腸癌では，一般的に予後良好であるが，進行大腸癌では，血行性転移やリンパ節転移をきたしやすい．大腸癌の血行性転移は，大部分が門脈を経て肝転移を生じる．ただし下部直腸では，門脈を経ずに内腸骨動脈から下大静脈へと血液が流入するために，肺転移が生じる．このため，早期癌と進行癌との分類は，重要である．進行癌では，大腸内腔の全周性狭窄をきたすため，注腸造影で，apple core sign を呈する．

■ 肉眼・組織

早期癌は，隆起型や表面型を呈することが多い．進行癌では，潰瘍限局型（大腸癌取扱規約の2型）が最も多い．組織学的には，大腸癌の大部分は，分化型腺癌（高分化型ないし中分化型の腺癌）よりなる．Dukes 分類は，壁深達度とリンパ節転移を組み合わせた分類で，患者予後判定に有用とされている．

Check

- 早期癌・進行癌の定義
- Dukes 分類 の概念
- 大腸癌の肉眼型・組織型

More advanced

- 発生部位は下部大腸が多く，全大腸癌の約60％が直腸・S状結腸に発生する．大腸癌は増加傾向にあり，近年は，結腸癌（特にS状結腸癌）が増加している．
- Dukes 分類に基づく大腸癌の5年生存率は，Dukes A 約95％，Dukes B 約80％，Dukes C 約70％である．

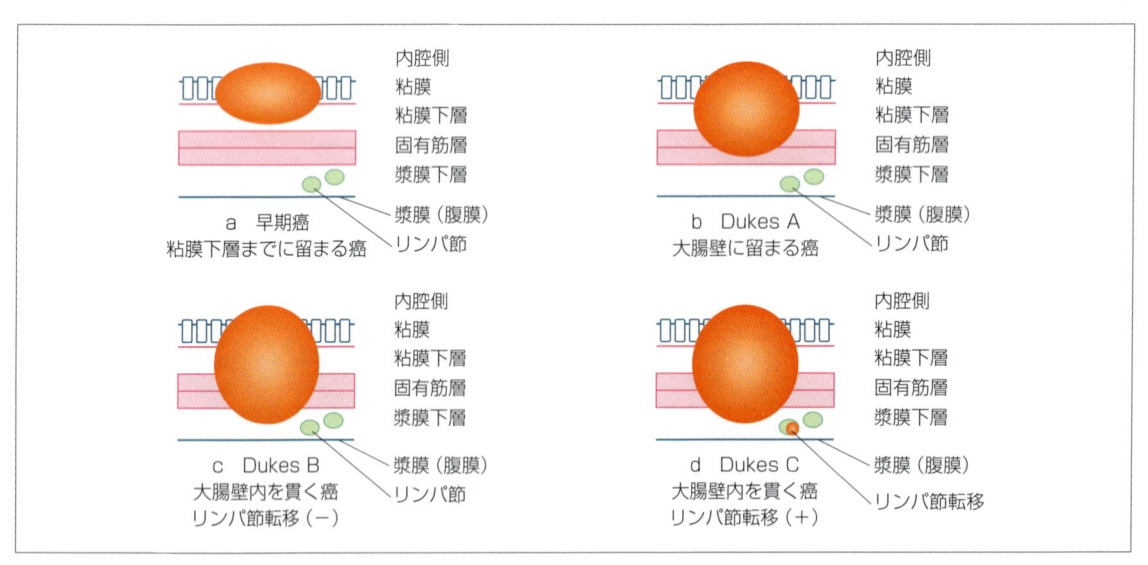

図1 大腸癌の深達度分類
a：早期癌とは，「癌浸潤が粘膜ないし粘膜下層までに留まる癌」と定義され，リンパ節転移の有無は問わない．Dukes 分類は，主に進行癌を想定した分類である．b：Dukes A では，癌が大腸壁内に限局する（固有筋層までの浸潤）．c：Dukes B では，癌が大腸壁を貫くが，リンパ節転移は陰性である．d：Dukes C では，癌が大腸壁を貫き，かつリンパ節転移は陽性である．

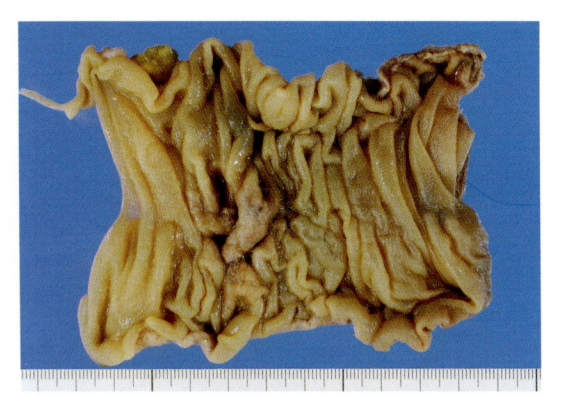

図2　早期大腸癌の肉眼像
表面型で，低い隆起で褐色調を呈している．

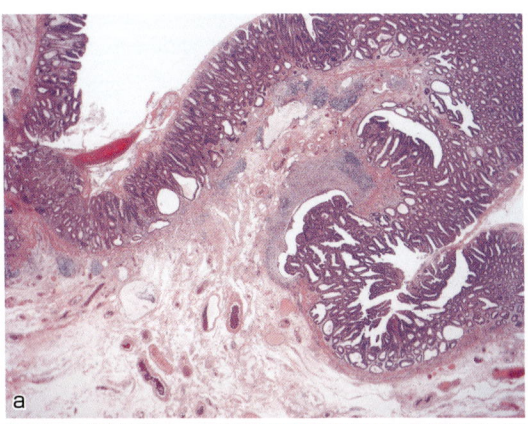

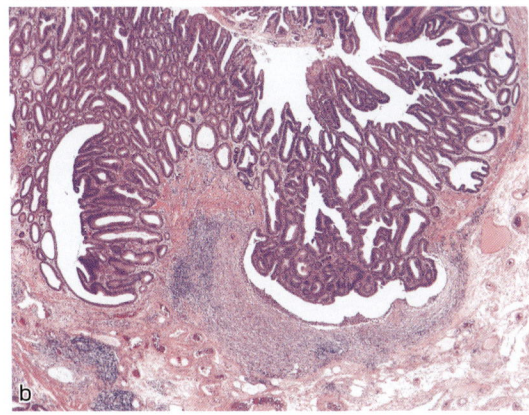

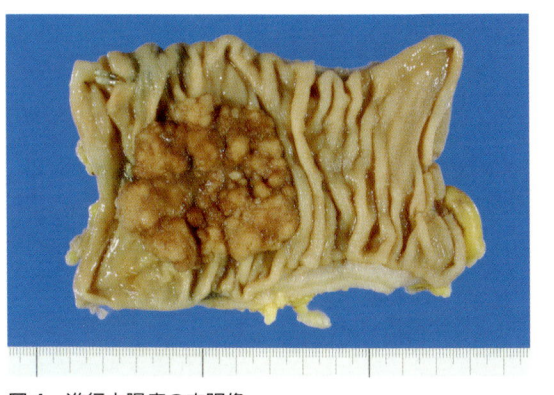

図4　進行大腸癌の肉眼像
潰瘍限局型（2型）で，病変中心部に潰瘍形成が認められ，褐色調を呈している．

図3　図2の組織像
a：早期大腸癌の組織像．高分化型の管状腺癌よりなる．癌の大部分は，粘膜内に限局しているが，一部で粘膜下層へ浸潤している．b：拡大像．管状構造を示す腫瘍性腺管が増生し，粘膜下層へ浸潤している．

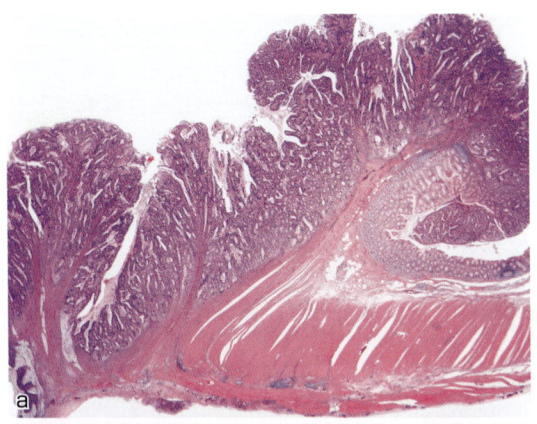

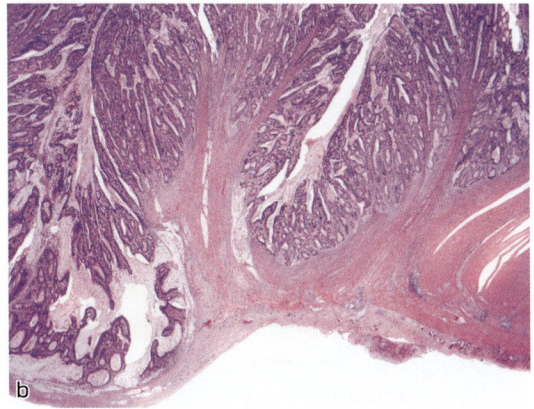

図5　図4の組織像
a：早期大腸癌の組織像．高分化型の管状腺癌よりなり，粘膜下層・固有筋層を貫いて，漿膜下層へ浸潤している．b：拡大像．不整管状構造を示す腫瘍性腺管が増生し，漿膜下層へ浸潤している．

9. 消化管カルチノイド
gastrointestinal carcinoid

■**概要**

カルチノイドcarcinoidとは，気管支や消化管などの原腸系臓器（前腸・中腸・後腸）広くに分布する神経内分泌細胞（Kulchitsky細胞）に由来する低異型度腫瘍である．気管支（肺）や消化管に好発し，消化管に発生したものを消化管カルチノイドと称する．粘膜上皮内に散在性に分布する内分泌細胞の腫瘍化で生じる．

■**臨床**

消化管カルチノイドは，直腸＞虫垂＞胃・十二指腸に好発し，「粘膜下腫瘍」の形態を呈する．多くは無症状で，内視鏡検査でポリープ様病変として発見されることが多い．腫瘍が産生する内分泌活性物質（セロトニンなど）により，①皮膚紅潮発作，②気管支喘息様発作，③腸管蠕動運動亢進・水様性下痢，④右心不全症状（カルチノイド心）を呈することがあり，カルチノイド症候群と称される．血中セロトニン（5-hydroxytryptamine, 5-HT）およびその代謝物である尿中 5-hydroxy-indol acetic acid（5-HIAA）が上昇する．

■**肉眼・組織**

肉眼的に，病変は粘膜深部からなだらかに盛り上がり，菲薄化した非腫瘍性粘膜で覆われる（粘膜下腫瘍の形態を示す）．組織学的には，①異型に乏しい腫瘍性内分泌細胞が，索状・リボン状・ロゼット状など独特の配列を示す．②腫瘍細胞は，細胞極性に乏しく，弱好酸性細胞質と類円形核を有する（非腫瘍性内分泌細胞に類似）．③免疫組織化学染色で，神経内分泌マーカーであるchromongranin A，S-100蛋白質，NSE（neuron specific enolase）陽性である．

Check
- 発部位と腫瘍が産生する物質
- 肉眼所見と組織所見
- カルチノイド症候群

More advanced
- カルチノイドは，一般に低悪性度であるが，時

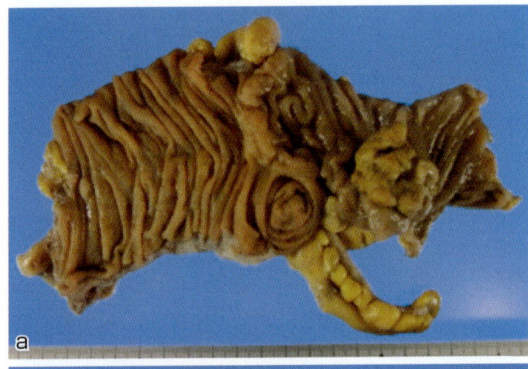

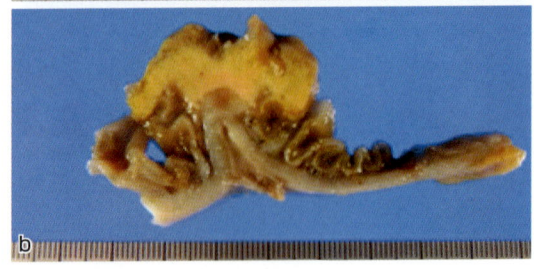

図1　小腸カルチノイドの肉眼像
a：回腸終末部に隆起性腫瘤が認められる．写真中央は回盲弁で，その下方から右下に虫垂がみられる．b：aの割面．隆起性腫瘤は，充実性で黄色調の腫瘍組織よりなっている．

として肝転移（血行性転移）やリンパ節転移を示す．
- WHO分類（2010年）では，神経内分泌腫瘍G1（neuroendocrine tumor, grade 1）と位置付けられている．
- 診断には，粘膜下腫瘍に対する生検（内視鏡で病理材料を採取し組織診断を行うこと）が有用である．
- カルチノイド症候群：カルチノイド（神経内分泌腫瘍）が産生する内分泌活性物質（セロトニン，ヒスタミンなど）により，種々の症状を呈する症候群である．カルチノイド症候群は，肝転移の症例が多い．肝転移により内分泌活性物質が間で代謝を受けずに全身をめぐると，本症を発症する．2 cm以上の大型腫瘍では，転移率が高い．

1. 皮膚紅潮発作（最も多い）：皮膚の血管が拡張するため
2. 気管支喘息様発作
3. 腸管蠕動運動亢進：水様性下痢，腹痛（セロトニンによる小腸運動亢進で，糖・蛋白質・脂肪の吸収障害をきたすため）
4. 右心不全症状（カルチノイド心）：うっ血，腹水・胸水貯留，肝腫大
5. ペラグラ様皮膚症状

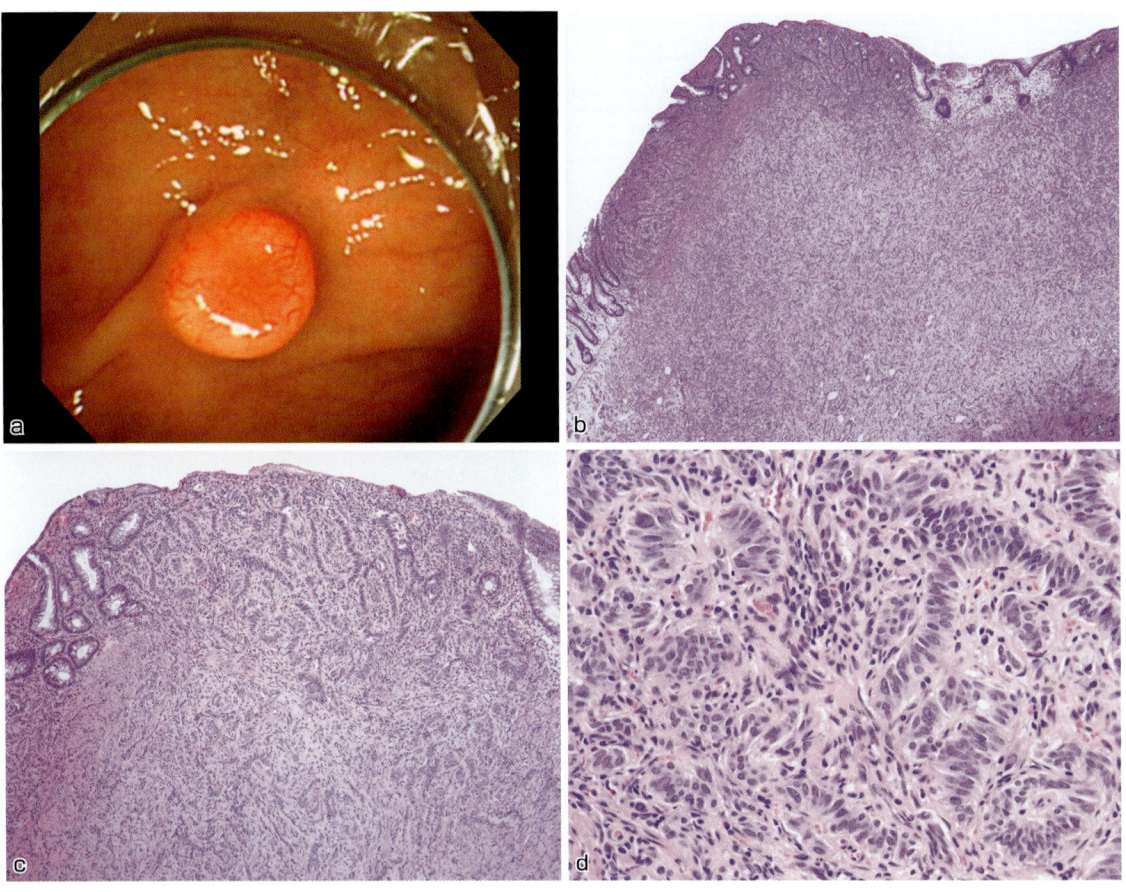

図2 直腸カルチノイドの内視鏡像
a：内視鏡像．小型のカルチノイドで，典型的な粘膜下腫瘍の形態を呈している．黄白色調の腫瘍はなだらかな立ち上がりと，表面の平滑さが特徴的である．b：腫瘍組織は，主に粘膜下層で増生し，一部で粘膜内に進展している．菲薄化した非腫瘍性粘膜が，腫瘍表面を覆っている．c：bの拡大像．腫瘍細胞の核が，索状（縄目のような横並び）やリボン状（リボン花結び）に配列している．d：cの拡大像．腫瘍細胞の核が，索状・リボン状・ロゼット状（タンポポ葉のような放射状）に配列している．腫瘍細胞は，細胞極性に乏しく，弱好酸性細胞質と類円形核を有している．

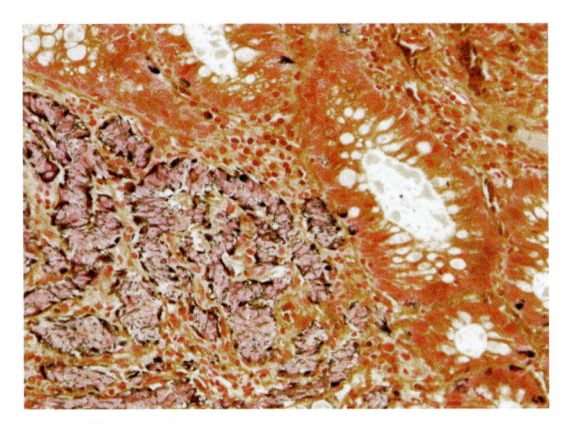

図3 グリメリウス染色
腫瘍細胞内に黒褐色の好銀性顆粒（内分泌顆粒）が認められる．非腫瘍性大腸陰窩（図右側）の深部には，非腫瘍性の内分泌細胞も確認される．

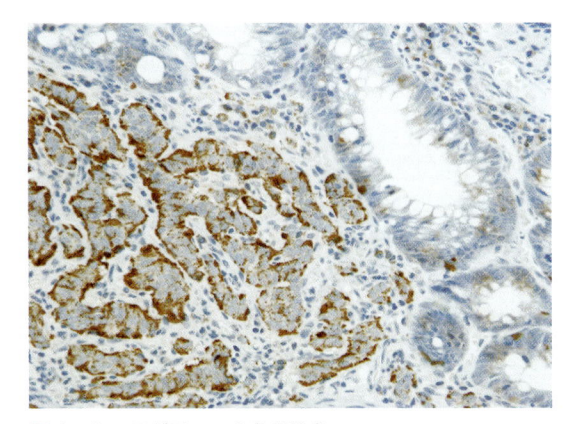

図4 クロモグラニンA免疫染色
内分泌細胞に陽性となるクロモグラニンA免疫染色では，腫瘍組織内，非腫瘍性大腸陰窩（図右側）の深部に，陽性細胞が確認される．

10. 虫垂炎・虫垂腫瘍
appendicitis・appendiceal cancer

■概要

虫垂は，大腸の一部で，盲腸から突起状に伸長した小型盲端臓器である．このため，炎症が生じやすい．虫垂腫瘍は，比較的稀な腫瘍であるが，カルチノイド（別項参照）や粘液性腫瘍が発生する．虫垂粘液性腫瘍が腹腔内広範に播種した状態を，腹膜偽粘液腫と称する．

■臨床

虫垂炎は感染を契機に発生し，腹痛（右下腹部痛）・食欲不振・発熱などが主訴となる．小型臓器で壁も菲薄な虫垂はしばしば虫垂壁の壊死・穿孔を生じるため，しばしば外科的切除の対象となる．炎症がさらに腹膜や周囲臓器に波及すると，盲腸周囲膿瘍・回盲部膿瘍などを合併し，重篤化する．虫垂粘液性腫瘍は，低悪性度であるが，粘液貯留により腫瘍自体が穿破して，粘液を含む腫瘍組織が腹腔内に播種すると，治療は困難となる．

■肉眼・組織

虫垂は，腸管の4層構造（粘膜・粘膜下層・固有筋層・漿膜下層）を有しており，粘膜内を中心にリンパ装置が発達している．病理学的に虫垂炎は，3段階に分類される．①カタル性虫垂炎：好中球などの炎症細胞が，主に粘膜に浸潤している．②蜂窩織炎性虫垂炎：炎症細胞浸潤が虫垂壁全層に広がり，続発性の腹膜炎を伴うことがある．③壊疽性虫垂炎：虫垂壁構造が破壊され，穿孔・膿瘍形成を伴うことがある．

虫垂粘液性腫瘍は，上皮性低悪性度腫瘍である．腺上皮よりなる腫瘍細胞は，著明な粘液産生を示すため，しばしば粘液貯留により虫垂内腔は拡張し囊胞性腫瘍の形態を示す．粘液性腫瘍が穿破すると，多量の粘液を伴う腫瘍組織が腹腔内に広範に播種を示し，腹膜偽粘液腫と称される．なお，腹膜偽粘液腫は，虫垂原発のほか卵巣原発の粘液腫瘍によっても生じる．

Check
- 炎症の程度による虫垂炎の分類
- 盲腸周囲膿瘍・回盲部膿瘍の形成
- 腹膜偽粘液腫の病態

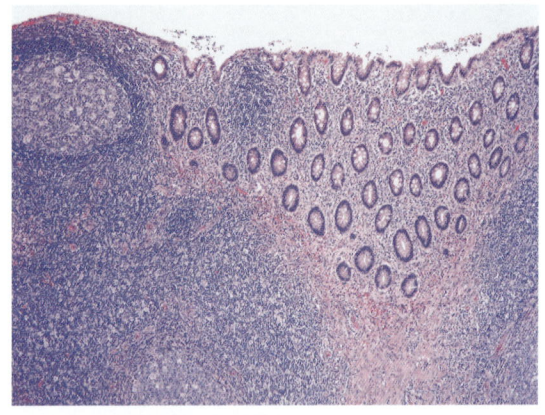

図1 カタル性虫垂炎の組織像
粘膜には，軽度の炎症細胞浸潤と軽度のうっ血，上皮剝奪によりびらん形成が認められる．なお，リンパ濾胞は正常の虫垂で認められる所見である．

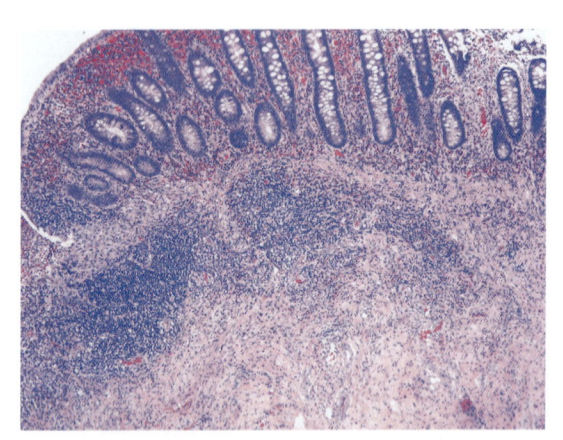

図2 蜂窩織炎性虫垂炎
著明な好中球主体の炎症細胞浸潤，および出血が虫垂壁に（粘膜に加えて，粘膜下層にも）認められるが，既存の虫垂壁構造は保たれている．

More advanced
- 虫垂炎は一般的な疾患であるが，その診断は難しい．右下腹部痛をきたす疾患は腸炎，憩室症，卵巣・卵管炎，子宮外妊娠など，多数存在する．
- 虫垂炎は，腹膜炎の併発や膿瘍形成により重篤化し，稀に敗血症にも至る．
- 虫垂腫瘍は，虫垂炎の臨床診断で切除された虫垂を病理学的に検索した際に，初めて診断される場合が少なくない．

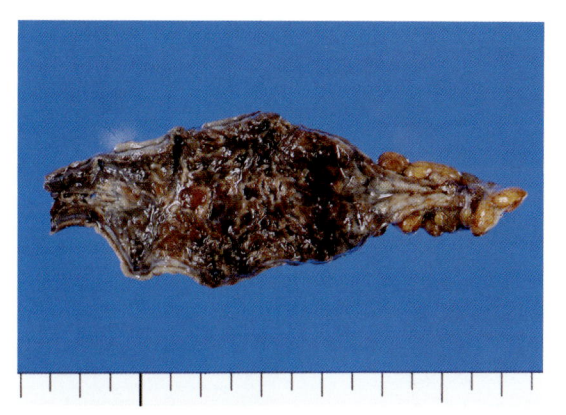

図3 壊疽性虫垂炎の肉眼像
広範な壊死により虫垂壁構造が破壊されている．

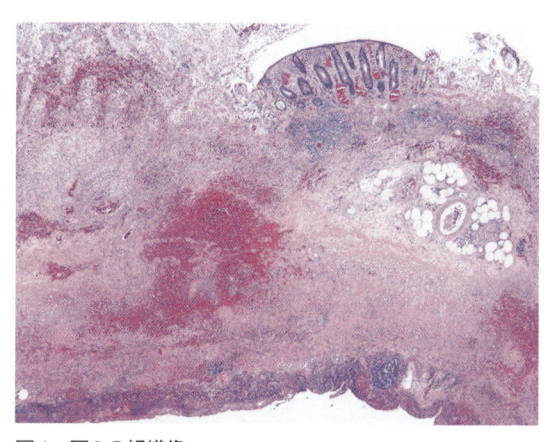

図4 図3の組織像
高度の炎症細胞浸潤および出血のため，虫垂壁の構造が不明瞭となっている．腹膜側にも炎症が波及しており，続発性(二次性)の腹膜炎を合併している．

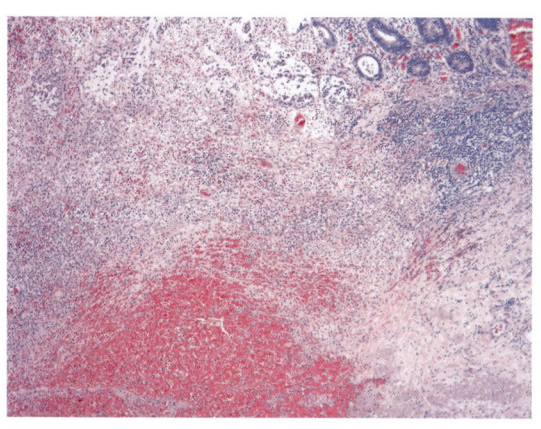

図5 図4の拡大像
好中球主体の炎症細胞浸潤および出血により，粘膜(図上方)を含め虫垂壁が壊死を起こしている．

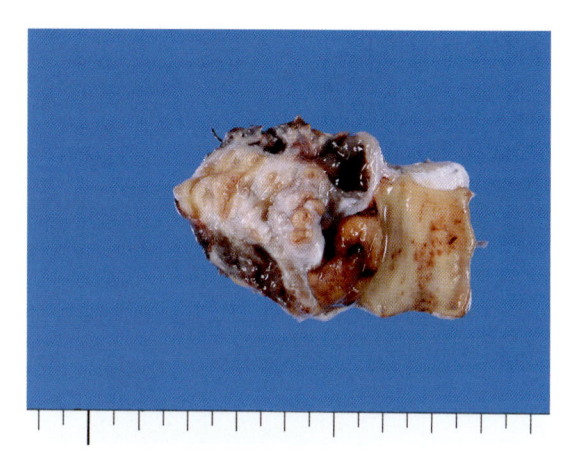

図6 虫垂粘液性腫瘍の肉眼像
拡張した虫垂内腔(図左側)は粗糙で粘液貯留が認められる．

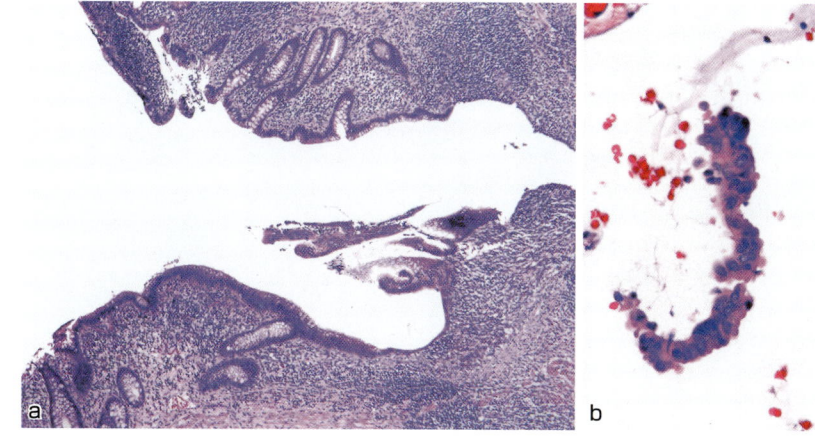

図7 図6の組織像
a：拡張した虫垂内腔に粘液の貯留が認められる．虫垂内腔へ乳頭状に増生した上皮性腫瘍組織は，粘液産生を示す．b：上皮性腫瘍組織は，虫垂壁内に形成された粘液貯留部の中に浮遊するように存在しながら増生している．

7

肝臓
柴原純二

肝臓［総論］

A. 解剖

右上腹部を占拠する充実性臓器で、成人では1,200〜1,500 g（体重の約2%）の重量である。

解剖学的には左葉、右葉、尾状葉、方形葉の4葉からなる。左葉と右葉は肝鎌状間膜により分けられる。

臨床的には血流支配に基づいた機能的区分が用いられる。機能的区分では8亜区域（S1：尾状葉、S2：外側上区域、S3：外側下区域、S4：内側区域、S5：前下区域、S6：後下区域、S7：後上区域、S8：前上区域）に細分される。機能的区分に基づいた左葉（S2-4）と右葉（S5-8）を隔てる構造物はないが、胆嚢と下大静脈を結ぶカントリー線が概ね境界に一致する。

門脈と動脈の二重の血流支配を受ける。心拍出量の約25%量の血液の流入を受け、その2/3が門脈、1/3が動脈からの供給である。

B. 役割

肝臓は合成、分解、解毒、貯蔵、分泌といった多彩な機能を果たす。代表的な機能として以下が挙げられる。

1) グリコーゲンの合成、分解：食後、血中グルコース濃度が上昇すると、グルコースはインスリンの作用を介して肝内に取り込まれ、グリコーゲンとして貯留される。血中グルコース濃度の低下時には、グルカゴンの作用を介して、グリコーゲンがグルコースに分解され、血中に放出される。
2) 蛋白の合成：アルブミン、グロブリンといった血漿蛋白、凝固因子などを合成する。
3) 脂質の合成：中性脂肪、コレステロールなどを合成する。
4) 胆汁の産生、分泌：脂肪の消化に必須の胆汁を合成する。胆汁中には尿中に排泄できない生体に不要な物質も排出される。
5) 解毒：アルコールや薬物、あるいは体内で生じたアンモニアなどを無害化する。
6) 貯蔵：グリコーゲンや脂質のほか、ビタミンや鉄などを貯蔵する。
7) 造血：胎児期には造血組織としての機能も果たす。

C. 組織学的構造

流入系の門脈領域および流出系の中心静脈が指標となる、約2mmの小単位から構成される。門脈領域は線維性結合織（glisson鞘）を伴い、門脈、動脈、胆管を含む。小単位として、中心静脈を中心に据えた小葉lobule、あるいは門脈領域を中心に据えた細葉acinusがある。解剖学的・機能的に正確な単位は小葉とされるが、病変の局在の表現には細葉が用いられることも多い。

実質では肝細胞が主たる構成細胞である。肝細胞は円形核とミトコンドリアに富んだ好酸性の細胞質を有する。中心静脈を中心にして放射状に索状の配列を示す（肝細胞索）。索間には類洞と呼ばれる脈管が存在する。類洞には門脈および動脈から血液が流入し、中心静脈へ流出する。類洞内皮には基底膜がなく有窓性で、活発な物質輸送の場となる。類洞内皮と肝細胞の間はDisse腔と呼ばれる。

Kupffer細胞は主に類洞に存在する肝固有の組織球である。星細胞（伊東細胞）はDisse腔に存在し、ビタミンAを貯留するとともに、病的状態においては線維形成に重要な役割を果たす。

表1 肝臓の主な疾患・病態（青字は本書で取り上げたもの）

発生異常	胆道閉鎖症、胆道拡張症
感染	ウイルス性肝炎、肝膿瘍
代謝	糖原病、脂肪性肝障害（アルコール性、非アルコール性）、ヘモクロマトーシス、Wilson病
中毒・薬剤	薬物性肝障害
免疫	自己免疫性肝炎
胆道	原発性胆汁性肝硬変、原発性硬化性胆管炎
血管	特発性門脈圧亢進症、Budd-Chiari症候群、うっ血
腫瘍	
良性	肝細胞腺腫、限局性結節性過形成
悪性	肝細胞癌、胆管細胞癌、肝内胆管癌

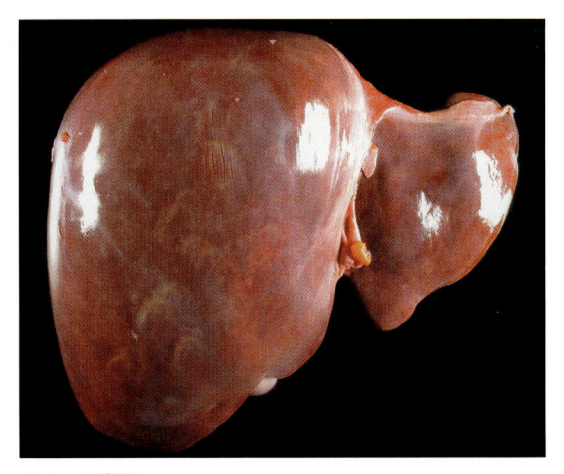

図1　正常肝

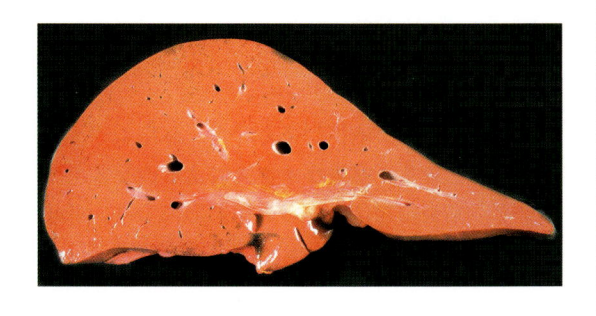

図2　正常肝割面

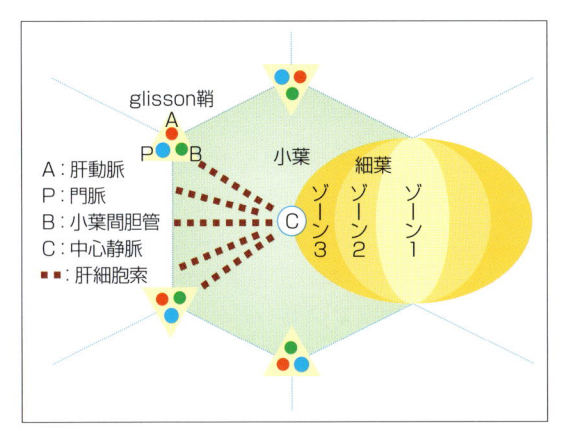

図3　小葉と細葉

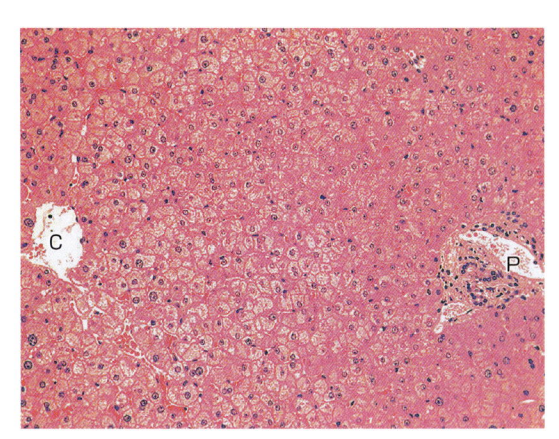

図4　門脈領域（P）と中心静脈（C）

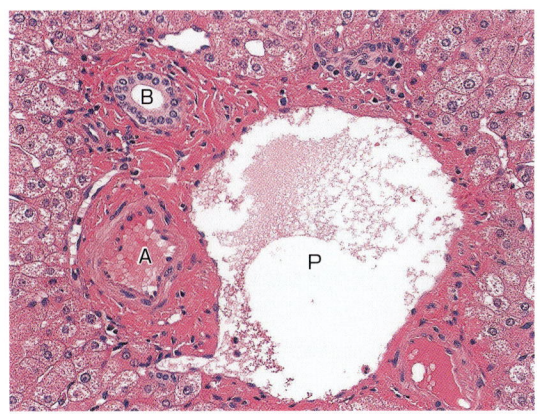

図5　門脈領域
P：門脈．A：動脈．B：胆管．

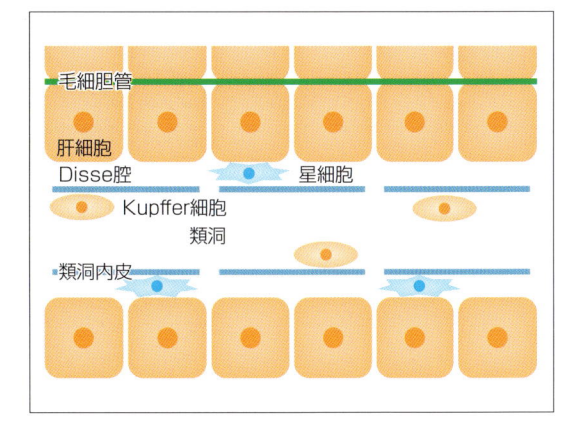

図6　肝組織模式図

1. ウイルス性肝炎（肝炎ウイルス性肝炎）
viral hepatitis

■**概要**

肝炎ウイルスの感染による肝炎．肝細胞が主な障害標的となる．感染ウイルスによる直接障害ではなく，感染細胞に対する炎症反応により，肝細胞が損傷されるのが一般的な障害機序である．B型肝炎ウイルスおよびC型肝炎ウイルスによる肝炎の頻度が高い．

■**臨床**

B型およびC型肝炎ウイルスは急性感染（急性肝炎）と持続性感染（無症候性キャリア，慢性肝炎，肝硬変）をきたしうる．

B型肝炎ウイルスはヘパドナウイルス科に分類されるDNAウイルスである．わが国の感染者は150万人程度と推定されている．垂直感染（母子感染）ないし水平感染（輸血や医療従事者の針刺しなど血液を介した感染，性行為による感染）により感染する．成人の新規感染では，70〜80％症例が不顕性感染として経過し，20〜30％が有症性の急性肝炎を発症する．慢性肝炎への移行は5％で，その20％が肝硬変に至る．

母子感染や幼少時に感染した場合，感染者は当初，免疫寛容状態にあることが多く，無症候性キャリアの状態が続く．多くは20歳代あたりに免疫機構が活性化し，肝炎を発症することになる．一般には一過性の経過で，再び非活動性キャリアの状態となるが，10〜15％の症例は慢性肝炎に移行する．

C型肝炎ウイルスは，フラビウイルス科に分類されるRNAウイルスである．わが国の感染者は150〜200万人と推定されている．輸血や汚染された注射器の使用により，血液を介して感染する．多くは不顕性感染であるが，60〜80％の症例が慢性化するとされる．

A型肝炎ウイルスはウイルスに汚染された水，食物の摂取により経口感染し，一過性感染を生じる．

■**組織**

炎症反応による肝細胞の障害を壊死炎症反応と称する．小葉内においては，炎症細胞の集簇を伴った肝細胞の壊死や脱落が，巣状，ときに小領域性に認められる．また，炎症細胞を伴わない肝細胞単独の壊死やアポトーシスも認められる．

急性肝炎では小葉内の壊死炎症反応が顕著であり，特に中心静脈周囲に生じやすい．慢性肝炎における小葉内の壊死炎症反応は，急性肝炎に比し軽度なことが一般的である．一方で門脈領域周囲の肝細胞の障害を生じやすく，インターフェース肝炎と呼ばれる（以前は虫食い状壊死 piecemeal necrosis と呼んだ）．

慢性肝炎では病態の進行とともに線維化を生じる．線維化は一般には門脈領域から連続した形でみられ，門脈域相互や中心静脈域を連結するような線維化（架橋線維化 bridging fibrosis）を生じ，終末期には肝硬変に至る．

肝硬変はあらゆる慢性肝疾患の終末像であり，線維組織に囲まれた肝細胞の結節がびまん性に形成された状態である．本来の小葉とは異なった結節であり，偽小葉（ないし再生結節）と称される．一般にB型肝硬変では偽小葉が大きく，C型肝硬変では偽小葉が小さい傾向がある．

慢性肝炎において壊死炎症反応は炎症の活動性，線維化は病態の進行度の指標となる．

Check

- 壊死炎症反応による肝細胞障害
- 慢性肝炎では線維化
- 終末期には肝硬変

More advanced

- わが国ではワクチン接種などによる新規感染対策が奏功している．
- B型肝炎の非活動性キャリアもしくは既感染状態からの再活性化が，近年問題となっている．

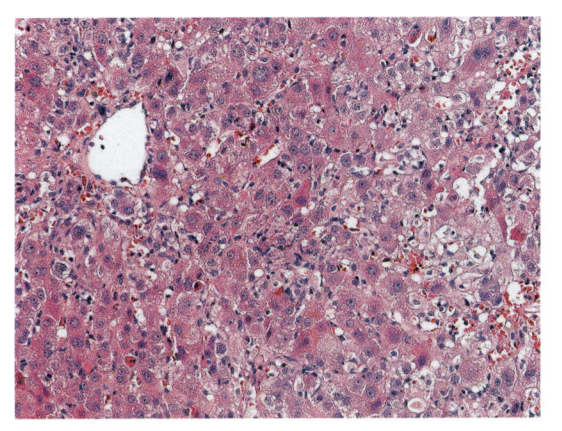

図1　急性肝炎
小葉内に炎症細胞浸潤が目立ち，肝細胞の脱落を生じている（肝細胞の索状の連なりが損なわれ，不連続となっている）．

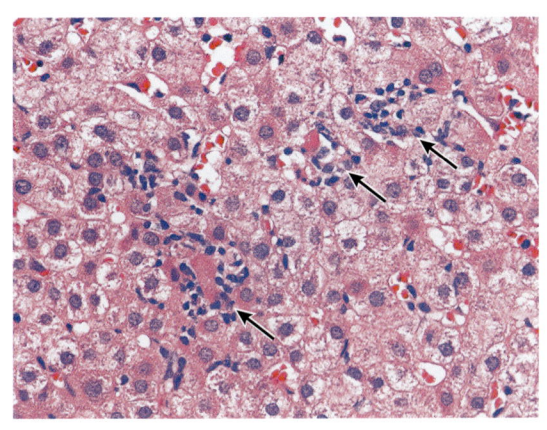

図2　慢性肝炎
門脈領域の炎症細胞浸潤と門脈領域に接する肝細胞の障害（インターフェース肝炎）．

図3　慢性肝炎
小葉内の壊死炎症反応．炎症細胞の集簇を伴う肝細胞の壊死，脱落（巣状壊死）（矢印）．

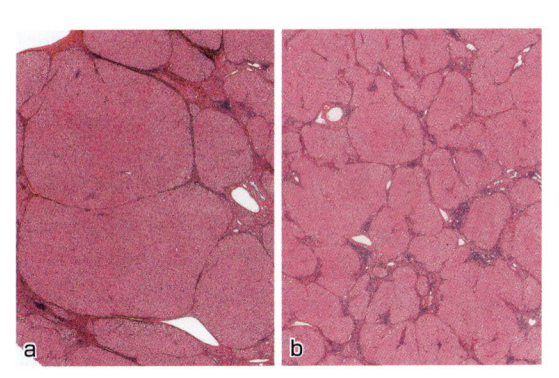

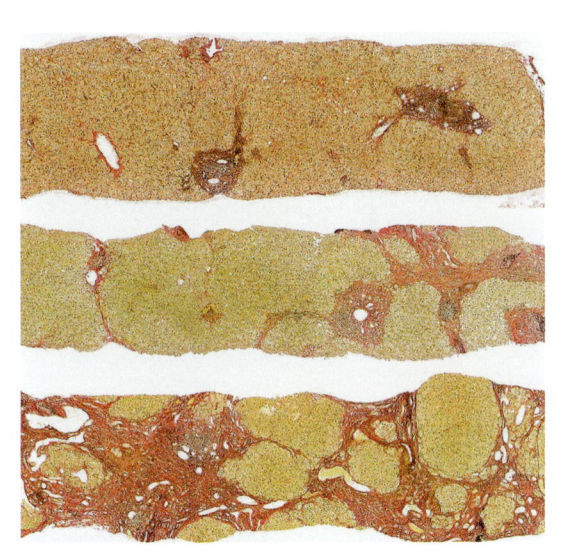

図4　慢性肝炎における線維化
上段：軽度，中段：中等度，下段：高度（肝硬変）．EVG染色．

図5　肝硬変
B型（a）ではC型（b）に比し，偽小葉が大きい傾向がある．

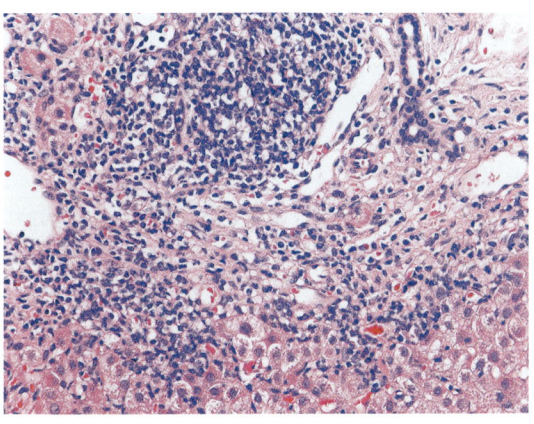

2. 非アルコール性脂肪性肝障害
non-alcoholic fatty liver disease

■概要
アルコール摂取以外の原因で，肝細胞内に過剰な脂肪沈着をきたす病態．単純脂肪化 simple steatosis と非アルコール性脂肪性肝炎 non-alcoholic steatohepatitis（NASH）に大別される．脂肪性肝炎では病態の進行とともに，肝実質の線維化が進み，終末期には肝硬変に至る．

メタボリックシンドロームとの関連性が深く，肥満や2型糖尿病，インスリン抵抗性，高血圧や高脂質血症などを背景に持つ患者が多い．世界的に増加傾向にある疾患である．

■臨床
易疲労感，右季肋部痛，肝腫大が主たる症状である．単純脂肪化や軽度脂肪性肝炎では無症状の場合も多い．血清学的異常として肝障害の程度に応じた AST，ALT の上昇がみられる．

現時点では，血液・画像所見を含めた臨床像のみでは，単純脂肪化と脂肪性肝炎を厳密に鑑別することは不可能であり，診断の確定には生検が必要となる．

■組織
肝細胞内に脂肪滴の沈着がみられる．細胞質を大きく占拠するような脂肪滴の沈着がみられることが多い．脂肪性肝炎では脂肪滴の沈着に加え，肝細胞の風船状の腫大，Mallory 体（細胞骨格の変性を反映）の形成や線維化がみられる．線維化は中心静脈周囲に目立ち，肝細胞を取り巻くような線維化が特徴的である．

Check
- 大滴性主体の脂肪滴沈着
- 脂肪性肝炎では，肝細胞の風船状腫大，炎症反応，傍肝細胞性の線維化，Mallory 体の形成

More advanced
- 病態の進行に従い，脂肪性肝炎の組織学的特徴が失われることがある．特徴的所見を欠く原因不明の肝硬変（cryptogenic cirrhosis と称される）の一部は，終末期の非アルコール性脂肪性肝炎とされる．

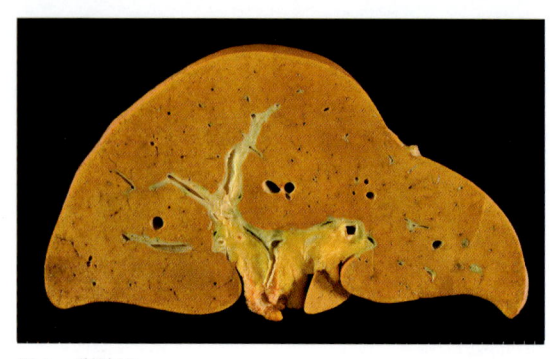

図1 脂肪肝
黄色味を帯び，軟らかい．単純脂肪化と脂肪性肝炎は肉眼では区別できない．

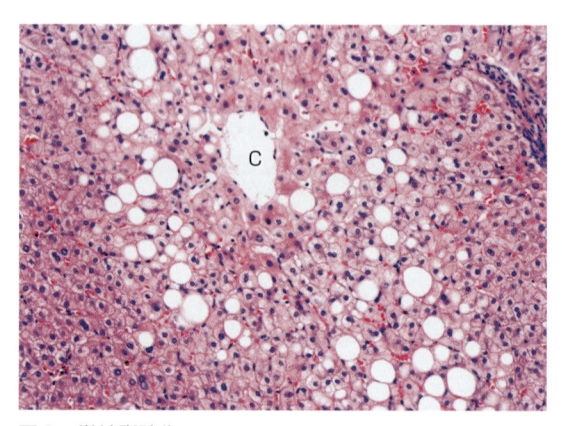

図2 単純脂肪化
肝細胞内の脂肪は標本作製時に溶出し，標本には空胞が残存する．小葉中心部での大型脂肪滴の沈着（大滴性脂肪化）が特徴的．C：中心静脈．

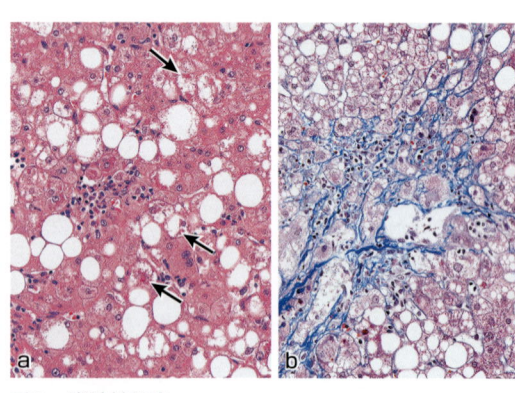

図3 脂肪性肝炎
a：脂肪化に加え，肝細胞の風船状の腫大や炎症細胞浸潤（図中央）がみられる．一部の肝細胞は好酸性構造物（Mallory 体）を有する（矢印）．b：Azan-Mallory 染色．小葉中心部での肝細胞を取り巻くような線維化（傍肝細胞性線維化）も特徴的である

3. アルコール性肝障害
alcoholic liver disease

■概要

アルコール摂取による肝障害．アルコールおよびその代謝産物の作用により，主に肝細胞が障害される．単純脂肪化，肝炎，肝硬変を含む病態であり，肝炎は脂肪性肝炎の像を呈することが多い．

肝障害を生じるアルコール摂取量は人種や性別を含めた個体差によるところが大きい．一般には1日60g以上および100g以上のアルコール摂取を5年間以上継続する者を，それぞれ常習飲酒家，大酒家と定義する．(ビール中瓶1本，日本酒1合，焼酎0.6合，ウイスキーダブル約1杯がアルコール20gに相当)．

非アルコール性脂肪性肝障害と同様，単純脂肪化と脂肪性肝炎とを厳密に診断するには生検が必要である．

■臨床

男性に多い．単純脂肪化は通常は無症状である．単純脂肪化は可逆的であり，アルコール摂取を控えることで改善される．アルコール性肝炎では肝細胞の障害の程度に応じた肝機能障害を生じる．AST優位な肝酵素の上昇がみられ，AST/ALT比が2.0以上となる．γ-GTP高値も高頻度に認められる．

Check

- 非アルコール性脂肪性肝障害と共通した組織像
- 大滴性主体の脂肪滴沈着
- 脂肪性肝炎では，肝細胞の風船状腫大，炎症反応，傍肝細胞性の線維化，Mallory体の形成

More advanced

- 厳密にはアルコール性と非アルコール性の脂肪性肝炎の組織像には多少の相違がある．たとえば，アルコール性では中心静脈の壁の線維化や胆汁うっ滞をきたすことがあるが，非アルコール性では通常みられない所見である．

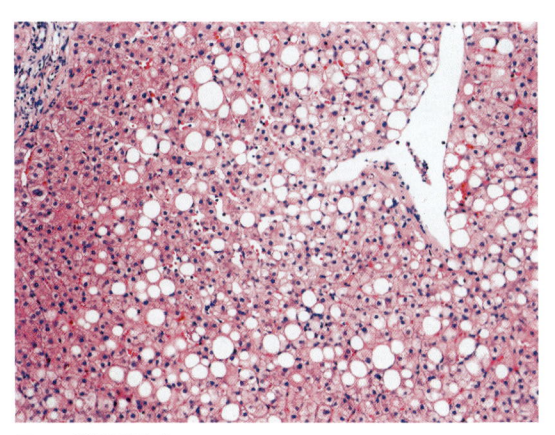

図1　単純脂肪化
可逆的変化で禁酒により減少・消失する．

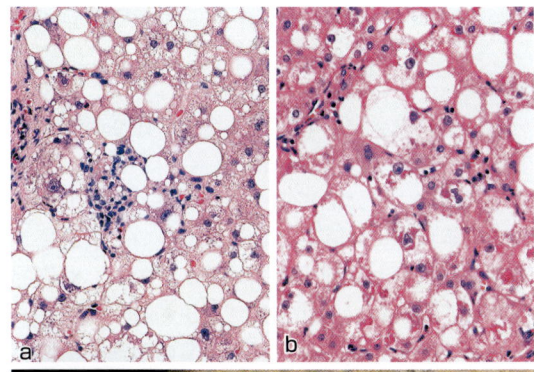

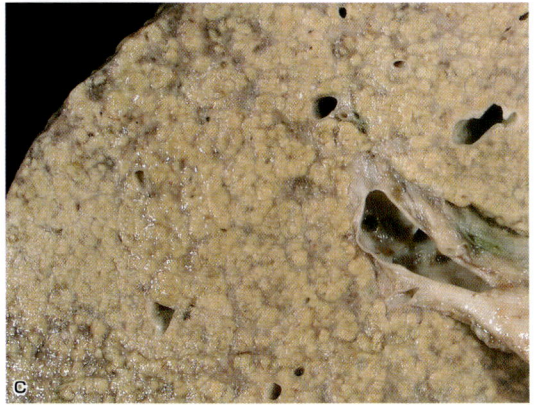

図2　アルコール性脂肪性肝炎
a：肝細胞の脂肪化と風船状腫大，炎症細胞浸潤．b：肝細胞の脂肪化と風船状腫大，Mallory体．c：アルコール性肝硬変．飲酒継続例では概して偽小葉は小さい．

4. ヘモクロマトーシス・ヘモジデローシス
hemochromatosis・hemosiderosis

■**概要**

諸臓器に過剰な鉄沈着をきたす病態．臓器障害を伴うヘモクロマトーシス，臓器障害のないヘモジデローシスに大別される．一般的にヘモクロマトーシスでは，鉄輸送関連蛋白の機能異常により腸管からの鉄吸収が亢進し，主に肝細胞内に鉄の沈着を生じる．ヘモジデローシスでは主に赤血球由来の鉄の過剰沈着がみられ，溶血や頻回の輸血が原因となる．網内系への沈着をきたし，肝臓ではKupffer細胞が主たる沈着部位となる．遺伝性ヘモクロマトーシスは欧米で比較的高頻度に認められるが，わが国では極めて稀である．

ヘモクロマトーシスでは過剰な鉄沈着により肝細胞が障害され，病期の進行とともに線維化を生じ，終末期には肝硬変に至る．

■**臨床**

ヘモクロマトーシスでは鉄沈着に伴う諸臓器の障害がみられる．関節痛，皮膚色素沈着，糖尿病，肝腫大，内分泌異常，心機能障害などで発症し，中年以降に診断されることが多い．皮膚色素沈着，糖尿病，肝腫大が3大徴候である．血液所見として血清鉄，トランスフェリン飽和率やフェリチン値の上昇が認められる．瀉血が基本治療となる．

Check

- ヘモジデリンの沈着
- ヘモクロマトーシスでは肝細胞が主たる沈着部位
- ヘモジデローシスではKupffer細胞が主たる沈着部位

More advanced

- 遺伝性ヘモクロマトーシスの原因遺伝子として，*HFE*遺伝子，*hemojuvelin*遺伝子，*hepcidin*遺伝子などが知られる．

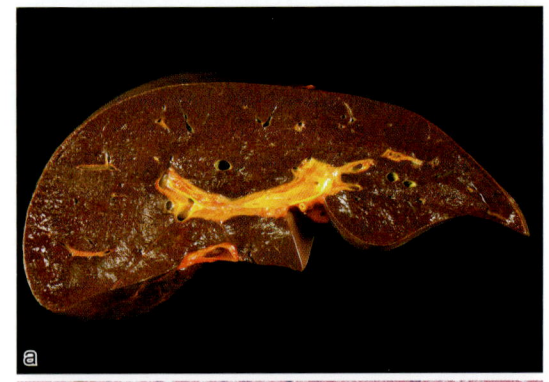

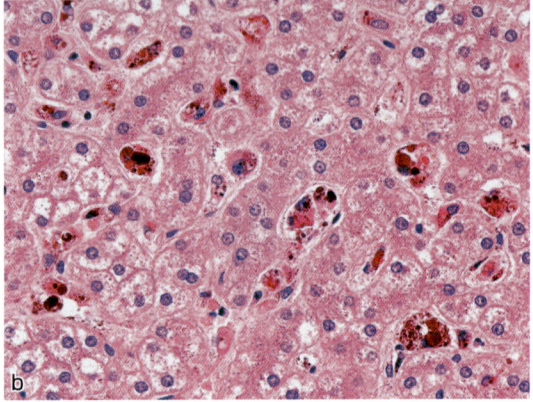

図1 ヘモジデローシス
a：褐色調が強い．線維化の目立たないヘモクロマトーシスとは肉眼所見では区別し難い．b：Kupffer細胞内のヘモジデリン沈着．

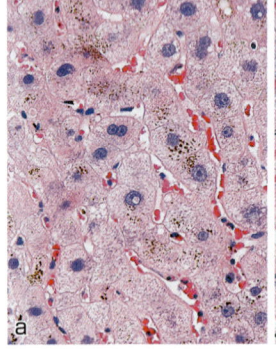

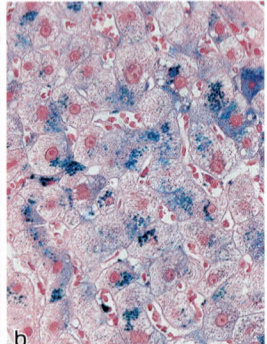

図2 ヘモクロマトーシス
a：肝細胞内のヘモジデリン沈着（褐色顆粒）．b：ベルリン青染色ではヘモジデリンは青色顆粒として染色される．

5. 自己免疫性肝炎
autoimmune hepatitis

■概要

　自己免疫学的機序により肝細胞の障害をきたす慢性炎症性肝疾患．慢性肝炎の経過をたどるが，急性肝炎様の発症をきたすこともある．慢性甲状腺炎，関節リウマチ，Sjögren症候群など，他の自己免疫性疾患の合併もしばしば認められる．他の病因による慢性肝炎と同様，病態の進行とともに肝実質の線維化が進み，終末期には肝硬変に至る．

■臨床

　女性に多い（男女比1：7）．倦怠感，易疲労性，黄疸が主たる症状であり，関節痛や発熱などの全身症状を伴うこともある．AST，ALTは一般的にウイルス性慢性肝炎より高値であり，組織所見上も壊死炎症反応が顕著なことが多い．血清IgG値の上昇，ガンマグロブリン分画の増加が特徴的である．抗核抗体，抗平滑筋抗体，抗肝腎マイクロソーム抗体などの自己抗体が陽性となる．また，日本人ではHLA-DR4陽性であることが多い．治療には副腎皮質ステロイド，免疫抑制剤が用いられる．

■組織

　自己免疫性肝炎に特異的な所見はなく，ウイルス性慢性肝炎の組織像とは類似性がある．一般に門脈領域周囲の肝細胞の障害（インターフェース肝炎），小葉内の壊死炎症反応とも，ウイルス性慢性肝炎に比し程度が強いことが多い．また，リンパ球のほか，形質細胞の浸潤が目立つことが多い．

Check

- インターフェース肝炎
- リンパ球・形質細胞浸潤
- 小葉内の壊死炎症反応

More advanced

- 臨床像と組織像を総合的に判断し，診断が確定される．臨床所見，組織所見をスコア化する国際自己免疫性肝炎グループの診断基準が汎用される．

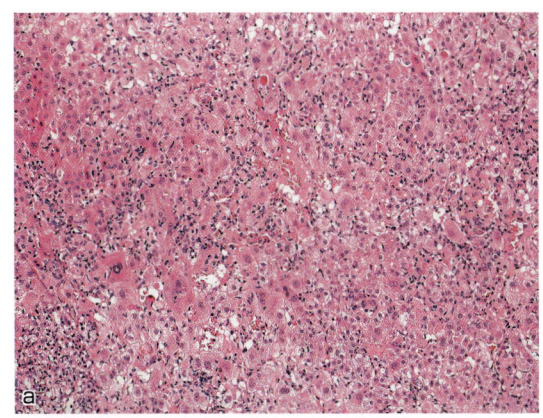

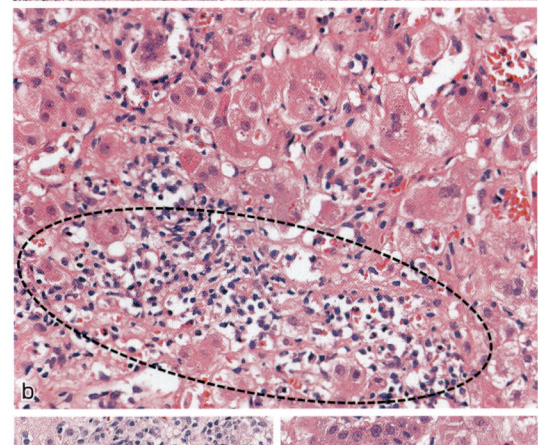

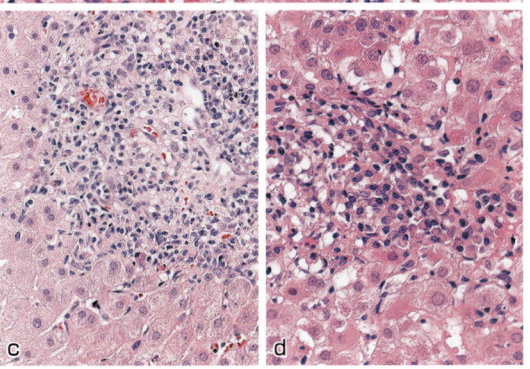

図1　自己免疫性肝炎
a：一般的にウイルス性慢性肝炎に比し，壊死炎症所見が強い．b：小葉内の高度の壊死炎症反応．肝細胞の脱落が小領域性に認められる（破線内）．c：インターフェース肝炎．d：形質細胞の浸潤．

6. 薬物性肝障害
drug-induced liver injury

■概要

　薬剤・薬物投与に伴う肝障害．組織学的には肝細胞障害型，胆汁うっ滞型および両者の混合型が代表的な障害パターンであり，他に肝細胞の凝固壊死，脂肪化・脂肪性肝炎，肉芽腫形成，線維化，血管障害など，多様な障害型が存在する．経口避妊薬や蛋白同化ホルモンなど，腫瘍発生の危険因子となる薬剤も知られている．原因薬物と肝障害の型には一定の相関があるが，定型外の反応を示すこともある．抗生物質や解熱・鎮痛・抗炎症剤が原因となる症例が多いが，近年，漢方薬やサプリメントの摂取が原因となった症例が増加傾向にある．

■臨床

　障害型に応じた肝機能の異常を示す．臨床的には血清ALT値とALP値を指標とし，肝細胞障害型，胆汁うっ滞型，混合型に分類する．重症例は劇症肝炎の臨床像を呈することもある．薬物性肝障害に特異的な組織所見はなく，薬物性肝障害の診断において生検は必ずしも必要ではない．原因薬剤の中止が第一の治療選択である．

Check
- 肝細胞障害型，胆汁うっ滞型および混合型障害
- 重症例では広範肝壊死（劇症肝炎に相当）を呈することもある

More advanced
- 発症機序として中毒性障害と特異体質性障害があり，後者はさらにアレルギー性と代謝性に分類される．中毒性障害は薬剤・薬物自体もしくはその代謝物の毒性によるもので，用量依存性である．特異体質性障害は一般的に用量非依存性で，発症の予測が困難である．

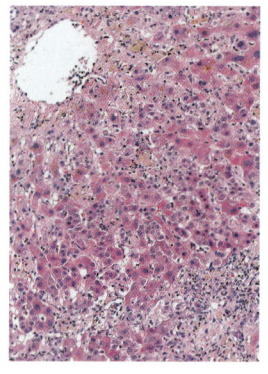

図1　肝細胞障害型（漢方薬服用後）
炎症細胞浸潤を伴う肝細胞の脱落が認められる．

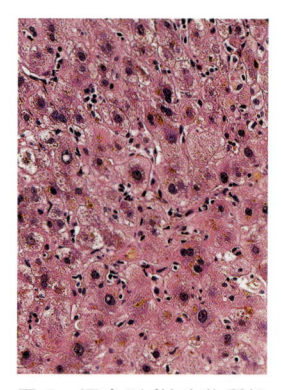

図2　混合型（抗生物質投与後）
炎症所見に加え，肝細胞内および毛細胆管内に胆汁（褐色色素）のうっ滞が目立つ．最も頻繁に認められる型である．

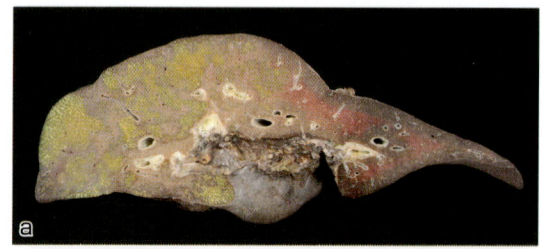

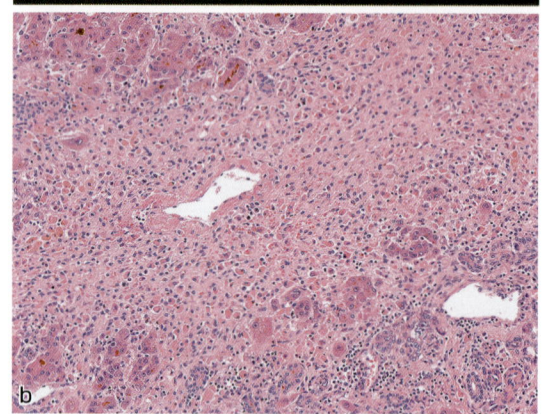

図3　劇症肝炎（市販感冒薬服用後）
a：実質が広範囲に脱落しているため，血液に富んだ脾臓様の概観を呈する．b：広範肝壊死．肝細胞が広範に脱落している．

7. うっ血肝
liver congestion

■概要

　右心不全やBudd-Chiari症候群などが原因となり，肝からの血液の流出が障害され，肝内に血液うっ滞をきたした状態．右心不全では諸臓器にうっ血を生じるが，肝臓は心臓から近いため，影響を受けやすい．Budd-Chiari症候群は肝部下大静脈や肝静脈の閉塞・狭窄により，肝臓にうっ血をきたす病態である．血栓形成や血管の形成異常など血管自体に原因がある場合（一次性）と，腫瘍や肝膿瘍など血管外病変に起因する場合（二次性）がある．うっ血肝では血流の還流が障害されることにより，肝実質に低酸素・低栄養性障害を生じる．中心静脈周囲に障害が出やすい．慢性化すると中心静脈領域に線維化を生じる．

■臨床

　病因や経過（急性・慢性），重症度により，症状・徴候の有無や程度はさまざまである．肝腫大が一般的な症状であり，血液所見として高ビリルビン血症や肝・胆道系酵素の上昇を伴うことがある．門脈圧亢進を随伴する場合には，食道静脈瘤や表在静脈の怒張，脾腫，腹水貯留をきたす．

Check

- 急性うっ血では中心静脈および周囲類洞の拡張
- 慢性うっ血では中心静脈周囲に線維化を生じる

More advanced

- 欧米ではBudd-Chiari症候群の背景に，骨髄増殖性疾患（真性赤血球増加症，本態性血小板血症，骨髄線維症など）が存在することが多い．わが国では多くの症例が病因不明である．

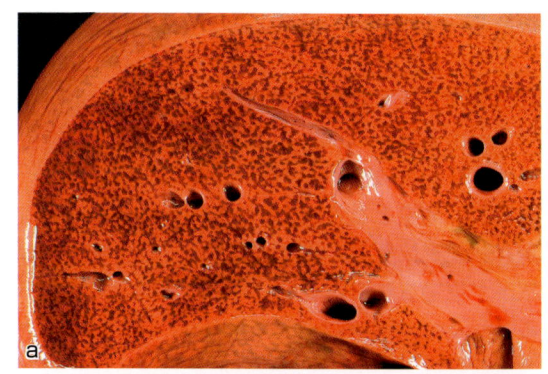

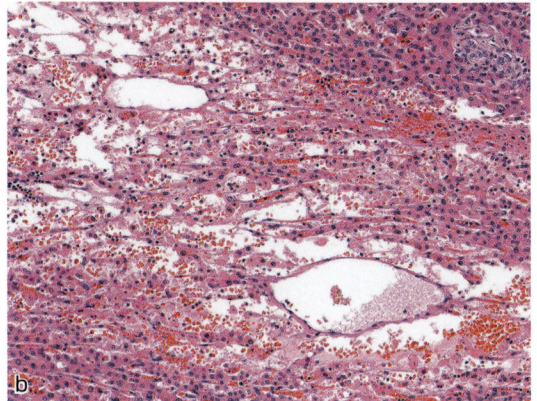

図1　急性うっ血
a：褐色調の強い部分にうっ血をきたしている．b：中心静脈，類洞の拡張．肝細胞索は萎縮している．

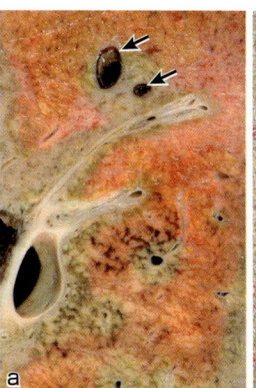

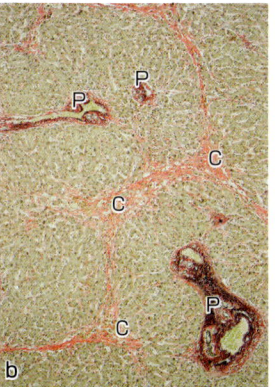

図2　慢性うっ血
a：Budd-Chiari症候群に伴う慢性うっ血．肝静脈内血栓（矢印）．b：中心静脈（C）周囲の線維化．中心静脈域相互の線維性架橋．(P)門脈領域 EVG染色．

8. 原発性胆汁性肝硬変
primary biliary cirrhosis

■概要

　慢性非化膿性破壊性胆管炎と呼ばれる特徴的な胆管炎により，肝内の小型胆管の破壊・消失をきたす慢性進行性の胆汁うっ滞性疾患．胆汁うっ滞に伴い肝細胞の障害や線維化を生じ，病態が進行すると肝硬変となる．「肝硬変」の名を冠しているが，肝硬変に至るのは末期である．自己免疫学的機序が想定されているが，病因の詳細は不明である．Sjögren症候群，関節リウマチや慢性甲状腺炎などの自己免疫性疾患の合併がしばしば認められる．

■臨床

　中年以降の女性に多い（男女比1：9）．症候性の場合と無症候性の場合があり，無症候性の症例は予後が比較的よい．胆汁うっ滞に伴う皮膚掻痒感，黄疸，高脂血症が代表的な症状である．肝臓は初期には腫大するが，線維化が進行すると萎縮する．肝硬変になると門脈圧亢進症や肝不全症状も生じる．血液所見としては高ミトコンドリア抗体が高率に陽性となる．γ-GTPやALPなど胆道系酵素の上昇がみられる．対症療法が行われ，ウルソデオキシコール酸が第一選択薬である．

■組織

　化膿性胆管炎では好中球の浸潤が主体となるが，慢性非化膿性破壊性胆管炎では，リンパ球主体の混合性の炎症細胞浸潤がみられる．類上皮細胞性肉芽腫の形成もみられる．次第に胆管の消失を生じ，進行期には肝硬変に至る．

Check
- 慢性非化膿性破壊性胆管炎
- 肉芽腫の形成
- 進行例は肝硬変

More advanced
- 胆道系疾患の終末像である「胆汁性肝硬変」と通常の肝硬変とは，成り立ち，構築が厳密には異なる．「胆汁性肝硬変」の線維化は主に門脈域相互の架橋線維化からなる．

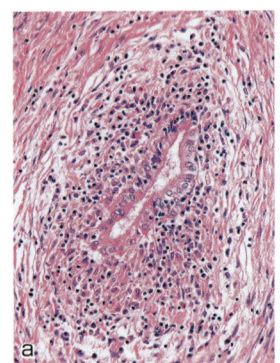

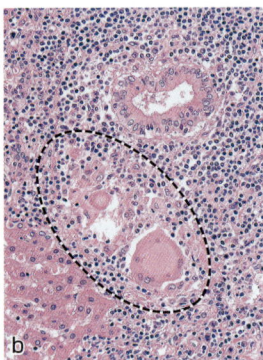

図1　慢性非化膿性破壊性胆管炎
a：リンパ球や好酸球，組織球などを混じた炎症細胞浸潤により，小葉間胆管が障害されている．b：肉芽腫．上皮細胞様の細胞質の豊かな組織球の集簇からなる（破線領域）．

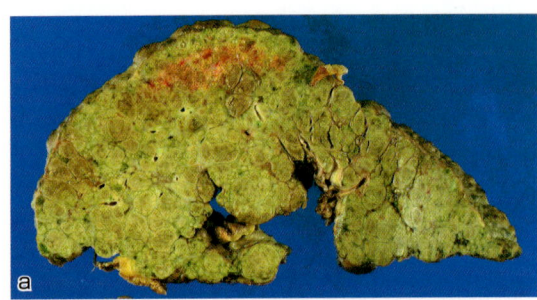

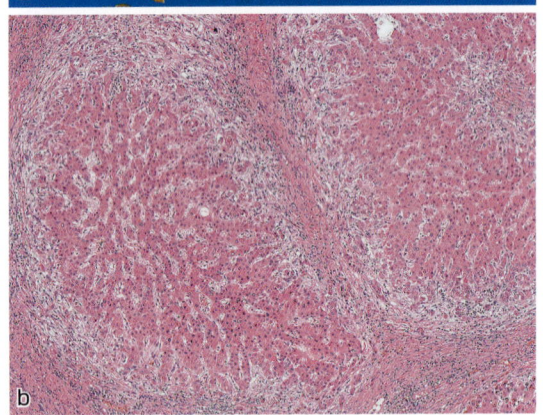

図2　肝硬変
a：肉眼像．b：胆汁性肝硬変．偽小葉周囲が浮腫のため明るくみえる．

9. 原発性硬化性胆管炎
primary sclerosing cholangitis

■概要

　肝内外の胆管の線維性狭窄を生じる進行性の慢性炎症性疾患．病因は不明である．炎症性腸疾患，特に潰瘍性大腸炎の合併がよく知られている．わが国の症例での潰瘍性大腸炎の合併率は約40％で，欧米の症例に比し低率である．胆管癌の危険因子である．

■臨床

　男性にやや多く，20～40歳代が好発年齢である．胆道の炎症や胆汁うっ滞に伴う発熱，易疲労性，体重減少，黄疸，皮膚掻痒感が主たる症状である．病態が進行し肝硬変になると，門脈圧亢進症や肝不全症状も生じる．血液学的にはALPやγ-GTPといった胆道系酵素の上昇が認められる．抗核抗体やpANCAがしばしば陽性となる．胆道造影では大型胆管の数珠状狭窄が特徴的である．対症療法が行われる．進行例は肝移植の適応となる．

■組織

　肝内外の大型～中型胆管に混合性の炎症細胞浸潤，線維化，内腔の狭小化を生じる．病変は非連続的な分布を示す．特徴的な同心円状の線維化は，中型～小型の胆管にもみられる．線維化の進行に伴い胆管上皮は萎縮，消失する．進行期には肝硬変となる．

Check

- 大型～中型胆管の炎症，線維化
- 胆管周囲の同心円状線維化
- 線維化の進行により胆管の消失，瘢痕化

More advanced

- 結石や感染など他の病因が原因となった二次性硬化性胆管炎や，近年疾患概念が確立されたIgG4関連硬化性胆管炎が鑑別の対象である．

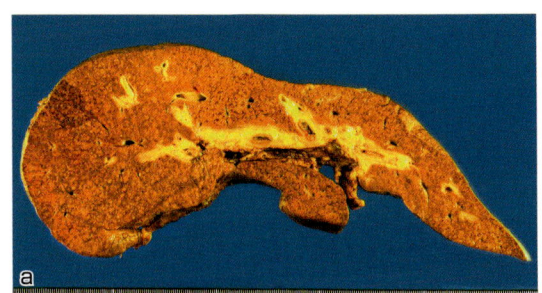

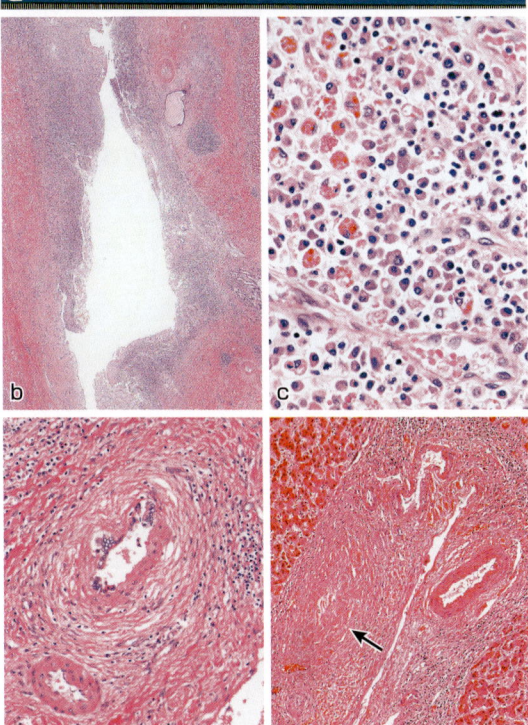

図1　原発性硬化性胆管炎
a：肉眼像．大型胆管の炎症に随伴する線維化により，glisson鞘の拡大が目立つ．b：大型胆管の炎症．c：多彩な炎症細胞からなり，胆汁を貪食する組織球も認められる．d：中型胆管．壁の同心円状線維化や上皮の萎縮が認められる．e：進行期における中型胆管の消失．胆管が存在した部位は線維組織に置換されている（矢印）．

10. 肝細胞癌
hepatocellular carcinoma

■概要

　肝細胞性の癌腫．肝悪性腫瘍の約85％を占める．通常は慢性肝疾患を背景に発症する．なかでもC型およびB型慢性肝炎・肝硬変が重要な病因であり，それぞれわが国の症例の病因の70％，15％を占める．脂肪性肝炎・肝硬変（アルコール性，非アルコール性）も頻度の高い背景病変である．また，病因を問わず肝硬変は肝細胞癌の高危険因子である．肝細胞癌は経門脈性の肝内転移をしばしば示す．また，慢性肝疾患が発癌母地となっていることが多いため，同時性，異時性の多中心性発癌をしばしば生じ，根治が困難な腫瘍である．肝外の転移先としては肺が最も多い．

■臨床

　男性に多い．腫瘍マーカーとしてAFP（100～200ng/mL以上），AFP-L3分画（10％以上），PIVKA-Ⅱ（40mAU/mL）が挙げられる．早期発見には画像診断（腹部エコー，CT，MRI）がより有用である．近年，スクリーニング法や画像技術の進歩により小型の肝細胞癌が検出，治療される機会が増えている．腫瘍の数や大きさ，肝機能に応じ，内科的治療（現在はラジオ波焼灼療法が代表的），外科的治療が選択される．

Check
- 細胞異型，構造異型を示す異型肝細胞の増殖

More advanced
- わが国では肝炎ウイルスの新規感染対策が奏功しており，肝炎ウイルス関連の肝細胞癌は今後大幅に減少することが予想される．非ウイルス性肝細胞癌の発癌機序についてはいまだ不明の点が多く，今後の検討課題となっている．

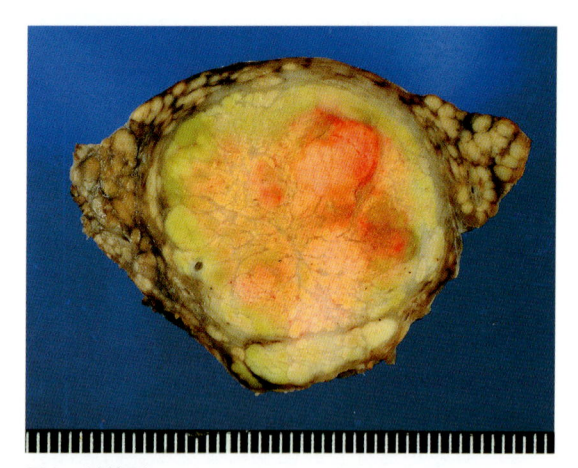

図1　結節型
分化度の比較的よい腫瘍は胆汁色を帯びる．

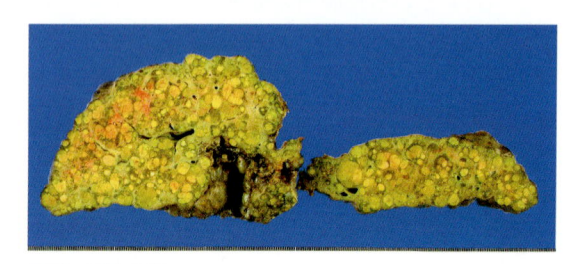

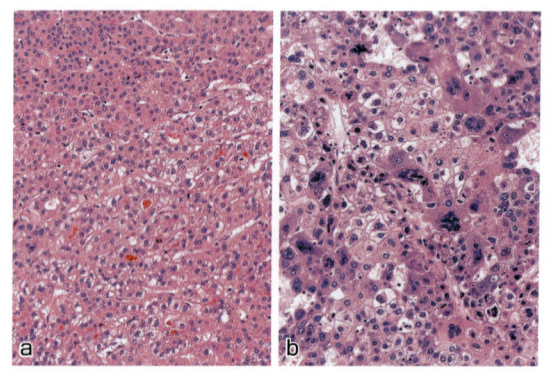

図2　びまん型
一見，肝硬変様であるが，多くの結節が肝細胞癌である．多中心性発癌が考慮される像である．

図3　肝細胞癌
a：高分化型．非腫瘍性の肝細胞に類似するが，軽度の細胞異型，構造異型がみられる．b：低分化型．細胞異型，構造異型とも顕著である．

11. 肝内胆管癌
intrahepatic cholangiocarcinoma

■ 概要

　肝内に発生する胆管上皮性の腺癌．肝悪性腫瘍の約5～15％を占め，近年増加傾向にある．正常肝を背景に発生することが多いが，原発性硬化性胆管炎や肝内結石症，寄生虫感染など，胆管に慢性的な炎症や障害をきたす病態が危険因子となる．また，ウイルス性肝炎（慢性肝炎・肝硬変）も危険因子として知られ，わが国では10～20％の症例がウイルス性肝炎を背景とする．大型胆管に由来する肝門型，小径胆管もしくは肝前駆細胞に由来する末梢型に区別される．肉眼的には，腫瘍を形成する型，胆管に沿った浸潤の目立つ型あるいは胆管内で発育する型が存在する．胆管内で発育する型に関しては，胆管内乳頭状腫瘍 intraductal papillary neoplasm of the bile duct という新たな疾患概念も導入されている．

■ 臨床

　男性にやや多い．肝門型では閉塞性黄疸で発症することが多く，末梢型では上腹部痛や体重減少，食思不振などでの発症が多い．腫瘍マーカーとしてはCEA，CA19-9がしばしば高値となる．外科的切除が唯一の根治療法である．予後は不良で5年生存率は約30％である．胆管内発育型は予後が比較的良好である．

図1　肝内胆管癌
a：末梢型．腫瘤形成性腫瘍．b：肝門型．腫瘤形成を示すとともに，胆管に沿った浸潤を示す．胆管の狭窄・閉塞に伴って，肝実質は萎縮している．

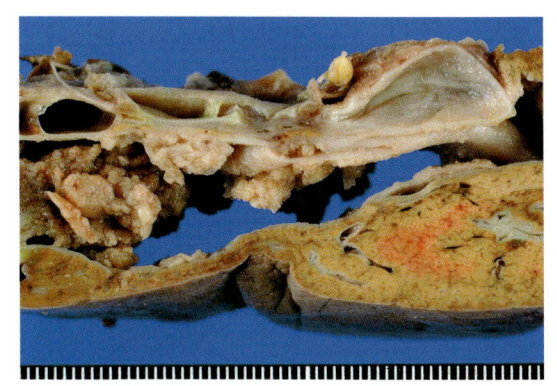

図2　胆管内で発育する型
近年は胆管内乳頭状腫瘍という新たな概念で捉えられることもある型である．

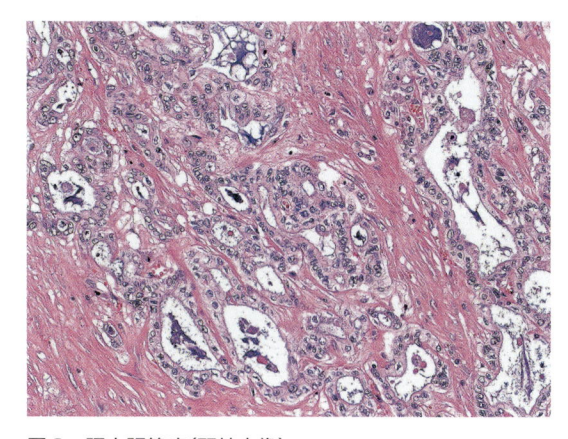

図3　肝内胆管癌（弱拡大像）
組織学的には腺癌である．間質の線維化が目立つことが多い．

Check

- 胆管上皮に類似した腫瘍細胞からなる腺癌である
- 間質の線維化が目立つ

More advanced

- 胆管内乳頭状腫瘍は膵管内乳頭粘液腫瘍 intraductal papillary mucinous neoplasm（IPMN）と類似した概念である．また，膵と同様に，前癌病変として上皮内腫瘍 biliary intraepithelial neoplasia（BilIN）の概念も知られている．

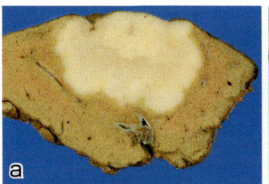

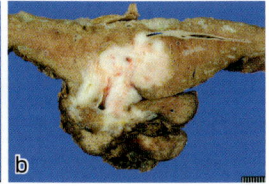

12. 肝細胞腺腫
hepatocellular adenoma

■概要

　良性の肝細胞性腫瘍．経口避妊薬の摂取との関連性が深い．このほか，蛋白同化ホルモンの服用，糖原病やガラクトース血症，チロシン血症といった代謝性疾患，肥満などとの関連が知られる．遺伝子的特徴の異なるいくつかの亜型があり，患者背景や組織像が多少異なっている．欧米に比し，日本での発生頻度は低い．多発することがあり，10個以上の発生を認める場合は腺腫症 adenomatosis と称される．肝細胞癌への悪性転化は稀である．

■臨床

　若年〜中年女性に多い．およそ90％の症例で経口避妊薬の摂取歴があるとされる．小さな腫瘍は通常無症状である．有症状例ではしばしば右季肋部痛が認められ，肝機能異常や炎症所見を呈することもある．大きな腫瘍では腫瘍内出血を伴うことがあり，腫瘍が破裂し，腹腔内出血をきたすこともある．経口避妊薬や蛋白同化ホルモンなどの原因薬剤の中止により，腫瘍が小さくなることが報告されている．大きな腫瘍は切除対象となる．

Check
- 異型に乏しい肝細胞の増殖からなる
- 病変内には門脈領域を欠いている

More advanced
- HNF1α変異型，β-catenin活性型，炎症型といった亜型が存在する．

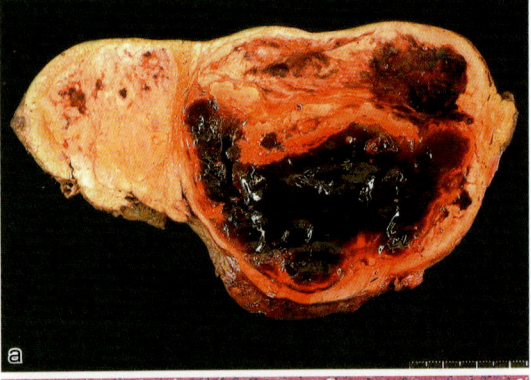

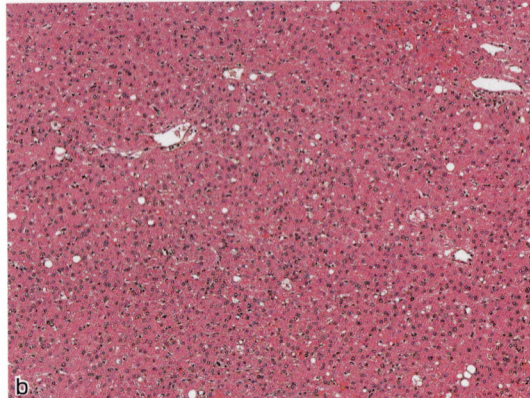

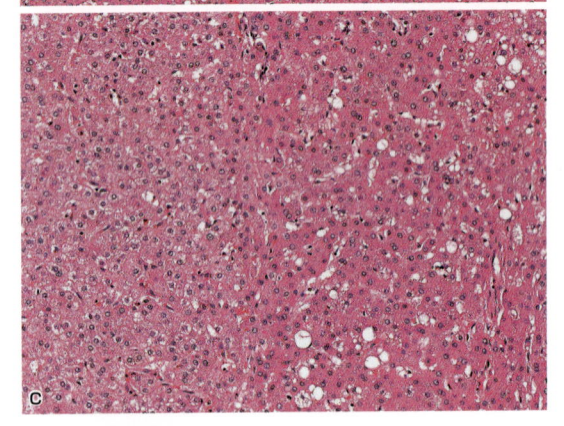

図1　肝細胞腺腫
a：黄白色調の境界明瞭な腫瘍が2個認められる（多発例）．大きいほうの腫瘍は出血を伴っている．b：異型に乏しい肝細胞の単調な増殖．病変内に門脈領域は存在しない．c：腫瘍部（右半）では細胞密度の軽度の増加がみられるが，非腫瘍部（左半）と比較して，細胞，構造とも顕著な異型性はない．

8

胆道・膵臓
福嶋敬宜

胆道・膵臓［総論］

A. 各部の名称（図1）
●胆道
　肝細胞で作られた胆汁が十二指腸に流れ出すまでの経路を指す．左右肝管から，それらの合流部までを肝門部胆管と呼び，その合流部から胆嚢管の合流部までを総肝管，それ以下を総胆管と呼ぶ．また左右肝管の合流部以下を上部，中部，下部胆管（膵内胆管）に区分して呼ぶ場合もある．これに胆嚢および胆嚢管，そしてVater乳頭部までを胆道に含める．

●膵臓
　十二指腸側から頭部，体部，尾部の3部に分ける．膵頭部の足側に突出した部を鉤状突起もしくは膵鉤部と呼ぶ．

B. 役割
●胆道
　胆道は，肝細胞で作られ分泌された胆汁を十二指腸に排出するための経路であり，その中で，胆嚢は胆汁を蓄え，濃縮する．
　胆汁酸や胆汁色素は腸管内へ分泌されたあと腸から吸収されて肝臓に戻り，再度分泌されるという腸肝循環を行っている．

●膵臓
　膵臓は，外分泌腺と内分泌腺組織からなる．腺房細胞で産生された消化酵素（トリプシン，キモトリプシン，アミラーゼ，リパーゼ，エラスターゼほか）は，膵管を経て十二指腸に分泌される．内分泌細胞はホルモン（インスリン，グルカゴンなど）を血中に直接分泌する．

C. 組織学的構造
●胆道（図2～5）
　胆管は粘膜，筋線維層と漿膜の3層構造からなり付属腺を有する．胆嚢壁は粘膜層と筋層，漿膜からなり付属腺はないが，Rokitansky-Aschoff sinusと呼ばれる粘膜層の陥入が散見される．

●膵臓（図6）
　膵管と膵実質（腺房細胞，Langerhans島）からなる．膵管は，主膵管（腹側膵管：Wirsung管）と副膵管（背側膵管：Santorini管）とそれらの分枝よりなる．
　腺房細胞は膵内で最も多くを占め，細胞には消化酵素を含むzymogen顆粒を含む．
　Langerhans島は，グルカゴンを含むA細胞，インスリンを含むB細胞，ソマトスタチンを含むD細胞，および膵ポリペプチドを分泌するPP細胞からなる．

表1　胆道・膵臓の主な疾患（青字は本書で取り上げたもの）

	胆　道	膵　臓
形態異常	先天性胆道拡張症，膵管胆管合流異常症，先天性胆道閉鎖症	輪状膵，分割膵，異所性膵組織
炎症・感染症	急性胆囊・胆管炎，慢性胆囊炎，硬化性胆管炎，黄色肉芽腫性胆囊炎	急性膵炎，慢性膵炎，自己免疫性膵炎
代謝・変性	胆石症，コレステローシス	膵萎縮，脂肪浸潤，ヘモジデローシス，ヘモクロマトーシス
腫　瘍	胆囊腺腫，胆囊癌，胆管癌，胆管内乳頭腫瘍，Vater乳頭部腫瘍，Vater乳頭部腺癌	膵管内腫瘍，粘液性囊胞腫瘍，漿液性囊胞腫瘍，浸潤性膵管癌，腺房細胞癌，神経内分泌腫瘍
腫瘍様病変	胆管上皮内腫瘍性病変（BilIN），胆囊腺筋腫症，胆囊ポリープ	膵上皮内腫瘍性病変（PanIN）

BilIN：biliary intraepithelial neoplasia．　PanIN：pancreatic intraepithelial neoplasia.

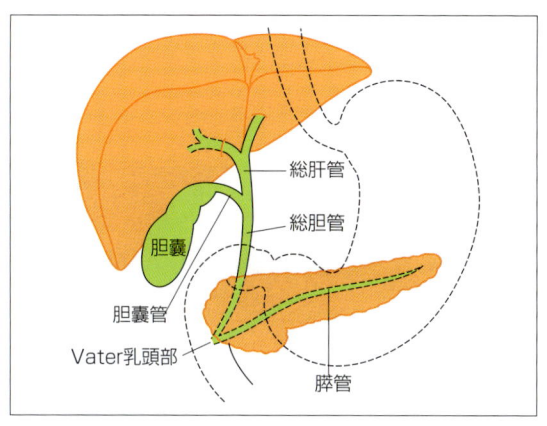

図1　胆膵の位置と名称

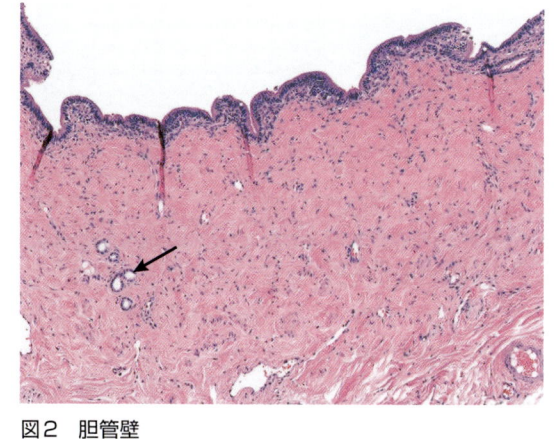

図2　胆管壁
一層の上皮に覆われ，上皮下は線維筋層と呼ばれる間質組織からなる．この中に，付属腺（矢印）も散見される．

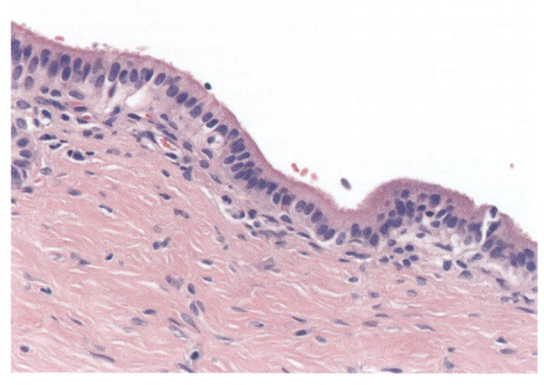

図3　胆管壁
被覆上皮は，単層立方上皮で，類円形の核は基底膜側に整然と配列している．

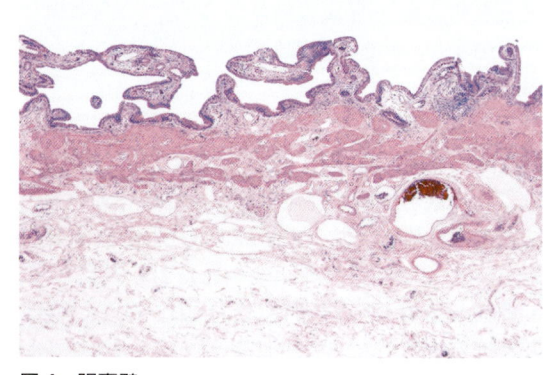

図4　胆嚢壁
粘膜ヒダ，筋層，漿膜下層からなり，消化管と異なり粘膜筋板を欠く．

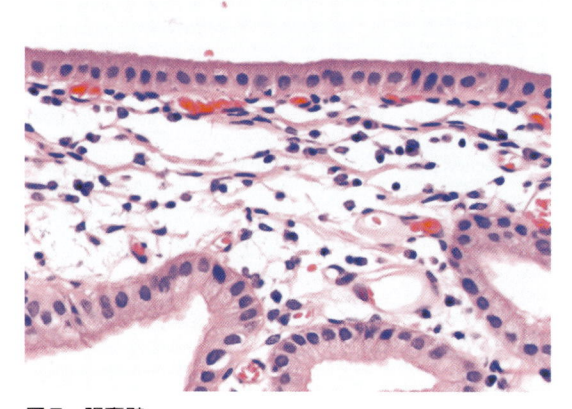

図5　胆嚢壁
胆管上皮と同様の単層立方上皮に覆われる．粘膜ヒダを支える間質は疎な結合組織からなる．

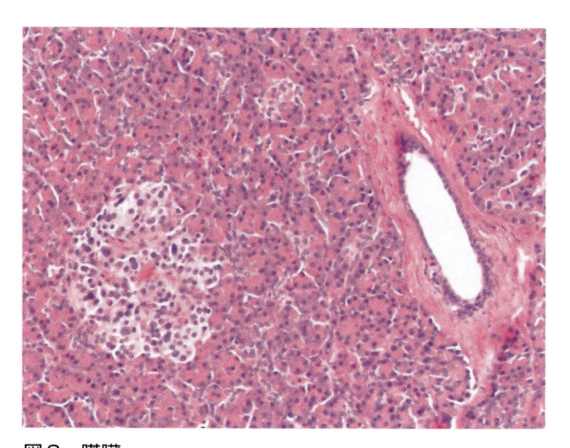

図6　膵臓
膵腺房細胞がぎっしりと敷き詰めるようにみられる中，少し明るめの細胞集団としてみられるLangerhans島，膵（導）管がある．

1. 胆嚢炎
cholecystitis

■概要

胆嚢の炎症．胆嚢内に胆汁のうっ滞を起こすような病態（胆石が多い）になると，細菌が胆道内に侵入して感染しやすくなり，炎症が生じる．

胆嚢頸部，胆嚢管などに胆石が嵌頓すると重篤な急性胆嚢炎を起こす．

原因菌としては，大腸菌が多く，十二指腸から上行性に侵入する．

■臨床

急性胆嚢炎患者のほとんど（＞95％）は胆石を有している．

右季肋部痛（右脇腹の痛み），発熱，心窩部痛などが出現し，吐き気，嘔吐を伴うこともある．

■組織

・慢性胆嚢炎（図1）：粘膜ヒダは平坦化しており，胆嚢壁は線維性に著明に肥厚していることが多い．主に粘膜表層に慢性炎症細胞浸潤を伴っている．粘膜上皮の陥入によるRokitansky-Aschoff洞の発達が目立つ．濃縮した胆汁を入れた洞もある．

・急性胆嚢炎（図2）：急性炎症反応が強く，壁は変性壊死状になる．

Check

- 多くの症例で胆石を合併している
- 急性胆嚢炎は壊死性になる
- 慢性胆嚢炎は，壁肥厚とRokitansky-Aschoff洞の発達が目立つ

More advanced

・黄色肉芽腫性胆嚢炎：脂質を豊富に含有し泡沫状の細胞質を示す組織球が集簇して，これにリンパ球や形質細胞，好中球なども加わり，肉芽腫性病変を形成した胆嚢炎．脂質を多く含むため病変部の割面は肉眼的には黄色くみえる．何らかの原因で胆嚢内圧が亢進したRokitansky-Aschoff洞から胆汁が周囲の胆嚢壁に漏れ出し，それに対する組織反応と推定されている．著明な壁肥厚に加え，周囲組織への炎症の波及が目立ち，画像上，癌の浸潤所見のようにみえることがあるので，胆嚢癌との鑑別が難しい場合がある．

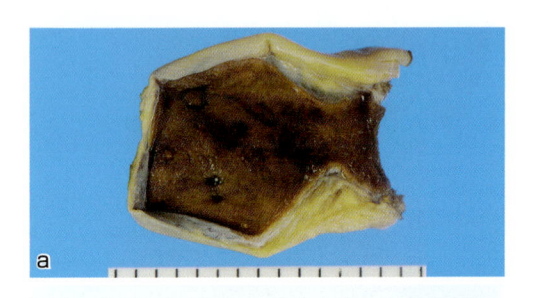

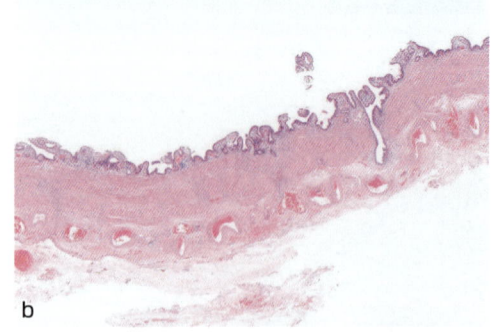

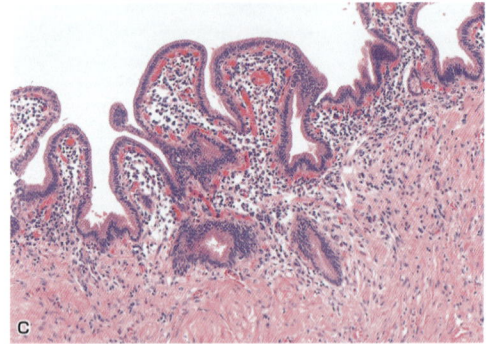

図1　慢性胆嚢炎
a：正常の胆嚢上皮は緑色調でビロード状であるのに対し，淡褐色調を示し，粘膜ヒダの平坦化が窺われる．b：粘膜ヒダは平坦化し，筋層は肥厚している．一部にRokitansky-Aschoff洞がみられる（この症例はあまり発達していない）．c：粘膜上皮下にはリンパ球主体の慢性炎症細胞浸潤がみられる．

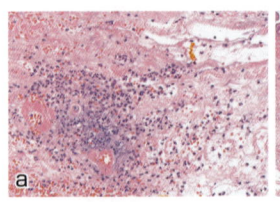

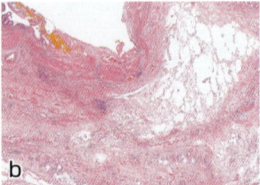

図2　急性胆嚢炎
a：粘膜ヒダは破壊され，筋層は肥厚しているが，筋束がバラけている．壁は全層性に脆弱化しているのが窺われる．b：変性壊死部の周辺には，好中球主体の強い炎症細胞浸潤がみられる．

2. 胆嚢癌
gallbladder cancer

■概要
胆嚢の上皮性悪性腫瘍．びまん性の壁肥厚を示すことが多く，隆起性病変でみつかることは稀である．胆石症のために行われた胆嚢摘出術の標本で偶然に癌がみつかることが多い．胆嚢癌症例の80〜90％の胆嚢内には胆石がみられる．

■臨床
70歳代に多く，男女比は1：2〜1：5とやや女性に多い．胆嚢癌は，進行したもの以外は症状が出にくい．

■組織（図1）
組織型の多く（70〜80％）は腺癌．腺扁平上皮癌または扁平上皮癌も5％程度にみられる．

参考：胆嚢腺腫（良性腫瘍）の多くは隆起性病変で，組織学的には，幽門腺化生に類似した異型腺管の密在からなるものが多い．癌の合併率は，腫瘍全体の大きさに比例して上昇し，径15mm以上の腺腫では，90％で癌の成分が認められる．

Check
- 高齢女性に多い
- 平坦な病変が多いが，ポリープ病変も大きくなると癌の合併が多くなる
- 腺癌がほとんど．稀に扁平上皮癌が混在

More advanced
- 胆嚢の早期癌：「組織学的深達度が粘膜（m）内または固有筋層（mp）内にとどまるもので，リンパ節転移の有無は問わない．ただし，Rokitansky-Aschoff sinus内の上皮内癌は，それが胆嚢壁のどの層にあっても，粘膜内癌（m癌）とする」と定義されている（胆道癌取扱い規約）．

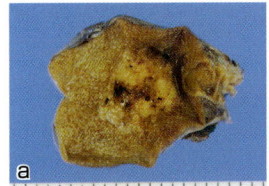

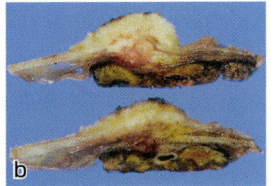

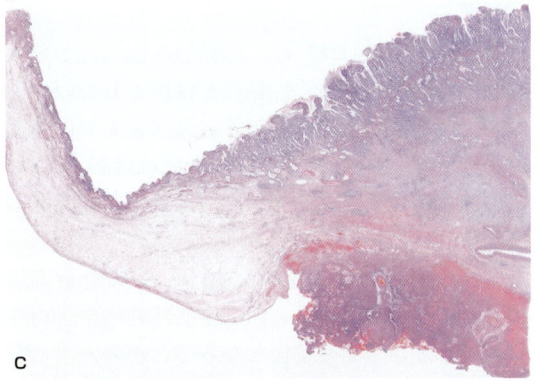

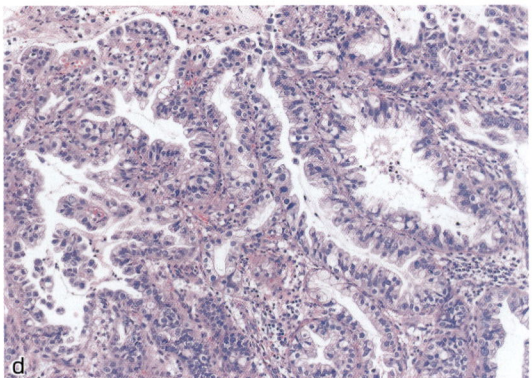

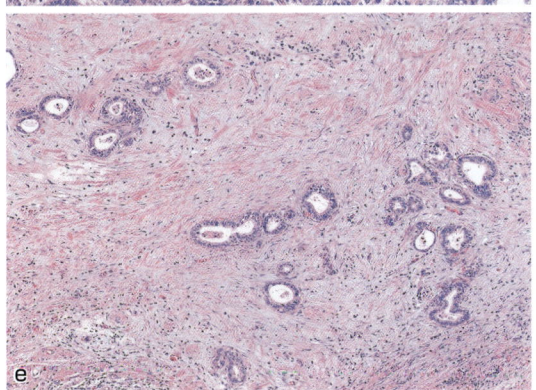

図1　胆嚢癌
a：中央部に，周囲と少し色調の異なる領域がある．出血を伴い，少し黒色調を示す部もある．b：割面．なだらかに隆起した病変があり，灰白色〜淡黄色調を示す．肝臓の一部が切除されている．c：ルーペ像．表面は微細鋸歯状を示し，腫瘍部は比較的細胞成分に富むため，全体に暗青色調にみえる．さらに外側は肝臓組織．d：表層部．乳頭腺管状，やや鋸歯状構造を示す腺癌．e：深部．間質線維増生を伴いながら管状構造を示しながら浸潤している．胆嚢壁の線維増生は慢性胆嚢炎でも生じるが，ルーペ像で周囲の粘膜が線維化に乏しいことから，癌浸潤に関連した線維化（desmoplasia）と考えられる．

3. 胆管癌
bile duct cancer

■概要
胆管癌（肝外胆管癌）は，胆嚢癌に比べると頻度は低く，男性例が多く，結石を合併するものは少ない．胆管拡張を伴う膵胆管合流異常症では高率に胆管癌が発生する．病変は，乳頭状隆起，狭窄，壁のびまん性肥厚などを示す．ほとんどは腺癌．

■臨床
発症のピークは70歳代にある．膵胆管合流異常症合併症例ではやや若い．閉塞性黄疸や上行性胆管炎などが発見の契機となることが多い．

■組織（図1）
腫瘍組織像は，胆嚢癌と類似しており，そのほとんどは腺癌である．腺癌には乳頭状，管状，充実性，粘液産生性などを示すものがある．

Check
- 一般に高齢男性に好発
- 黄疸や胆管炎での発症が多い
- 腺癌

More advanced
- **胆管内乳頭状腫瘍**：狭い間質を伴って種々の程度に乳頭状に発育する腫瘍で，多くの症例では癌に相当する高度異型上皮からなる．一部には，細胞外粘液産生が目立つなど，膵管内乳頭粘液性腫瘍 intraductal papillary mucinous neoplasm (IPMN) に類似した特徴を示す症例もある．

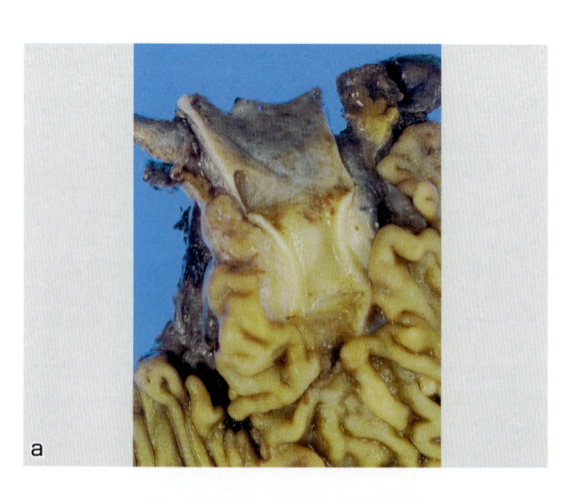

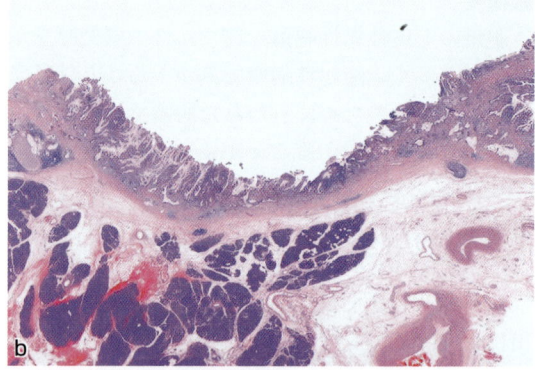

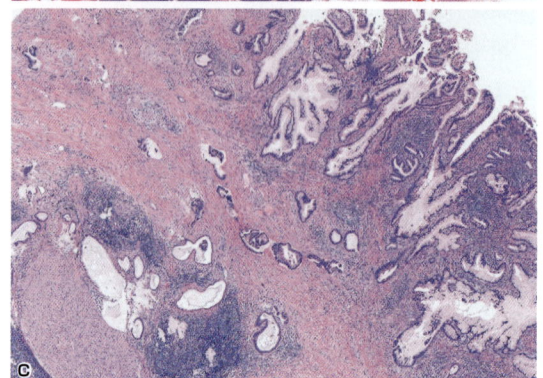

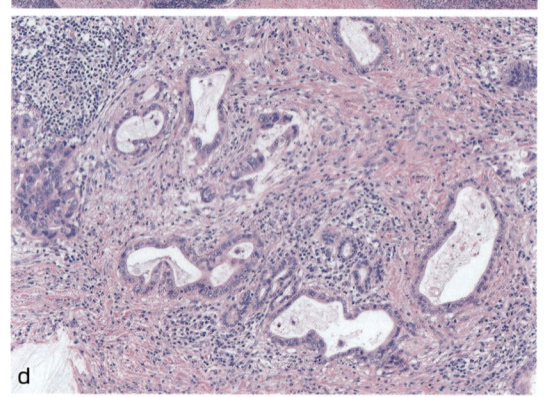

図1 胆管癌
a：下部胆管の一部に灰白色調の腫瘍があり，胆管内腔は狭窄し，その上流胆管内腔が拡張している．b：通常一層の上皮で覆われる胆管壁の表層部に細胞に富んだ層がみられる．c：粘液を有する明るい細胞からなる腺癌．線維筋層を越えて浸潤している．d：深部では管状腺癌の像が主体である．腫瘍周囲には軽度の慢性炎症細胞浸潤も伴っている．

4. 膵炎（急性膵炎・自己免疫性膵炎を含む）
pancreatitis

■概要
膵炎とは、腺房細胞が傷害され、その結果として生じる膵外分泌部の炎症状態である。急性（出血性）膵炎、慢性膵炎、自己免疫性膵炎などに分けられる。

■臨床
- 急性膵炎：上腹部（特に心窩部）の激痛、麻痺性イレウス、悪心・嘔吐、背部痛などで発症。
- 慢性膵炎：急性膵炎の合併が多い。
- 自己免疫性膵炎：画像で、びまん性の膵腫大や膵管狭細像を示し、高γグロブリン血症、高IgG4血症や自己抗体の存在などがある。同様の胆管炎、唾液腺炎、後腹膜線維症などを合併する例もある。

■組織
- 急性膵炎（図1）：腺房細胞壊死と急性炎症細胞浸潤、脂肪壊死などを特徴とする。急性期を過ぎた場合の合併症として仮性嚢胞の形成がある。
- 慢性膵炎（図2）：腺房細胞の脱落と不規則な線維化をみる。
- 自己免疫性膵炎（図3）：リンパ球、形質細胞を主体とした炎症細胞浸潤と線維化像を示す。閉塞性静脈炎を伴うこともある。閉塞性慢性膵炎や通常のアルコール性慢性膵炎像と若干異なり、辺縁部では膵小葉を削ぎ落とすような不整な広がりを示し、膵周囲脂肪組織にもしばしば及んでいる。

Check
- 急性膵炎と慢性膵炎の主因はアルコール摂取
- 急性膵炎では、重症度により像が異なる
- 自己免疫性膵炎：IgG4陽性形質細胞の出現

More advanced
- IgG4関連疾患：自己免疫性膵炎に胆管炎や唾液腺炎がしばしば合併し、これらは類似した病態を示すことが知られてきた。いずれも血清IgG4が高値を示し、病理組織上多数のIgG4陽性形質細胞が出現していることから、最近では、これらの疾患群を「IgG4関連疾患」と呼ぶことが提唱されている。

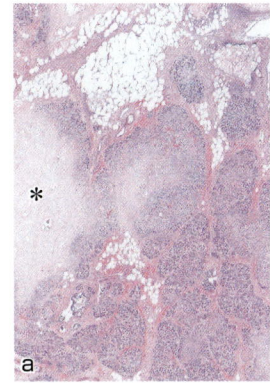

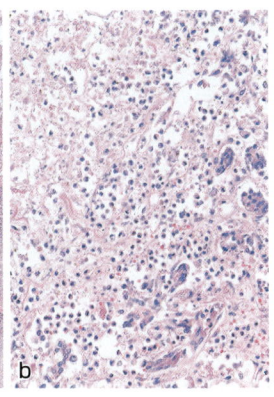

図1　急性膵炎
a：染色性を失い明るくみえる胞巣がある（脂肪壊死巣）（*）。その周辺はやや青みがかってみえる。b：強い好中球浸潤と腺房組織の破壊がみられる。

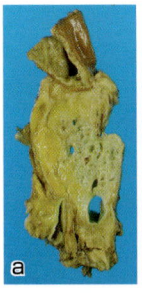

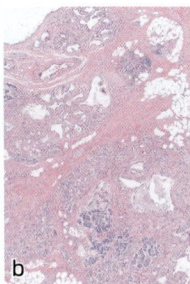

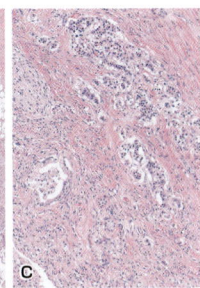

図2　慢性膵炎
a：膵の小葉構造が失われ、小腔が多数みられる。b：腺房組織の小葉構造がみられず、膠原繊維が増加している。c：膠原線維組織の中に、残存した腺房組織、分枝膵管、Langerhans島細胞が散在性にみられる。

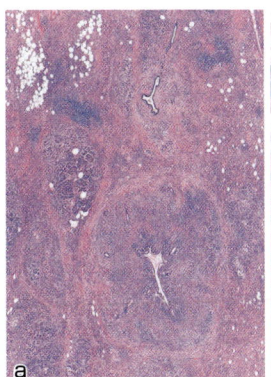

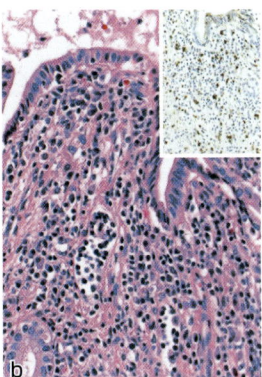

図3　自己免疫性膵炎
a：膵管周囲が帯状に肥厚して、色調も増している。b：膵管上皮は保たれている。上皮下には、リンパ球、形質細胞の高度の浸潤がみられる。インセット：IgG4陽性形質細胞が多数出現している。

5. 浸潤性膵管癌
pancreatic invasive ductal adenocarcinoma

■概要

浸潤性膵管癌は膵臓腫瘍の中で最も多く，60％程度を占める．1/3は膵頭部に発生し，概ね3～5cm程度でみつかることが多いが，膵体尾部のものは膵頭部のものより進行してみつかる傾向にある．膵癌は直接周囲に進展したり経脈管的に肝転移などをきたしやすい．また神経に沿って周囲組織に進展していることが多い．膵管癌の肉眼割面像は，白色調で硬く周囲の非腫瘍部膵組織との境界が不明瞭であることが多い．

■臨床

体重減少，背部痛，心窩部痛，糖尿病，黄疸などで発症することが多い．膵管癌全体の5年生存率は4％未満であり，非常に悪い．

■組織（図1～3）

膵管癌の組織像は，中型～小型の腺管構造を主体として増殖・浸潤する中～高分化型管状腺癌が多い．大型の腺管を形成し，その内腔に乳頭状に発育する成分をみることや，小型で比較的異型性の軽い癌細胞からなる腺管像，腺管形成傾向に乏しく孤在性に近い浸潤像などもしばしば混在している．癌浸潤部は多かれ少なかれ間質線維の増生desmoplasiaを伴っている．膵癌の肉眼像が白っぽくて硬いのはこの線維増生のためである．浸潤性膵管癌の亜型として，粘液癌，腺扁平上皮癌，退形成癌などがある．

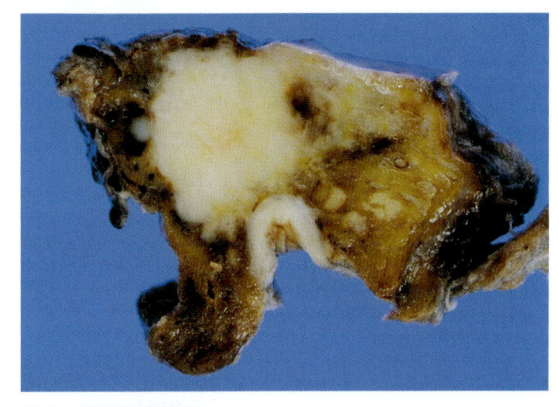

図1 浸潤性膵管癌
灰白色～黄白色調で周囲との境界やや不明瞭な結節性病変がみられる．

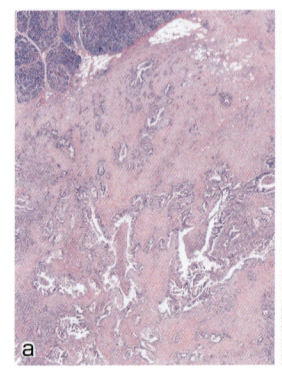

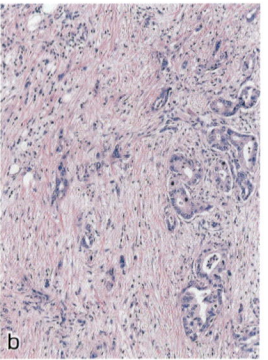

図2 浸潤性膵管癌
a：豊富な線維組織に異型腺管が散在しており，また大きな乳頭腺管構造を示すところがあり，これらは膵管内腫瘍成分である．b：腫瘍腺管は小型不整となり，周囲に強い線維増生desmoplasiaを伴っている．

Check
- 非常に予後が悪い
- 高齢男性の膵頭部に多い
- 癌の周囲に間質desmoplasiaが豊富

More advanced
- 膵上皮内腫瘍性病変 pancreatic intraepithelial neoplasia（PanIN）：膵管癌の前駆病変と考えられている膵管の異型上皮．異型性が増すにつれ，多段階的に膵癌と共通した遺伝子異常などが多く検出される．

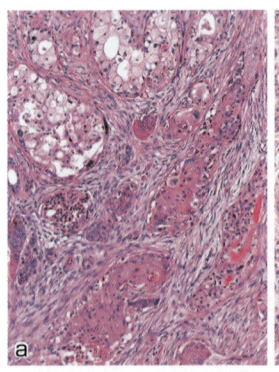

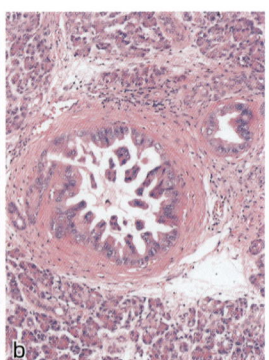

図3 浸潤性膵管癌の亜型（腺扁平上皮癌）
a：胞体の明るい腺系細胞への分化を示す成分とやや好酸性の厚い胞体を有した細胞が胞巣を形成する成分が混在して認められる．b：膵上皮内腫瘍性病変（PanIN-3）．

6. 膵管内腫瘍
pancreatic intraductal neoplasms

■概要
　膵管上皮細胞から発生する腫瘍で，外向性増殖と膵管内進展傾向が強い．そして，その多くは著明な粘液産生を伴う膵管内乳頭粘液性腫瘍 intraductal papillary mucinous neoplasm（IPMN）である．膵頭部に多い．多量の粘液を産生し，膵管は拡張している．分枝膵管にできた場合はぶどうの房状の形態を示し，乳頭状増生はあまり目立たないこともある．主膵管（主膵管型）にも分枝膵管（分枝型）にも発生する．

■臨床
　高齢男性に多い．腹痛での発症（急性膵炎症状）が多いが，検診等で偶然に発見される例も1割程度．閉塞性黄疸は通常型膵癌と異なり少ない．その他，疲労感，体重減少，発熱などがみられる．糖尿病の合併が半数程度にみられる．

■組織（図1〜2）
　乳頭状に増生する粘液産生性腫瘍細胞からなる．腫瘍細胞には，腸上皮，胃腺窩上皮，胆膵上皮および好酸性細胞などのようないくつかの種類がある．膵管内で増殖し進展していくが，経過とともに膵管外の間質にも浸潤する．浸潤癌は，管状腺癌と粘液癌の像が多い．

Check
- 高齢男性の膵頭部
- 発生部位により肉眼像（主膵管型：土管状，分枝型：ぶどうの房状，風船状など）が異なる
- 種々の異型度を示す乳頭状腫瘍
- 経過が長い

More advanced
- 膵管内管状乳頭腫瘍 intraductal tubular papillary neoplasm（ITPN）：稀な膵管内腫瘍．IPMNとの違いは，粘液産生が非常に乏しい，壊死を伴う高異型度病変のみからなる．*K-ras*遺伝子変異や*p53*異常などがみられない，などである．

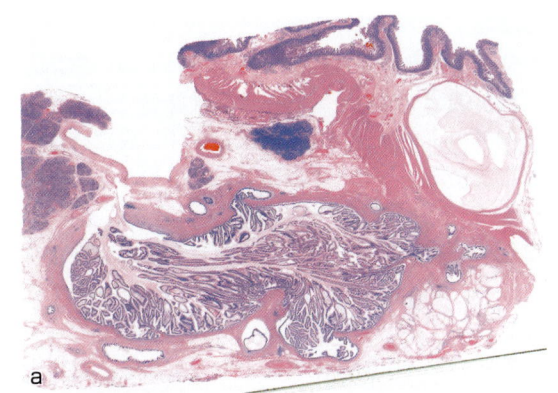

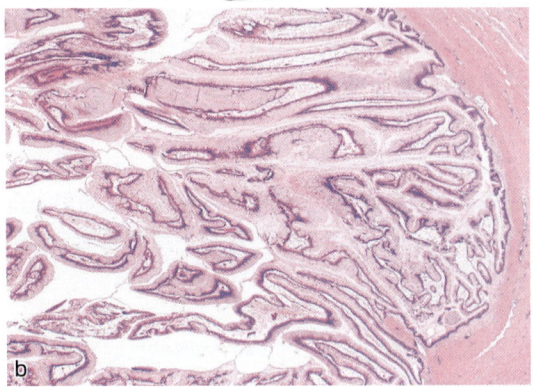

図1　膵管内乳頭粘液性腫瘍（腸型）
a：著明に拡張した膵管内に絨毛状の腫瘍がみられる．b：粘液性の明るい胞体を有した腫瘍細胞が，先のとがった絨毛状構造を示して外向性に増殖している．異型性は弱い（腺腫）．

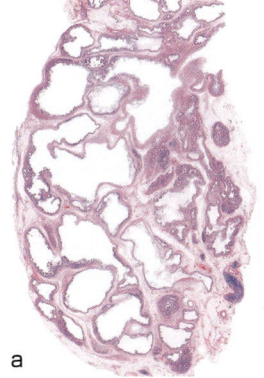

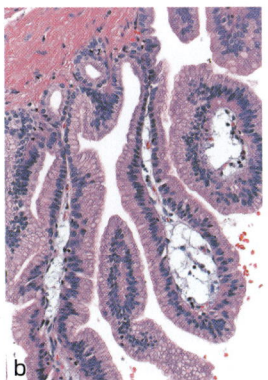

図2　膵管内乳頭粘液性腫瘍（胃型）
a：多数の分枝膵管が拡張して，総和として，いわゆる"ぶどうの房状"を示す．b：胃腺窩上皮に類似した円柱上皮が乳頭状に発育している．異型性は弱い（腺腫）．

7. 膵嚢胞性腫瘍（漿液性腫瘍，粘液性腫瘍を含む）
pancreatic cystic neoplasms

■概要
- **漿液性嚢胞腫瘍 serous cystic neoplasm（SCN）**
無色透明の漿液を入れた嚢胞性腫瘍で，悪性例は例外的．von Hippel-Lindau（VHL）病に合併することがあり，それぞれの発見の契機となることがある．VHL合併症例にも非合併症例にもVHL遺伝子の両アレルの不活化がみられると報告されている．嚢胞は通常，径0.5〜5mm程度のものが集簇してみられる．径1cm以上の嚢胞形成をみるものや肉眼的に充実性のものもある．腫瘍と非腫瘍部の境界は明瞭で，中心部に瘢痕様構造（ときに石灰化を伴う）をみる．
- **粘液性嚢胞腫瘍 mucinous cystic neoplasm（MCN）**
粘液産生細胞に嚢胞内腔面を被覆された嚢胞性腫瘍で，上皮を支える間質が卵巣間質に類似した特徴的な像をみる．良性〜悪性，浸潤癌例まである．

■臨床
いずれも比較的若い女性の体尾部に好発する．大きくなって腫瘤で気づかれるほかは，症状に乏しく，検診などで偶然みつかることが多い．SCNはほとんどが良性腫瘍である．MCNも良性腫瘍が多いが，悪性化し嚢胞外に浸潤すると，通常の膵癌のような臨床病理像を示すことがある．

■組織
- **漿液性嚢胞腫瘍（図1）**
嚢胞内腔面の被覆細胞は単層立方上皮で，グリコーゲンを豊富に含有しているため，胞体は明るく，PAS染色強陽性を示す．稀に好酸性胞体を有する症例もある．細胞核は小型類円形均一で，異型性はほとんど認められず，多くは一層の細胞が平坦に被覆している．免疫組織化学では，α-inhibin，MUC6が陽性を示す．
- **粘液性嚢胞腫瘍（図2）**
周囲との境界は明瞭で，通常は膵管系との連絡はない．大きな嚢胞内に小型嚢胞が存在することが多い（嚢胞内嚢胞）．嚢胞内腔面の上皮は異型性の弱いものから高度のものまであり，乳頭状増生の程度もさまざまである．上皮下には卵巣様間質（紡錘状細胞が細胞密度高く増生）がみられる．

Check
- 肉眼所見では，嚢胞の数，大きさ，壁の厚さに注目
- SCNはほとんど良性，MCNは良性〜浸潤癌まで
- SCNはグリコーゲンに富む明るい細胞，MCNは粘液含有細胞からなる
- MCN：卵巣様間質を有する

More advanced
- MCNの卵巣様間質について：卵巣様間質細胞の多くは核にプロゲステロンレセプター（PgR），エストロゲンレセプター（ER）蛋白が発現しているとともに，STAR蛋白質という性ステロイド合成に関わる蛋白質も発現している．これらから，女性に好発する理由の解明にも繋がる可能性がある．
- 嚢胞状を示す膵病変：膵の嚢胞（形成）性腫瘍はSCN，MCNのみだが，嚢胞状を示す病変は他にいくつかある．まず，膵管内乳頭粘液性腫瘍（IPMN）の分枝型（p143参照）は，膵管が嚢胞状に拡張することから嚢胞性腫瘍とみなされることが多い．二次的な内部の崩壊などで"嚢胞性"になりえる腫瘍として，solid pseudopapillary neoplasm（SPN），神経内分泌腫瘍，浸潤性膵管癌などがある．また，腫瘍が嚢胞状を示すのではなく，腫瘍周囲に嚢胞状に拡張した膵管が複数あり，腫瘍の嚢胞状成分かのようにみえることもある．さらに，非腫瘍性の嚢胞には，貯留嚢胞，リンパ上皮性嚢胞，類上皮性嚢胞等がある．

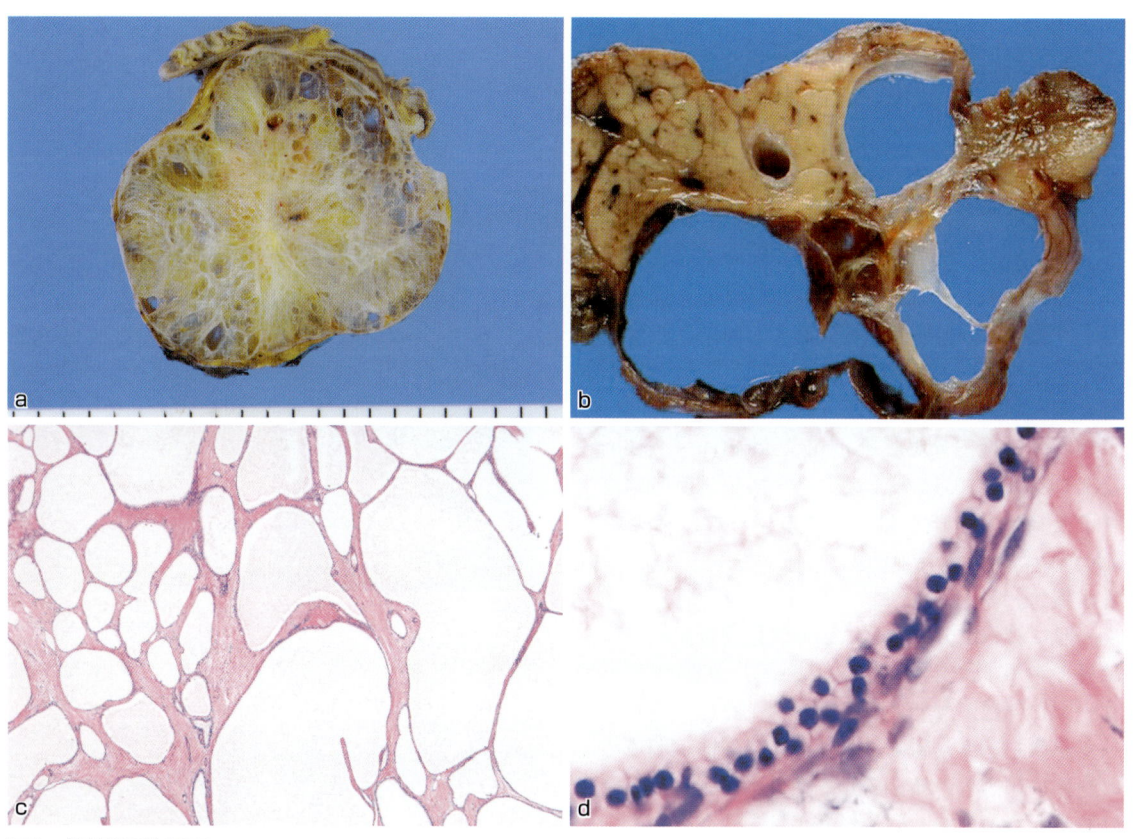

図1 漿液性嚢胞腫瘍
a：小型嚢胞からなる漿液性嚢胞腫瘍．外縁平滑で海綿様の割面を示し，中心部には星紡状の瘢痕様構造がある．b：大型嚢胞からなる漿液性嚢胞腫瘍．c：多房性で嚢胞内腔面は一層の上皮が覆う．d：嚢胞被覆細胞は，立方状で類円形の核を有している．粘液含有はない．

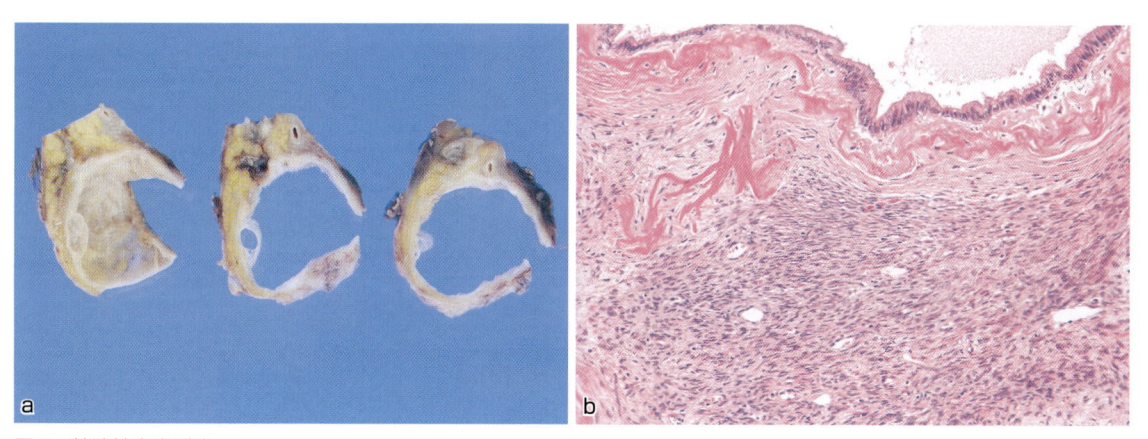

図2 粘液性嚢胞腫瘍
a：大きな嚢胞の一部に，小さな嚢胞がみられる(cyst-in-cyst)．b：嚢胞内腔の被覆上皮は，軽度の乳頭状で，上皮下には紡錘状細胞がやや密度高くみられる"卵巣様間質 ovarian-type stroma"がみられる．

8. 膵神経内分泌腫瘍
pancreatic neuroendocrine neoplasms

■概要
神経内分泌細胞への分化を示す腫瘍．ホルモンを産生し臨床症状を示すものと，ホルモン非産生性の腫瘍がある．組織形態での悪性度の評価は難しく，生物学的に悪性性格を有した腫瘍として扱われる．

■臨床
機能性神経内分泌腫瘍neuroendoctrine tumor（NET）の約45％はインスリノーマで，20％はガストリノーマ，15％はグルカゴノーマ，そして5％がソマトスタチノーマ．

■組織（図1）
一般に細胞成分に富み，小血管性間質が網目状に種々の割合で混在してみられる．組織配列パターンに特徴があり，ロゼット状・腺様，索状，リボン状を示す．腫瘍細胞は，淡好酸性～明るめの胞体に類円形の核を有している．症例によっては核の大小不同などの多形性が目立つものや，細胞結合性が低下したもの，胞体がより好酸性顆粒状で腺房細胞に類似するようなもののほか，オンコサイト化，粘液産生，紡錘形化，淡明化等，症例間ではかなりのバリエーションがみられる．

Check
- 機能性（ホルモン産生性）と非機能性がある
- 周囲の組織と境界明瞭な腫瘍を作る
- 組織学的にロゼット構造や索状，リボン状を示し，血管に富む
- 基本的に悪性性格を有する

More advanced
- 神経内分泌腫瘍のWHO分類（2010）：NETと予後不良な神経内分泌癌neuroendocrine carcinoma（NEC）に大別され，NETは核分裂像やKi-67陽性率で，G1（核分裂像<<2/10HPF，≦2％ Ki-67 index）とG2（核分裂像2～20/10HPF，3～20％ Ki-67 index）に，NECは細胞形態から小細胞性と大細胞性に分けられる．これらのgradeは予後との相関が高いとされている．

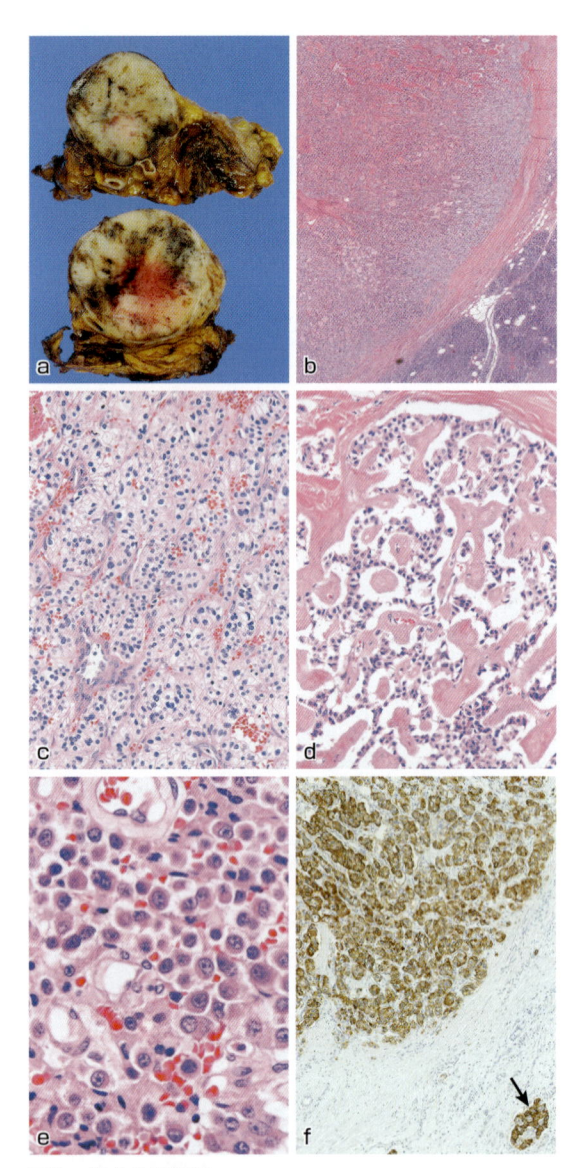

図1 膵内分泌腫瘍
a：周囲との境界明瞭な充実性腫瘍．内部に出血を伴うところもある．b：既存の膵組織との境界明瞭．腫瘍部は細胞成分に富む．c：索状構造やロゼット状構造などがみられ，神経内分泌分化が窺われる．腫瘍細胞の胞巣を取り囲むように血管性間質組織がみられる．d：硝子様間質が目立つ症例．腫瘍細胞は小型で索状に配列する．e：細胞結合性が減弱した症例．細胞，核ともに通常の症例よりも大きい．f：免疫組織化学．腫瘍はシナプトフィジン抗体に陽性を示す．近傍の正常のLangerhans島（矢印）も陽性を示している．

9
腎臓
宇於崎宏

腎臓 [総論]

A. 正常の構造と役割

成人では片方が120〜160g．両腎臓合計で，心拍出量の20〜25％の血流が流れてきており，1分間に1Lにも及ぶ．割面では，肉眼で皮質と髄質が観察できる．皮質には糸球体が分布している．

腎臓を構成する単位構造として，ネフロンがある(図1)．片腎で100万個ほどのネフロンがあるとされる．ネフロンは糸球体と尿細管からなる．糸球体(図2，3)では1日200Lもの原尿が作られ，尿細管で再吸収されて，濃縮された尿となる．集合管から腎盂を通って，尿管，膀胱へと進む．

B. 腎病理(糸球体腎炎)の検索法

●光顕観察

利用する染色が多い．

- HE染色：基本的な染色(図4)
- PAS染色：基底膜やメサンギウム領域が紫色に染まる．他の臓器では粘液や真菌の検索でも用いる(図5)．
- PAM染色：基底膜やメサンギウム領域が黒く染まる．糸球体係蹄壁基底膜の変化がわかりやすい(図6)．
- AzanもしくはMT染色：線維が青く染まる．免疫複合体からなる沈着物が赤く染まる(図7)．
- EVG染色：血管の弾性線維が黒紫色，間質の膠原線維が赤色に染まる(図8)．

●蛍光抗体法

蛍光色素をつけた抗体で，組織切片上の抗原分布を調べる．腎では免疫グロブリンや補体からなる免疫複合体の沈着を調べる(例：抗IgG抗体)．

●電子顕微鏡

より微細な変化を調べる．沈着物の位置や基底膜の厚さ，乱れ，上皮細胞の足突起の状態など．

蛍光抗体法や電子顕微鏡観察のための標本は，検体取得後，光顕用の標本とは別に，速やかに作製する．光顕用の標本はホルマリン固定を行い，蛍光抗体法用には凍結し，電顕観察のためにはグルタルアルデヒドで固定する．したがって，光顕，蛍光抗体法，電顕で，同じ糸球体をみているわけではない．

C. 腎臓病理に特有の用語

- びまん性 diffuse：全てあるいはほとんど(＞80％)の糸球体に病変がみられる
- 巣状 focal：一部の糸球体(＜80％)に病変がみられる
- 全節性 global：一つの糸球体全体に病変がみられる
- 分節性 segmental：一つの糸球体の一部に病変がみられる
- 硬化 sclerosis：メサンギウム基質と基底膜の虚脱などで生じた線維性物質からなる病変．PAS染色で紫，PAM染色で黒く染まる．
- 半月体 crescent：糸球体とボウマン嚢との間，つまりボウマン腔に3層以上の細胞が増えている病変．

表1 腎臓の主な疾患(青字は本書で取り上げたもの)

炎症など	
糸球体	糸球体腎炎(原発性，二次性)
尿細管，間質	尿細管間質腎炎，腎盂腎炎，急性尿細管壊死
血管	血管炎，腎硬化症，悪性腎硬化症，腎梗塞，皮質壊死
腫瘍	腎細胞癌，尿路上皮癌，血管筋脂肪腫，腎芽細胞腫，乳頭状腺腫，オンコサイトーマ，髄質線維腫
奇形，発生異常	多発性嚢胞腎，馬蹄腎，腎異形成，腎低形成
腎結石	
水腎症	

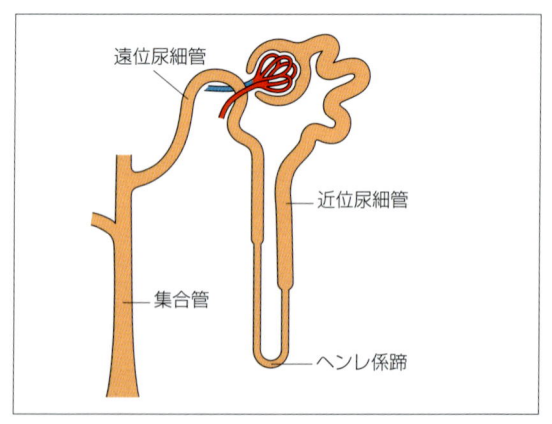

図1 ネフロンの構造

図2 糸球体(PAS染色)
BC：ボウマン嚢．BS：ボウマン腔．Ed：血管内皮細胞．Ep：上皮細胞．JG：傍糸球体細胞．M：メサンギウム．VP：血管極．MD：macula densa．L：係蹄壁．UP：尿極．

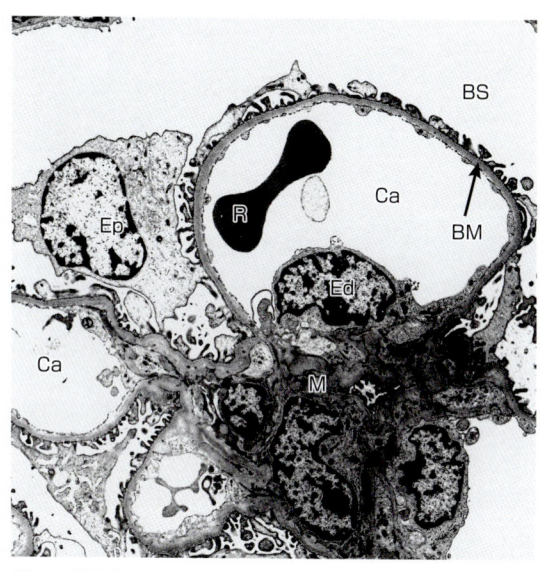

図3 電顕像
BM：係蹄壁基底膜．BS：ボウマン腔．Ca：毛細血管．Ed：血管内皮細胞．Ep：上皮細胞．M：メサンギウム．R：赤血球．

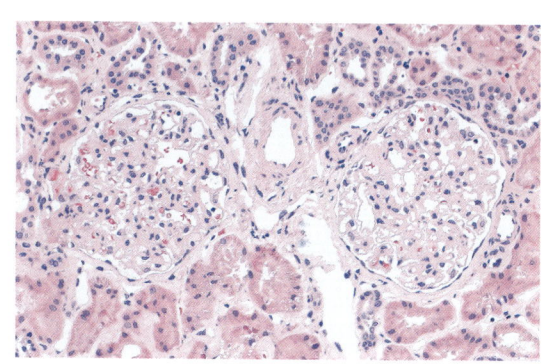

図4 HE染色

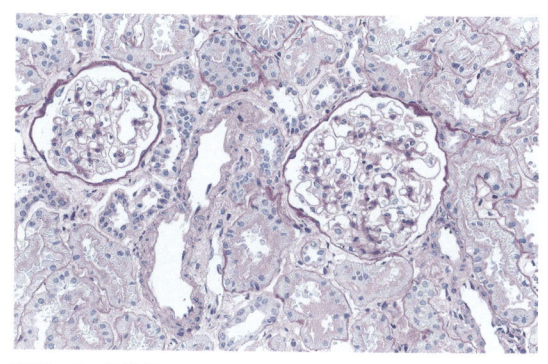

図5 PAS染色

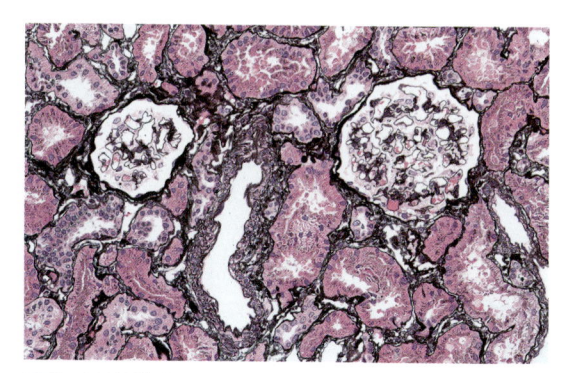

図6 PAM染色

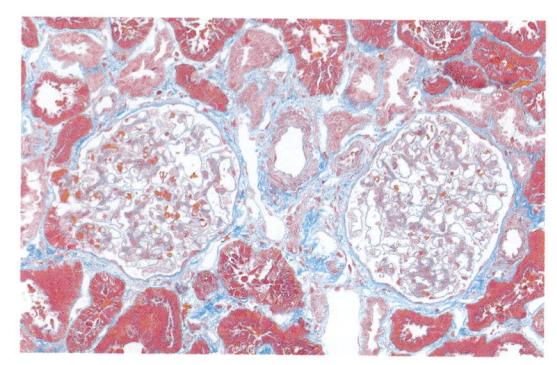

図7 Azan染色

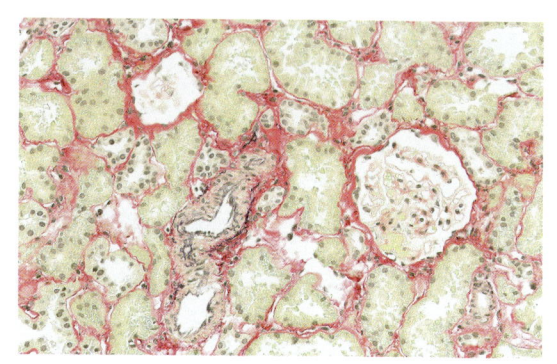

図8 EVG染色

1. 微小変化型ネフローゼ症候群
minimal change nephrotic syndrome (MCNS)

■概要

　光顕および蛍光抗体法では著変なし（図1）．メサンギウム領域の拡大があっても2倍まで，メサンギウム細胞の核が3個以内．係蹄壁にも肥厚はない．蛍光抗体法では，免疫グロブリンや補体の沈着も乏しく，多くは陰性である（図2）．IgMの軽度の沈着がみられることがある．

　電顕で上皮細胞の足突起の消失 foot process effacement が広範にみられることが特徴である（図3）．足突起癒合とも呼ばれる．基底膜を覆っている上皮細胞の先端部が突起様でなくなる．ステロイド治療が効くと，足突起がみられるようになる．通常，沈着物はみられない．

　微小糸球体変化 minor glomerular abnormalities はWHO分類で提唱された病理組織学的な病変名であり，形態診断で微小糸球体変化とされたものの中はMCNS以外に巣状分節状糸球体硬化症 focal segmental glomerulosclerosis (FSGS) やIgA腎症などの形態的変化の軽いものが含まれることがある．しかし，一般には微小糸球体変化とMCNSは同じ病態を指して用いられている．

■臨床

　小児期に多い（多くが6歳以下）．男児に多い（男：女 = 2：1）．ネフローゼ症候群を示す．ステロイドに対する反応は良好である．

Check
- 光顕観察および蛍光抗体法：著変なし
- 電顕：足突起の消失

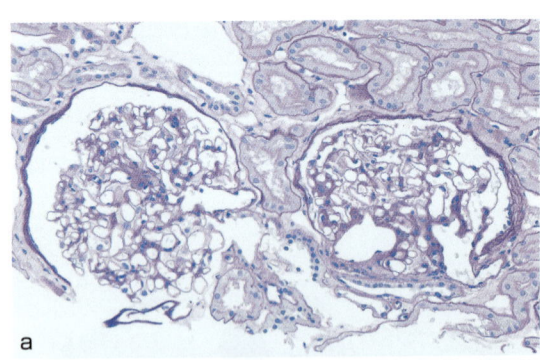

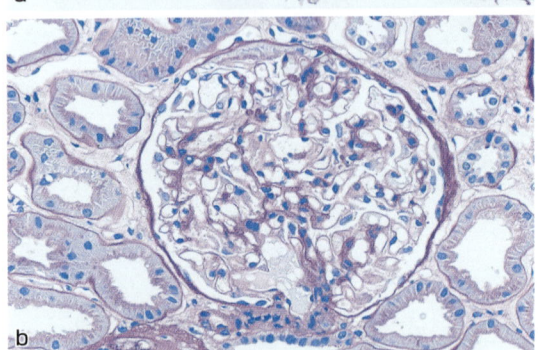

図1　微小変化型ネフローゼ症候群（PAS染色像）
光顕観察では，どの糸球体にも大きな変化を認めない．メサンギウム領域がわずかに拡大することもあるが，IgA腎症などでみられるほどの変化ではない．

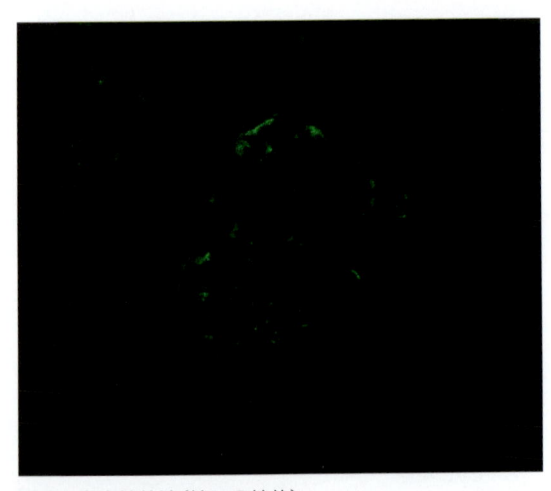

図2　蛍光抗体法（抗IgG抗体）
蛍光抗体法でも免疫複合体の沈着などの変化に乏しい．

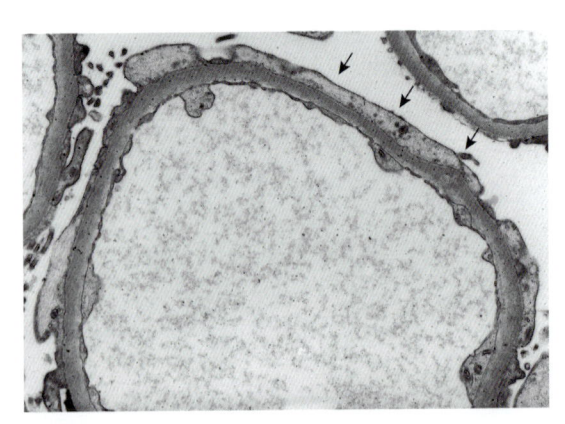

図3　電顕像
糸球体係蹄壁基底膜表面の上皮細胞（足細胞）に変化がみられる．足突起が広く癒合している（矢印）．

2. 巣状分節性糸球体硬化症
focal and segmental glomerulosclerosis (FSGS)

■概要

病名の通り，一部の糸球体にのみ病変を認める．また，糸球体の中では一部(分節性)に硬化像がみられる．糸球体の中では血管極に硝子様物の沈着がみられ，次第に広がっていく．逆に尿細管極に硬化病変がみられることもある．硬化病変には上皮細胞やメサンギウム細胞を認めることが多い．進行とともに，皮質深部から腎被膜に近いところにかけて分布が広がっていくことが多い．

FSGSの診断は光顕像を基本としているが(図1～2)，蛍光抗体法では，免疫複合体の沈着は少ないが，硬化部にIgMの沈着がみられる(図3)．電顕では部分的に上皮細胞の剥離がみられることがある．また，MCNSと同様に足突起の癒合もみられる．

■臨床

小児にも成人にも発症する．臨床的にはネフローゼ症候群を呈する．尿蛋白の選択性が低い．血尿は少ない．

ステロイドに対する反応は悪く，高率に腎不全になる．

二次性FSGSもあり，HIV感染やリチウム製剤によって生じるほか，膀胱尿管逆流などによる腎傷害や片腎切除後の残存腎に生じることがある．

Check
- 巣状，分節状の糸球体硬化像
- 蛍光抗体法：硬化部にIgMの沈着(図3)

More advanced
- 2004年に提唱されたコロンビア分類では5つの亜分類を設けており，病態との関連づけを行っている．NOS(not other specified)，perihilar variant，tip variant，cellular variant，collapsing variant

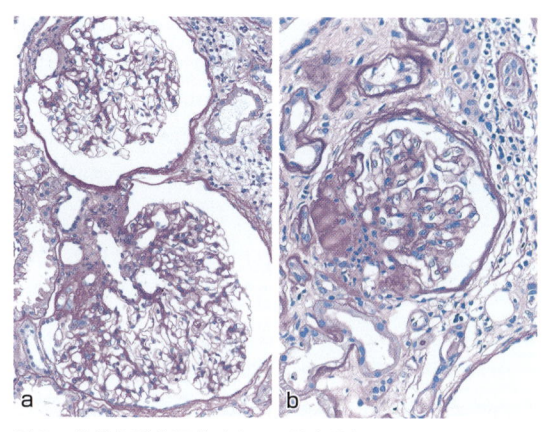

図1 巣状糸球体硬化症(PAS染色像)
a：血管極近くに細胞増加，細胞外基質の増加がみられる．血管極の硝子化がみられる．b：コロンビア分類ではperihilar variantに分類される．

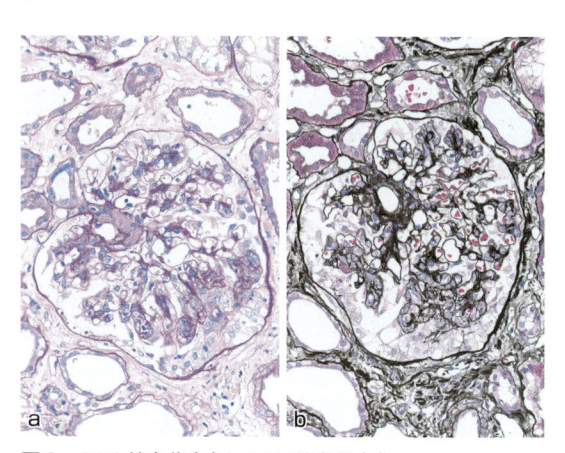

図2 PAS染色像(a)とPAM染色像(b)
尿細管極近くに上皮細胞の増加がみられ，泡沫細胞浸潤，係蹄の虚脱がみられる．

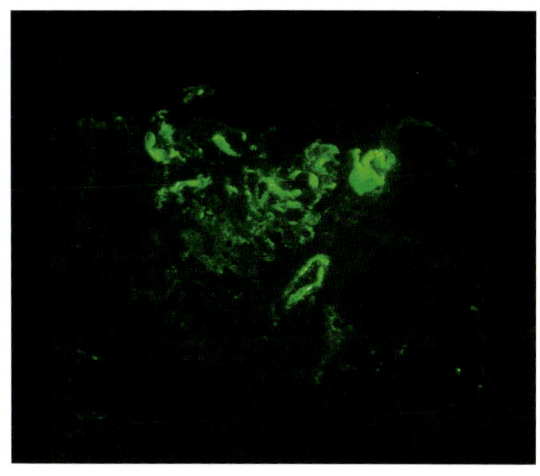

図3 蛍光抗体法(抗IgM抗体)
硬化部にIgMの沈着がみられる．

3. 膜性腎症
membranous glomerulonephropathy

■概要

糸球体の毛細血管壁に免疫複合体の沈着が生じて，びまん性に肥厚する(図1a)．進行例ではPAM染色で，基底膜が高度に肥厚し，その中に泡が入ったような病変(bubbling)が観察される(図2)．また，基底膜がスパイク状に小突起を形成することもあり，PAM染色で観察される(図2b)．

蛍光抗体法では，係蹄壁に沿ってIgG，C3を主とする顆粒状(granular)の沈着物がみられる(図1b)．蛍光抗体法ではみえないが，スパイク状に伸び出した基底膜によって隔てられているために，沈着物が顆粒状にみえる．

電顕では係蹄壁の上皮側に電子密度の高い沈着物が観察される(図3)．病気の進行に伴って，StageⅠ～Ⅳに分類されるが，StageⅠからⅡでは，沈着物は徐々に増える．係蹄壁基底膜の上皮側に沈着が生じる(図3)．StageⅢでは係蹄壁基底膜の中に沈着物が包み込まれるようになる．その後，沈着物は次第に流れ出て，電子密度の低い領域が観察される(StageⅣ)．

■臨床

中高年者に多く，40歳以上が膜性腎症の80％を占める．男性に多い(男：女＝2～3：1)．

ネフローゼ症候群を呈する．高度の蛋白尿を示すが，肉眼的血尿は稀である．ゆっくりと発症し，寛解・増悪を繰り返すことが多い．一般的に予後良好で，自然寛解する症例もある．

二次的に起こることもあり，後述のループス腎炎のように自己免疫疾患や，抗リウマチ薬，B型肝炎，悪性腫瘍に伴うことがある．したがって，高齢者では，悪性腫瘍などの検索も重要である．

Check

- 糸球体係蹄壁の肥厚，スパイク，泡沫状変化(PAM染色)
- 蛍光抗体法で糸球体係蹄壁にIgG，C3の顆粒状陽性像
- 電顕で係蹄壁上皮側の沈着物(ステージによって肥厚した基底膜内にみえることがある)

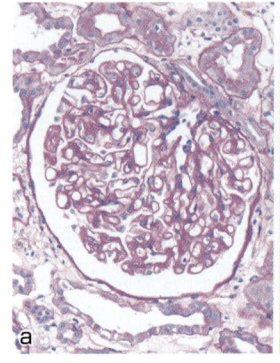

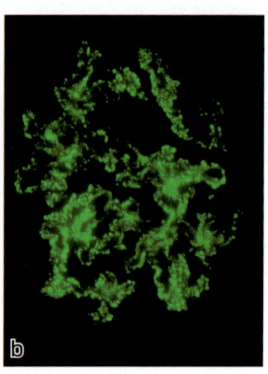

図1 膜性腎症
a：PAS染色像．進行した症例ではPAS染色でも壁が肥厚してみえる．b：蛍光抗体法(抗IgG抗体)．係蹄壁に沿って，顆粒状の陽性像が観察される．陽性像に濃淡がみられることを顆粒状と呼んでいる．

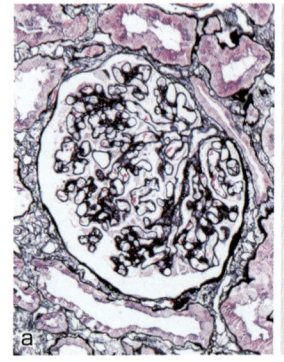

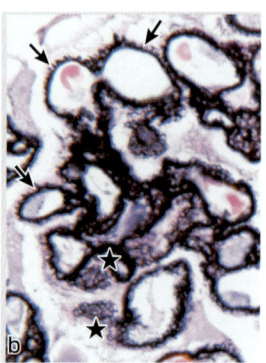

図2 PAM染色像
係蹄壁の詳細を観察するために，PAM染色が必須である．高倍率油浸レンズで観察するとbのようにスパイク(矢印)や泡沫状変化(★)が観察される．

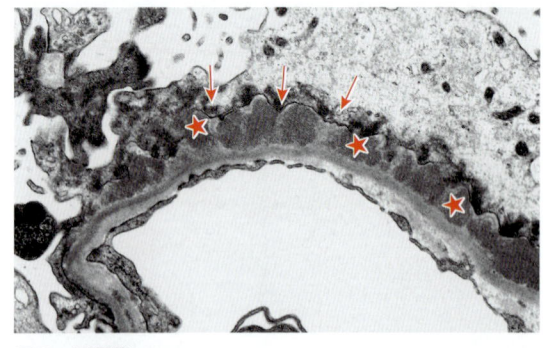

図3 電顕像
係蹄壁基底膜の上皮側に電子密度の高い沈着物が多数ついている(★)．その間にスパイクが，基底膜と同じ濃度の領域として介在している(矢印)．

4. IgA 腎症
IgA nephropathy

■概要

　メサンギウム細胞の増殖とメサンギウム基質の増加に高度のIgAの沈着を伴う疾患である（図1，2）．日本では原発性糸球体腎炎の30〜40％と多い．

　光顕では，傍メサンギウム沈着物がみられる．半球状の沈着物となることもある．また，メサンギウム基質，メサンギウム細胞の増加を示す．逆に，メサンギウム細胞増殖性腎炎の大半はIgA腎症である．蛍光抗体法では，メサンギウム領域にIgA優位の沈着がみられる（図3）．C3も一緒に沈着していることが多い．電顕では，免疫複合体の沈着と一致して，傍メサンギウム領域に電子密度の高い沈着が観察される（図4）．

■臨床

　年長児から若年成人に多く，慢性の経過を示すことが多い（慢性腎炎症候群）．持続的顕微鏡的血尿，半数程の患者に血清IgA高値（315mg/dL以上）がみられる．血清補体値は正常．急性上気道炎後に肉眼的血尿を呈して，IgA腎症が明らかになることがある．長期経過後10年では成人の1/4，小児では1/10が腎不全に至る．IgA腎症は慢性扁桃炎を伴うことが多く，扁桃摘出術を行うことがある．紫斑病性腎炎 Henoch-Schönlein purpura nephritis は全身の血管炎によって紫斑病や腎障害が生じる疾患である．腎臓では，IgA腎症と同様の像がみられる．両者の鑑別には皮膚紫斑の有無が重要である．

Check
- メサンギウム基質，メサンギウム細胞の増加
- 蛍光抗体法ではメサンギウム領域にIgAとC3が多く沈着している
- 電顕では沈着が高電子密度沈着物として観察される

More advanced
- 組織所見による予後判定：高度，びまん性のメサンギウム細胞増殖と基質の増加，糸球体硬化，半月体形成，ボウマン嚢との癒着によって，予後不良群を分類することが提唱されている．

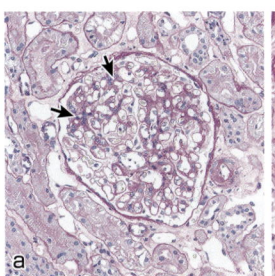

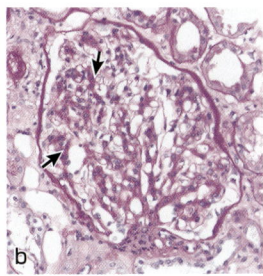

図1　IgA腎症（PAS染色像）
メサンギウム領域で，基質の増加が広く観察される．また，一部（矢印）でメサンギウム細胞の増加もみられる．

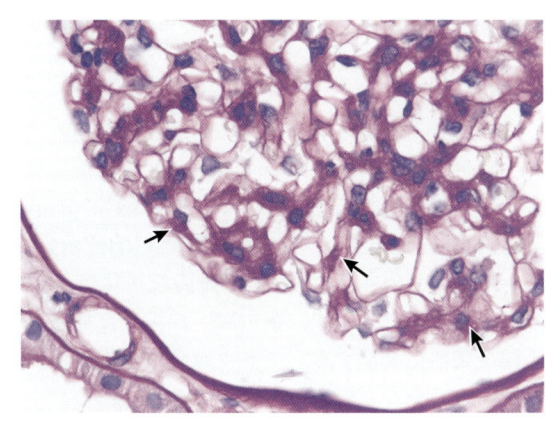

図2　PAS染色像
メサンギウム基質の増加に加え，傍メサンギウム領域に半球状の沈着物も観察される（矢印）．

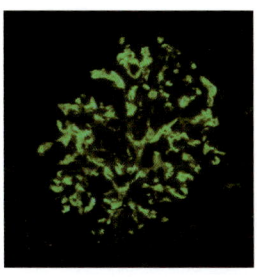

図3　蛍光抗体法（抗IgA抗体）
メサンギウム領域にIgA優位の沈着が観察される．膜性腎症と異なり，係蹄状にみえない．IgAのほか，C3も沈着することが多い．

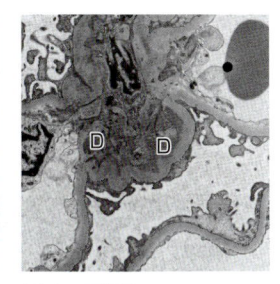

図4　電顕像
傍メサンギウム領域に電子密度の高い領域（沈着物：D）が観察される．

5. 管内増殖性糸球体腎炎
endocapillary proliferative glomerulonephritis

■概要

感染後急性糸球体腎炎として起こることが多い．組織像(図1, 2)では，糸球体は腫大し，その中で毛細血管内皮の腫大・増生がみられ，血管腔が狭くなっている．白血球浸潤が多い(好中球，単球)．しばしば，上皮下に瘤状，半球状の沈着物humpがみられる．発症後4ヵ月ほどで消失する．

蛍光抗体法ではIgGおよびC3の沈着物がみられる(図3)．電顕でも急性期には高電子密度沈着物として観察される．通常，基底膜自体には変化はみられない．

■臨床

連鎖球菌*Streptococcus*による上気道感染後，1～3週間で急性腎炎症候群を呈する(溶連菌感染後急性糸球体腎炎 acute poststreptococcal glomerulonephritis)．A群β溶血性連鎖球菌(溶連菌)が多い．血清ASO，ASK高値，血清総補体価，C3の低下がみられ，血尿，蛋白尿，浮腫，高血圧，乏尿を突然に発症する．ブドウ球菌や肺炎球菌，ウイルス感染などの後に発症することもある．小児に多く，安静，食事療法のみで，予後は良好である．

Check
- 糸球体腫大
- 毛細血管内皮の腫大，増生
- 毛細血管の狭小化
- 白血球浸潤

図1 管内増殖性糸球体腎炎
a：HE染色．糸球体に細胞が増えており，毛細血管が狭くなり，係蹄を同定しにくい状態である．血管内皮の腫大や増生による．それらより小さめで核クロマチンの濃い白血球が散見される(矢印)．b：PAS染色では，係蹄壁の基底膜が同定しやすい．HE染色標本ではわかりにくい係蹄が確認でき，内皮細胞の腫大・増生によって，血管腔が狭窄していることがわかる．

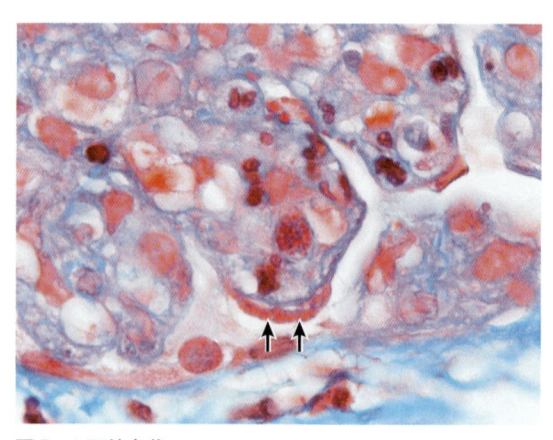

図2 MT染色像
hump．糸球体係蹄壁の上皮側に，赤染される粗造な沈着物が観察される(矢印)．

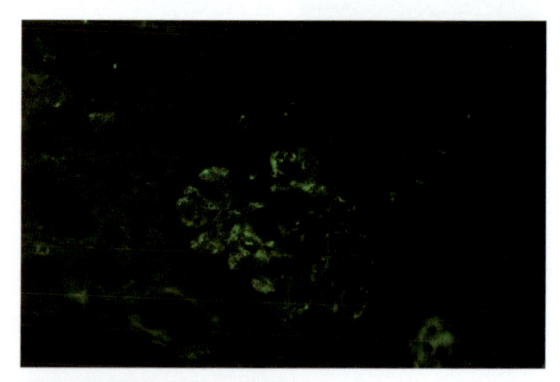

図3 蛍光抗体法(抗IgG抗体)
係蹄壁に少量の沈着物が観察される．

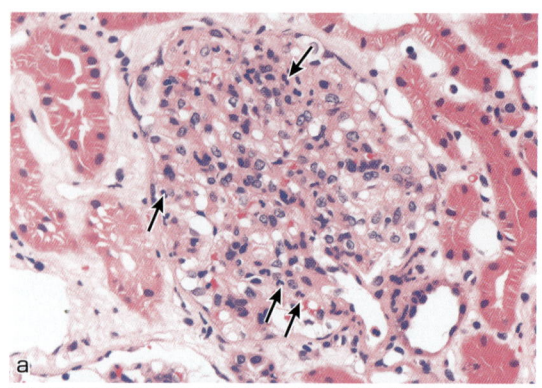

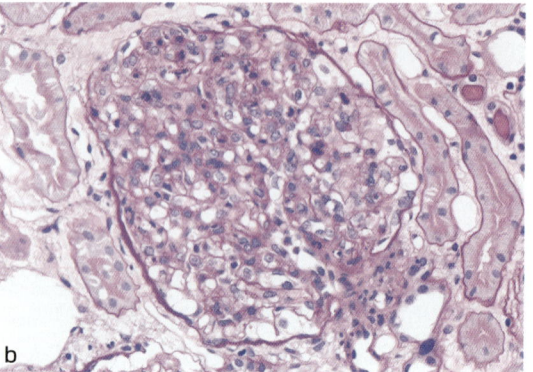

6. 膜性増殖性糸球体腎炎
membranoproliferative glomerulonephritis (MPGN)

■概要

糸球体毛細血管壁の肥厚とメサンギウム細胞の増殖を示す．基底膜はPAM染色で2層になっている（double contour）（図1）．メサンギウム細胞の増殖によって，糸球体が分葉状にみえることもある．

電子顕微鏡所見を中心に3型に分けられている．Ⅰ型は内皮下沈着，Ⅱ型は膜内沈着，Ⅲ型は上皮下と内皮下に沈着を示すMPGNである．

日本ではほとんどがⅠ型である．蛍光抗体法では，メサンギウムと係蹄壁にC3優位の沈着がみられる（図2）．電顕では内皮下沈着物のほか，2層に分かれた基底膜の間にメサンギウム細胞の進展がみられる（メサンギウム間入）．続発性としては，C型肝炎ウイルス感染者に発生することがあり，クリオグロブリン血症をよく伴う．なお，Ⅲ型はⅠ型と同様の病変と考えられている．

Ⅱ型は最も少ないMPGNである（10％程度）．dense deposit disease（DDD）とも呼ばれている．糸球体以外でも尿細管基底膜や脾臓などに沈着が起こる．光顕観察では他のMPGNと同様に係蹄基底膜の二重化が観察される．蛍光抗体法では免疫グロブリンは含まず，C3の沈着が観察される．電顕では高電子密度のリボン状の沈着物が腎臓内各所の基底膜内に観察される（図3）．

■臨床

小児から若年者に多い．高度蛋白尿と血尿を症状とする．2/3でネフローゼ症候群を呈するほか，C3をはじめとする低補体血症がみられることが多い．Ⅱ型（DDD）では80％の患者でC3 nephritic factorという自己抗体が血中に検出される．

Check
- 係蹄壁基底膜の二重化
- 糸球体の分葉状化
- C3沈着
- DDD：電顕で基底膜の高電子密度沈着物

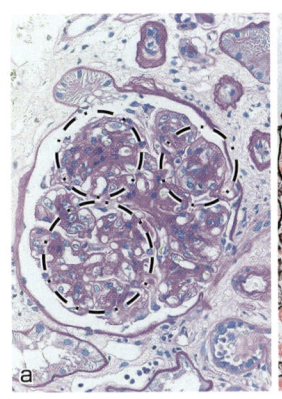

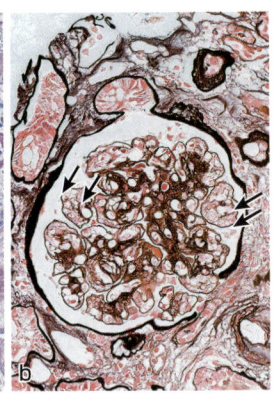

図1　膜性増殖性糸球体腎炎
a：PAS染色．糸球体が少し分葉状（○）にみえる．係蹄壁に細胞が多く，内腔がわかりにくい．b：PAM染色．係蹄壁（矢印）が二重になっているところが多くみられる．

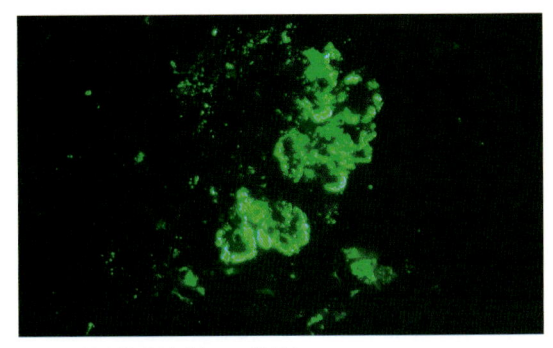

図2　蛍光抗体法（抗IgM抗体）
二重になった基底膜に相当するところ，係蹄壁にIgMの沈着が多く観察される．

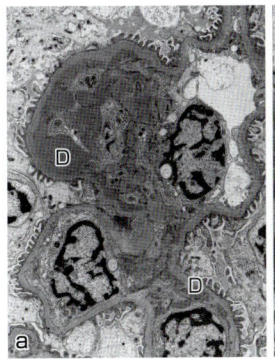

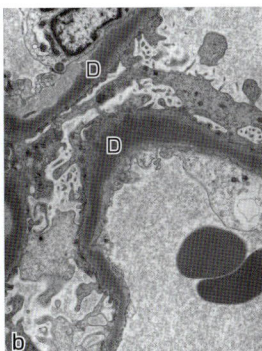

図3　電顕像
a：MPGN typeⅠ．内皮下とメサンギウム領域の沈着物（D）がみられる．b：dense deposit disease. 基底膜内に電子密度の高い沈着物（dense deposit：D）が広くみられる．

7. 半月体形成性糸球体腎炎
crescentic glomerulonephritis

■概要

管外増殖性糸球体腎炎ともいう．糸球体の毛細血管外，つまりボウマン腔に細胞が増える状態となる．半月状にみえる場合もあり，半月体crescentと呼ぶ．半月体を構成する細胞はボウマン嚢上皮が多いが，単球・マクロファージを混ぜている．

光顕では糸球体にびまん性に半月体が観察される（図1，2）．毛細血管壁の断裂がみられることが多い（図2b）．断裂部からフィブリンの析出，細胞性半月体の形成，糸球体壊死がみられる．

蛍光抗体法では原因によって像が異なる．1/3程の症例はpauci-immune型と呼ばれ，免疫複合体の沈着はない．そのような症例の多くは血中のANCA（抗好中球細胞質抗体antineutrophil cytoplasmic antibody）が陽性である．ANCA陽性糸球体腎炎の患者の3/4では腎外の血管の血管炎も伴っている．

また，Goodpasture症候群などの抗糸球体基底膜腎炎でも半月体形成性腎炎を起こすことが知られており，その場合は，係蹄壁に沿って，IgGとC3の線状の沈着がみられる．

電顕像は蛍光抗体法と同様，原因によってさまざま．pauci-immune型，抗基底膜型では沈着物は観察されない．

■臨床

臨床的には急速進行性糸球体腎炎rapidly progressive glomerulonephritis（RPGN）に相当する．1～数ヵ月の進行で腎不全に至る．pauci-immune型はANCA陽性群であり，皮膚などでもANCA関連血管炎がみられることがある．半月体形成性腎炎の原因疾患はさまざまで，それぞれの疾患に対応する治療が行われる．

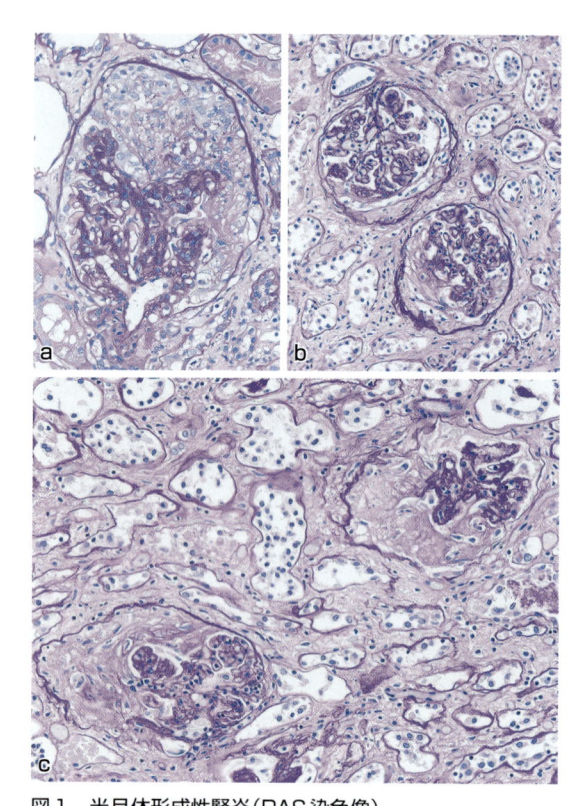

図1　半月体形成性腎炎（PAS染色像）
a：細胞性半月体．b：線維細胞性半月体．c：線維性半月体．新しい半月体では細胞成分が多い（a）が，徐々に細胞が減って線維成分が増えてくる（b）．最終的にはほとんどが線維に置き換わった状態になる（c）．

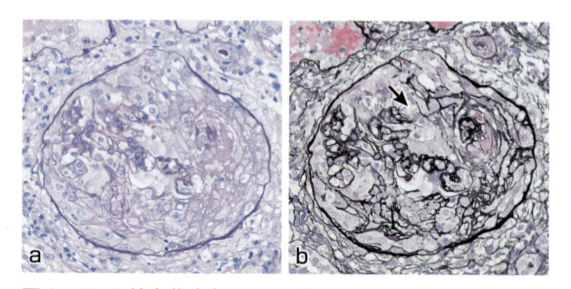

図2　PAS染色像（a）とPAM染色像（b）
血管炎などによる血管壁の破綻によって，半月体が形成される．PAM染色（b）では係蹄壁の破綻が観察される（矢印）．

> **Check**
> - さまざまな形の半月体（三日月型，半月型，ドーナツ型など）
> - 細胞性半月体，線維細胞性半月体，線維性半月体
> - ANCA陽性例ではほとんどが，沈着物の乏しいpauci-immune型である

8. ループ腎炎
lupus nephritis

■概要

全身性エリテマトーデス systemic lupus erythematosus（SLE）は若年女性に多い膠原病であるが，その2/3ほどに腎障害が起こる．ループス腎炎は病理だけで診断することはできず，臨床的にSLE患者に発生した腎炎として診断する．

病理所見では，さまざまな原発性糸球体腎炎の所見を呈する（図1〜2）．MPGN typeⅡ以外の所見を示しうる．光顕所見としては，メサンギウム領域の拡大，細胞増加から，係蹄壁の肥厚や二重化がみられることもある．ループス腎炎に特徴的な病変としては，ワイヤーループ病変 wire-loop lesion とヘマトキシリン体があるが，後者は非常に稀である．ワイヤーループ病変は血管内皮下に沈着物がみられ，係蹄壁が厚くみえる．

蛍光抗体法ではIgG/A/M，C3，C1qなど，多彩な沈着がメサンギウム領域や係蹄壁基底膜にみられる．電顕では免疫複合体に対応する沈着物が観察される．

Check
- 多彩な組織像
- C1qを含めた多彩な免疫複合体沈着

More advanced

WHO分類を発展させたISN/RPS（International Society of Nephrology/Renal Pathology Society）分類（2003）が提唱されている．
- Ⅰ型　微小メサンギウムループス腎炎
- Ⅱ型　メサンギウム増殖性ループス腎炎
- Ⅲ型　巣状ループス腎炎
- Ⅳ型　びまん性あるいは全節性ループス腎炎
- Ⅴ型　膜性ループス腎炎
- Ⅵ型　進行した硬化性ループス腎炎

また，活動性病変，慢性病変を以下のように示している．
- 活動性病変：管内細胞増加，核破砕像，フィブリノイド壊死，細胞性・線維細胞性半月体，ワイヤーループ病変，血栓
- 慢性病変：糸球体硬化，線維性癒着，線維性半月体

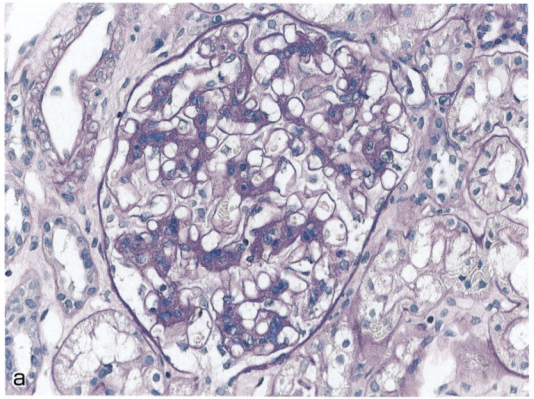

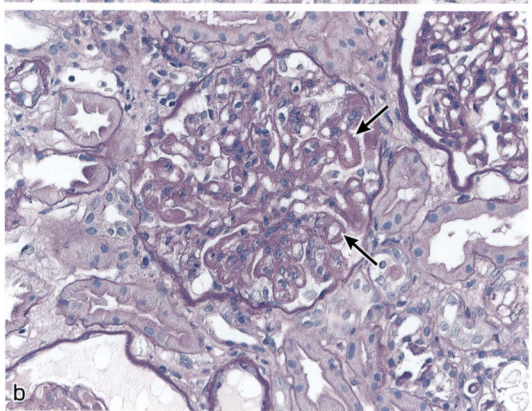

図1　ループス腎炎（PAS染色像）
メサンギウム病変．メサンギウム基質の増加がみられる．ISN/RPSⅡ型に相当する．b：ワイヤーループ病変（矢印）．係蹄壁の内側にPAS陽性の沈着物がみられ，係蹄壁が厚く，「投げ輪」のようになっている．

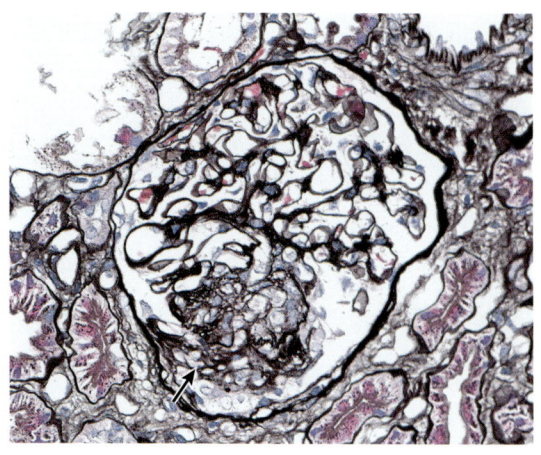

図2　PAM染色像
活動性のループス腎炎では，半月体形成がみられることもある（矢印）．

9. 腎硬化症
nephrosclerosis

■概要

　動脈硬化による腎病変である．腎臓には全身の血流の1/5が流れている．レニン分泌によって腎臓が血圧の調節に関与する一方，血圧の変化による病変も腎臓に生じやすい．

　高血圧では動脈硬化を伴うが，腎臓内の小動脈も例外ではない．弓状動脈や小葉間動脈，小動脈が，動脈硬化によって狭小化する．その結果，糸球体への血流が乏しくなり，糸球体が萎縮し，硬化に陥る．また，高血圧による糸球体内圧の上昇も糸球体に傷害をもたらす．それらの進行によって腎機能障害を起こした状態が，腎硬化症である．加齢に伴い高血圧症患者は増えるが，ゆっくりと腎障害が進んでいく．蛍光抗体法は陰性である．電顕では硬化像が確認される．

　糸球体の硬化によって，ネフロン単位で萎縮するため，肉眼的には表面が陥凹してみえる（図1a）．進行すると，顆粒状の凹凸を示す腎臓となり，大きさも萎縮する．また，高血圧患者には大動脈の硬化が進んでおり，その内膜の剥離などによって腎に小梗塞巣を生じることがある．

　悪性高血圧と呼ばれる急激な血圧の上昇を示す病態では，腎障害も著明に進行し，悪性腎硬化症と呼ばれる．拡張期血圧120～130mmHg，網膜血管病変，乳頭浮腫なども呈する．小さな動脈でも内膜の傷害が進み，組織学的には動脈壁の壊死や内膜の高度の肥厚がみられる（図1b，c）．内膜傷害に続いて，血栓症や巣状皮質壊死を起こすことがある．

■臨床

　高血圧に伴って起こる．蛋白尿を呈することが多い．腎不全へ進行することもあり，透析患者の10％程度を占める．高血圧症の治療によって，進行を抑えることが重要である．

Check

- 腎表面の顆粒状変化
- 糸球体の球状硬化
- 小動脈硬化
- 悪性腎硬化症では，動脈壁の壊死や高度の内膜肥厚

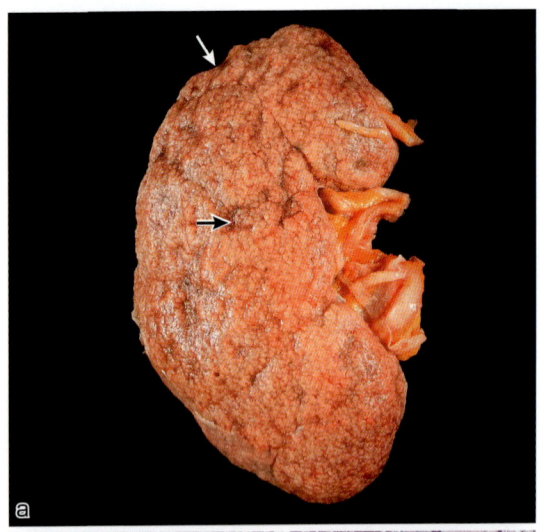

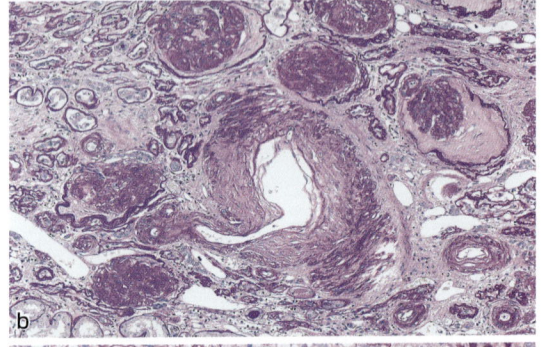

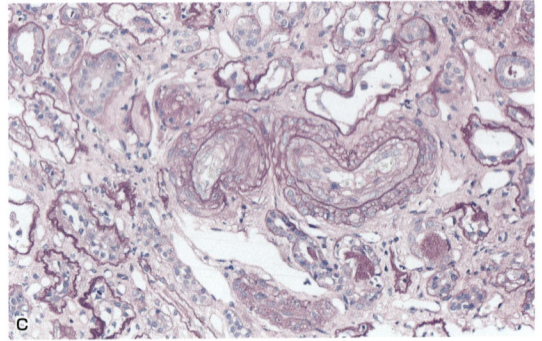

図1　腎硬化症
a：肉眼像．腎臓の外表面に細かい凹凸がみられる．少し大きな陥凹（矢印）は小さな梗塞による．いずれもネフロンが萎縮することで，体積が減って，陥凹となる．b：PAS染色．小動脈の壁が高度に肥厚している．その周囲の糸球体のほとんどが全節性（球状）硬化に陥っている．また，尿細管も萎縮しており，ネフロン単位で脱落していくことがわかる．c：PAS染色．悪性腎硬化症の一例．小動脈が高度に肥厚している．よくみると，内膜下が浮腫状になっており，内膜が浮いたようにみえる．

10. 尿細管間質性腎炎
tubulointerstitial nephritis

■**概要**

尿細管，糸球体の間には毛細血管やリンパ管が分布しているが，正常では目立たない．同部を間質と呼び，ときに炎症が起こることがあり，尿細管間質性腎炎と呼ばれる．間質だけでなく，尿細管上皮の傷害を伴う．

急性尿細管間質性腎炎の主な原因は薬剤であり，抗生物質や非ステロイド性抗炎症薬 non-steroidal anti-inflammatory drugs (NSAIDs) が多い．その他，感染症でも起こることがある．アレルギー性反応によって，生じると考えられている．リンパ球，形質細胞のほか，好酸球がみられることがある．尿細管に好中球が多い場合は尿路感染症による腎盂腎炎の可能性がある．

尿細管間質性腎炎はSjögren症候群で生じることもあり，遠位尿細管性アシドーシスや腎性尿崩症をきたす．腎盂腎炎は上行性に尿細管に炎症をもたらす．尿細管内や尿細管壁への好中球浸潤のほか，微小膿瘍を形成する．

■**臨床**

急性尿細管間質性腎炎の多くは，急性の腎機能障害を呈する．また，アレルギー反応によって発熱や発疹，血中好酸球増多がみられることがある．治療には薬剤投与中止など原因の除去・治療のほか，ステロイド投与を行う．

腎盂腎炎は発熱や腰背部痛，悪心などとともに発症する．細菌感染に対して，抗生剤投与が行われる．

Check
- 間質の炎症性細胞浸潤(リンパ球，形質細胞が主体)
- 尿細管炎

More advanced
- 特発性の急性尿細管間質性腎炎にぶどう膜炎を合併した疾患を，間質性腎炎ぶどう膜炎症候群 tubulointerstitial nephritis and uveitis syndrome (TINU症候群)と呼ぶ．若年者のぶどう膜炎の原因疾患として注目されている．

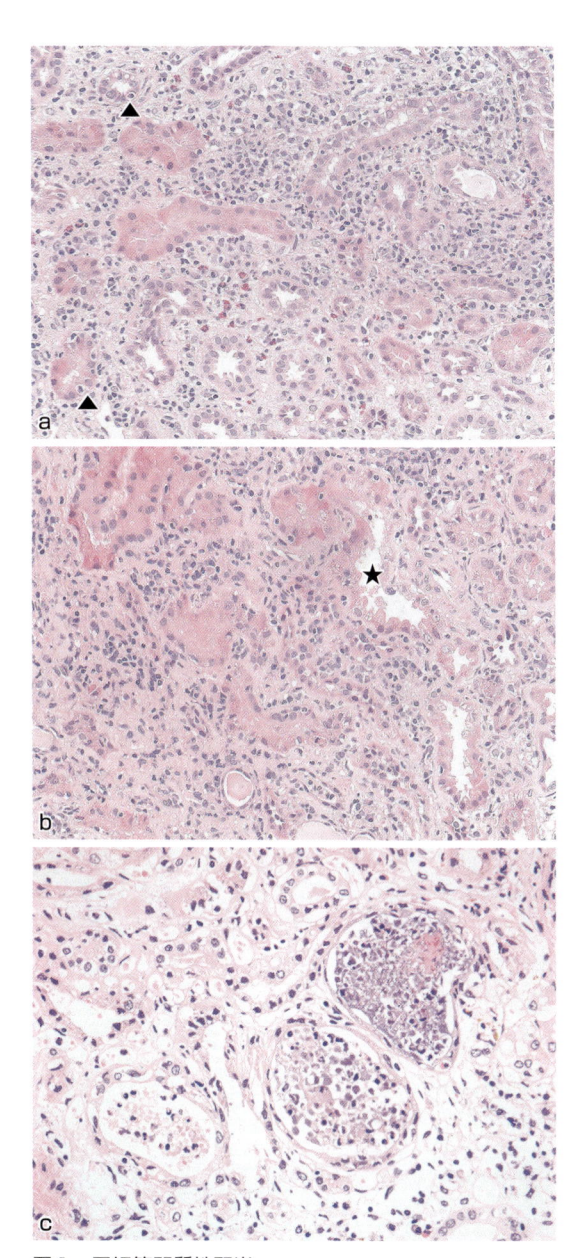

図1　尿細管間質性腎炎
a：リンパ球が多く，間質に浸潤している．赤い好酸性顆粒を有する好酸球も混ざっており，アレルギー性の反応を示唆する所見である．一部，尿細管上皮間にもリンパ球が入り込んでいる(▲)．b：こちらは，好酸球は乏しく，リンパ球や形質細胞が間質に浸潤している．軽度の線維化がみられる．尿細管上皮の変性像がみられる(★)．c：腎盂腎炎．尿細管内に好中球を混ぜた壊死物，滲出物がみられる．この写真は尿細管の炎症が観察されるだけであるが，このようなものも腎盂腎炎 pyelonephritis と呼ぶ．尿細管から周囲に炎症が波及することもある．

11. 糖尿病性腎症
diabetic nephropathy

■概要

透析の原因疾患の40％以上を糖尿病性腎症が占めている．

1型糖尿病，2型糖尿病とも，腎臓のほか膵臓，神経，血管，眼底などにも組織学的変化が生じてくる．糖尿病罹患歴10年以上で，糖尿病性網膜症や神経症を認める患者に糖尿病性腎症も生じてくることが多い．

糸球体ではびまん性病変（図1a），結節性病変（図1b），滲出性病変が生じてくる．びまん性病変 diffuse lesion はメサンギウム基質が増加し，硬化が始まる状態であり，比較的初期から出現する．結節性病変 nodular lesion ではメサンギウム基質が増え，細胞の少ない結節を呈する．結節性病変は糖尿病性腎症に最も特徴的である．滲出性病変 exudative lesion では，血漿が内皮下に入り込んで，半球状に貯留する（図1c）．滲出性病変の中で，係蹄壁にみられるものを fibrin cap，ボウマン囊にみられるものを capsular drop と呼ぶ．

血管では細動脈を中心に硝子化病変 hyalinosis がみられ（図1d），細動脈壁が肥厚するようになる．

蛍光抗体法では，IgGが係蹄壁に線状に沈着している．電顕では，早期から糸球体基底膜の肥厚が観察される．

■臨床

臨床的には腎障害は第1期〜第5期に分類されている．このうち顕性期（第3期）では糸球体の結節性病変が明らかになってくる．

Check

- 3つの糸球体病変
  ① びまん性
  ② 結節性（糖尿病性腎症に特徴的）
  ③ 滲出性病変（fibrin cap, capsular drop）
- 血管病変：硝子化 hyalinosis

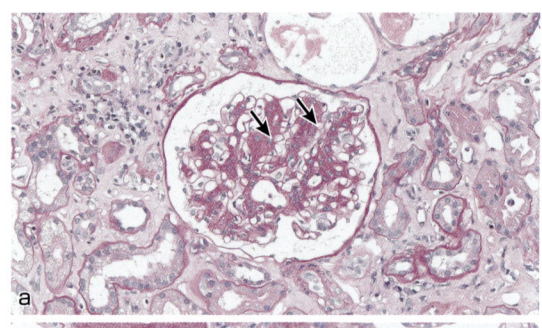

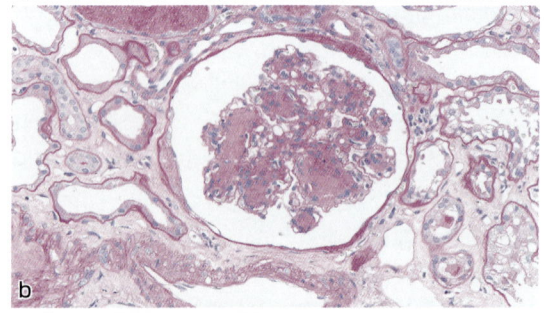

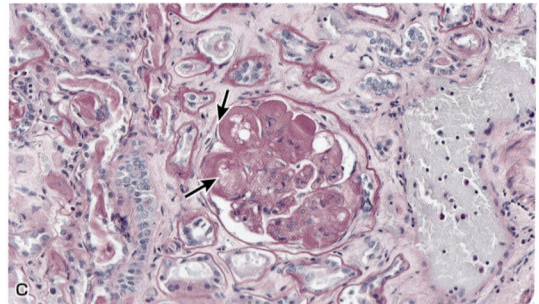

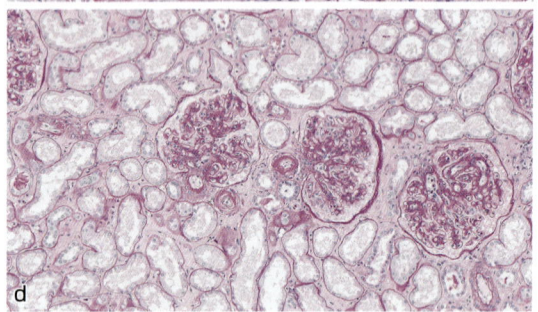

図1　糖尿病性腎症（PAS染色像）
a：びまん性病変．メサンギウム基質が増加している．メサンギウム細胞が増加しているところもある（矢印）．b：結節性病変．メサンギウム領域が拡大し，細胞が少なく，結節状にみえる病変がある．c：滲出性病変．係蹄壁の内側にPAS陽性，HE染色では淡好酸性物質の滲出物が溜まっている（矢印）．fibrin capと呼ばれる病変である．d：細動脈の硝子様肥厚（矢印）がみられる．より太い動脈壁にみられることもある．

12. 血管筋脂肪腫
angiomyolipoma

■ 概要

比較的稀な良性腫瘍である．血管周囲類上皮細胞 perivascular epithelioid cell（PEC）由来の腫瘍で，PEComa family に属する腫瘍である．腎臓のほか，肝臓に生じることもある．

肉眼像は黄色調で出血を伴い，腎癌に類似する．血管，筋，脂肪の割合によってさまざまである（図1）．

組織学的には血管，脂肪と平滑筋の3成分からなる（図2）．過誤腫と考えられていたが，単クローン性増殖であることが明らかになっている．平滑筋様の成分がPECに近いと考えられている．

■ 臨床

結節性硬化症 tuberous sclerosis（プリングル病）と合併することがある．結節性硬化症の1/3に合併する．結節性硬化症は本腫瘍のほか，脳，眼，心臓，肺，皮膚にも過誤腫，良性腫瘍が生じやすい．てんかん，精神発達遅滞を起こす．*TSC1*，*TSC2* 遺伝子の異常が原因であり，常染色体優性遺伝を示す疾患であるが，孤発例が多い（60％近く）．

Check

- 良性腫瘍であり，境界は明瞭
- さまざまな割合の血管，平滑筋，脂肪．いずれも成熟した組織で異型はみられない（図2b）

More advanced

- 平滑筋様細胞がHMB45やmelanAなどの悪性黒色腫マーカーに免疫組織化学的に陽性となり，診断に有用である（図2c）．
- PEComa familyとしては，腎や肝に発生する本腫瘍のほか，肺のclear cell sugar tumor，リンパ脈管筋腫症 lymphangioleiomyomatosisなどが知られている．LAMは30歳前後の女性に起こる間質性肺疾患である．肺に多数の嚢胞性変化を生じ，組織学的には円形ないし紡錘形の異常平滑筋細胞（LAM細胞）が観察される．肺のほか，リンパ節，リンパ管など全身に広がる．

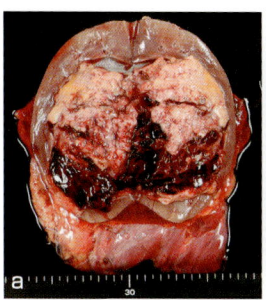

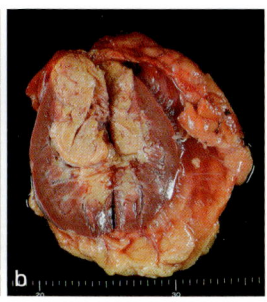

図1　血管筋脂肪腫（肉眼像）
血管と平滑筋，脂肪の割合によって，色調がさまざまである．a：出血が目立つ腫瘍であり，組織像では血管が多く観察された．b：脂肪が多いと，黄色調が強い．平滑筋様細胞が多いと白色調が増す．

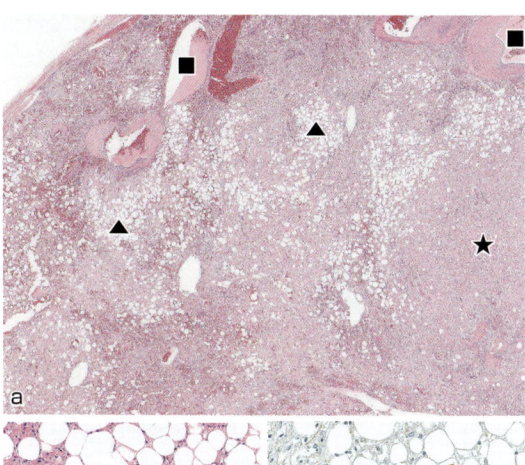

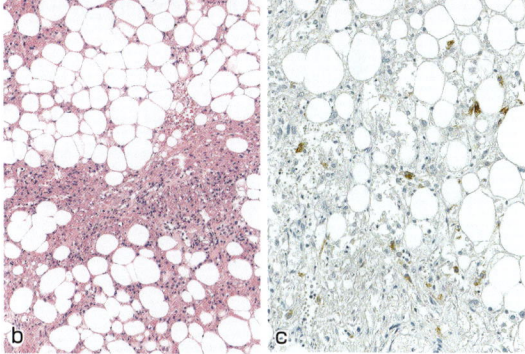

図2　血管筋脂肪腫（弱拡大像）
a：弱拡大像．明るい脂肪組織（▲）のほか，淡好酸性に染まる平滑筋（★），赤血球を入れた血管（■）が観察される．出血もある．b：倍率を上げて観察しても，それぞれの細胞に異型はみられず，成熟した細胞である．c：免疫組織化学的染色（抗HMB45抗体）．ところどころでHMB45の陽性像が観察される．

13. 急性尿細管壊死
acute tubular necrosis

■概要

尿細管上皮が壊死・傷害に陥る病態．多くは虚血によって生じる．尿細管上皮は虚血に弱く，腎臓内の他の細胞より，障害を受けやすい．全身の循環障害や血圧低下によって，腎血流が減ることで，腎臓内の動脈の攣縮が生じる．長時間にわたる攣縮は尿細管上皮細胞の変性・壊死を引き起こす．また，再灌流による傷害も起こる．

尿細管上皮の変性・脱落がみられる（図1a, b）．近位尿細管に強い傷害を受けることが多い．その後，回復期にかけて，尿細管の拡張や尿細管上皮の再生が観察される．

急性尿細管壊死と総称しているが，完全な壊死に至らず，上皮の変性・傷害にとどまることも多い．上皮細胞の腫大，刷子縁の消失，扁平化を呈する急性尿細管傷害 acute tubular injury（ATI）の状態が観察されることも多い．尿細管壊死とともに，糸球体輸出入動脈の収縮，糸球体静水圧の低下，毛細血管の透過性低下などが生じて，糸球体濾過能の低下を起こす．

ATNは虚血，ショックのほか，薬剤による上皮傷害によっても生じる．尿細管上皮は再吸収によって一部の薬剤を濃縮するため，傷害を受けやすい．抗菌薬，抗ウイルス薬，免疫抑制薬など多くの薬剤が傷害をもたらしうる．

■臨床

急性腎不全となる．突然の乏尿を呈することが多い．同時に血清クレアチニンが急速に増加する．合併症がなければ，2〜3週間で回復する（図1c）．

Check
- 尿細管上皮傷害（＝上皮細胞の壊死，風船化，腫大，突出，核の濃縮，剝離した上皮細胞が管腔に浮遊）
- 上皮細胞の扁平化と管腔の拡大
- 間質の浮腫

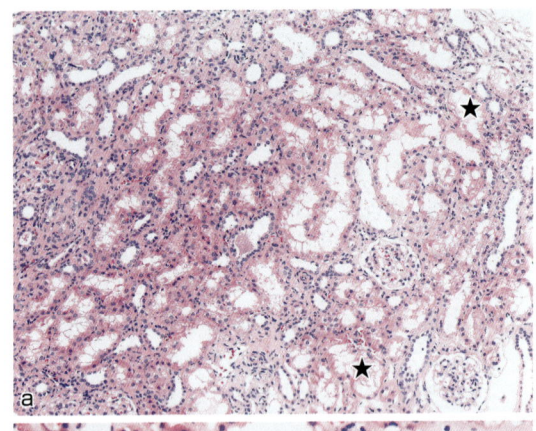

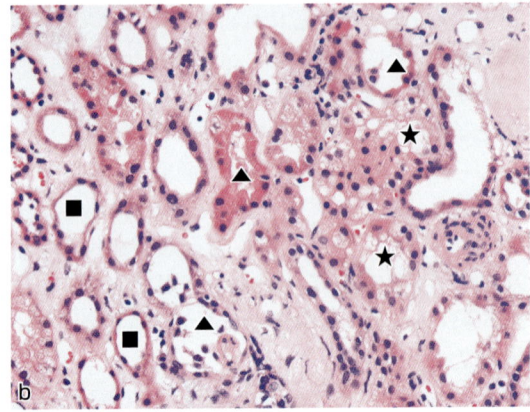

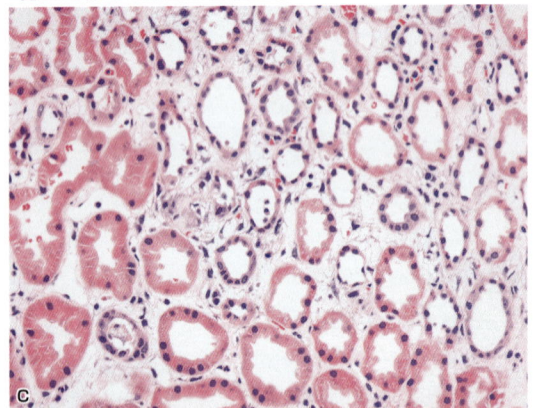

図1 急性尿細管壊死
a：尿細管上皮の空胞変性や脱落のほか，壊死に陥った尿細管（★）もみられる．b：尿細管上皮の空胞変性や膨化（★），内腔への剝離，脱落（▲）がみられる．間質では浮腫がみられる．また，上皮細胞が扁平になって，少し拡張するようにみえる尿細管もある（■）．c：再生期．尿細管上皮の変性像は少なくなっている．間質の浮腫，軽度のリンパ球浸潤が残っている．

14. 腎細胞癌
renal cell carcinoma

■概要

腎臓に発生する悪性腫瘍として最も多い．近位尿細管の上皮由来の腫瘍である．

肉眼的には，腎の皮質を主体に増殖し，黄色調を帯びる充実性腫瘍である（図1）．出血，壊死，硝子化も伴っており，赤色部や白色部を混ぜている．通常は単発である．周囲との境界は明瞭なものが多い．

組織学的には，腫瘍細胞が胞巣状や充実性に増殖している．細胞質が明るくみえる淡明細胞型 clear cell renal cell carcinoma が大部分を占める（図2）．脂質およびグリコーゲンを多く有しており，PAS 染色で陽性となる．他の癌に比べて，核は小さめで異型が目立たないことが多く，分裂像も少ない．中には紡錘形細胞が混ざり，肉腫様になる腫瘍もあるが，そのような腫瘍や異型が強い腫瘍では予後が不良である．

進行すると，腎静脈や下大静脈に浸潤して，腫瘍塞栓を作ることがある．

■臨床

50代を中心として40〜70歳代に発生する．男性に少し多い（男：女＝2〜3：1）．

肉眼的血尿を初発症状とすることが多いが，無症状で発見される例が増えている．治療は外科的切除が行われる．術後の5年生存率は75％以上と良好である．転移は血行性が主体で，肺，骨に多い．

Check
- 肉眼では黄色調，充実性．出血，変性を混ぜる（図1）
- 圧排性増殖が多い
- 組織像：胞巣状にみえる
- 淡明細胞癌：細胞質が豊かで明るい

More advanced
- von Hippel-Lindau 病は *VHL* 遺伝子の欠失で起こる常染色体優性疾患である．腎細胞癌のほか，網膜血管腫，小脳血管芽腫が生じる．通常の散発性の淡明細胞癌では *VHL* 遺伝子の欠損のほか，染色体3pの欠損がよくみられる．

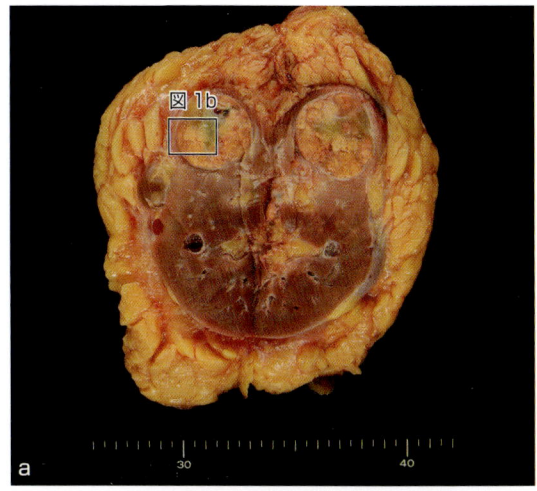

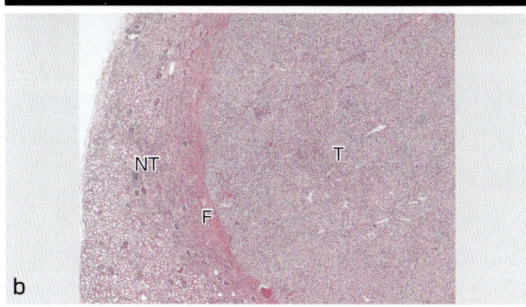

図1　腎細胞癌
a：肉眼像．黄色調の充実性腫瘍で，出血による赤色部や，変性による白色部を交えることが多い．b：ルーペ像．周囲の腎組織との境界は明瞭であることが多い．間には線維性組織（F）がみられ，腫瘍（T）と非腫瘍部（NT）を隔てている．

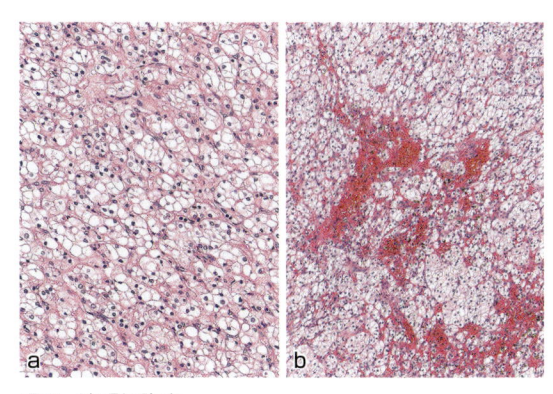

図2　淡明細胞癌
a：核はあまり大きくなく，広く，淡明な細胞質を有する細胞が増えている．10個以下の細胞が小さな胞巣を作るように（小胞巣状），配列して増えている．b：肉眼で赤くみえるところでは，組織標本で出血が確認される．

15. 多発性嚢胞腎
polycystic kidney

■ 概要

多数の嚢胞が形成され，腎実質が萎縮した状態．先天性，後天性ともあり，さまざまな病態が含まれる．嚢胞は尿細管や集合管の拡張からなり，淡明ないし黄褐色の液体で充満しており，腎全体としては大きく，重くなるが，腎実質はわずかしかなく，尿毒症，腎不全となる．

■ 先天性

常染色体優性，常染色体劣性がある．常染色体優性遺伝を示すものは成人発症を示す（図1）．劣性遺伝の多発性嚢胞腎は新生児から乳児に生じる．いずれも腎のほか，肝にも嚢胞を形成する．成人型では脳動脈瘤を伴い，頭蓋内出血が死因となることがある．

常染色体優性遺伝では*PKD1*, *PKD2*遺伝子の異常，劣性遺伝では*PKHD1*遺伝子の異常が知られている．

■ 後天性

長期透析患者では約1/3が後天性嚢胞腎となる．後天性嚢胞腎の一部（長期透析患者の1％程度）に腎細胞癌が発生することが知られる．淡明細胞型が多い．

なお，数個の嚢胞を生じる単純性腎嚢胞は高齢者では半数以上にみられ，巨大でなければ症状は示さず，多発性嚢胞腎とは区別される．

■ 臨床

成人例では，出血や疼痛のほか，蛋白尿や嚢胞感染が問題となる．新生児例では，羊水過少によって肺低形成を伴う．

Check

- 多発する嚢胞
- 嚢胞壁には一層の細胞がみられる
- 腎実質は少なくなり，萎縮している
- 複数の責任遺伝子と遺伝様式
- 長期透析後に後天性多発性腎嚢胞を生じる
- 単純嚢胞は病的といえない

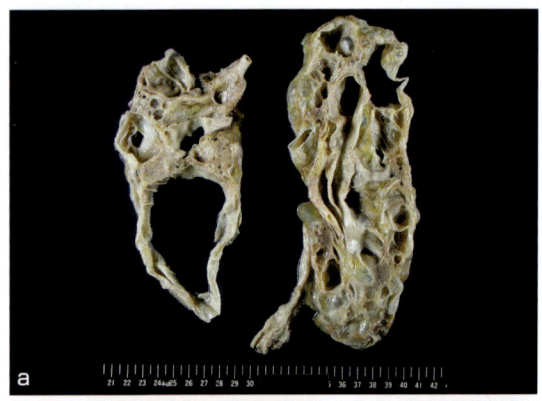

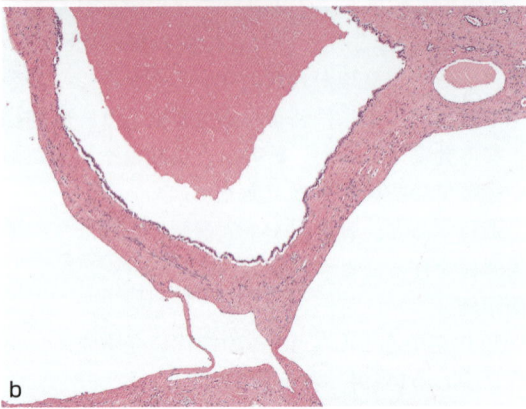

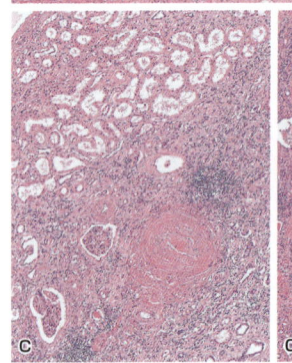

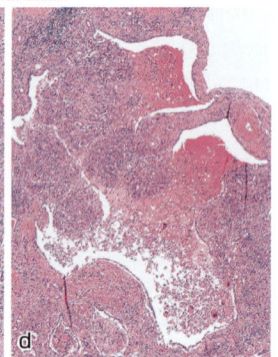

図1 成人型多発性嚢胞腎
a：肉眼像．両腎とも大小の嚢胞で占められており，腎実質はほとんどない状態である．b：嚢胞壁．単層の立方上皮や，圧排されて扁平になった一層の細胞がみられる．c：わずかに残存する実質．ネフロンの残存もみられるが，線維化，炎症が強いところも多い．d：小さな嚢胞の一部．好中球浸潤が多くみられ，炎症を起こしている．腎機能の廃絶のほか，感染も問題となる．

10

下部尿路・男性生殖器

鷹橋浩幸

下部尿路・男性生殖器 [総論]

A. 各部の名称と役割

●尿路系

尿路は腎で生成された尿が体外に排泄されるまでの通路である．尿路は腎盂に始まり尿管，膀胱，尿道へと続く．膀胱より上方を上部尿路，膀胱以下を下部尿路と呼ぶ．膀胱では尿を貯留する．尿道は，男性では前立腺内を貫通し亀頭に外尿道口として開口，女性では腟前庭部に開口する．成人男性の尿道は約15〜20 cm，女性は約3〜4 cmである．

●男性生殖器系

思春期以降の生殖年齢の男性では，精巣の曲細管内で精子が形成される．精子は精巣網，精巣上体を経て輸精管により精囊に運ばれ，いったん貯蔵される．射精時には，精子は射精管を通して，前立腺から分泌された前立腺液とともに尿道へと排出される．

B. 組織学的構造

●腎盂，尿管，膀胱，尿道

腎盂，尿管および膀胱では同一の基本構造を有する．すなわち粘膜上皮，上皮下結合織（＝粘膜固有層および粘膜下層），固有筋層，筋層下の脂肪性結合織である．

腎盂，尿管，膀胱の粘膜上皮は尿路上皮と呼ばれ，内腔側に1層の被蓋細胞，その下に3〜5層程度の上皮細胞が配列している．個々の細胞の核は円型から類円形でクロマチンは繊細，方向性を持って配列している．上皮下結合織は主として疎な線維性結合組織，脈管からなり，脂肪組織が存在することもある．また，膀胱では上皮下結合織内に粘膜筋板が存在する．粘膜筋板は，固有筋層よりつながり太い束状である場合，薄い帯状，微小な胞巣状など，個体により様相が異なる．臨床病理学的には，固有筋層は浅筋層（内側1/2）と深筋層（外側1/2）に分けられる．尿道の上皮は近位では重層円柱上皮，遠位にいくにつれ扁平上皮となる．

●精巣と精囊

精巣実質は曲精細管と間質よりなる．生殖年齢の男性では，基底膜側から内腔側にかけて精粗細胞，精母細胞，精子細胞，精子がみられる．精細管内にはSertoli細胞があり，インヒビンなどを分泌する．精細管間質にはLeydig細胞があり，テストステロンを分泌する．精囊は前立腺底部の背側に位置し，大小の管腔よりなる．

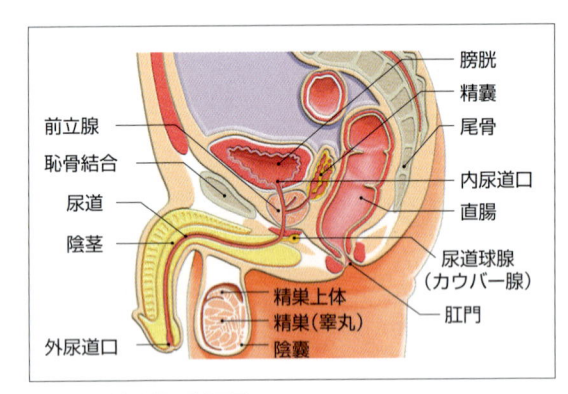

図1 男性骨盤の断面図

表1 下部尿路・男性生殖器の主な疾患（青字は本書で取り上げたもの）

		腎 盂	尿 管	膀 胱
形態異常			重複尿管，膀胱尿管逆流症	憩室症，膀胱外反症，尿膜管遺残
炎 症		腎盂腎炎	尿管炎（非特異性，増殖性，腺性など）	膀胱炎（非特異性，増殖性，腺性，間質性など）
腫 瘍	悪性	尿路上皮癌（非浸潤性乳頭状尿路上皮癌，上皮内癌，浸潤性尿路上皮癌）	尿路上皮癌（非浸潤性乳頭状尿路上皮癌，上皮内癌，浸潤性尿路上皮癌）	尿路上皮癌（非浸潤性乳頭状尿路上皮癌，上皮内癌，浸潤性尿路上皮癌）
	良性	尿路上皮乳頭腫，逆性尿路上皮乳頭腫	尿路上皮乳頭腫，逆性尿路上皮乳頭腫	尿路上皮乳頭腫，逆性尿路上皮乳頭腫，腎原性腺腫
腫瘍様病変				炎症性偽腫瘍（腫瘍という考え方もある）
その他		水腎症，腎盂結石症	尿管結石症	マラコプラキア，子宮内膜症，膀胱結石症

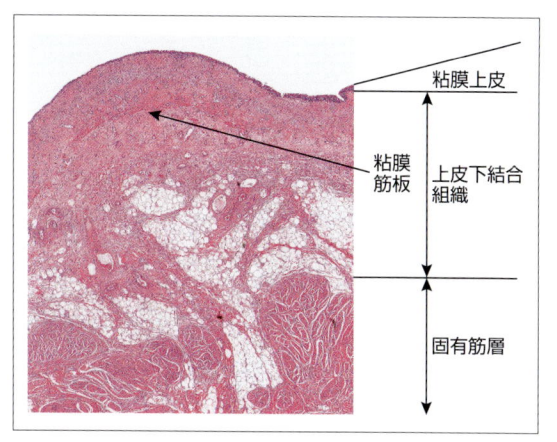

図2　膀胱壁の組織学的構造

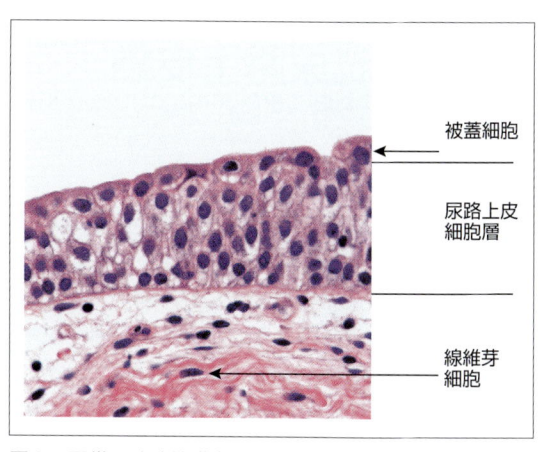

図3　正常の膀胱粘膜上皮
上皮細胞は線維芽細胞とほぼ同等の大きさである．

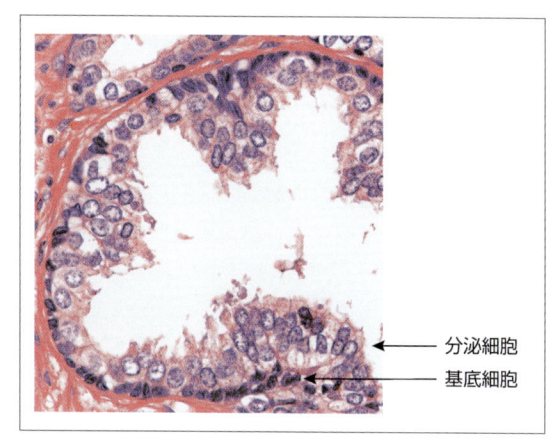

図4　前立腺

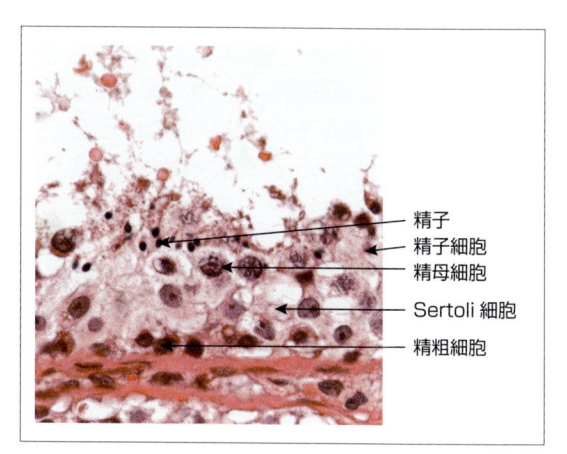

図5　精巣

●前立腺

　前立腺は腺構造と間質よりなる．複合管状腺の構造をとり，導管は精丘において尿道へ開口する．個々の腺房では内腔側に分泌細胞，その外方（基底膜側）には基底細胞がみられる．分泌細胞では核は円型から類円形で明るい細胞質を有する．基底細胞の核は類円形から短紡錘形である．これらの細胞は内腔側と基底膜側に2層に配列する．間質には膠原線維と平滑筋が種々の割合で認められる．

尿　道	前立腺	精　巣	精巣上体
憩室症		停留精巣，性腺形成不全，副腎皮質遺残	
尿道炎	前立腺炎（急性，慢性，肉芽腫性）	精巣炎，肉芽腫性精巣炎，精子肉芽腫	精巣上体炎（急性，慢性），結核
尿路上皮癌，扁平上皮癌，疣状癌	腺癌	胚細胞性腫瘍（セミノーマ，胎児性癌，卵黄嚢腫瘍，絨毛癌，奇形腫，悪性混合性胚細胞性腫瘍），精索間質性腫瘍（Sertoli細胞腫瘍，Leydig細胞腫瘍）の一部	
尿路上皮乳頭腫，逆性尿路上皮乳頭腫		精索間質性腫瘍（Sertoli細胞腫瘍，Leydig細胞腫瘍）の大部分	腺腫様腫瘍
		表皮嚢胞	
カルンクル	良性前立腺過形成	男性不妊症，精巣捻転症，精液瘤	

1. 膀胱尿路上皮癌
urothelial carcinoma of the urinary bladder

■概要

　膀胱に発生する悪性腫瘍のうち最多を占める癌腫である．尿路上皮癌の発生原因としては，喫煙，さまざまな職業性発癌物質，慢性の膀胱炎，流行域（エジプトなど）におけるビルハルツ住血吸虫感染などが挙げられる．発癌や癌の進展には $p53$，RB 遺伝子の突然変異，線維芽細胞増殖因子の突然変異と Ras 遺伝子の活性化，9番染色体の欠損などが関与すると考えられている．

■臨床

　膀胱癌は，男性に多く，発展途上国よりも先進国で，田舎より都市部居住者によくみられる癌である．50〜80歳代に多い．臨床的には通常，無症候性の血尿を呈する．尿路上皮癌の患者は，その癌の進行度にかかわらず，癌を切除した後に新たな腫瘍が生じる傾向にある．また再発に伴い異型度も増加していくことが多い．再発の危険性は，腫瘍の大きさ，病期，異型度，病巣の数，核分裂の頻度，周辺粘膜の異形成や上皮内癌の有無により規定される．

■組織

　膀胱の尿路上皮性腫瘍は，非浸潤性と浸潤性腫瘍に大別される．そして非浸潤性尿路上皮腫瘍は乳頭状病変と平坦病変に分けられる．乳頭状病変では，良性の尿路上皮乳頭腫と悪性の尿路上皮癌に分類される（かつては「移行上皮癌」という名称が用いられてきたが，最近では「尿路上皮癌」という名称が一般的である）．平坦病変のうち腫瘍性病変は尿路上皮内癌と呼ばれる．また平坦病変のうち，上皮内癌の基準を満たさない異型上皮は異形成と呼ばれる．これらは非浸潤性，つまり膀胱粘膜上皮内に限局した病変である．一方，上皮基底膜を破り，直下の上皮下結合組織あるいはそれ以深の固有筋層や漿膜下組織などに広がった病変を浸潤性尿路上皮癌と呼ぶ．浸潤性尿路上皮癌には乳頭状病変から進展したものと，上皮内癌から進展したものがある．尿路上皮癌の組織学的異型度は，構造異型，細胞異型の観点より，低異型度，高異型度の2つに分けられる．低異型度の乳頭状病変では乳頭状構造は比較的単純であり，個々の細胞の核クロマチンは濃縮し，配列は乱れているものの核の大小不同は目立たず，核分裂像は少ない．一方，高異型度の乳頭状病変では，乳頭状構造は複雑・吻合状であり，個々の細胞においては核が大型・粗大顆粒状クロマチンを有し，核分裂像が多数みられる．上皮内癌は高異型度乳頭状病変と同様の核形態を有する平坦性病変である．一般的に高異型度の非浸潤性乳頭状尿路上皮癌は，同時性あるいは異時性に浸潤性尿路上皮癌へ進展する．一方，低異型度乳頭状尿路上皮癌では，再発の頻度は高いが浸潤癌へ進展する頻度は低いとされている．

Check

- ほとんどは尿路上皮癌（移行上皮癌）
- 非浸潤癌と浸潤癌に分けられる
- 非浸潤癌は乳頭状病変と平坦病変に分けられる
- 乳頭状病変は，良性の尿路上皮乳頭腫と悪性の乳頭状尿路上皮癌に分けられる
- 平坦病変のうち腫瘍性病変は上皮内癌と呼ばれる
- 上皮下結合組織以深に進展したものは浸潤性尿路上皮癌と呼ばれる
- 尿路上皮癌の異型度には，高異型度と低異型度の2つがある

More advanced

- 尿路上皮癌の一部において扁平上皮癌や腺癌への分化を伴うことは稀ではない．このような場合，扁平上皮/腺への分化を示す尿路上皮癌という名称を用いる．膀胱では腺癌/扁平上皮癌はそれぞれ腺癌成分/扁平上皮癌成分のみからなるものに用いる．
- 臨床病理学的には，癌が粘膜内あるいは上皮下間質組織内にとどまっているのか，固有筋層に浸潤しているのかという判断が重要となる．なぜならば，前者は臨床的には「表在性膀胱癌」と呼ばれ，経尿道的切除術やBCG膀胱注入療法などにより治療される．一方，後者は「筋層浸潤性尿路上皮癌」と呼ばれ，膀胱全滴の適応となるためである．

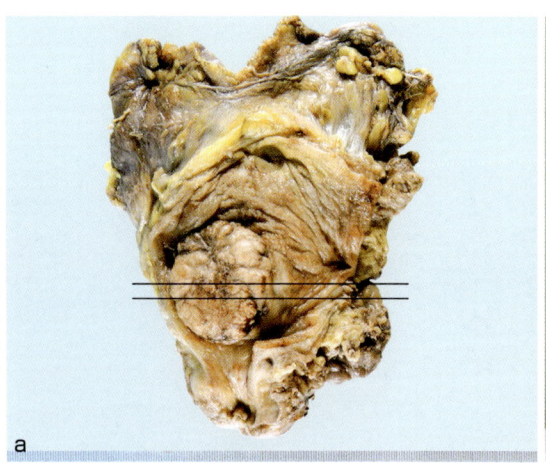

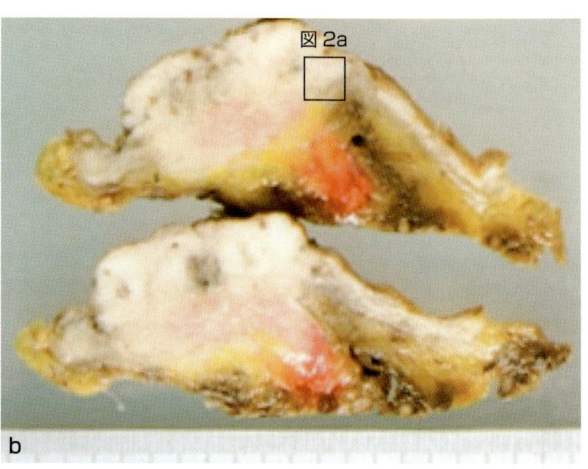

図1 浸潤性膀胱癌の肉眼像
a：膀胱と尿道前立腺部を切り開いている．膀胱後壁から右側壁には大きな結節状の腫瘍が形成されている．b：割面の肉眼像では腫瘍は膀胱壁に浸潤性に発育し，漿膜下脂肪組織に達している．

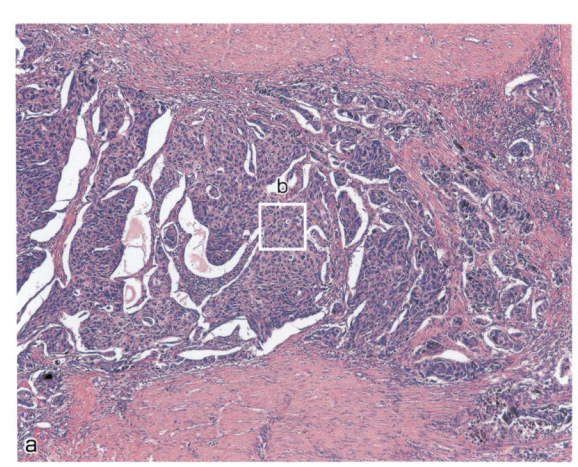

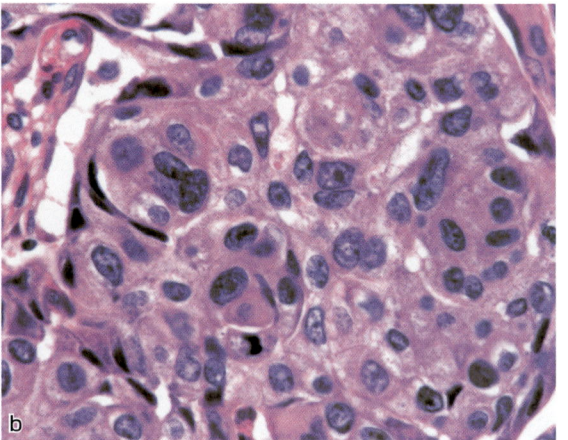

図2 浸潤性尿路上皮癌
a：弱拡大像．固有筋層に分け入るように腫瘍が浸潤性に発育している．b：強拡大像．腫瘍はシート状に増生している．細胞核は周囲のリンパ球や線維芽細胞と比較して著しく大きく，核クロマチンは粗大顆粒状である（高異型度）．

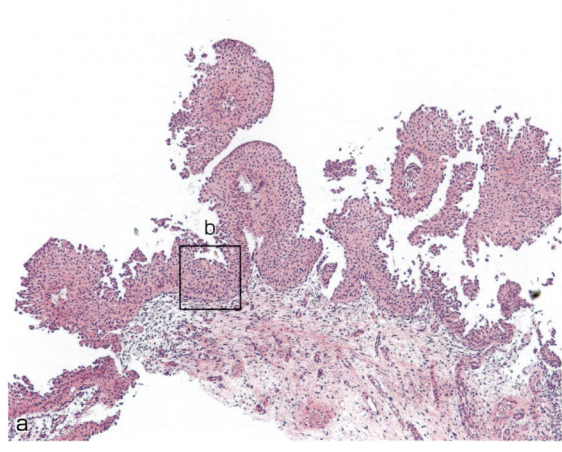

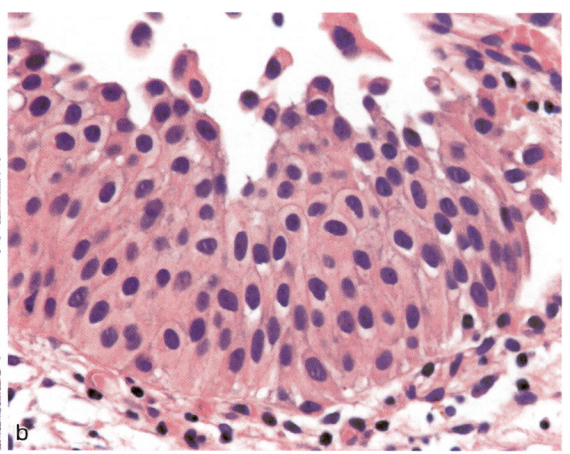

図3 非浸潤性乳頭状尿路上皮癌
a：TUR-Bt標本．膀胱粘膜部より乳頭状に腫瘍が増生している．b：強拡大像．尿路上皮細胞の層は多層化し極性は乱れているが，細胞異型は軽度である（低異型度）．

2. 前立腺癌
prostatic adenocarcinoma

■概要

前立腺にみられる癌腫である．わが国では従来頻度が低い癌腫であったが，今世紀に入り，その罹患率は著明な上昇傾向にある．罹患者数の将来予測によれば，2020年には男性の部位別癌罹患者数の第2位になるとされている．

■臨床

通常50歳以上の男性に発生する．血清前立腺特異抗原 prostate-specific antigen (PSA) の上昇がみられる．PSAの特異度は高いが感度が低く，良性前立腺過形成 benign prostatic hyperplasia (BPH) や前立腺炎などの良性疾患でも上昇する．無症状者におけるPSAスクリーニングがわが国でも一般的になってきつつある．PSAが基準値 (4ng/mLが一般的) を超えた場合には前立腺針生検が行われる．

■組織

前立腺に発生する癌腫の99％以上は腺癌である．他の腺癌と同様，構造異型と細胞異型を有する．構造異型としては篩状腺管，癒合状腺管，充実性増殖，索状配列などがあり，このような構造があれば癌の診断はたやすい．一方，こうした構造異型を伴わない小型異型腺管増殖においては，良・悪性の鑑別にはより慎重な観察が必要である．癌腺管では，①良性腺管と良性腺管の間に異型腺管が増殖していること（浸潤性発育），②異型腺管の存在様式として小葉構造が消失していること，③個々の異型腺管において基底細胞が消失し，分泌細胞由来の癌細胞のみからなること，が良性腺管との鑑別において重要な所見である．強拡大における個々の細胞の特徴としては，大型で緊満感のある円形核と明瞭な核小体を有する細胞がみられる．

癌と診断された場合，悪性度の組織学的指標であるグレード分類を行う．前立腺癌のグレード分類にはGleason分類が広く用いられている．この分類では，癌をその分化度により1〜5のパターンに分けている．個々の癌病巣を観察し，その中で最も量的に多いパターン（第1パターン），次に多いパターン（第2パターン）を評価し，その数値を足したものをGleasonスコアとして表示する．

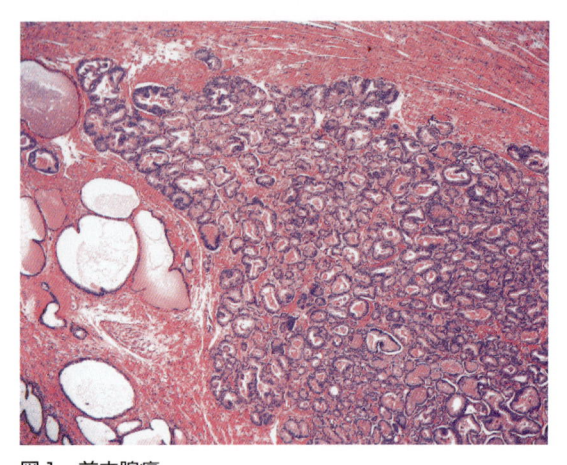

図1　前立腺癌
癌部では不整形の浸潤性増殖巣を形成し，小型〜中型の腺管が密に増生している．

したがってGleasonスコアは1＋1＝2〜5＋5＝10の9段階評価となる．Gleasonスコア2〜4に相当する癌腫は極めて稀である．実際の取り扱い上はGleasonスコア5, 6は低悪性度群，7は中間群，8〜10は高悪性度群となる．

Check
- 罹患率が著明な上昇傾向にある
- ほとんどは腺癌
- 篩状，癒合状，充実性などの構造異型
- 構造異型を伴わない異型腺管では，基底細胞の消失が重要
- 悪性度評価法としてのGleason分類

More advanced
- 臨床病期，血清PSA値，針生検時のGleasonスコアの程度の組み合わせによりリスク分類がなされ，治療方針の決定の際の参考となっている．さらにこのような臨床病理学的情報から，癌の前立腺外への進展，リンパ節転移の有無を予測するプログラム（ノモグラム）が開発されている．

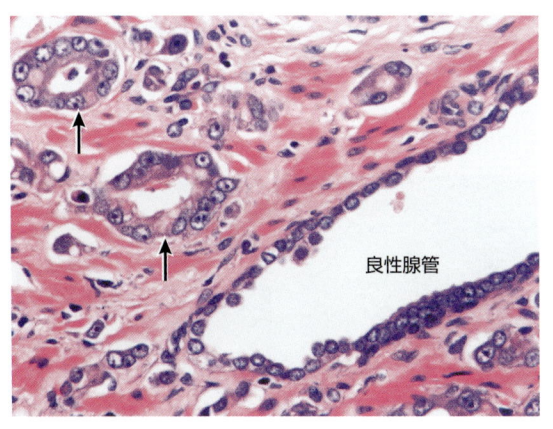

図2　前立腺癌
癌腺管(矢印)では分泌細胞由来の癌細胞のみからなり，基底細胞は認められない．また，良性腺管と比較して核は大型で核小体が明瞭である．

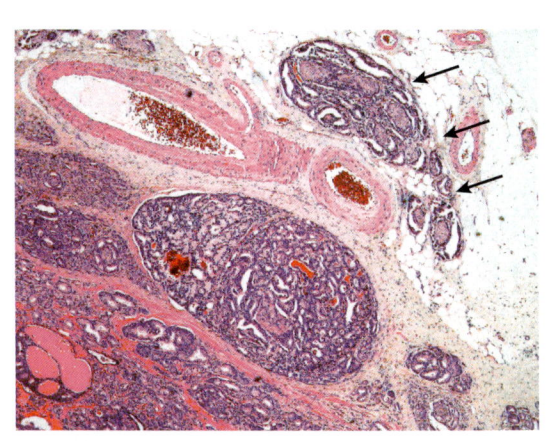

図5　癌の前立腺外への進展像(矢印)
前立腺外の脂肪組織へ癌が浸潤性に発育している．

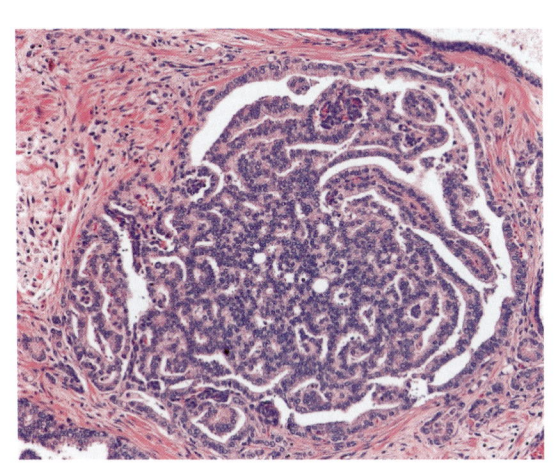

図3　前立腺癌の構造異型(篩状腺管)

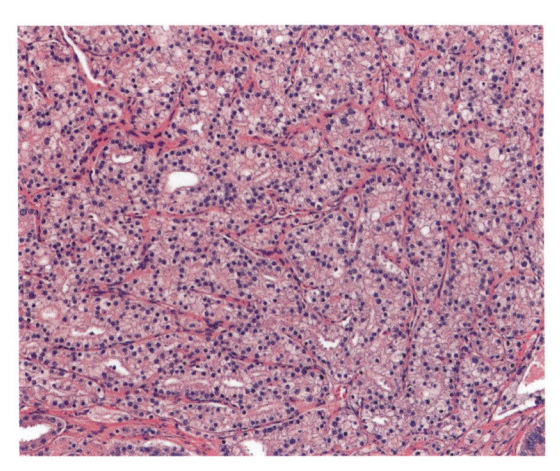

図4　前立腺癌の構造異型(癒合状腺管)

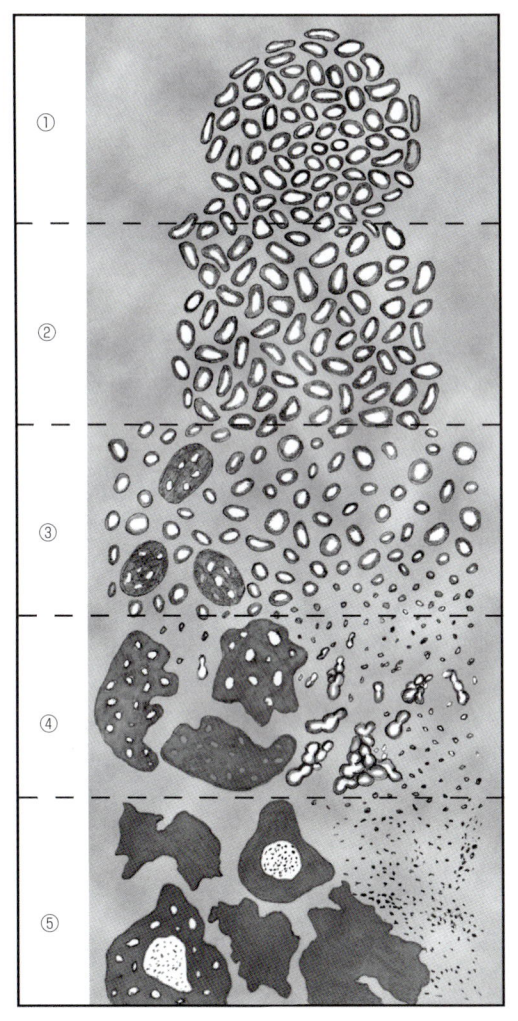

図6　Gleason分類図(ISUP2005)
この図に従って癌をGleasonパターン1〜5に分類し，スコアを算出する．

3. 良性前立腺過形成
benign prostatic hyperplasia (BPH)

■概要

　俗に"前立腺肥大症"といわれるが，組織学的には腺，間質組織あるいはその両方の過形成である．前立腺疾患の中でも非常に頻度が高く，50〜60歳代の約50％，80歳代の約90％はこの疾患を有するとされている．好発部位は移行領域（前立腺の上部，尿道の周辺）である．前立腺は腫大し割面上，多数の境界明瞭な小結節がみられる．嚢胞の形成を伴うことが多い．尿道は過形成結節によって圧排され，しばしば細いスリット状となる．そのため臨床的には尿道狭窄症状をきたす．組織学的に過形成結節では腺，膠原線維，平滑筋の各成分がさまざまな比率で混在し増殖している．過形成性の腺では，丈の高い立方上皮が内腔側に，扁平な基底細胞がその外側に配置している．多くの場合，腺上皮が鋸歯状に増殖する．腺腔内にはしばしば分泌蛋白が濃縮した物質が貯留しており，類デンプン小体と呼ばれる．BPHの原因はいまだ十分に解明されていないが，アンドロゲン過剰分泌が前立腺間質と腺管の増殖における中心的役割を果たしていると考えられている．

Check

- 前立腺疾患のうち最も頻度が高い
- 移行領域に発生し，尿道を狭窄
- 肉眼的に多数の境界明瞭な結節を形成
- 基底細胞は保たれており，腺が鋸歯状に増殖
- 腺の内腔に類デンプン小体を伴う
- アンドロゲン過剰分泌と関係

More advanced

- BPHの治療法としては薬物療法と外科的切除がある．前者では主にα1ブロッカーが用いられる．外科的切除法としては，経尿道的前立腺切除術 transurethral resection-prostatectomy（TUR-P）がある．

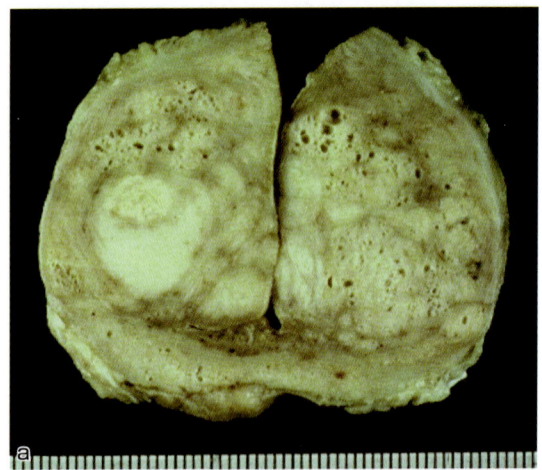

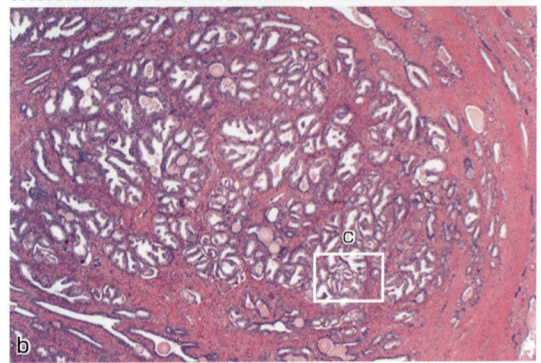

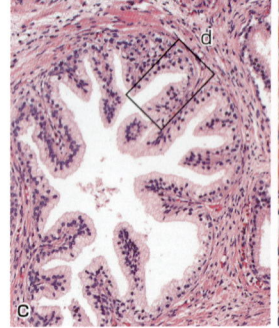

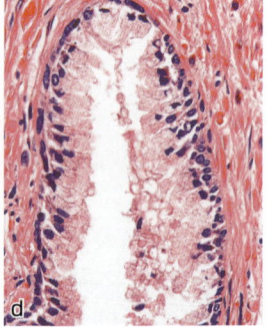

図1　良性前立腺過形成
a：肉眼像．過形成部では大小の白色結節が形成されている．b：肉眼的に結節状の部分では，密在性に腺が増生している．c：過形成腺管では，腺が内腔側に鋸歯状に増殖する．d：強拡大では内腔側に分泌細胞，外側に基底細胞が配列し，腺の2層性が保持されている．

4. 精巣セミノーマ
seminoma

■概要

　精巣腫瘍は10代後半〜40歳代の男性に多い．胚細胞由来の腫瘍が最多であり，性腺-間質系腫瘍が稀にみられる．セミノーマは精巣に最もよくみられる胚細胞性腫瘍であり，卵巣のディスジャーミノーマ，中枢神経系や性腺外の胚細胞腫と同一の腫瘍で，肉眼的には軟らかく，境界が明瞭，比較的均一な灰白色調である．組織学的には，大型・淡明でグリコーゲンが豊富な細胞質を有し，核は円形から多角形，核小体が目立つ．腫瘍細胞はしばしば線維性隔壁により区画され，小胞巣を形成する．腫瘍に介在してリンパ球浸潤を認めることが多い．肉芽腫性炎症反応を伴うことも多い．他の胚細胞性腫瘍と異なり，セミノーマは単一組織型つまり腫瘍成分のすべてがセミノーマであることが多い．一方，その他の胚細胞性腫瘍は種々の成分が混在していることが多い．この両者は悪性腫瘍であるが，セミノーマは予後良好のことが多く，悪性混合性胚細胞性腫瘍は相対的に予後不良である．したがって臨床的にはセミノーマと非セミノーマ（＝悪性混合性胚細胞性腫瘍）に大別するのが一般的である．

Check

- 精巣腫瘍の最多を占める
- 単一組織型で出現
- 予後は悪性混合性胚細胞性腫瘍より良好
- 大型・淡明細胞がシート状に配列
- 薄い線維性隔壁とリンパ球浸潤
- 肉芽腫性炎症反応を伴うことあり

More advanced

- 精巣腫瘍では種々の血清腫瘍マーカーの上昇がみられるが（後述），セミノーマでは通常腫瘍マーカーの上昇はみられない．ただし一部の症例ではヒト絨毛性ゴナドトロピン human chorionic gonadotropin（hCG）の上昇がみられる．これはセミノーマ細胞の一部に混在してみられる栄養膜合胞体細胞様巨細胞からの分泌によるものと考えられている．

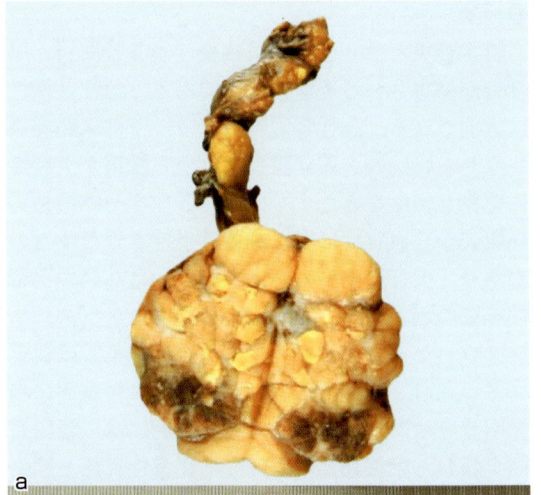

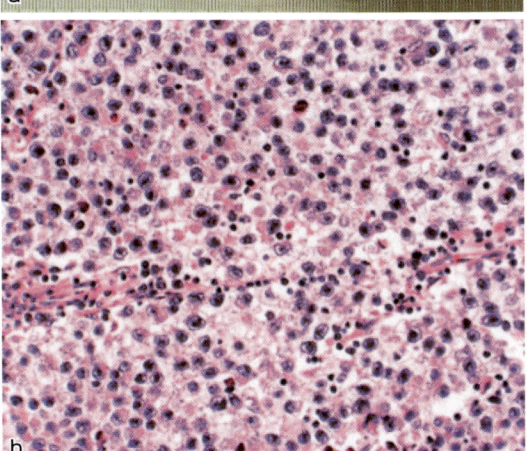

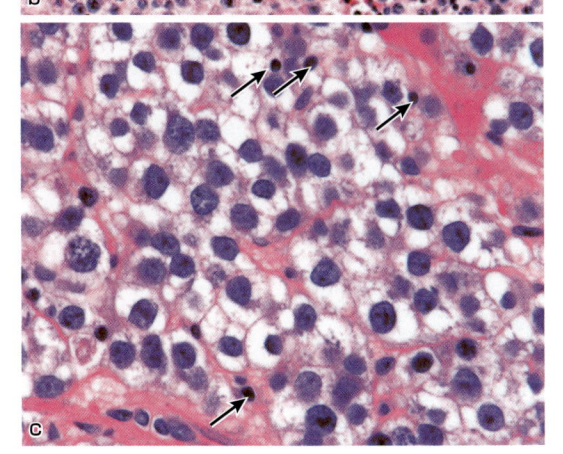

図1　精巣セミノーマ
a：肉眼像．黄白色の結節が腫瘍部である．b：腫瘍細胞はシート状に配列している．c：腫瘍細胞の核は大型で細胞質は淡明である．リンパ球浸潤（矢印）を伴う（2 cell pattern）．

5. 腎盂腎炎
pyelonephritis

■概要

　腎盂腎炎とは，主に細菌感染により腎間質と尿細管が傷害される炎症性疾患である．急性と慢性に大別される．急性腎盂腎炎では，下部尿路感染すなわち膀胱炎，前立腺炎などから細菌が上行性に感染し炎症をきたすものと，敗血症や感染性心内膜炎から血行性に腎に細菌性炎症をきたすものがあり，上行性感染の頻度が圧倒的に高い．上行性感染の起炎菌としては大腸菌，プロテウス，エンテロバクターなどが多く，血行性感染では黄色ブドウ球菌，大腸菌が多い．肉眼的に腎表面に境界明瞭な結節を形成する．組織学的には，腎実質内すなわち尿細管と間質部分に化膿性炎症と膿瘍を形成する．初期には化膿性炎症は間質に限局するが，病勢が進むと尿細管内腔に炎症が波及する．通常糸球体は侵されない．慢性腎盂腎炎は先天性または後天性の尿路閉塞や膀胱尿管逆流現象と関連する．腎杯の変形を伴い，間質を主座として，種々の程度のリンパ球，形質細胞の浸潤がみられる．慢性化すると尿細管が拡張して内腔に硝子化物が形成され，甲状腺濾胞のような形態をとり，thyroid-like appearanceと呼ばれる．

Check

- 主として細菌感染による
- 炎症により間質と尿細管が傷害され，糸球体は侵されない
- 急性腎盂腎炎では上行性感染と血行性感染があり，好中球浸潤をきたす
- 慢性腎盂腎炎ではリンパ球，形質細胞浸潤がみられる

More advanced

- 黄色肉芽腫性腎盂腎炎 xanthogranulomatous pyelonephritisは腎盂腎炎の特殊型で，画像上，肉眼的に境界不明瞭な腫瘤を形成することがあるため，腫瘍性疾患との鑑別が必要である．組織学的には組織球，リンパ球，形質細胞が種々の程度で混在する慢性炎症像と新旧の線維化を特徴とする．

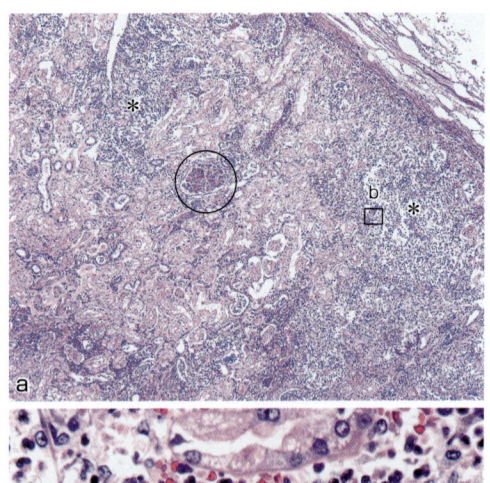

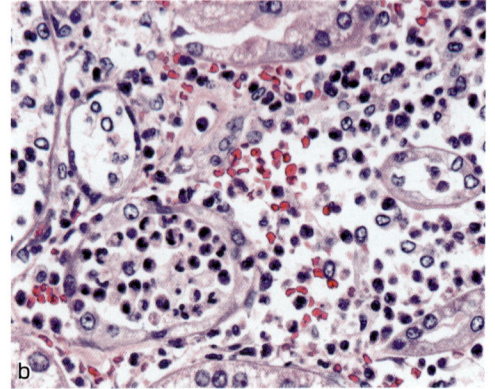

図1　急性腎盂腎炎
a：弱拡大像．尿細管は萎縮・変性・脱落し，拡大した間質には高度の細胞浸潤がみられる(＊)．糸球体は保たれている(○)．b：強拡大では拡大した間質および尿細管内に高度の好中球浸潤がみられ，出血を伴っている．

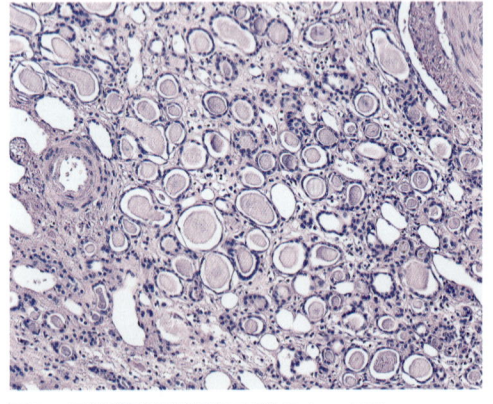

図2　慢性腎盂腎炎(透析症例)のthyroid-like apprearance
拡張した尿細管に硝子化物が貯留し，あたかも甲状腺濾胞のようにみえる．

6. 外陰部尖圭コンジローマ
condyloma acuminatum

■概要

尖圭コンジローマは性病性疣贅ともいわれ，性行為により感染する．ヒト乳頭腫ウイルス human papilloma virus（HPV）6型，11型（発癌低リスク群）が原因である．20～40歳代に多いとされている．大多数の症例で性行為により感染すると考えられている．男性では陰茎の冠状溝や包皮内側，肛門周囲などに表面が粗造な乳頭状集簇性病変を生じる．小さな無茎性病変から直径数cmに及ぶ大きな乳頭状病変まで，大きさや形態はさまざまである．この疾患は女性生殖器（外陰部）にもみられる．組織学的には扁平上皮の乳頭状増殖を基盤とする．表皮は種々の程度に肥厚し，表層部では軽度の過角化と顆粒細胞層の増殖がみられる．その直下では有棘細胞層が種々の程度に増生する．また同部には核周囲に明るく抜けた部分を有する細胞の増殖（コイロサイトーシス）がみられる．良性の増殖性病変である．

Check

- 性行為による感染性の疣贅性病変
- HPV6型，11型が原因
- 陰茎冠状溝，包皮内に多い
- 乳頭腫症を呈し，表層には過角化と顆粒細胞層の増殖
- 有棘細胞層内のコイロサイトーシス

More advanced

- 尖圭コンジローマの上皮内基底層領域に異型上皮を伴うことがあり，異形成を伴うコンジローマ condyloma with dysplasia と呼ばれる．異形成を伴うコンジローマではHPV16，18，31，33型（発癌高リスク群）が検出されるが，軽度の異型上皮を伴う程度であれば，通常は扁平上皮癌への進展は稀である．一方，陰茎の扁平上皮癌の約50％ではHPV16，18型が見出されるため，この型のHPVを有するコンジローマ病変では注意を要する．

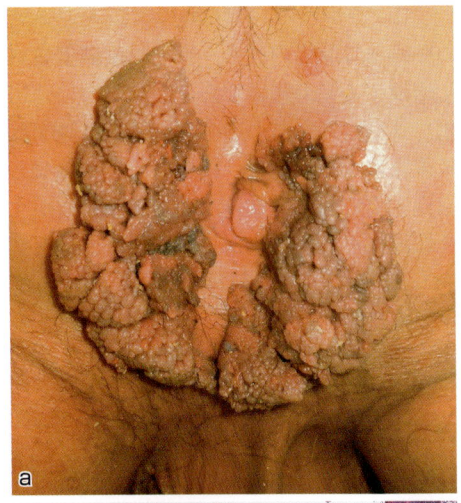

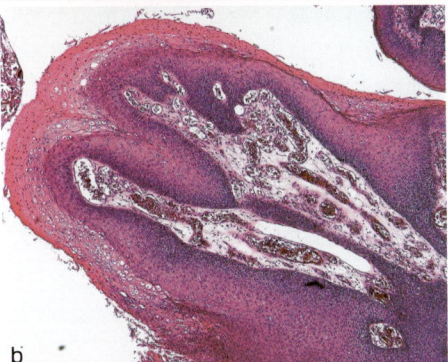

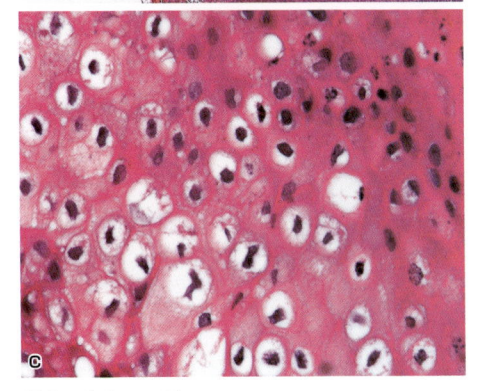

図1 尖圭コンジローマ
a：肉眼像．肛門部周囲に集簇性の隆起性病変を形成している．b：弱拡大像．扁平上皮が乳頭状に増生している．c：強拡大像．核周囲に明るく抜けた部分を有する細胞の増殖（コイロサイトーシス）がみられる．

7. 精巣悪性混合性胚細胞性腫瘍
malignant mixed germ cell tumor

■概要

精巣の胚細胞性腫瘍のうち，種々の組織型成分が混合し増殖する型の腫瘍である．肉眼的には出血や壊死を伴い，多彩な形態を有する．組織学的には卵黄嚢腫瘍，胎児性癌，絨毛癌，奇形腫などの胚細胞性腫瘍成分が種々の割合で混在し増殖する．単一組織型セミノーマよりも若年男性に発症し（10〜30歳代），予後は相対的に不良である．卵黄嚢腫瘍では，腫瘍細胞は丈の低い立方状から円柱上皮様であり，レース状（網状），シート状，管腔状，乳頭状あるいは微小囊胞状に増殖する．胎児性癌では，大型で未分化，好塩基性の細胞質，大きな水疱状核と明瞭な核小体を有する腫瘍細胞がシート状あるいは腺管構造，乳頭状構造を呈し増殖する．奇形腫では成人あるいは胎児にみられる種々の組織学的構造物がランダムに出現する．

■臨床

卵黄嚢腫瘍からはα-フェトプロテインα-fetoprotein（AFP），絨毛癌からはhCGが分泌される．したがってこれらは腫瘍マーカーとして重要である．

> **Check**
> - 精巣胚細胞性腫瘍の一型
> - セミノーマより若年に発症し，予後は相対的に不良
> - 出血，壊死を伴う多彩な肉眼像
> - 卵黄嚢腫瘍，胎児性癌，絨毛癌，奇形腫などの胚細胞性腫瘍成分が種々の割合で混在し，増殖
> - AFP，hCGなどが血清腫瘍マーカーとして重要

> **More advanced**
> - 悪性混合性胚細胞性腫瘍の進行例では化学療法が行われる．その際，未分化な腫瘍成分は治療により消失し，分化した奇形腫成分が残存し，再発腫瘍では奇形腫のみがみられることがある．

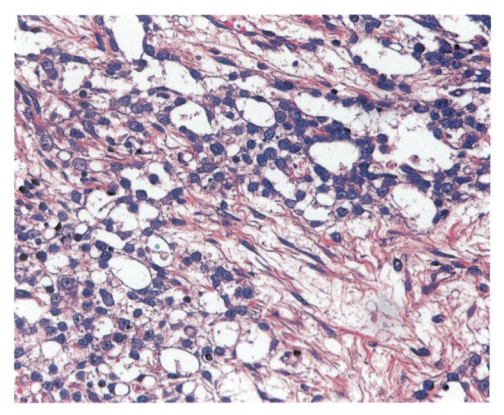

図1 卵黄嚢腫瘍の部分
腫瘍は管腔状，網状構造を呈し，増生している．

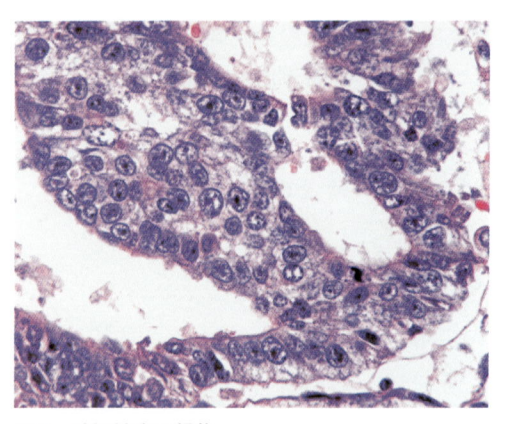

図2 胎児性癌の部分
腺癌様の管腔構造をとり，腫瘍細胞核は水疱状で強い核異型と明瞭な核小体を有する．

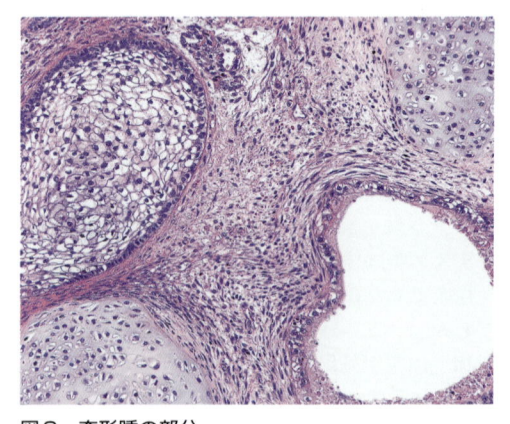

図3 奇形腫の部分
軟骨，扁平上皮，腺管を形成している．

8. 男性不妊症
male sterility

■臨床

　生殖可能な年齢の異性のカップルが通常の性行為を継続しているにもかかわらず，一定期間が過ぎても妊娠に至らないものを不妊症と定義し，そのうち男性側に原因があるものを男性不妊症と呼ぶ．臨床的には精液検査により，乏精子症（精子数が20×10^6/mL以下），精子無力症（精子運動率が59％以下），無精子症（精液中に精子が認められない）などに分けられている．男性不妊症の原因としては，造精機能障害，精子輸送障害，精子妊孕性障害，性機能（性行為）障害が挙げられ，90％は造精機能障害であるとされる．造精機能障害とは精巣内での精子形成がいずれかの段階で妨げられている状態であり，精巣生検によりその詳細を判定することが可能である．

■組織

　造精機能障害を示す男性の精巣生検で最もよくみられるのはSertoli cell-only syndromeと呼ばれるものであり，組織学的には曲精細管内の細胞のほぼすべてはSertoli細胞のみである．すなわち造精に関与する精粗細胞と以降の精子形成細胞は消失しており，種々の程度の精細管基底膜の肥厚，精細管そのものの萎縮を伴う．他の型としては減数分裂障害がある．この場合はSertoli細胞とともに精粗細胞から一次精母細胞への分化がみられるが，それ以降の減数分裂によって生じる精子細胞および精子形成は認められない．

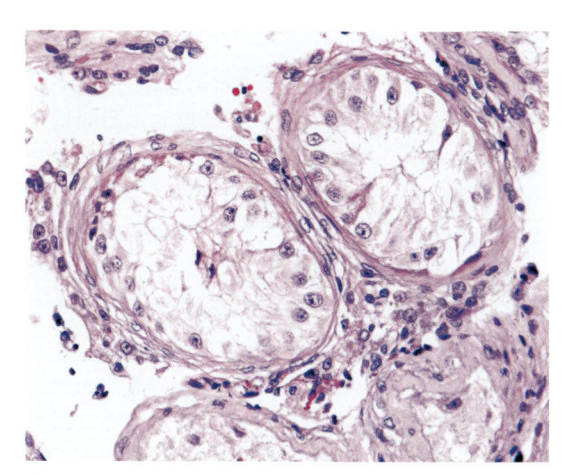

図1　Sertoli cell only syndrome
32歳，無精子症．曲精細管内はSertoli細胞のみで占められ，造精細胞はみられない．

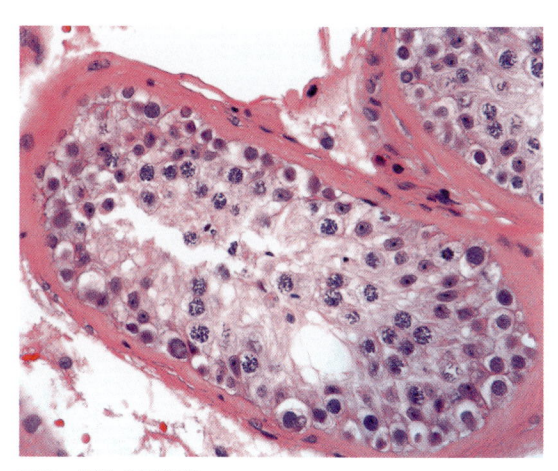

図2　減数分裂障害
28歳，乏精子症．精細管内では精粗細胞および精母細胞が主体を占め，減数分裂によって生じる精子細胞や精子はほとんどみられない．相対的に精母細胞数が上昇している．

Check

- 不妊症のうち，男性側に原因があるものを男性不妊症という
- 造精機能障害，精子輸送障害，精子妊孕性障害，性機能（性行為）障害に分けられる
- 造精機能障害の男性では組織学的に曲精細管内に造精細胞がみられないもの（Sertoli cell-only syndrome）と，減数分裂障害により精粗細胞と一次精母細胞がみられるが精子細胞および精子がみられないものがある．

More advanced

- 男性（型）不妊症を呈する染色体異常症ではKleinefelter症候群が有名である．約8割の症例で47XXYの核型を示し，表現型は男性型であるが不妊症を呈する．組織学的には結節状のLeydig細胞の増生と硝子化，萎縮し内部の細胞が完全に消失した曲精細管の集簇が典型像である．

9. 精巣炎および精巣上体炎
orchitis・epididymitis

■概要

　精巣上体病変の頻度は稀である．急性炎症と慢性炎症があり，原因と炎症に罹患した期間による．精巣上体のみに炎症をきたすことは少なく，通常は精巣炎と合併し，精巣・精巣上体炎の像をとる．急性精巣上体炎では片側性の精巣上体有痛性腫脹をきたし，細菌感染によるものが多い．小児では大腸菌群，成人男性では淋菌性やクラミジアによるものが多い．これらは尿路感染症から生じることが多いとされ，精索のリンパ管や輸精管を介して精巣や精巣上体に感染が上行する．組織学的には好中球を主体とする炎症細胞浸潤が上皮下間質組織内に浸潤し，上皮内や管腔内に広がることもある．起炎菌によっては膿瘍や組織球塊を形成する場合もある．ウイルス感染による急性精巣上体炎・精巣炎としてはムンプスウイルスによるものが有名である．急性精巣上体炎は通常，治癒の転帰をたどるが，慢性炎症へと遷延することもある．その場合は線維化を伴い種々の程度のリンパ球浸潤を認める．精巣上体を侵す特殊性炎症としては，精巣上体結核が有名である．肺結核などと同様の乾酪壊死性肉芽腫を形成する．

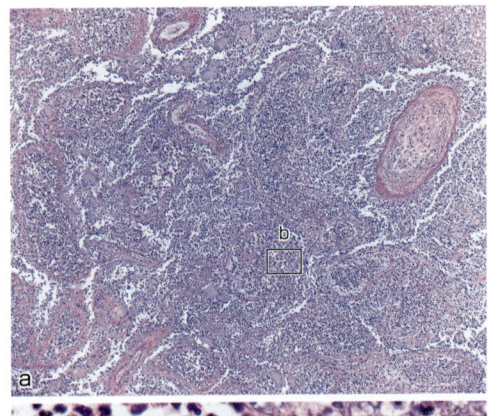

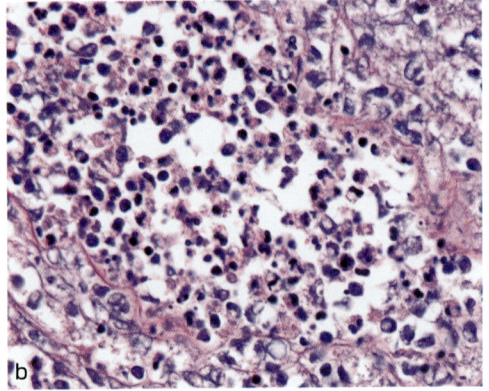

図1　急性精巣炎
a：弱拡大像．リング状に曲精細管の基底膜が残存し，精細管内外には高度の炎症細胞浸潤がみられる．b：強拡大では好中球を主体とする炎症細胞浸潤がみられる．

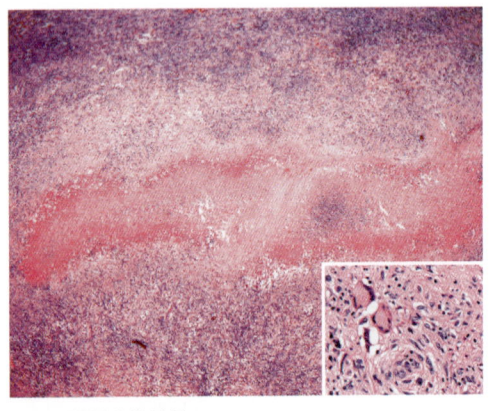

図2　精巣上体結核
他臓器と同様の乾酪壊死性肉芽腫を形成している．インセットではLanghans型巨細胞と類上皮肉芽腫を認める．

Check
- 精巣上体の疾患は稀
- 精巣上体炎・精巣炎を合併することが多い
- 急性炎症では細菌感染によるものが多く，好中球浸潤，膿瘍形成を認める
- 慢性炎症では急性炎が遷延したものが多い
- ウイルス性炎症としてはムンプスウイルスによるものが有名である
- 特殊性炎症としては結核性精巣上体炎が有名である

More advanced

- 稀に腺腫様腫瘍adenomatoid tumorが精巣上体に発生する．良性で，通常は境界明瞭な腫瘤を形成する．大小不同の管腔様構造で，さまざまな大きさの空胞を形成する．腫瘍細胞は中皮細胞の形質を持ち，良性中皮腫の一種と考えられている．

10. 陰茎癌
penile cancer

■概要

陰茎腫瘍の95％以上は扁平上皮癌である．陰茎原発の扁平上皮癌は先進諸国では稀である．一方，発展途上国では陰茎癌の頻度は先進国よりも高い．多くは，包皮の環状切除を施行していない40歳以上の男性にみられる．原因としては，包皮内部の不衛生な状態により恥垢内に生じる発癌物質の曝露，喫煙，ヒト乳頭腫ウイルス16, 18型の感染などが挙げられる．陰茎の扁平上皮内癌はBowen病とも呼ばれ，肉眼的に単発性の斑状病変である．組織学的には悪性細胞が上皮内に増殖するが間質への浸潤は認められない．陰茎の浸潤性扁平上皮癌は灰白色の痂皮を伴った丘疹状病変であり，通常，亀頭や包皮に発生する．多くの場合，癌は深部結合織に浸潤し，周囲との境界不整な陥凹性・潰瘍性病変を形成する．組織学的には，典型的な角化型扁平上皮癌の像を呈し，予後は，腫瘍の病期による．限局性のものであれば5年生存率は約70％であるのに対し，鼠径リンパ節転移を伴うものでは約30％となる．

Check
- 陰茎腫瘍のほとんどは扁平上皮癌である
- 発展途上国に多い
- 上皮内癌はBowen病と呼ばれている
- 浸潤癌では角化型扁平上皮癌の像を呈する
- リンパ節に転移すると予後が相対的に不良となる

More advanced
- 疣状癌 verrucous carcinomaは扁平上皮癌の一型であり，稀に陰茎や亀頭に発生する．乳頭状増殖を特徴とし，細胞異型に極めて乏しい．深部では境界明瞭な圧排性増殖を呈する．局所において浸潤をきたすことがあるが，遠隔臓器への転移は極めて稀である．

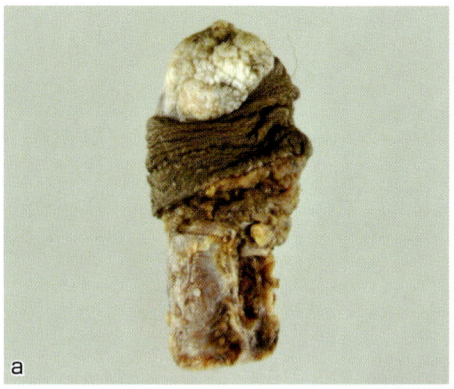

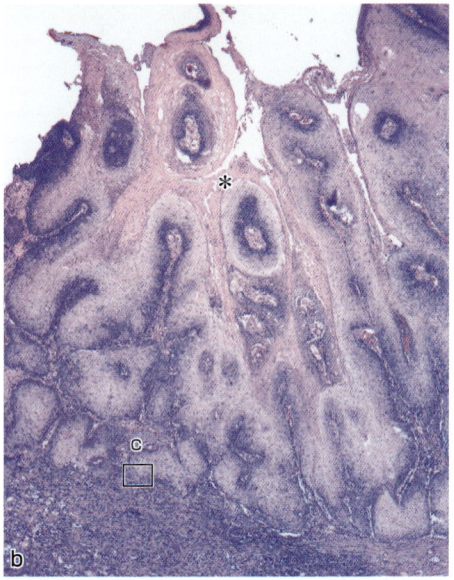

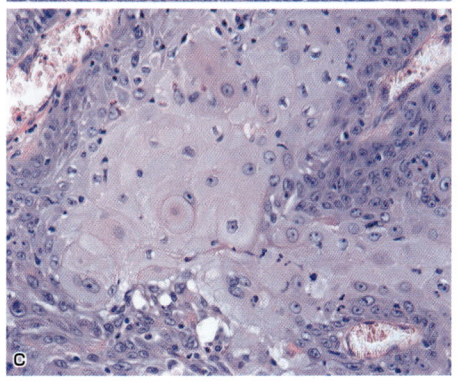

図1　陰茎癌
a：肉眼像．亀頭部に黄白色の表面不整な隆起性病変を形成している．b：弱拡大像．表層には角化を伴い（＊），表皮は不規則に肥厚・増生している．c：強拡大像．円形〜類円形核，明瞭な核小体と好酸性細胞質を有する異型扁平上皮細胞が敷石状に配列し，増生している．

11

卵巣・卵管・子宮・外陰
柳井広之

卵巣・卵管・子宮・外陰 [総論]

A. 卵巣
●組織学的構造
　卵巣は大きく皮質と髄質に分かれ，卵巣の表面は単層の立方状～扁平な細胞に覆われているが，これらの細胞は他の部分の腹膜と同様，中皮細胞である．生殖年齢の女性では皮質に卵胞がみられる．成熟卵胞では顆粒膜細胞が卵細胞の周囲を取り囲み，その外側に莢膜がある．排卵した後の卵胞は黄体となり，妊娠が成立しなければ退縮して白体となる．

●卵巣腫瘍の分類
　卵巣に発生する腫瘍は大きく分けると，① 表層上皮・間質細胞腫瘍，② 性索・間質細胞腫瘍，③ 胚細胞腫瘍，④ その他の腫瘍に分類される．表層上皮・間質細胞腫瘍は卵巣の表面を覆う細胞に由来すると考えられていた腫瘍であり，上皮性細胞と間質細胞が種々の割合で混在して増殖する．癌と診断するには間質浸潤を確認する必要がある．性索・間質細胞腫瘍は胎生期の性索に由来する顆粒膜細胞や莢膜細胞および線維芽細胞様の細胞などを成分とする腫瘍である．胚細胞腫瘍は卵細胞に由来する腫瘍で，胎生期から成熟臓器の形態をとるものまで多彩な腫瘍が含まれる．卵巣には他臓器の腫瘍が転移してくることもある．

B. 卵管
　卵管は子宮底部から卵巣に向かって伸びる管状構造であり，内腔には複雑な雛壁構造を示す上皮がみられる．卵管は受精が行われる場所として重要であり，炎症や周囲組織との癒着は不妊の原因となる．卵管には炎症，腫瘍が発生するが，卵管に着床する子宮外妊娠もみられる．

C. 子宮
　子宮は体部と頸部に分けられる．子宮体部は内腔に子宮内膜を持ち，その外側には豊富な平滑筋組織がある．子宮内膜の形態や増殖能は性ホルモンの影響を受けており，組織像は月経周期に伴って変化し，閉経後には萎縮する．受精卵が着床して妊娠が成立すると子宮内膜は脱落膜となる．

　子宮頸部の腟側は重層扁平上皮，体部側は円柱上皮に覆われる．子宮頸部の重層扁平上皮と円柱上皮の境界部分には扁平上皮化生がみられ，そのような部分は移行帯と呼ばれる．

D. 腟・外陰
　腟は上部が卵管，子宮とともにミュラー管に由来し，下部は尿生殖洞に由来するが，いずれも重層扁平上皮を持つ．

　外陰も表面は重層扁平上皮に覆われるが，大陰唇には毛包，皮脂腺があり，皮膚としての性格を示しているのに対し，小陰唇や前庭部ではこれらの構造はみられない．

表1　主な卵巣腫瘍(青字は本書で取り上げたもの)

分類	組織型
表層上皮性・間質性腫瘍	漿液性腫瘍 粘液性腫瘍 類内膜腫瘍 明細胞腫瘍 移行上皮腫瘍(Brenner腫瘍) 混合型腫瘍
性索間質性腫瘍	顆粒膜細胞腫 莢膜細胞腫・線維腫 Sertoli-Leydig細胞腫 ステロイド細胞腫瘍
胚細胞腫瘍	ディスジャーミノーマ 卵黄嚢腫瘍 非妊娠性絨毛癌 未熟奇形腫, 成熟奇形腫
その他の腫瘍・転移性腫瘍	ウォルフ管腫瘍 Krukenberg腫瘍
腫瘍様病変	子宮内膜症嚢胞 表層上皮封入嚢胞 卵胞嚢胞 妊娠黄体腫

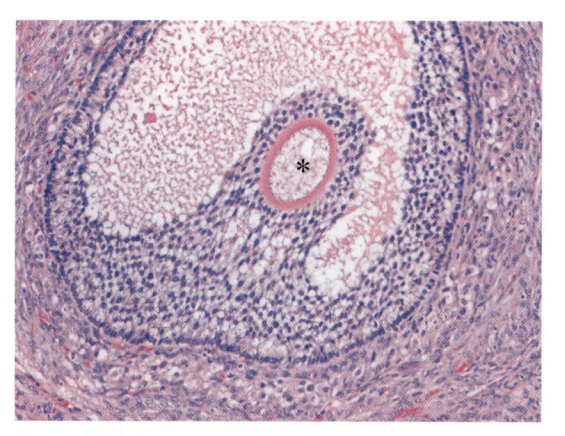

図1　成熟卵胞
卵母細胞（＊）の周囲を顆粒膜細胞が取り囲む．

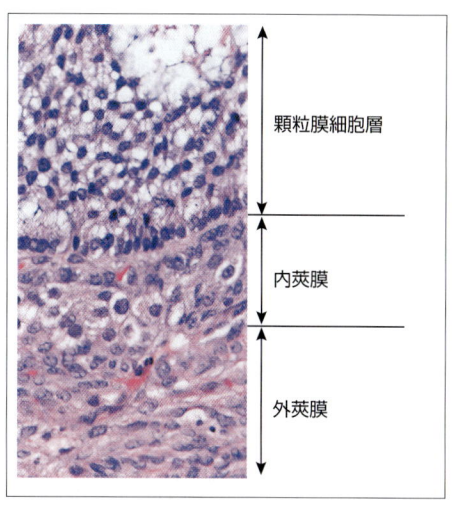

図2　卵胞の構成細胞

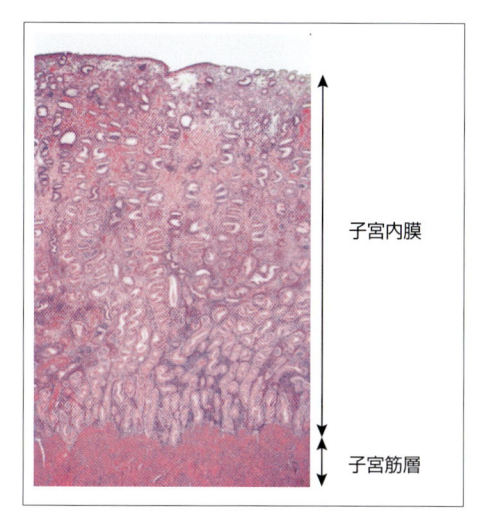

図3　子宮体部

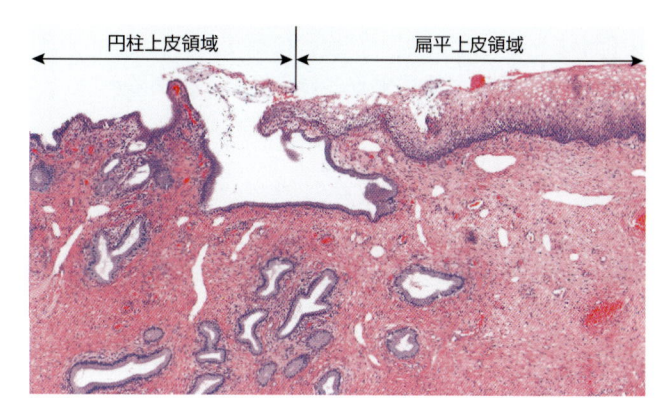

図4　子宮頸部

表2　卵管，胎盤，子宮，外陰・膣の主な疾患（青字は本書で取り上げたもの）

	卵　管	胎　盤	子宮体部	子宮頸部	外陰・膣
上皮性腫瘍 上皮性間葉性混合性腫瘍	漿液性腺癌	妊娠性絨毛癌	類内膜腺癌 漿液性腺癌 明細胞腺癌 癌肉腫 腺肉腫	子宮頸部上皮内腫瘍 扁平上皮癌 粘液性腺癌	外陰上皮内腫瘍 扁平上皮癌 乳房外Paget病
非上皮性腫瘍			平滑筋腫 平滑筋肉腫 子宮内膜間質肉腫	横紋筋肉腫	悪性黒色腫 横紋筋肉腫
腫瘍類似疾患		胞状奇胎	子宮内膜ポリープ 子宮内膜増殖症 子宮腺筋症	子宮頸管ポリープ	尖圭コンジローマ
炎症・その他	卵管炎 卵管妊娠	絨毛膜羊膜炎	子宮内膜炎	クラミジア トリコモナス カンジダ	クラミジア トリコモナス カンジダ ヘルペス

1. 子宮内膜症囊胞
endometriotic cyst

■概要

　子宮内膜以外の組織に子宮内膜組織がみられる状態を子宮内膜症という．このうち，卵巣に子宮内膜組織に裏打ちされた囊胞が形成されるものが子宮内膜症囊胞である．囊胞の内腔には出血により褐色泥状物がみられることからチョコレート囊胞とも呼ばれる．内膜上皮が剝離して内膜間質のみがみられることも少なくない．

　子宮内膜症の発生について，① 月経時に剝離した子宮内膜組織が卵管を通じて卵巣や腹膜に生着するという移植説，② 腹膜が子宮内膜組織に変化するという化生説，③ 血行性やリンパ行性に子宮内膜組織が転移するという説などがあるが，いずれも子宮内膜症の発生を完全に説明できるものではない．

■臨床

　生殖年齢の女性に多くみられる．骨盤疼痛，腹痛を主訴とすることが多い．癒着が高度になると不妊症の原因となる．

Check

- 囊胞の内面を覆う子宮内膜組織
- 出血の痕跡のヘモジデリンを貪食した組織球
- 卵巣癌（明細胞腺癌，類内膜腺癌）の発生母地となる

More advanced

- 子宮内膜症は卵巣以外に卵管や子宮の漿膜面，骨盤腔内腹膜，消化管，膀胱等にもみられる．
- 子宮内膜症囊胞から発生する卵巣癌には，類内膜腺癌や明細胞腺癌が多い．
- 子宮内膜症のうち上皮細胞の異型がみられるものを異型子宮内膜症といい，卵巣癌に伴ってみられることが多い．

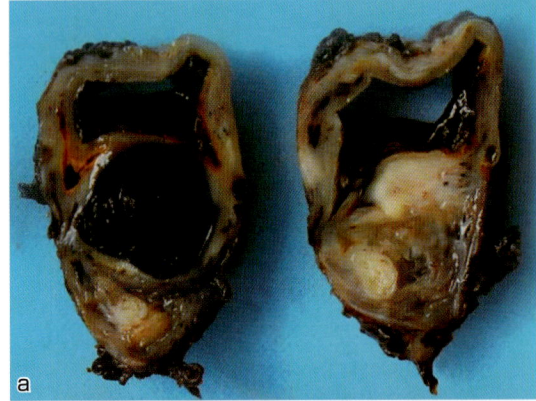

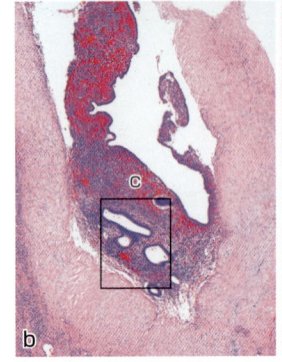

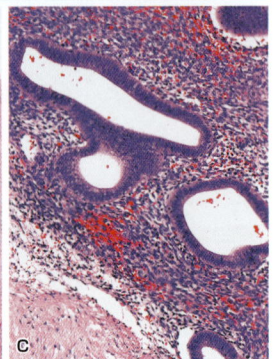

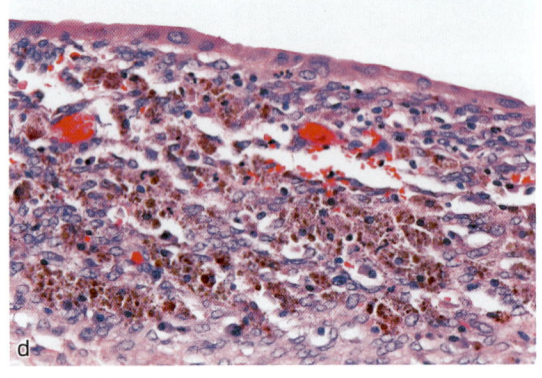

図1　子宮内膜症囊胞
a：肉眼像．出血やヘモジデリンの沈着のために褐色～暗赤色の囊胞にみえる．b：中拡大像．子宮内膜組織がみられる．c：強拡大像．子宮内膜腺と間質細胞がみられる．d：中拡大像．上皮の下にヘモジデリンを貪食した組織球が集簇している．

2. 明細胞腺癌
clear cell adenocarcinoma

■概要

　明るい細胞質を持つ細胞の増殖や核が細胞表面に突出するホブネイル細胞の出現を特徴とする卵巣癌である．明るい細胞質は豊富なグリコーゲンを含んでいる．

　肉眼的には囊胞の中に充実性あるいは乳頭状腫瘍が隆起してみられることが多い．組織構築も特徴的で，乳頭状，小腺管囊胞状，充実性などのパターンを示す．細胞質が特徴的であるが，高度な核異型を伴う．

　明細胞腺癌は子宮内膜症囊胞から発生することが多く，3割以上の症例で子宮内膜症の合併が確認される．

　明細胞性腫瘍のほとんどが悪性であり，良性，境界悪性腫瘍は極めて稀である．

■臨床

　中年～高年女性に多く発生する．卵巣に限局することが多いが，他の組織型の卵巣癌に比べて化学療法が効きにくいため，病期の進んだ患者の予後は不良である．

Check

- 子宮内膜症の合併が3割以上
- 明澄な細胞質を持つ細胞，ホブネイル細胞
- 核は大きく，核小体も腫大
- 間質の好酸性物質（基底膜の成分であるⅣ型コラーゲンやラミニンを含む）

More advanced

- わが国では卵巣癌に占める明細胞腺癌の頻度が諸外国に比べて高く，卵巣癌の20～25％が明細胞腺癌である．
- 他の組織型の卵巣腫瘍にも明るい細胞質を持つ細胞の増殖がみられることがあり，明細胞腺癌の診断は組織構築と合わせて判断する必要がある．

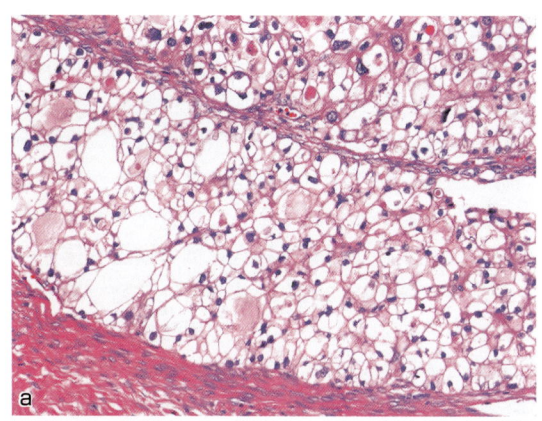

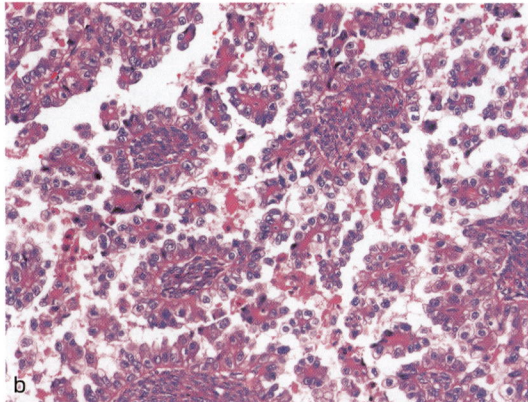

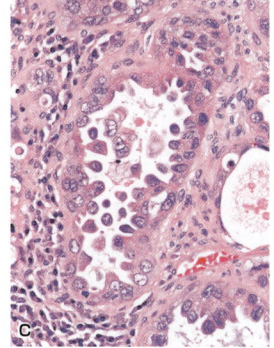

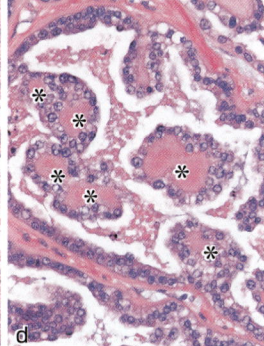

図1　明細胞腺癌
a：明るい細胞質を持つ細胞の充実性増殖．b：乳頭状増殖を示す．c：大型核が細胞表面に突出するホブネイル細胞．d：間質の好酸性物質（＊）は基底膜の成分を含む．

3. 漿液性腫瘍
serous tumor

■概要

卵管の上皮に似た性格を持つ細胞の増殖を示す腫瘍であり，良性の腺腫，境界悪性腫瘍，悪性の腺癌のいずれも頻度が高い．腺腫では卵管上皮と同様に表面に線毛を持つ細胞がみられるが，境界悪性腫瘍や腺癌では線毛を持つ細胞をみることは少ない．間質には線維性結合組織の増生を伴うことがある．腫瘍内に同心円状の石灰化物である砂粒体がみられることがあり，境界悪性腫瘍や漿液性腺癌でみられる頻度が高いが，良悪の鑑別の指標にはならない．

漿液性腺腫は単房性～小房性の囊胞状のことが多く，内腔には粘稠度の低い漿液が貯留している．囊胞の内腔面には立方状あるいは円柱状の細胞が単層性に増殖している．

境界悪性腫瘍は囊胞内や卵巣表面に乳頭状腫瘍を形成し，組織学的には太い間質を持つものから次第に細い間質を持つものに枝分かれする，複雑な階層構造を呈する．腺腫に比べてやや異型のみられる上皮が乳頭状に増殖して，腺腔内に分離・浮遊しているような像を伴う．また核分裂像も散見される．間質浸潤は原則としてみられないが，間質浸潤の面積が10 mm²以内の腫瘍は微小浸潤を伴う境界悪性腫瘍と診断する．境界悪性腫瘍の3割程度の症例では腹膜にも病変が広がっており，そのような腹膜病変はインプラントと呼ばれる．また，およそ3割の症例ではリンパ節にも病変がみられる．

漿液性腺癌は，卵巣の上皮性悪性腫瘍の約4割を占める最も頻度の高い組織型である．肉眼的に充実性の部分が多くみられる．腫瘍細胞は乳頭状，腺管状，充実性等のパターンを呈して増殖し，腺腔はときに裂隙状である．明らかな間質浸潤がみられる．漿液性腺癌は細胞異型や核分裂像の多寡によって低異型度型と高異型度型に分けられるが，低異型度型は稀であり，多くは高異型度型である．高異型度型の癌では充実性増殖が目立ち，細胞異型は高度で多数の核分裂像がみられる．そのほとんどは良性腫瘍や境界悪性腫瘍の段階を経ずに最初から腺癌として発生し，p53遺伝子の変異が腫瘍の発生に関与しているものが多い．一方，低異型度型の漿液性腺癌は境界悪性腫瘍から間質浸潤を起こして発生したと考えられる症例が多く，その発生にはKRAS，BRAFの変異が関与するものが多い．

■臨床

漿液性腫瘍は中年以降に多くみられる．境界悪性腫瘍や腺癌ではときに両側卵巣に腫瘍が発生する．漿液性境界悪性腫瘍には腫瘍が骨盤腔内に広がるII期あるいは骨盤腔を越えて腹腔内に広がるIII期のものもあり，腹水内に腫瘍細胞が出現することもあるが，漿液性腺癌に比べると予後はよい．漿液性腺癌の9割程度は診断時点でIII期もしくはIV期になっており，腹水の貯留がみられたり，腹膜に多数の播種がみられる癌性腹膜症になっていたりすることが多い．消化管に浸潤すると嘔気や腹痛等の症状をきたす．治療は手術療法とともに白金製剤やタキソールによる化学療法が行われる．

Check
- 腫瘍細胞は卵管の上皮に似た性格を示す
- 境界悪性腫瘍では上皮の乳頭状増殖が目立つ
- 漿液性腺癌は進行した状態でみつかることが多く，予後不良

More advanced
- BRCA1, 2の遺伝子異常がある家系の女性には乳癌だけでなく卵巣漿液性腺癌が高率に発生するため，卵巣および卵管の予防切除が行われることがある．
- 高異型度漿液性腺癌では変異p53蛋白が核内に過剰蓄積し，免疫染色でほとんどの腫瘍細胞がp53強陽性となることが多い．
- 高異型度の漿液性腺癌の中には卵管采の漿液性上皮内癌から発生していると考えられるものがある．

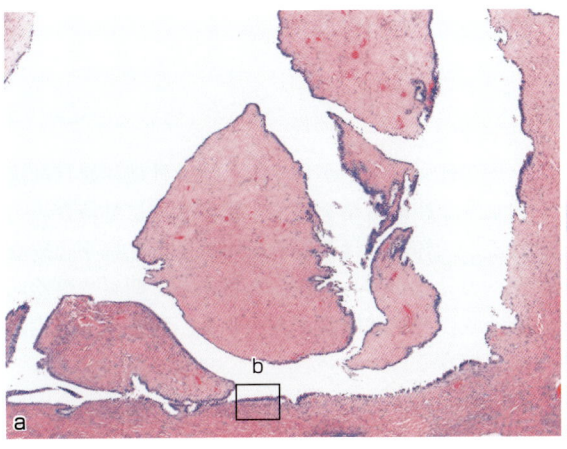

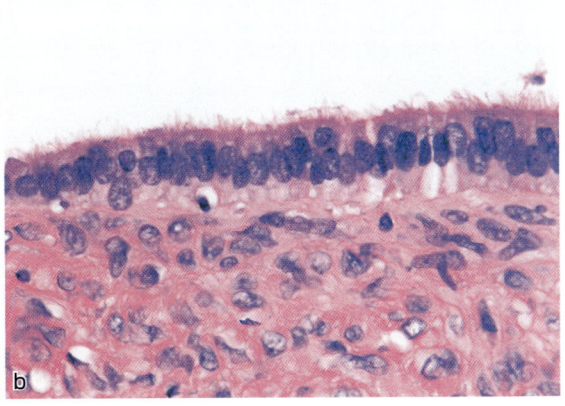

図1　漿液性腺腫
a：弱拡大像．b：強拡大像．腫瘍細胞の表面に線毛がみられる．

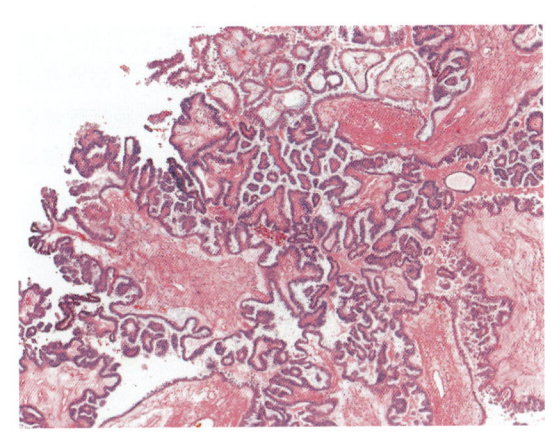

図2　漿液性境界悪性腫瘍
複雑な乳頭状構造を示す．

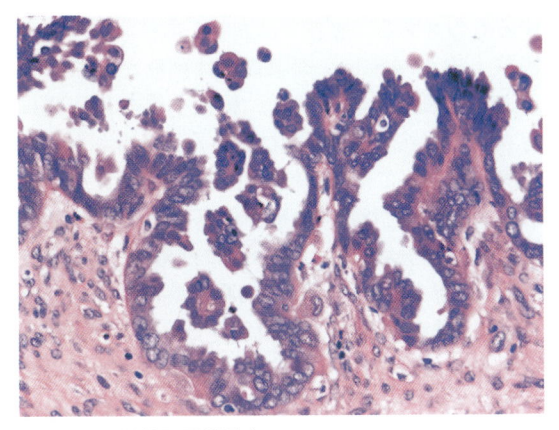

図3　漿液性境界悪性腫瘍
やや異型のみられる上皮が乳頭状に増殖して，表面から分離しているようにみえる細胞もみられる．

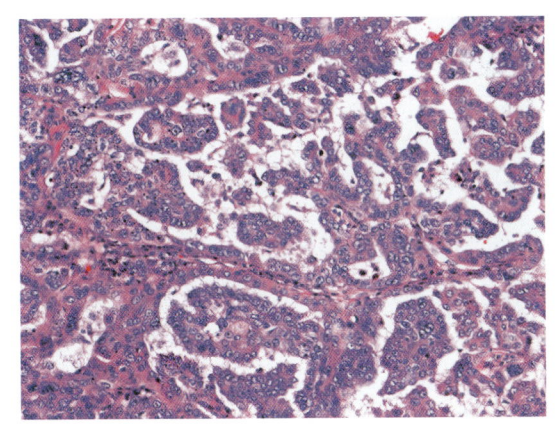

図4　漿液性腺癌
異型の目立つ細胞が乳頭状に増殖している．

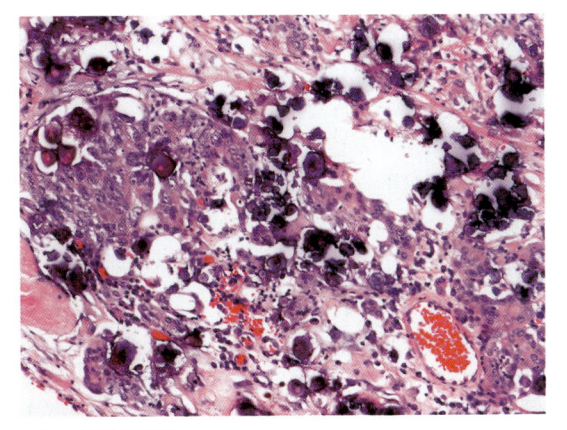

図5　漿液性腺癌
多数の砂粒体がみられる．

4. 粘液性腫瘍
mucinous tumor

■概要

細胞質に粘液を含む上皮細胞が増殖する粘液性腫瘍は，消化管の上皮に似た細胞が増殖する胃腸型と子宮頸部の円柱上皮に似た細胞が増殖する内頸部型がある．いずれも囊胞を形成することが多く，内腔に粘稠な液体が含まれる．

胃腸型の腫瘍の多くは片側性である．大小の囊胞よりなる多房性腫であることが多く，他の組織型の上皮性腫瘍に比べて大きな腫瘍になる傾向があり，良性（腺腫）であっても最大径が30 cmに達するものもある．腺腫では囊胞の内腔面に単層の円柱上皮が増殖し，細胞質には粘液が含まれており，杯細胞もみられる．核は小型で基底側に存在しており，核分裂像はほとんどみられない．境界悪性腫瘍では腫瘍細胞の核の腫大や配列の乱れ核分裂像，乳頭状増殖等がみられ，腺腔面に腫瘍細胞が分離しているようにみえる．悪性（腺癌）と診断するためには，細胞異型だけではなく間質浸潤がみられることが必要である．胃腸型粘液性腺癌の間質浸潤のパターンは拡大型と侵入型に大別され，拡大型浸潤を示す症例が多い．悪性度が増すにつれて細胞質内の粘液が少なくなる傾向がある．また，一つの腫瘍の中にさまざまな悪性度の成分が混在することがあり，肉眼的には充実性にみえる部分に境界悪性以上の病変がみられることが多い．したがって悪性度を正確に評価するためにはそのような部分を含めて多数の標本を作製して検索する必要がある．胃腸型粘液性腫瘍の発生母地は明らかではないが，ときに奇形腫やBrenner腫瘍に合併することがあり，これらの腫瘍との関連が示唆されている．卵巣に転移した腺癌がときに胃腸型粘液性腫瘍と同様の形態を示すことがある．特に腫瘍が両側性である場合や卵巣外にも腫瘍が広がっている場合，他臓器の腺癌の既往がある場合には転移性腫瘍の可能性を考慮する必要がある．

内頸部型粘液性腫瘍の多くは境界悪性腫瘍であり，胃腸型に比べて腫瘍は小さいことが多い．肉眼的には囊胞内の乳頭状腫瘍としてみられることが多く，3～4割が両側性である．組織学的には上皮の乳頭状増殖が目立ち，漿液性境界悪性腫瘍のような組織構築を示す．細胞質内に粘液がみられるが，杯細胞はみられない．一部に扁平上皮などへの分化がみられることもある．間質や囊胞内に多数の好中球浸潤がみられる．背景に子宮内膜症を伴うことが多い．

■臨床

胃腸型の腫瘍は中年以降に多いが，若年女性にも少なからずみられる．MRIやCTなどの画像でも腫瘍内の隔壁がみられる．悪性腫瘍も卵巣に限局することが多い．また，血液中のCA19-9は良性，境界悪性，悪性腫瘍において3～5割の症例で上昇している．拡大型浸潤を示す胃腸型腺癌のうち腫瘍が卵巣に限局する症例では再発・転移をきたす可能性は極めて低い．

内頸部型の腫瘍は30歳代以降に多くみられ，腹痛等の非特異的な症状を呈することがある．

治療は腫瘍の切除が基本で，化学療法に反応しにくい．

Check

- 胃腸型と内頸部型の違い（肉眼，組織）
- 胃腸型良性腫瘍と境界悪性腫瘍の細胞異型，増殖形式の違い
- 内頸部型境界悪性腫瘍の組織構造

More advanced

- 腹腔内に大量の粘液が貯留し，腹膜に粘液やわずかな上皮細胞がみられる状態を腹膜偽粘液腫という．腹膜偽粘液腫は卵巣の粘液性腫瘍に関係すると考えられていたが，現在ではその多くが虫垂の粘液性腫瘍から発生することが明らかとなっている．
- 胃腸型の粘液性腫瘍では*KRAS*遺伝子の変異が高頻度にみられる．
- 卵巣原発の粘液性腫瘍と転移性腫瘍の鑑別にはcytokeratin 7, cytokeratin 20などに対する免疫染色の所見が参考になることがある．

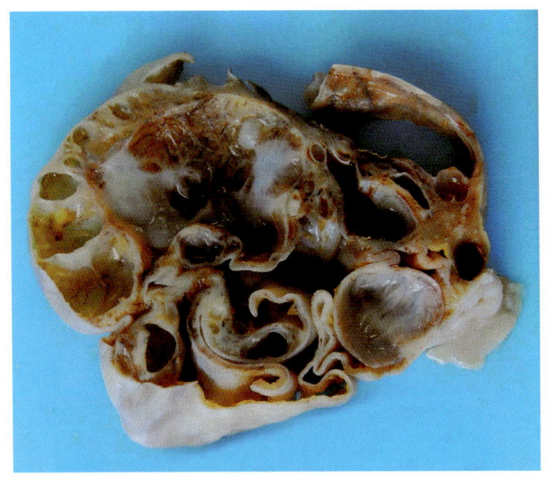

図1　粘液性腺腫
大小の囊胞が集まって多房性腫瘍になる.

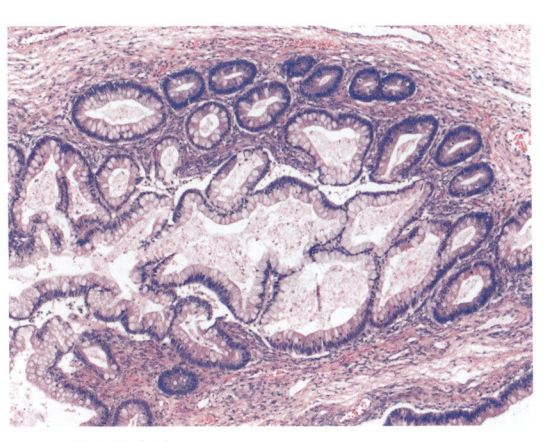

図2　粘液性腺腫
細胞質内に粘液を持つ細胞が増殖している.杯細胞もみられる.

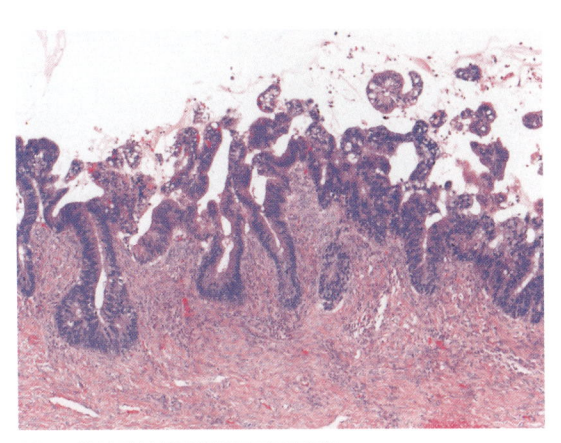

図3　粘液性境界悪性腫瘍（胃腸型）
腺腫よりも細胞異型が高度であり，粘液は少ない.

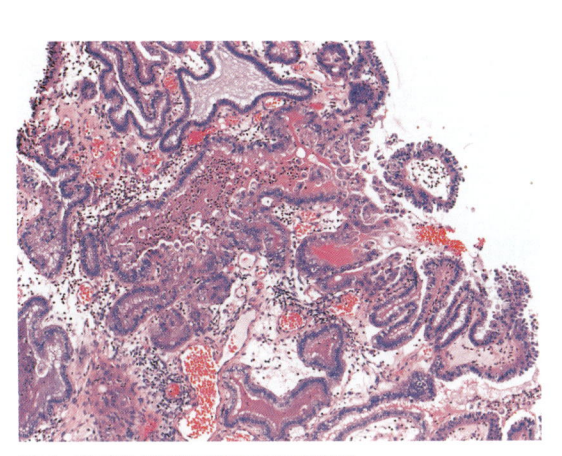

図4　粘液性境界悪性腫瘍（内頸部型）
乳頭状増殖と好中球浸潤が目立つ.

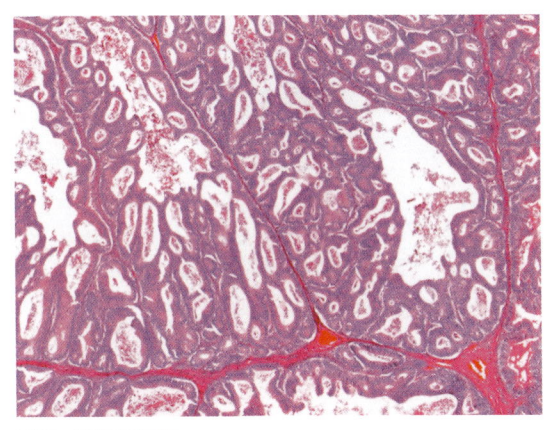

図5　粘液性腺癌
篩状構造を示す拡大型浸潤パターン.

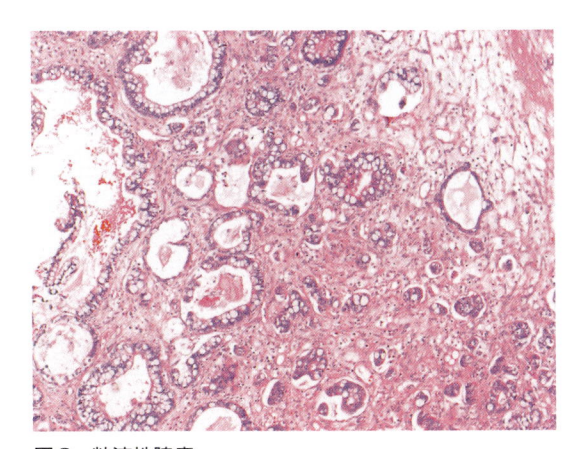

図6　粘液性腺癌
小型腺管が不規則に浸潤する侵入型浸潤パターン.

5. 成人型顆粒膜細胞腫
adult granulosa cell tumor

■概要

卵胞の顆粒膜細胞の性格を持つ細胞が増殖する腫瘍で，性索・間質細胞腫瘍に分類される．閉経期前後に好発する．腫瘍細胞がエストロゲンを産生することが多く，そのための症状が現れることがある．悪性度の点からは中間悪性群に位置づけられ，ときに再発，転移をきたす．

肉眼的には充実性，囊胞性の腫瘍であり，割面は黄色調にみえる．多彩な組織構築を示すが，腫瘍細胞の核所見が特徴的で，小型の腫瘍細胞の核の中に切れ込みがあるようにみられ，核溝 nuclear groove，あるいはコーヒー豆様核と表現される．腫瘍細胞が好酸性物質を取り囲んで放射状に配列する Call-Exner 体は成人型顆粒膜細胞腫に特徴的な所見であり，3割程度の症例にみられる．

■臨床

腫瘍のエストロゲン産生により血液中のエストラジオールなどが増えることが多い．性器出血や子宮内膜増殖症を伴うことが多く，ときに子宮体癌を合併することもある．

Check
- 多彩な組織構築（小濾胞状，大濾胞状，索状など）
- 腫瘍細胞の核に核溝がみられ，コーヒー豆に似る
- Call-Exner 体

More advanced
- 若年者にみられる顆粒膜細胞腫には組織構築や悪性度の異なるものが多く，若年型顆粒膜細胞腫として成人型とは区別される．
- 莢膜細胞腫や線維腫と合併することがある．
- 免疫染色ではインヒビンα，CD56などが陽性になる．上皮性マーカーはほとんどの症例で陰性．
- *FOXL2* 遺伝子の変異が報告されている．

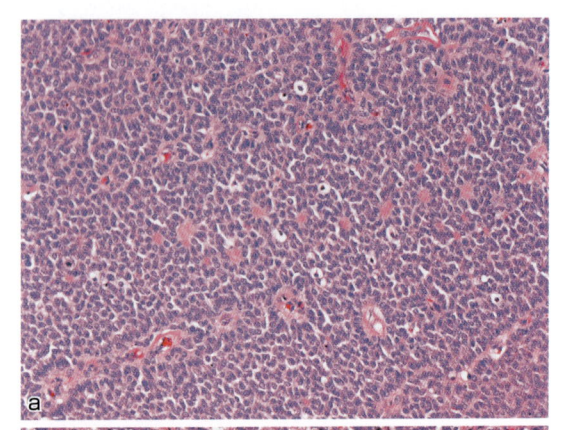

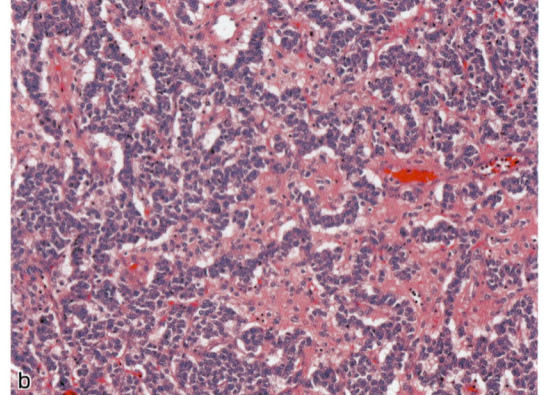

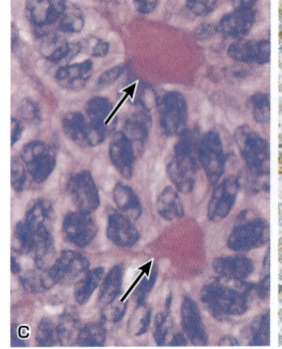

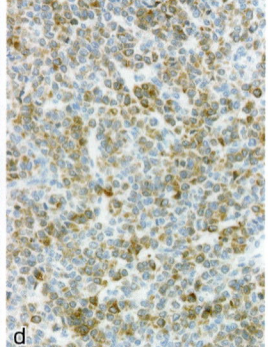

図1　成人型顆粒膜細胞腫
a：腫瘍細胞のシート状増殖．b：腫瘍細胞の索状増殖．c：Call-Exner体．腫瘍細胞が好酸性物質を取り囲むCall-Exner体（矢印）．腫瘍細胞の核には核溝がみられる．d：免疫染色像．腫瘍細胞はインヒビンα陽性である．

6. 莢膜細胞腫・線維腫
thecoma・fibroma

■概要

莢膜細胞腫と線維腫はいずれも性索・間質腫瘍に分類される卵巣腫瘍であり，それぞれ，莢膜細胞，間質の線維芽細胞の性格を持つ腫瘍細胞が増殖する．

莢膜細胞腫と線維腫は一連の腫瘍と考えられており，両者の鑑別が困難な腫瘍も稀ではない．そのような腫瘍を線維莢膜細胞腫 fibrothecoma と呼ぶ者もいる．

莢膜細胞腫の多くは腫瘍細胞がエストロゲンを産生し，細胞質には脂質を含んでいる．莢膜細胞腫は良性腫瘍と考えられており，再発，転移はほとんどみられない．

線維腫は紡錘形細胞の増殖を示し，腫瘍細胞の間には膠原線維がみられる．腫瘍細胞にはホルモン産生能はない．

■臨床

莢膜細胞腫，線維腫のいずれも中年期以降に好発する．莢膜細胞腫では過剰エストロゲンにより性器出血などの症状がみられることがある．

Check

- 莢膜細胞腫：黄色調充実性腫瘍で，腫瘍細胞は淡好酸性の細胞質を持ち，脂質を含む（ズダンⅢ染色等で陽性）
- 線維腫：白色充実性腫瘍で，腫瘍細胞は紡錘形で細胞質に乏しい

More advanced

- 莢膜細胞腫の腫瘍細胞は免疫染色でインヒビンα陽性となるが，線維腫では陰性である．
- 線維腫の患者に胸水がみられることがあり，その状態はMeigs症候群と呼ばれる．腫瘍を摘出すると胸水は消失する．
- 線維芽細胞に細胞異型や核分裂像が目立つものは線維肉腫と呼ばれる．

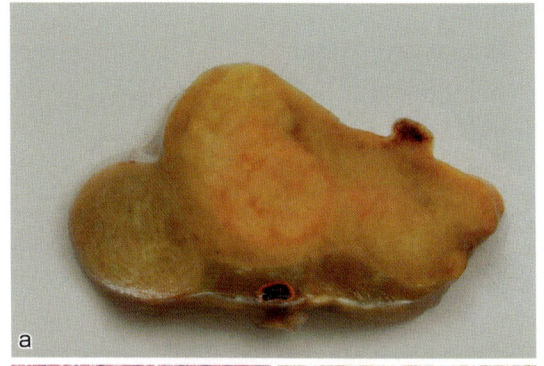

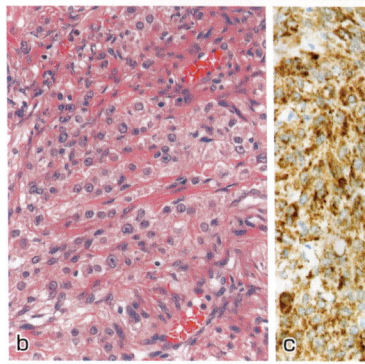

図1 莢膜細胞腫
a：肉眼像．割面は黄色調である．腫瘍細胞は淡好酸性細胞質を持ち（b），インヒビンα陽性である（c）．

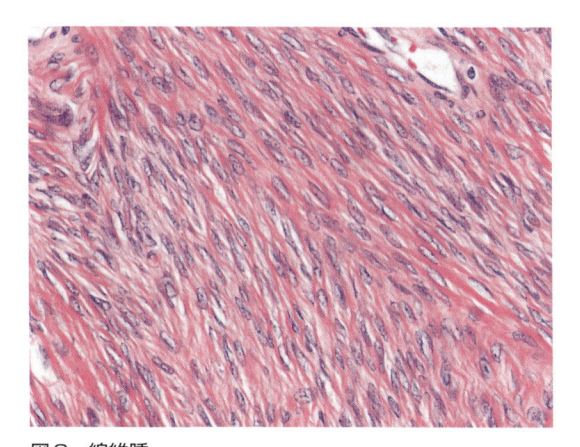

図2 線維腫
腫瘍細胞は紡錘形の核を持ち，細胞質は不明瞭．腫瘍細胞の間に膠原線維がみられる．

7. ディスジャーミノーマ
dysgerminoma

■概要

卵巣の胚細胞腫瘍のうち，最も未分化な細胞の増殖を示す腫瘍である．精巣におけるセミノーマに相当する．

腫瘍の割面は乳白色調で均一な印象であり，大きな腫瘍では出血や壊死がみられる．腫瘍細胞はシート状・索状に配列しており，大型で明るい細胞質に富み，グリコーゲンを含んでいる．核も大きく，核小体が明瞭である．間質には小型リンパ球の浸潤がみられ，大型の腫瘍細胞と小型リンパ球の存在は two cell pattern と称される．少数の合胞状栄養膜細胞様巨細胞が混在することがある．

■臨床

他の胚細胞腫瘍と同様，生殖年齢の女性に好発する．特徴的な症状はなく，腹部膨満感などがみられる．放射線や化学療法が奏効する．卵巣に限局している場合は，妊孕能を温存するために手術のみで治療を終了する選択肢もある．

Check

- 患者は若い女性が多い
- 大型腫瘍細胞と小型リンパ球よりなる two cell pattern
- 細胞質のグリコーゲンはPAS染色で陽性となり，ジアスターゼ消化PAS染色では陰性

More advanced

- 免疫染色で腫瘍細胞はc-kit，Oct4などが陽性となる．Oct4はiPS細胞を作る際に導入する遺伝子の一つであり，細胞の多分化能を保つために必要な因子と考えられる．
- 合胞状栄養膜細胞様巨細胞はヒト絨毛性ゴナドトロピン human chorionic gonadotropin (hCG) が陽性である．

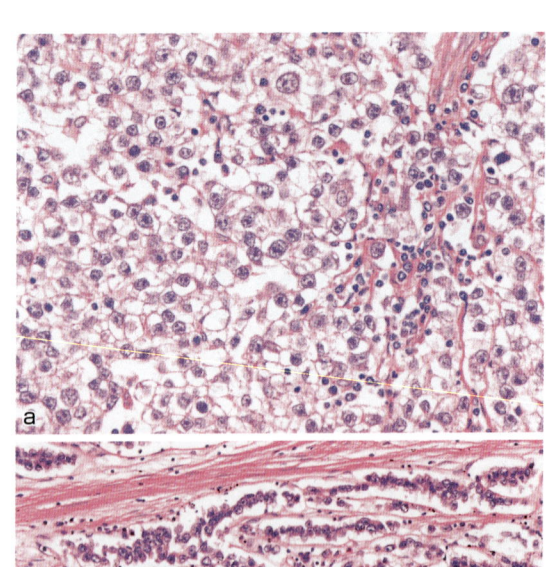

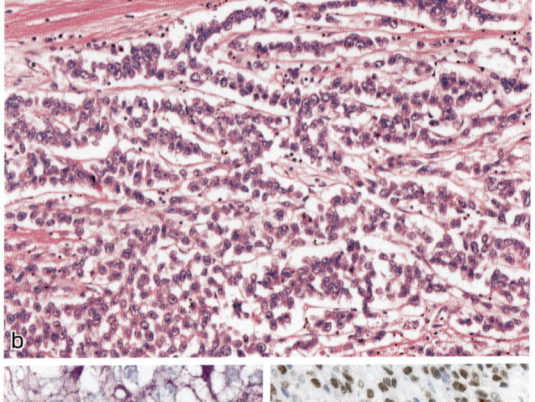

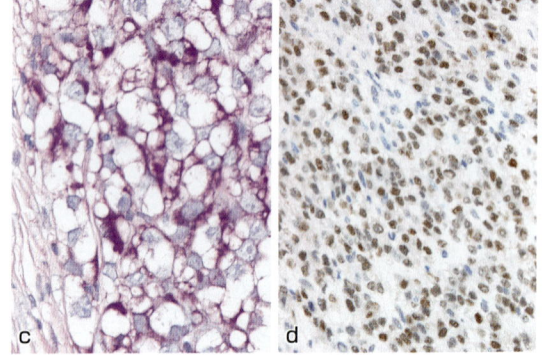

図1　ディスジャーミノーマ
a：大型で明るい細胞質を持つ腫瘍細胞がシート状に増殖する．小型リンパ球浸潤を伴う．b：腫瘍細胞は索状に増殖することもある．c：腫瘍細胞はPAS反応陽性である．d：腫瘍細胞の核にOct4を発現している．

8. 卵黄嚢腫瘍
yolk sac tumor

■**概要**

卵黄嚢，原腸，肝臓などを含む内胚葉由来の組織への多彩な分化を示す腫瘍である．

組織像は網状，内胚葉洞様，腺管状，肝臓様などのパターンに分類される．また，血管の周囲に腫瘍細胞が配列して，そのさらに外側を扁平な細胞が囲む構造がみられることがあり，Schiller-Duval体と呼ばれる．Schillerはこの構造を中腎組織の糸球体に相当するものと考えて中腎腫と命名したが，現在では中腎組織とは関係がないことが明らかとなっている．ラットの胎盤の内胚葉洞にSchiller-Duval体と同様な構造をみることができる．また，好酸性硝子球の出現は卵黄嚢腫瘍に特徴的である．

腺管状成分は原腸を，肝様成分は好酸性細胞質を持つ細胞が増殖して肝臓の組織を模倣している．

■**臨床**

患者の平均年齢は10代後半～20代前半である．腹痛等の症状がみられる．血液中のα-フェトプロテイン（AFP）が高値を示す．白金製剤を含む化学療法によく反応する．

Check
- 患者のほとんどは若い女性
- AFPを産生する（血中AFP高値，免疫染色でAFP陽性）
- 特徴的な組織所見（Schiller-Duval体，好酸性硝子球）
- 卵黄嚢以外の組織にも分化

More advanced
- Schiller-Duval体はラットの内胚葉洞にみられるが，ヒトの卵黄嚢にはみられない．
- 他の胚細胞腫瘍（奇形腫，ディスジャーミノーマなど）と混在することもある．
- かつて中腎腫と呼ばれていたものには，卵黄嚢腫瘍のほかに明細胞腺癌が含まれていた．

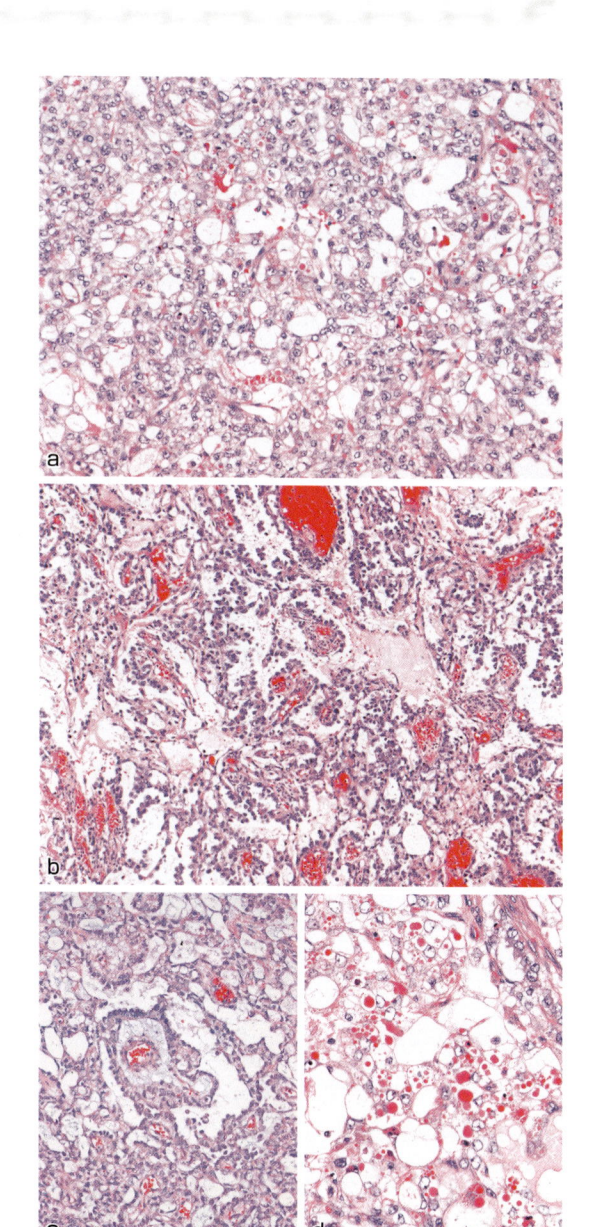

図1 卵黄嚢腫瘍
a：網状パターン．腫瘍細胞が網目状に増殖する．b：内胚葉洞様パターン．血管を取り囲む腫瘍細胞が複雑な構造を作る．c：Schiller-Duval体．血管の周囲に腫瘍細胞が配列し，そのさらに外側に扁平な細胞がみられる．d：多数の好酸性硝子球．

9. 奇形腫
teratoma

■概要

胚細胞腫瘍のうち，体性組織が形成される腫瘍である．多くは三胚葉の組織からなる．

奇形腫のうち成熟した組織のみからなるものを成熟奇形腫という．卵巣では皮膚の組織を主体として囊胞状になることが多いことから皮様囊腫とも呼ばれる．その他に気道上皮，消化管上皮，脂肪組織，神経組織，骨，軟骨などをみることが多い．

未熟組織を含むものを未熟奇形腫という．未熟成分は胎生期の神経管に似た組織としてみられることが多い．未熟奇形腫の悪性度は未熟成分が占める割合で分類される．

奇形腫の中には一つの組織成分が目立ってみられることがある．その代表が卵巣甲状腺腫であり，正常な甲状腺の濾胞と同様な組織像を示す．

■臨床

奇形腫は生殖年齢の女性に発見されることが多い．多くは無症状で偶然発見されるが，腫瘍の捻転などによる腹痛がみられることもある．

Check
- 奇形腫の組織像と対応する体性組織の構造を比較
- 未熟奇形腫の未熟成分の多くは神経組織
- 卵巣甲状腺腫は特殊な奇形腫

More advanced
- 高齢者では奇形腫の組織の一部が悪性化することがある．その多くは扁平上皮癌である．
- 未熟奇形腫の患者の腹膜に神経膠組織が散在することがあり，腹膜神経膠腫症 gliomatosis peritonei と呼ばれる．
- 卵巣成熟奇形腫は核型が46XXであり，第一減数分裂後の細胞から発生すると考えられる．

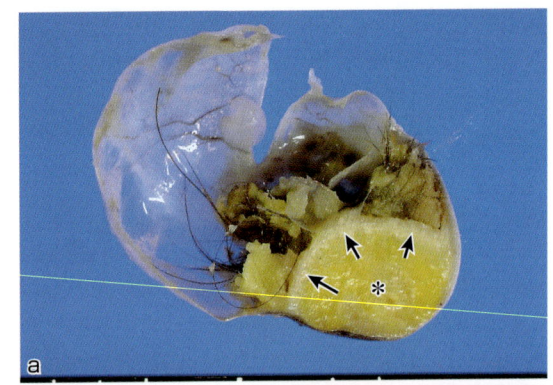

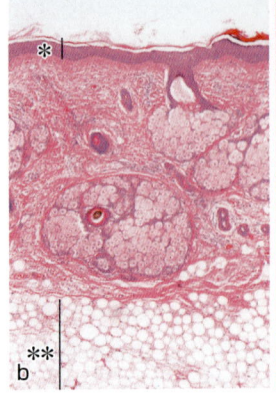

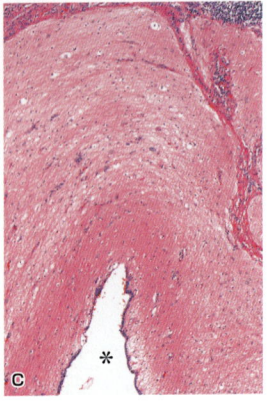

図1　成熟奇形腫（皮様囊腫）
a：囊胞内に毛が含まれている．充実性部分の黄色調部分（*）は脂肪組織であり，その表面（矢印）に皮膚がみられる．b：表皮（*），および皮脂腺，毛包などの付属器，その下に脂肪組織（**）がみられる．c：神経組織．脳室に相当する構造（*）がみられる．

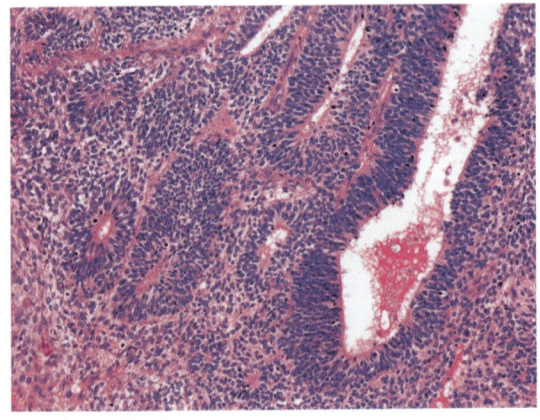

図2　未熟奇形腫
胎児期の神経管に相当する構造は未熟組織とみなされる．

10. Krukenberg 腫瘍
Krukenberg tumor

■概要

卵巣にはさまざまな臓器の癌の転移がみられる．これらの転移性腫瘍のうち，細胞質内に豊富な粘液を持つ印環細胞型の腫瘍細胞が細胞性間質の中に増殖する組織像を呈するものを狭義のKrukenberg腫瘍という．それ以外の形態を示すものでも，卵巣に転移した腺癌を広義のKrukenberg腫瘍と呼ぶこともある．

多くの場合腫瘍は両側性であり，割面は灰白色調，充実性である．背景の間質は紡錘形細胞に富んでいるため，ときに腫瘍細胞の認識が困難である．

■臨床

狭義のKrukenberg腫瘍の形態をとる転移性腫瘍の原発腫瘍としては胃癌，乳癌などがある．患者は比較的若く，胃癌の転移でも20〜30代が多い．卵巣の腫瘍がきっかけとなって原発腫瘍がみつかることや，原発腫瘍が明らかとなるまでに数年かかることもある．予後は不良であり，約2/3の患者が1年以内に死亡する．

Check

- 若い女性に多く，8割は両側性
- 印環細胞型の腫瘍細胞は細胞質内に粘液を含む（PAS反応などが陽性）
- 後から原発腫瘍が発見されることもある

More advanced

- Krukenberg自身が発表した論文では，fibrosarcoma ovarii mucocellulareと記載されている．
- 免疫染色で原発腫瘍が推定できることがある．乳癌の転移であれば腫瘍細胞がGCDFP-15，mammaglobinが陽性のことが多い．原発が胃癌であることの特定は免疫染色では困難である．

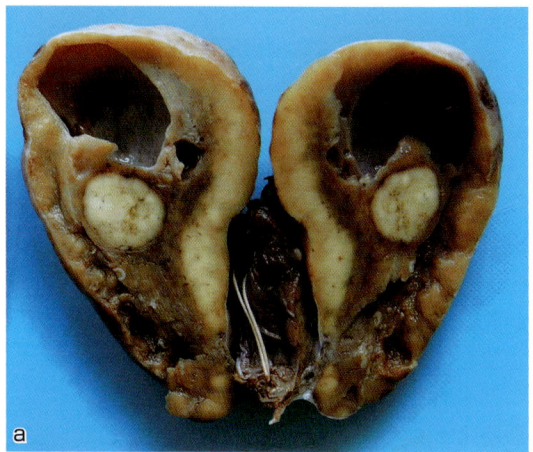

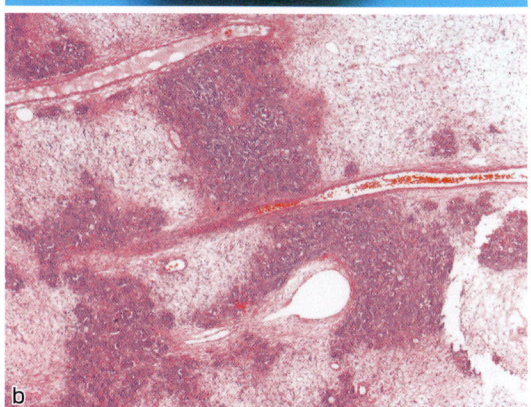

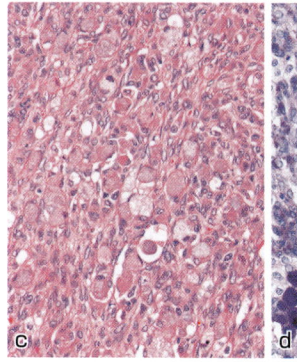

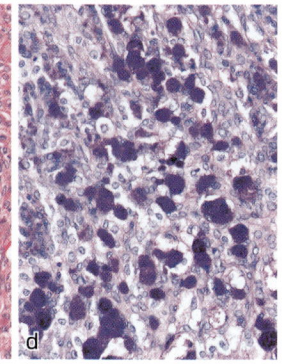

図1 Krukenberg腫瘍
a：肉眼像．卵巣の皮質は灰白色で厚ぼったくみえ，腫瘍組織に相当する．b：細胞が密な部分と浮腫状の部分が混在する．c：胃癌を原発とするKrukenberg腫瘍．細胞質内に粘液を含む印環細胞が多数みられる．d：腫瘍細胞の細胞質はPAS反応陽性である．

11. 卵管妊娠
tubal pregnancy

■ 概要

卵管は単に卵巣と子宮をつなぐ管状構造というだけでなく，受精の場として，また卵子や精子，受精卵の輸送に積極的な役割を果たしている．

受精卵が子宮内に移動せず，子宮内膜以外の場所に着床することを子宮外妊娠と呼び，卵管に着床したものは卵管妊娠という．着床部では卵管は腫大し，内腔に胎盤，胎児組織がみられる．卵管が破裂した場合，腹腔内に胎盤や胎児組織が流出してしまい，卵管には着床部の組織しか残らないこともある．

■ 臨床

卵管妊娠は子宮外妊娠の9割以上を占めており，卵管の中でも膨大部に好発する．患者は腹痛を訴えることが多く，女性の原因不明の腹痛の原因として常に考慮すべき疾患である．妊娠反応は陽性である．胎児組織が大きくなると卵管破裂をきたすが，最近では各種の検査法が発達しているため，破裂前にみつかることが多い．

Check
- 生殖年齢の女性の腹痛では妊娠の可能性を確認
- 妊娠反応陽性
- 卵管の腫大，出血
- 卵管内腔に絨毛，栄養膜細胞，胎児組織

More advanced
- 慢性卵管炎，子宮外妊娠の既往は卵管妊娠の危険因子である．
- 着床部の所見としてフィブリン膜が形成され，中間型栄養膜細胞が卵管壁内や血管内にみられる．
- 子宮内膜の脱落膜化やArias-Stella反応は子宮内妊娠でも子宮外妊娠でもみられる．

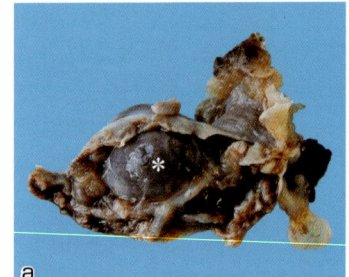

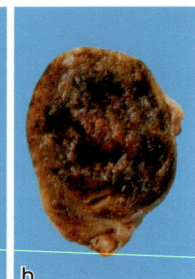

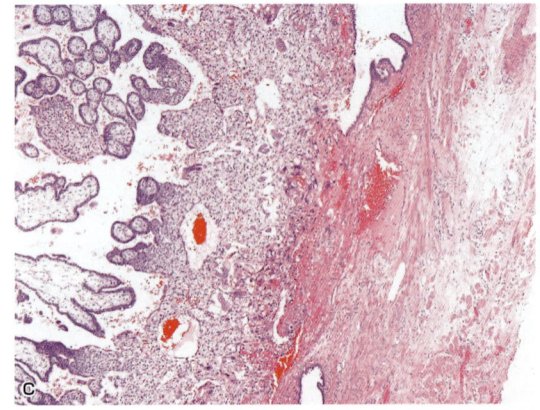

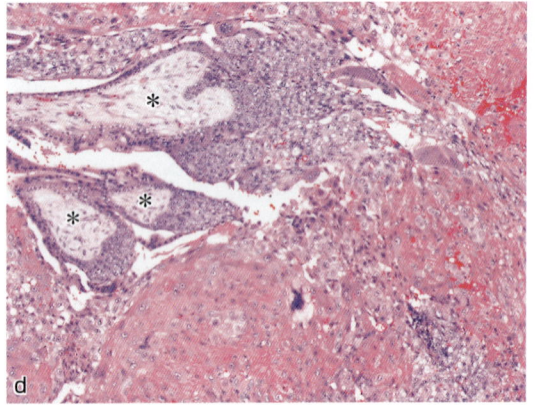

図1 卵管妊娠
a：肉眼像．卵管は開かれており，内腔に胎盤組織（*）がみられる．b：aの割面．卵管内に胎盤組織が充満している．c：左が胎盤組織，右が卵管壁である．d：絨毛（*）から中間型栄養膜細胞が卵管壁に向かって増生している．

12. 子宮内膜増殖症
endometrial hyperplasia

■概要
　細胞異型に乏しい子宮内膜の腺が正常よりも増えている状態を子宮内膜増殖症という．上皮細胞の形態は増殖期の像を示すことが多い．腺管と間質の面積比が2：1程度で円形の腺管が多くみられるものを単純型，腺管／間質比が3：1程度まで上昇して不整形腺管が多くみられるものを複雑型と呼ぶ．

　子宮内膜異型増殖症では核小体の腫大や核クロマチンパターンの変化などの細胞異型を示す子宮内膜腺が増殖するが，間質浸潤とみなされる間質の線維増生，腺管の篩状構造などはみられない点で類内膜腺癌と区別される．

■臨床
　閉経期前後に不正性器出血の原因としてみられることが多い．子宮内膜腺の増殖を促すエストロゲンが過剰な状態が長く続くことが発生に関与しており，その原因としては無排卵月経，肥満，卵巣顆粒膜細胞腫や莢膜細胞腫などのエストロゲン産生性腫瘍などが挙げられる．

Check
- 子宮内膜の腺と間質の面積比
- 子宮内膜異型増殖症にみられる細胞異型
- 子宮内膜異型増殖症と類内膜腺癌の鑑別は間質浸潤の有無

More advanced
- 子宮内膜増殖症のほとんどがエストロゲン過剰による反応性増殖であるのに対し，子宮内膜異型増殖症の多くは真の腫瘍性変化と考えられ，理論上存在する非浸潤性の類内膜腺癌ともいえる．
- 類内膜腺癌の前駆病変として子宮内膜上皮内腫瘍 endometrial intraepithelial neoplasia (EIN) という概念も提唱されているが，EINと子宮内膜異型増殖症は完全に同義語ではない．

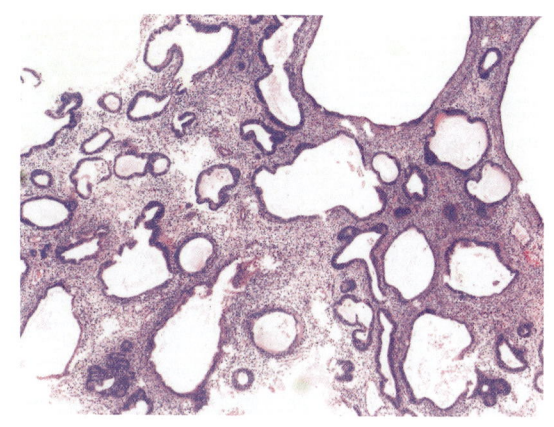

図1　子宮内膜増殖症（単純型）
全体に拡張した腺管がみられる．

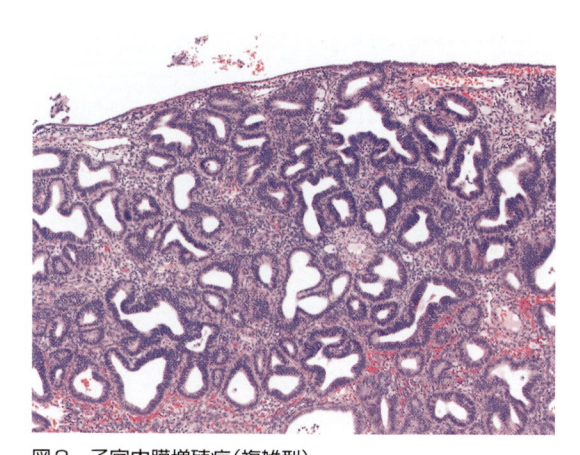

図2　子宮内膜増殖症（複雑型）
単純型に比べて腺管の占める割合が高くなっていることを比較せよ．

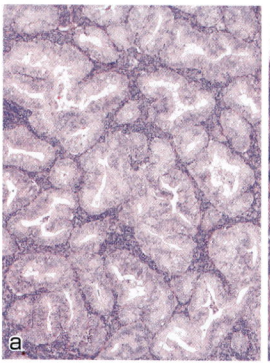

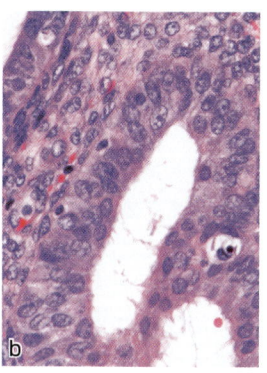

図3　子宮内膜異型増殖症
a：腺管が密に増殖し，細胞異型を伴う．b：上皮細胞の核が円形化し，核小体の目立つものもみられることなどから異型を判断する．

13. 子宮体癌
endometrial cancer

■概要

　子宮体部の内膜に発生する癌であり，その多くは腺癌である．発生のピークは50歳代であるが，30歳代前後のより若い女性に発生することもある．危険因子としてエストロゲン過剰状態にあることが挙げられ，肥満，多嚢胞卵巣症候群，エストロゲン産生腫瘍の存在，ホルモン治療中であることが関与している．子宮体癌には多くの組織型があるが，最も多いのは増殖期の子宮内膜上皮に似た細胞が増殖する類内膜腺癌であり，子宮体癌の8割程度を占める．他に漿液性腺癌，明細胞腺癌，未分化癌等がある．

　子宮体癌の病期は筋層浸潤の深さ，子宮頸部への浸潤の有無，卵巣への浸潤，リンパ節転移の有無などで決められる．

　類内膜腺癌は円柱上皮が腺管状および乳頭状に増殖する像を主体とする腫瘍である．腫瘍細胞が充実性に増殖する領域が占める面積から3段階にグレード分類され，充実性に増殖する領域が広い腫瘍は予後不良である．類内膜腺癌の一部に扁平上皮への分化がみられることがある．類内膜腺癌はエストロゲン依存性に増殖することが多い．背景には子宮内膜異型増殖症がみられることがある．

　漿液性腺癌は卵巣の同じ名前の癌と同様の組織像を示す癌である．腫瘍細胞は高度な細胞異型を示して，乳頭状あるいは腺管状などのパターンをとる．類内膜腺癌に比べて高齢者に発生する傾向にあり，予後は不良である．

　明細胞腺癌は明るい細胞質を持つ腫瘍細胞や核が表面から突出してみられるホブネイル細胞よりなる腺癌で，核異型は高度である．明るい細胞質を持つ腫瘍細胞は細胞質内にグリコーゲンが多く含まれている．

　上皮性悪性腫瘍（癌腫）成分とともに間葉系悪性腫瘍（肉腫）成分が増殖する腫瘍は癌肉腫と呼ばれる．癌肉腫の予後は不良である．

■臨床

　子宮体癌は不正性器出血で発見されることが多い．類内膜腺癌の患者年齢は50～60歳代にピークがあるが，漿液性腺癌はより高い年齢の患者に好発する．手術による治療が基本であるが，患者に挙児希望がある場合は，グレードの低い類内膜腺癌で筋層浸潤の確率が低いと考えられるときにホルモン療法が考慮される．

Check

- 子宮頸癌との違い（患者年齢，組織型）
- 類内膜腺癌：子宮内膜の腺管上皮に似た細胞が増殖する
- 漿液性腺癌：高度な核異型と乳頭状増殖
- 明細胞腺癌：明るい細胞質と高度な核異型

More advanced

- 子宮体癌は臨床，組織型，分子生物学的な特徴からType 1とType 2に分けることもできる．
- 類内膜腺癌の発生にはβ-カテニン／Wntシグナル系の異常，*PTEN*（phosphatase and tensin homolog）の変異，DNAミスマッチ修復関連分子（MLH1, MSH2など）の異常が関与している．DNAミスマッチ修復関連分子の変異がある家系では類内膜腺癌の他に若年性の大腸癌の発生が多く，Lynch症候群と呼ばれる．
- 漿液性腺癌では8～9割の症例で*p53*の変異がみられる．
- 乳癌患者の治療に用いられるタモキシフェンの長期投与は子宮体癌発生の危険因子である．

表1　子宮体癌の分類

	Type 1	Type 2
患者年齢	閉経期	閉経後
背景の子宮内膜	子宮内膜異型増殖症など	萎縮性子宮内膜
組織型	類内膜腺癌（グレード1, 2)	漿液性腺癌など
エストロゲン依存性	ある	ない
遺伝子異常	β-カテニンなど	p53など

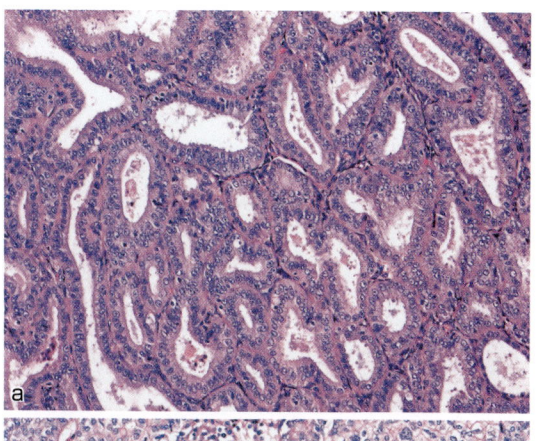

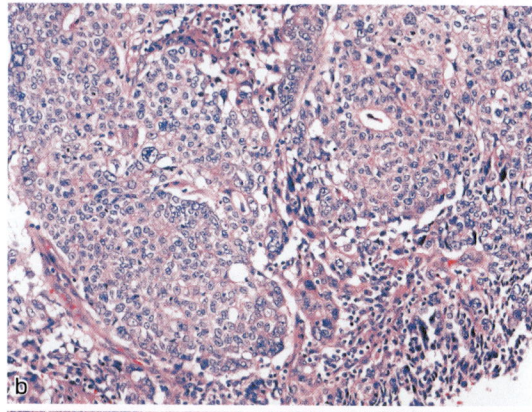

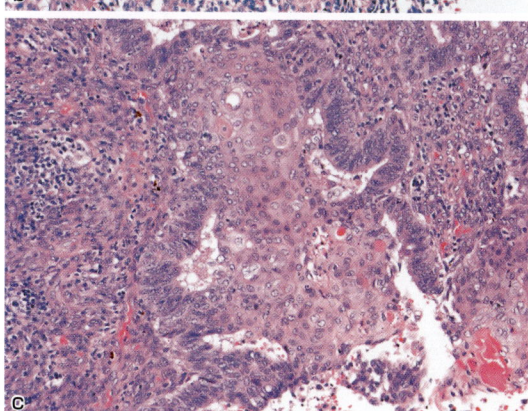

図1　類内膜腺癌
a：腺管構造が全体にみられる．グレード1に相当する．b：ほとんど充実性増殖を示し，腺管構造はわずかである．グレード3に相当する．c：類内膜腺癌では腫瘍の一部に扁平上皮への分化がみられることがある．

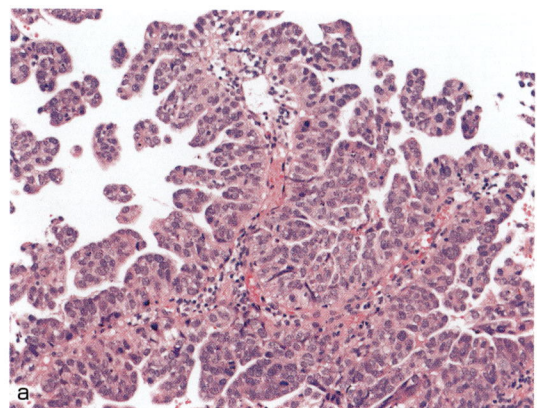

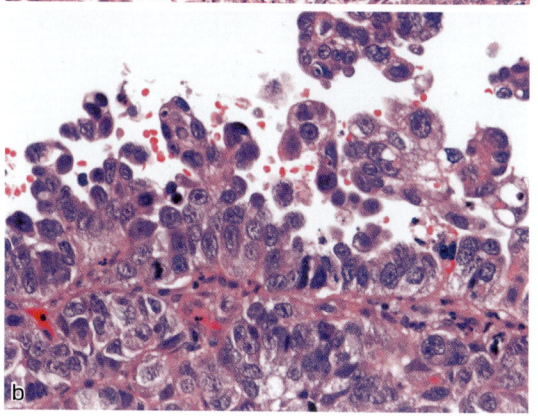

図2　漿液性腺癌
a：繊細な乳頭状増殖を示す．b：高度な細胞異型がみられる．

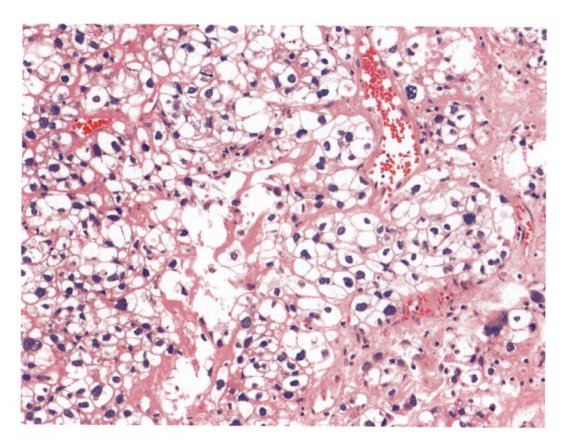

図3　明細胞腺癌
明るい細胞質を持つ腫瘍細胞が増殖している．

14. 平滑筋腫・平滑筋肉腫
leiomyoma・leiomyosarcoma

■ 概要

子宮に生じる平滑筋腫瘍は，いわゆる「筋腫」と呼ばれるものであり，多くの女性の子宮にみられる．多発性にみられることが多い．発生部位により，壁内，粘膜下，漿膜下などに分類され，粘膜下筋腫が子宮口から脱出しているものは分娩筋腫と呼ばれる．

平滑筋腫は良性腫瘍で，肉眼的には白色調の境界明瞭な腫瘍である．組織学的には好酸性細胞質を持つ紡錘形細胞が束状に増殖する腫瘍で，線維化を伴うことも多い．また，水腫状変性や石灰化，梗塞による壊死などを伴うこともある．

平滑筋肉腫は平滑筋腫瘍の0.1％程度と稀な悪性腫瘍である．平滑筋肉腫の診断は腫瘍性の壊死が存在すること，もしくは核分裂像が多く，かつ細胞異型が目立つことに基づく．

■ 臨床

小さな腫瘍では無症状のことがあるが，大きな腫瘍は過多月経や月経困難症の原因となる．

Check
- 平滑筋の性格は好酸性細胞質に表れている
- さまざまな二次性変化（線維化，水腫，石灰化など）
- 良悪の鑑別は壊死，細胞異型，核分裂像の数から判断

More advanced
- 腫瘍細胞はα-平滑筋アクチン，デスミン，h-カルデスモンなどの平滑筋マーカーが陽性である．
- 子宮の平滑筋肉腫の中には良性の平滑筋腫が悪性転化したものがある．
- ときに良悪の鑑別が困難な平滑筋腫瘍もある．
- 静脈内に進展したり肺に転移したりする平滑筋腫瘍の中にも良性とみなされるものがある．

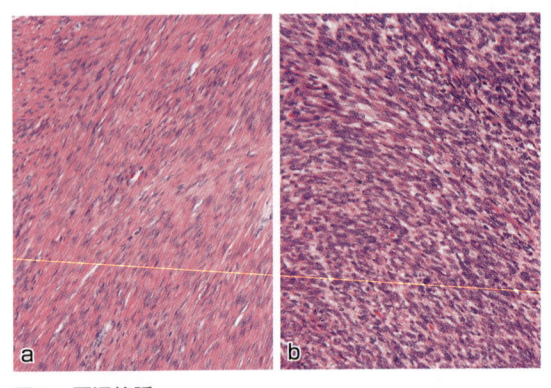

図1 平滑筋腫
a：均一な紡錘形細胞が束状に増殖する．細胞質は好酸性である．b：細胞密度が極めて高い富細胞型の腫瘍である．

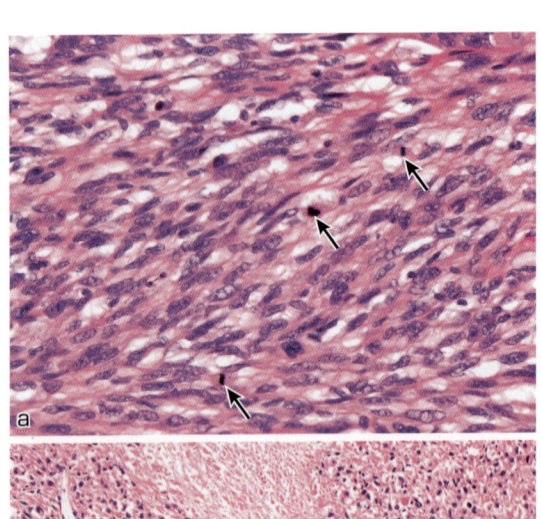

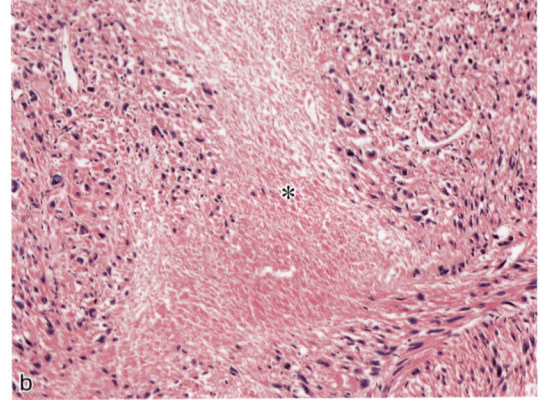

図2 平滑筋肉腫
a：腫瘍細胞の核に異型があり，核分裂像（矢印）も多くみられる．b：中央部分は壊死に陥っている（＊）．

15. 子宮腺筋症
adenomyosis uteri

■概要

子宮内膜と筋層の境界はときに明瞭ではなく，しかも直線的ではない．そのため，筋層の中に子宮内膜が陥入しているようにみえることもある．その陥入が顕著となり，筋層の深い部分にまで子宮内膜組織がみられる状態を子宮腺筋症という．子宮腺筋症では子宮筋層が肥厚して，子宮全体が腫大するが，平滑筋腫のような境界明瞭な結節はみられない．

子宮腺筋症にみられる筋層内の子宮内膜組織は内腔面の子宮内膜が陥入したものであり，病変部には正常な子宮内膜と同様に子宮内膜腺と内膜間質がみられる．閉経後には病変部の内膜組織も萎縮して目立たなくなる．

■臨床

患者の多くは中年以降である．腺筋症に特異的な症状はなく，月経過多や月経困難症がみられることがある．ホルモン製剤による治療が行われるが，症状が強いときには子宮の摘出や病変部分の切除が行われる．

Check
- 子宮筋層は肥厚することがある
- 診断の目安は子宮内膜と筋層の境界から2〜3mm以上の深さに及ぶ内膜組織の存在
- 子宮内膜組織は内膜腺と間質よりなる
- 内膜間質細胞と平滑筋細胞の形態の違い

More advanced
- かつてはendometriosis internaと呼ばれていたが，現在では子宮内膜症とは発生機序が異なる別の疾患であることが明らかになっている．
- 子宮腺筋症自体は腫瘍性病変ではないが，その中から発生する癌がある．また，子宮内膜に発生した癌が腺筋症の中に進展することがある．

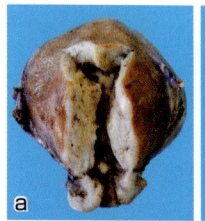

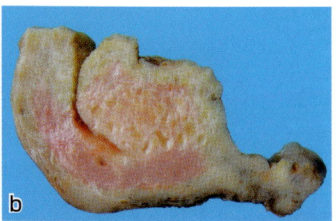

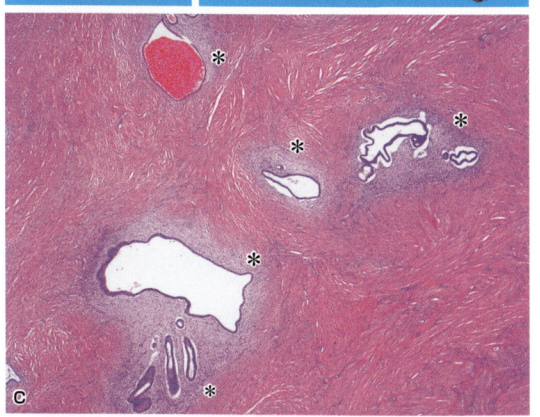

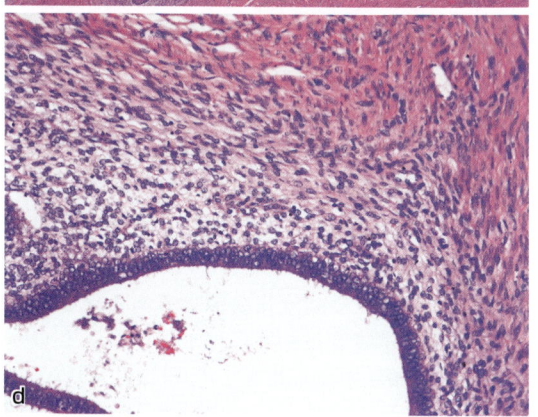

図1 子宮腺筋症
a：肉眼像．子宮の体部が腫大している．b：割面像．筋層が肥厚しているが，結節や腫瘍はみられない．c：筋層の中に子宮内膜組織がみられる．d：内膜間質細胞は細胞質に乏しく，好酸性細胞質を持つ平滑筋細胞とは異なる．

16. 子宮頸癌
cervical cancer

■概要

　子宮の頸部に発生する浸潤癌の8〜9割は扁平上皮癌で，残りは腺癌や腺扁平上皮癌などである．子宮頸癌のほとんどが高リスク群のヒト乳頭腫ウイルス human papillomavirus（HPV）の持続感染によるものである．

　HPVは100種類以上の型に分類され，その一部が子宮頸部を含む生殖器などの粘膜に感染する．粘膜に感染するHPVは癌化のリスクにより高リスク群と低リスク群に分類され，高リスク群としてはわが国では16, 18, 52型が多く検出される．HPVは扁平上皮と円柱上皮が移行する移行帯の上皮細胞に感染しやすいため，子宮頸癌も移行帯から発生することが多い．子宮頸部におけるHPV感染は性交経験女性の多くに一度はみられるが，ほとんどの場合ウイルスは排除される．ごく一部の女性で持続感染が成立し，腫瘍化に至る．

　扁平上皮癌は子宮頸部上皮内腫瘍 cervical intraepithelial neoplasia（CIN）から進行するものが多く，そのほとんどが角化型もしくは非角化型に分類される．角化真珠がみられるものが角化型であり，みられないものは非角化型である．間質浸潤の広がりが縦軸方向7 mm，深さ5 mm以内のものは微小浸潤扁平上皮癌と呼ばれる．特殊な亜型として極めて高分化な腫瘍である疣状癌，HPV感染を示唆する細胞形態を示すコンジローマ様癌，乳頭状増殖が顕著な乳頭状癌，間質のリンパ球浸潤に富むリンパ上皮腫様癌，基底細胞様の細胞の増殖が優位な類基底細胞型がある．

　腺癌の多くは細胞質内に粘液を含む粘液性腺癌である．粘液性腺癌には子宮頸部の円柱上皮に似た内頸部型，杯細胞を持つ腸型，印環細胞型，最小偏倚型などがある．その他に類内膜腺癌，漿液性腺癌，明細胞腺癌等があるが，いずれも稀である．扁平上皮癌と腺癌の成分が混在する腫瘍を腺扁平上皮癌という．

■臨床

　患者の年齢分布のピークは30〜40歳代であるが，20歳代の女性にもときに発生する．性交時などの接触による出血を主訴とすることが多い．診断にあたってはコルポスコープによる拡大観察や生検を行う．上皮内腫瘍や微小浸潤が考えられる場合には子宮頸部の円錐切除を行い，組織学的検索によって診断および浸潤の程度を確定する．早期の癌では円錐切除のみで治療できるが，進行した癌では腟壁や子宮傍結合組織を含む広汎子宮全摘術およびリンパ節郭清が必要である．手術不可能な高度な進行癌や術後に残存が否定できない症例では放射線治療が行われ，化学療法を併用することもある．

Check

- 子宮体癌との違い（患者年齢，組織型，発生機序）
- HPVの関与する症例がほとんど
- 角化型扁平上皮癌には角化真珠がみられる
- 腺癌の多くは粘液性腺癌

More advanced

- 高リスク群HPVの遺伝子産物であるE6, E7はそれぞれ癌抑制遺伝子の産物であるp53, pRbの働きを抑制し，このことが癌化と関係があると考えられている．
- E7によりpRbの働きが抑制されると細胞周期が進行し，これを抑制するためにp16が過剰発現するようになる．そのためp16に対する免疫染色はHPVの関与の間接的な証明になる．
- 最小偏倚型腺癌や漿液性腺癌等の一部の腺癌の中にはHPV感染と関連のない癌がある．

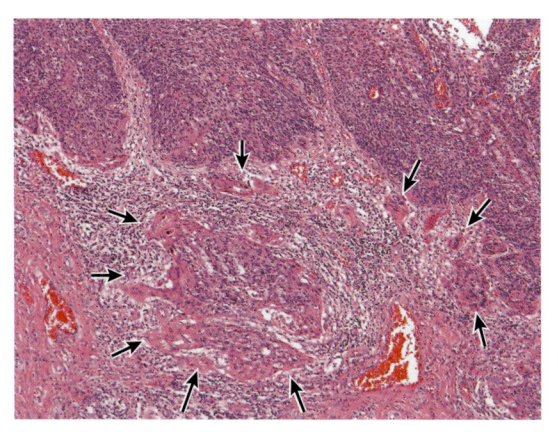

図1　微小浸潤扁平上皮癌
上は子宮頸部上皮内腫瘍で，矢印で示した部分が間質浸潤である．

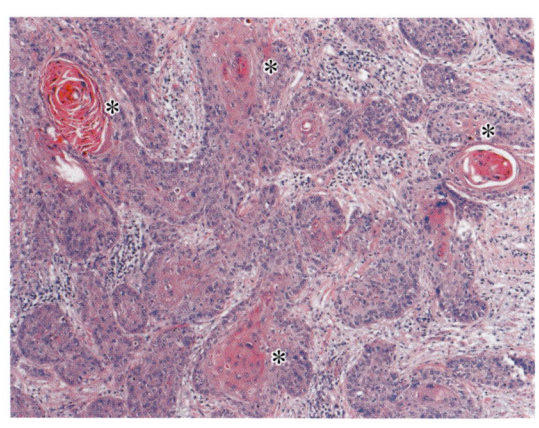

図2　扁平上皮癌（角化型）
角化真珠（＊）が散見される．

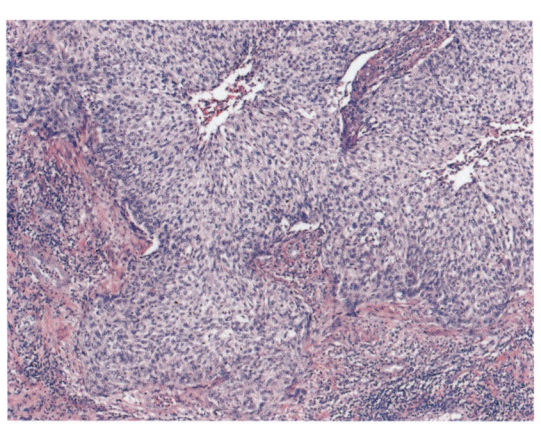

図3　扁平上皮癌（非角化型）
角化真珠はみられない．

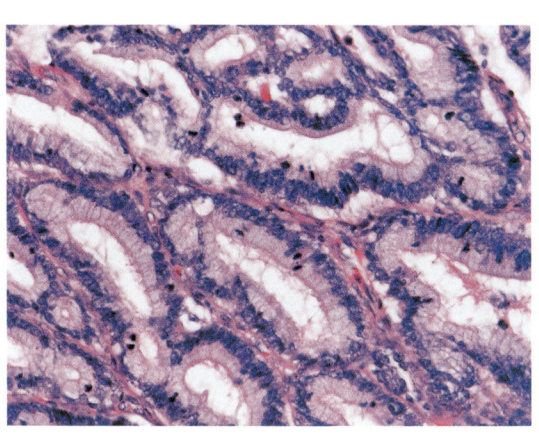

図4　粘液性腺癌（内頸部型）
細胞質に粘液を含む腫瘍細胞の腺管状増殖．核分裂像が多数みられる．

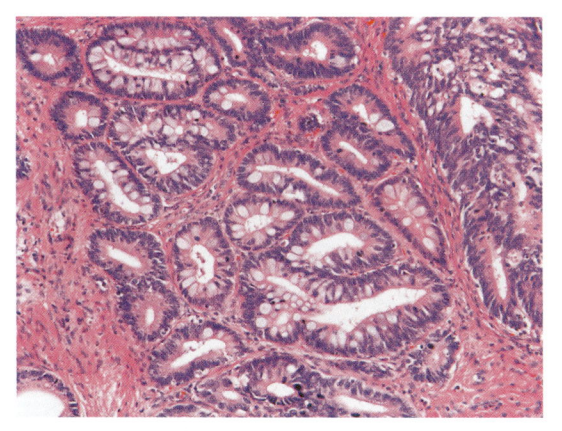

図5　粘液性腺癌（腸型）
杯細胞を含む腺管が増殖している．

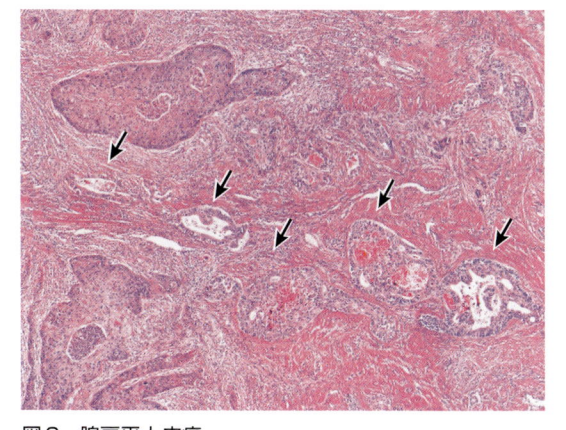

図6　腺扁平上皮癌
左に扁平上皮癌，中央から右にかけて腺癌（矢印）がみられる．

17. 子宮頸部上皮内腫瘍
cervical intraepithelial neoplasia (CIN)

■概要

　子宮頸部の重層扁平上皮にみられる異型細胞の増殖のうち，基底膜を越える浸潤がみられないものは従来異形成，上皮内癌と呼ばれていたが，現在これらは子宮頸部上皮内腫瘍 cervical intraepithelial neoplasia (CIN) と呼ばれている．

　CIN は異型の程度によって3段階に分類される．扁平上皮の層形成や極性の乱れが基底側1/3までのものをCIN1，2/3までのものをCIN2，表層1/3に及ぶものをCIN3という．核周囲の細胞質が空胞状にみえる細胞はコイロサイトと呼ばれ，HPV感染を示唆する所見であり，これがみられるだけでCIN1と診断される．

　CINのほとんどがヒト乳頭腫ウイルスhuman papilloma virus (HPV) の感染によるものである．CIN1では低リスク群，高リスク群のHPVのいずれも検出されるが，CIN2，CIN3では高リスク群のHPVが検出される頻度が高い．

■臨床

　臨床的に症状が現れる頻度は低く，子宮腟部の細胞診などでみつかることが多い．

Check
- CINは3段階に分かれる
- CINのグレードにより関与するHPVの型が異なる
- 基底膜を越える間質浸潤はみられないが，既存の腺の中に進展することはある（腺侵襲）

More advanced
- HPVには性交経験のある女性のほとんどが一度は感染するが，多くは一過性の感染であり，自然に排除される．
- 細胞診ではCINに相当する病変を扁平上皮内病変 squamous intraepithelial lesion (SIL) と呼んで2段階に分類する．おおむねCIN1がlow grade SIL，CIN2，3がhigh grade SILに相当する．

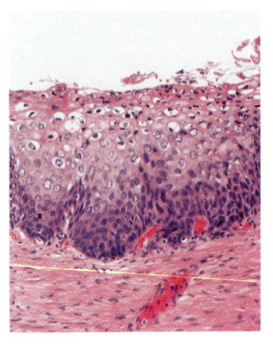

図1　CIN1
基底側1/3で層形成や極性が乱れている．表層にはコイロサイトがみられる．

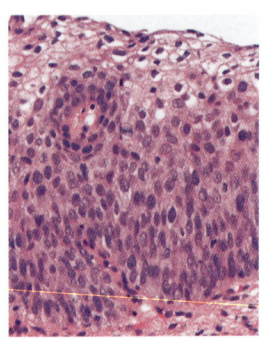

図2　CIN2
層形成や極性の乱れは基底側2/3までで，表層にコイロサイトがみられる．

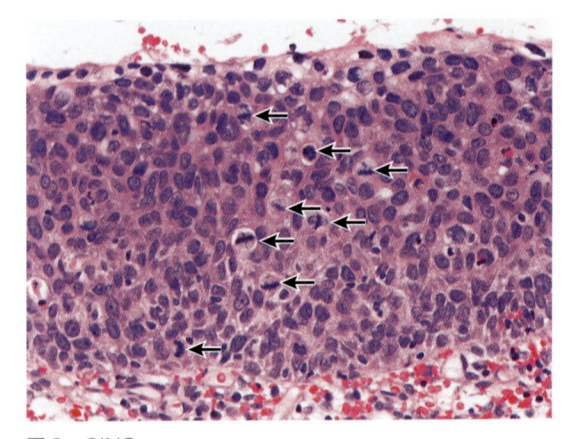

図3　CIN3
全層性に基底細胞様の異型細胞が増殖しており，核分裂像も全層性にみられる．

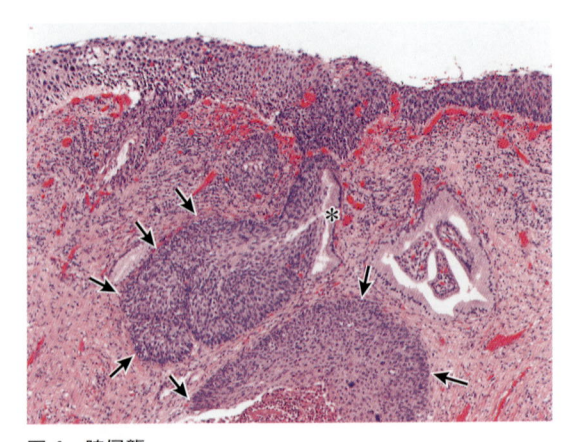

図4　腺侵襲
既存の腺管構造（＊）の中にCINが広がっているが（矢印），間質浸潤はみられない．この状態を腺侵襲という．

18. 胞状奇胎・絨毛癌
hydatidiform mole・choriocarcinoma

■概要

　胞状奇胎は胎盤の絨毛の水腫状変化を特徴とする疾患であるが，その本質は胎盤の絨毛にある栄養膜細胞の異常である．水腫状変化が絨毛の全体にみられるものが完全奇胎，一部の絨毛が水腫状になるものを部分奇胎と呼ぶ．完全奇胎は雌核を失った卵子が受精して雄核のみの2倍体となった細胞に由来し，部分奇胎は雌核と2つ以上の雄核由来の染色体よりなる3倍体以上となった細胞に由来する．

　妊娠性絨毛癌は妊娠によって生じる胎盤組織の栄養膜細胞が異常増殖する悪性腫瘍であり，単核の細胞性栄養膜細胞と多核で好塩基性細胞質を持つ合胞状栄養膜細胞の性格を示す2種類の細胞が増殖する．出血，壊死が目立つことが多い．

■臨床

　胞状奇胎は生殖年齢の女性に生じる．胞状奇胎，絨毛癌ともに血中のヒト絨毛性ゴナドトロピン human chorionic gonadotropin（hCG）の値が高値となる．

Check

- 胞状奇胎の本質は栄養膜細胞の異常
- 完全奇胎では全ての絨毛に形態異常が，部分奇胎では一部の絨毛に形態異常がみられる
- 絨毛癌は2種類の栄養膜細胞の増殖が特徴

More advanced

- 奇胎が筋層に浸潤するものは侵入奇胎と呼ばれる．
- 細胞性栄養膜細胞の*p57（KIP2）*は母方由来のDNAからのみ転写・翻訳されるので，完全奇胎ではその発現がみられないことが診断の補助となる．
- 胚細胞腫瘍の中にも絨毛癌があるが，それは非妊娠性絨毛癌と呼ばれ，発生母細胞や予後が異なるので，妊娠性絨毛癌と区別される．

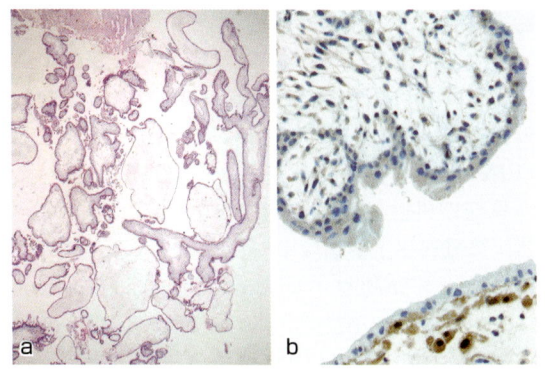

図1　完全胞状奇胎
a：ほぼ全ての絨毛が腫大している．b：完全胞状奇胎の絨毛表面の細胞性栄養膜細胞はp57陰性である．右側の陽性細胞は中間型栄養膜細胞．

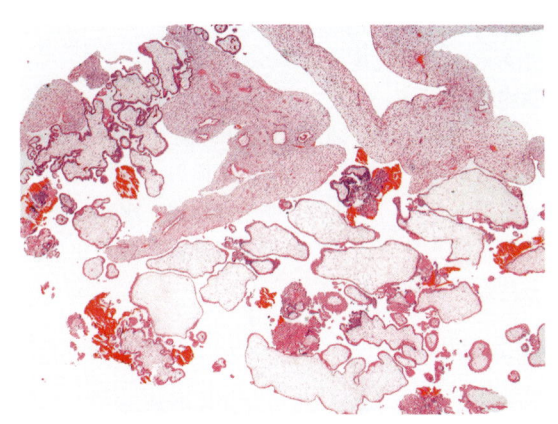

図2　部分胞状奇胎
腫大した絨毛がみられるが，左上部分などは正常な絨毛である．

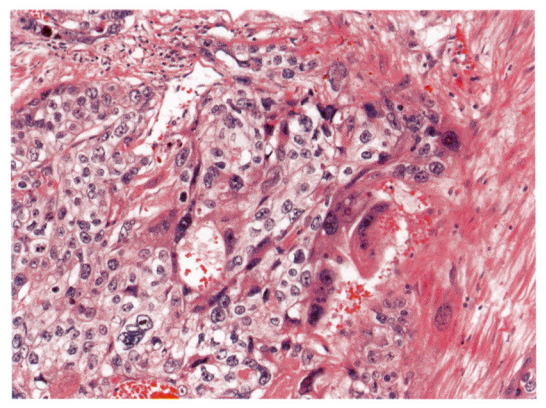

図3　絨毛癌
細胞性栄養膜細胞と合胞状栄養膜細胞の性格を示す2種類の細胞が増殖している．

19. 外陰癌
vulvar cancer

■概要

外陰部に発生する癌は，そのほとんどが扁平上皮癌である．異型細胞の増殖が基底膜を越えない外陰上皮内腫瘍 vulvar intraepithelial neoplasia（VIN）や萎縮性硬化性苔蘚などの外陰皮膚の慢性炎症が外陰扁平上皮癌の前駆病変とされている．外陰扁平上皮癌の中で若い女性にみられるものはヒト乳頭腫ウイルス human papillomavirus（HPV）の感染が関与している頻度が高く，高齢者に発生するものはHPV感染の頻度が低く，角化の顕著な高分化型の扁平上皮癌であることが多い．

外陰には扁平上皮癌のほかに基底細胞癌やバルトリン腺に由来する癌がみられるが，いずれも稀である．

■臨床

患者の年齢は子宮頸癌よりも高く，50代以降が好発年齢である．大陰唇，小陰唇，陰核に発生することが多い．腫瘤形成や掻痒感，疼痛，出血などを訴える．VINの段階では丘疹，過角化がみられる程度である．

Check

- 異型を示す扁平上皮の浸潤性増殖
- HPVが関与する頻度は子宮頸癌ほど高くない
- 年齢による特徴の違い（HPVの関与，組織像）

More advanced

- VINは子宮頸部上皮内腫瘍（CIN）と同様に3段階に分類される．
- HPVの関与がある場合はType 16などの高リスク型のものが多く，尖圭コンジローマなどには低リスク型のHPVが関与している．
- HPVが関与しない外陰扁平上皮癌では p53 遺伝子の変異がみられることが多い．

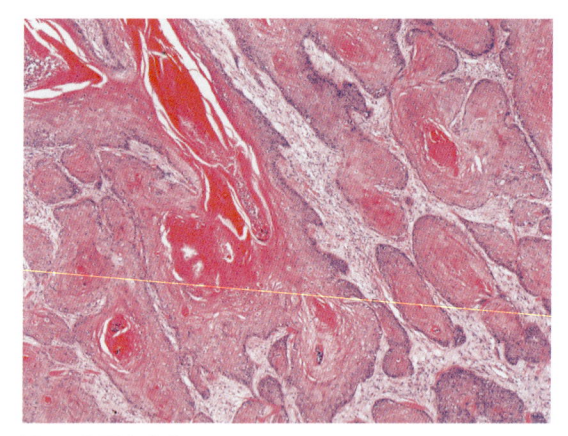

図1 扁平上皮癌
角化が目立つ．

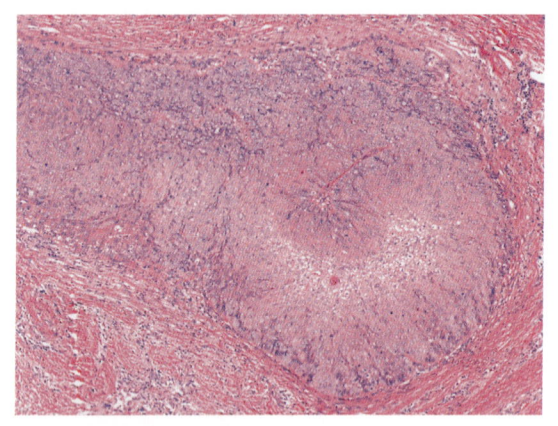

図2 基底様扁平上皮癌
分化に乏しい異型重層扁平上皮の増殖がみられる．

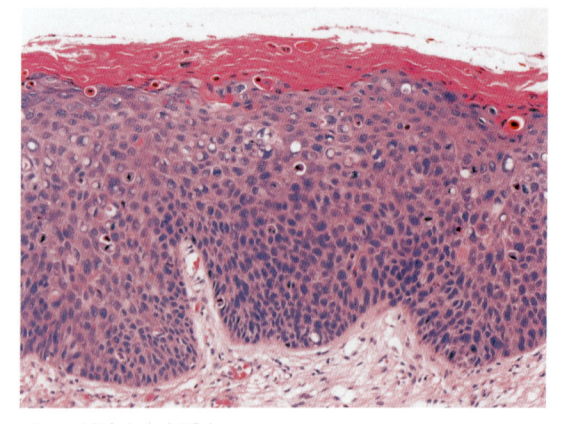

図3 外陰上皮内腫瘍
子宮頸部上皮内腫瘍と同様の組織像．HPVとの関連が示唆される．

20. 乳房外 Paget 病
extramammary Paget disease

■概要

　乳房以外の皮膚で表皮内を中心として，細胞質内に粘液を含む大型異型細胞が増殖するものを乳房外Paget病という．外陰部は乳房外Paget病の好発部位である．

　多くの場合，腫瘍細胞の増殖は表皮の中にとどまるが，毛包や汗腺等の皮膚付属器の中に病変が広がったり，基底膜を越えて真皮に浸潤したりすることがある．

　原発性外陰Paget病の細胞の起源としては表皮内の幹細胞や汗腺の細胞が考えられている．また，子宮，バルトリン腺，尿路上皮，肛門，直腸の癌細胞が外陰の表皮内に進展してPaget病の形態をとることがあり，これらは二次性Paget病と呼ばれる．治療方針は原発性と二次性Paget病では異なるため，外陰Paget病の診断に当たっては，両者を鑑別する必要がある．

■臨床

　患者は高齢者が多い．外陰部の発赤，びらんとしてみえ，掻痒感を訴えることもある．

Check

- 表皮内の大型細胞の増殖
- 腫瘍細胞の細胞質に粘液が含まれる（PAS, Alcian blue染色陽性）
- 付属器内の進展と間質浸潤の鑑別
- 周囲臓器からの進展の可能性

More advanced

- 原発性Paget病の細胞は，多くの症例でGCDFP-15，cytokeratin 7が陽性である．
- 二次性Paget病の細胞は原発臓器により特徴的な免疫染色の所見を呈する．尿路上皮癌に由来する二次性Paget病の細胞はcytokeratin 7，cytokeratin 20がともに陽性となることが多く，直腸癌に由来する二次性Paget病の細胞はcytokeratin 7陰性，cytokeratin 20陽性のことが多い．

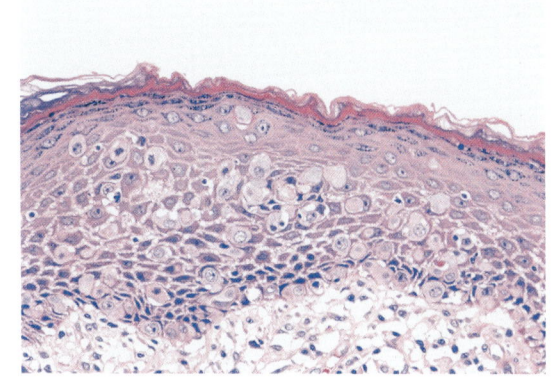

図1　乳房外Paget病
表皮の中に周囲の細胞よりも大型で明るい細胞質を持つ細胞が増殖している．

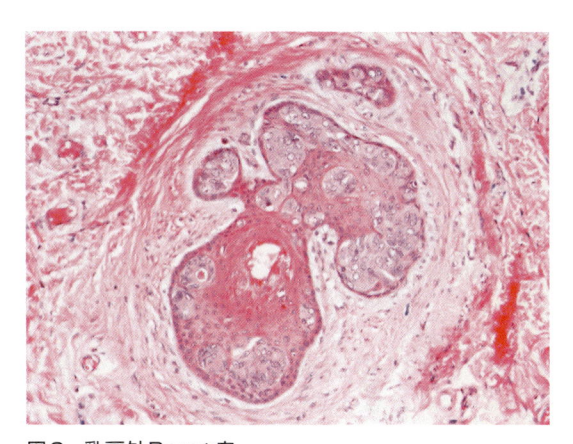

図2　乳房外Paget病
皮膚付属器の中にも腫瘍細胞が広がっている．

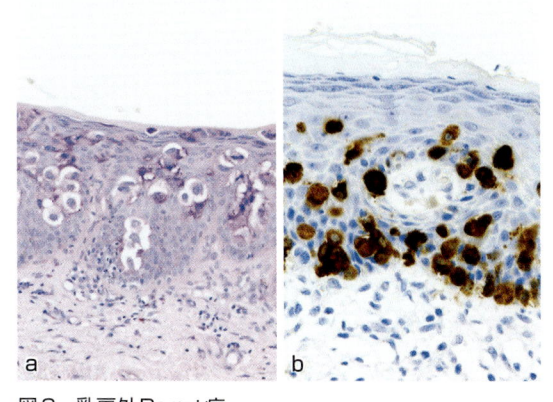

図3　乳房外Paget病
a：腫瘍細胞はPAS反応陽性である．b：外陰原発のPaget病では腫瘍細胞はGCDFP-15陽性のことが多い．

12

乳腺
森谷卓也

乳腺 [総論]

A. 各部の名称

乳房は前胸部に左右一対存在し，乳頭を含む皮膚と乳腺から構成される（図1）．

- **乳腺**：乳腺には多数の乳管と小葉構造がある．合わせて乳管小葉系（乳管腺葉系）とも表現され，膠原線維と脂肪組織に取り囲まれている．乳頭には15～20本程度の集合管が開口し，1本の集合管にはそれぞれ独立した乳管小葉系が収束する．一つの乳管系は最終的に20～40の小葉を含む．
- **乳頭・乳輪**：乳房の中央やや下側に位置する．乳頭と，その周囲に円形の乳輪があり，いずれも褐色調を帯びている．
- **Cooper靱帯**：真皮から乳腺に向かって伸びる堤靱帯で，乳房を支える．胸筋側は乳房堤靱帯が筋膜に達し，Cooper靱帯とともに乳房を支える．
- **乳腺小葉**：乳頭に開口する乳管は，樹枝状に分岐しており，最も末端に存在するのが小葉である（図2）．小葉内には腺房（終末細乳管）が10～100個程度存在し，それぞれ盲端となっている．
- **乳腺の発生**：哺乳類における乳腺は外胚葉由来であり，特殊な汗腺組織ともいわれる．胎児の腹側に，腋窩から鼠径部にかけて走る左右一対の乳房線に沿って生じる．胎児期には乳腺堤と呼ばれる結節状隆起となり，その後その中に上皮が伸長・分岐して乳腺芽を形作る．ヒトでは胸部に左右一対を残し，乳房線は退縮する．この過程が不十分であると，副乳などとして残存する．

B. 役割

幼年期までの女性乳房は未発達である．思春期になると，エストロゲンが乳管の延長・増生を，またエストロゲンとプロゲステロンが小葉内の腺房の分化を促す．同時に間質や脂肪組織も発達して，乳房が発育する．性成熟期では，性周期に伴って間質の浮腫や血流が変化し，乳房の容積が変化する．閉経後は，乳管や腺房が萎縮し，膠原線維や脂肪組織で置き換わり，乳房全体も萎縮する．

乳房が最も発達するのは妊娠～授乳期である．妊娠後期になると小葉内の腺房数が増加・拡張し，小葉の体積が増す．授乳期の乳腺は小葉内に拡張した腺房が多数充満し，間質量はむしろ乏しい．腺房から乳汁が産生され，乳頭より分泌される．乳汁は新生児に栄養を与えたり，新生児の免疫力を保つために重要である．授乳期以外では乳房が生命に重要な働きをすることはないが，乳房は生涯を通じ，女性のシンボルとしても極めて重要な臓器である．

男性にも乳房が存在するが，女性とは異なり生理的意義も乏しい．

C. 組織学的構造

- **小葉構造**

図2にも示す通り，小葉は末梢の乳管（小葉内終末乳管）と腺房からなり，周囲と比べてやや淡く染色される，疎な小葉内間質に囲まれている．小葉内の腺房と，その集合に引き続く終末乳管は，乳汁産生と分泌に関わる末梢乳腺組織の機能単位であり，終末乳管小葉単位 terminal duct lobular units（TDLU）と呼ばれることがある．

- **乳管腺葉系を構成する上皮の種類**

乳管から腺房までの管腔構造は，その太さにかかわらず，腺上皮細胞（乳管上皮細胞）と筋上皮細胞の2種類から構成されている．このことを二相性（二層性あるいは二細胞性）と表現する．授乳期には腺房が著しく発達するが，それ以外の休止期乳腺では，乳管と腺房の細胞形態は類似している．

- **乳頭の構造**

乳頭～乳輪の表皮基底層にはメラニンを含む．乳頭の皮膚は，豊富な皮脂腺とアポクリン汗腺を含むが，乳輪周囲を除いて毛は存在しない．乳輪部には汗腺の一種とみられるMontgomery腺がある．真皮内には弾性線維と平滑筋が豊富である．

- **集合管（主乳管）**

乳頭部の導管は，表皮の重層扁平上皮に連続している．乳頭内の主乳管は，深部で不規則，鋸歯状の拡張を伴う導管を形成し，乳管洞（催乳洞）と呼ばれる．分泌された乳汁が一時的に蓄えられる場所である．

- **男性乳腺**

女性と同様に乳頭，乳輪，乳管と膠原線維・脂肪組織の介在を認める．ただし，小葉の形成はみられない．

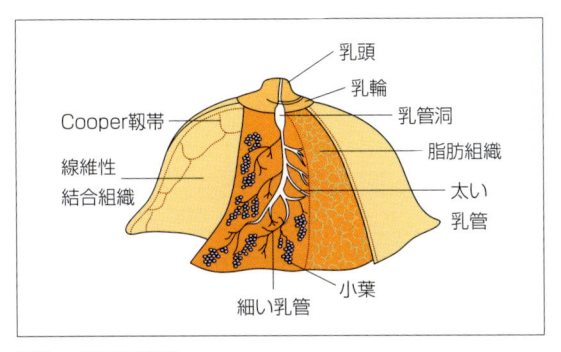

図1 乳房の構造

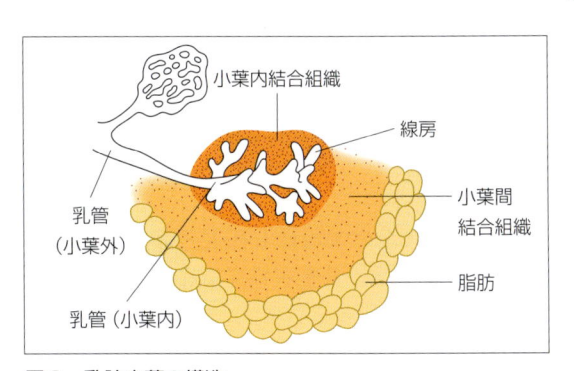

図2 乳腺小葉の構造

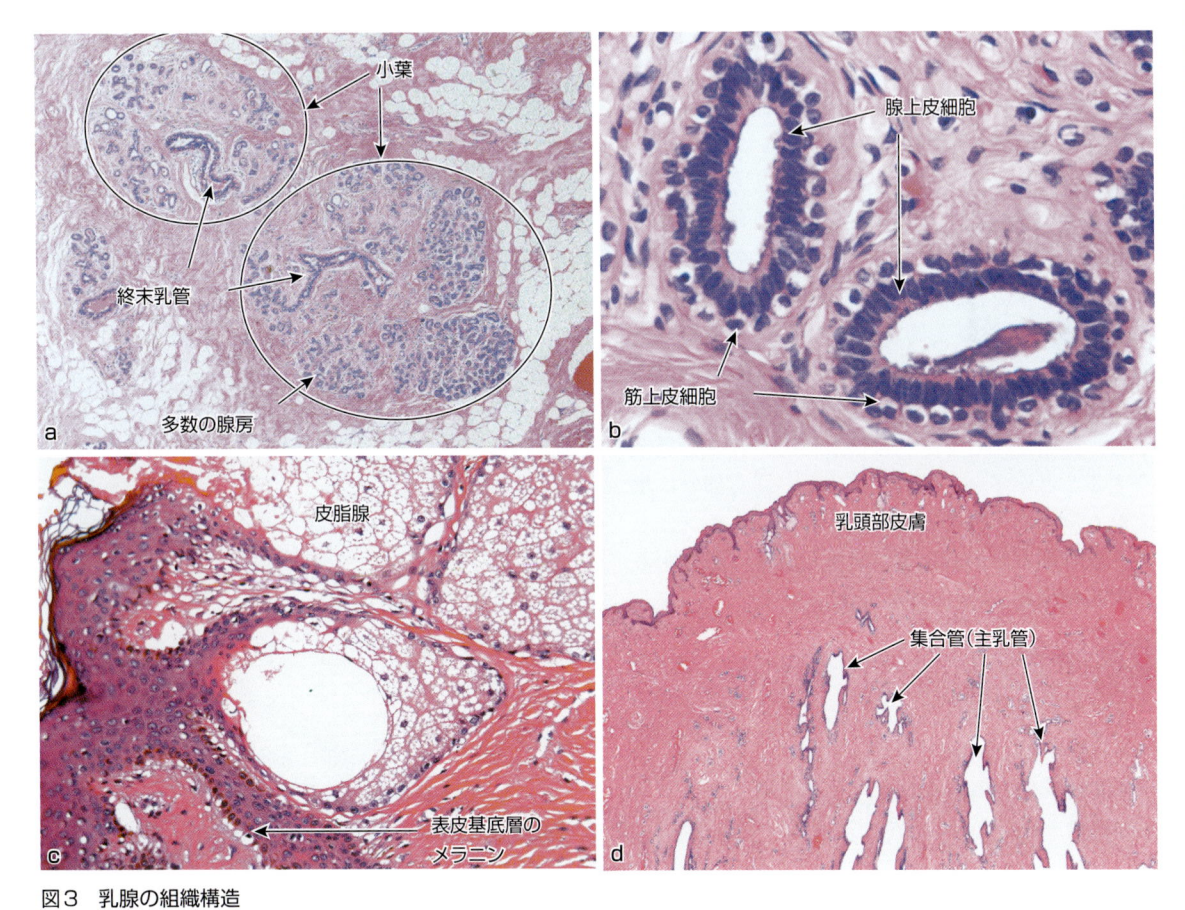

図3 乳腺の組織構造
a：乳腺小葉（終末乳管小葉単位）．b：乳管上皮の二相性（腺上皮細胞と筋上皮細胞）．c：乳頭部皮膚．d：乳頭部の集合管．

表1 乳腺の主な疾患（青字は本書で取り上げたもの）

形態異常			副乳
炎 症			うっ滞性乳腺炎，化膿性乳腺炎
腫 瘍	上皮性	良性	乳管内乳頭腫
		悪性	乳癌：非浸潤性乳管癌，浸潤性乳管癌，特殊型乳癌，Paget病
	非上皮性（間質性）		血管肉腫，悪性リンパ腫
	上皮性および間質性		線維腺腫，葉状腫瘍
腫瘍様病変			乳腺症
男性乳腺疾患			女性化乳房症，男性乳癌

1. 線維腺腫
fibroadenoma

■概要

　女性乳房に発生する最も頻度の高い腫瘍である．20〜30歳代の若年女性に好発する．乳房内に硬い孤立性の腫瘤を形成し，周囲組織との境界は明瞭，通常は1〜2 cmである．組織学的には，上皮性成分である乳管と，間質性成分である線維性結合組織の両者がともに増殖しており，いわゆる混合腫瘍の像を示す．乳管成分は腺上皮と筋上皮の2種類の細胞を有し，二相性が保持されている．腫瘍辺縁部に被膜形成は認めない．

■臨床

　若年者の乳房内に，可動性を有する硬い腫瘤を触れる．超音波画像としては，縦横比の低い楕円体を示し，境界は明瞭平滑で，内部は均質であることが多い．診断を確定するために，穿刺吸引細胞診や針生検が行われる．癌を合併するのは極めて稀であること，また閉経後には退縮することから，診断が確定できれば摘出はせずに，経過観察することが多い．陳旧化すると，間質部分に粗大な石灰化を伴うことがある．特殊なタイプとして，思春期などの若年者に発生し急速に増大する巨大線維腺腫（若年性線維腺腫）がある．

Check

- 好発年齢が若い
- 境界明瞭な腫瘍
- 乳管成分と間質成分の両者が増殖
- 良性腫瘍であり，悪性化はしない

More advanced

- 良性腫瘍に分類されているが，生理的な組織変化の範疇で，真の腫瘍ではない，との見解もある．
- 細胞診や針生検では，葉状腫瘍との鑑別が容易でない例がある．摘出生検の病理組織検査により診断が確定できるが，摘出せずに増大傾向など経過を観察する場合もありうる．

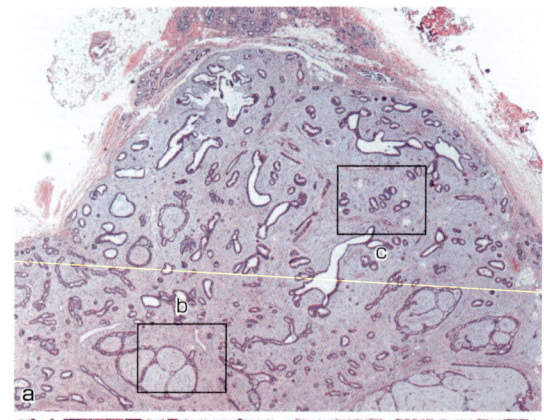

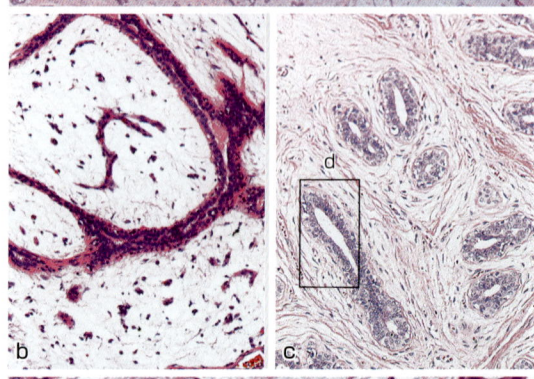

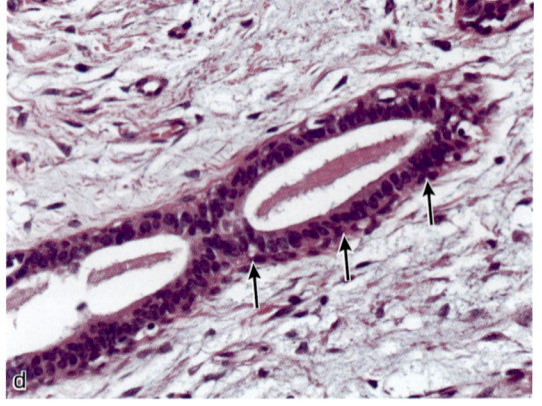

図1　線維腺腫
a：弱拡大像．境界明瞭な充実性の腫瘍を形成している．
b：中拡大像．乳管成分と浮腫状の線維性間質が増殖している．乳管は細長く引き伸ばされている．c：中拡大像．管状乳管が目立つこともある（bの部分と混在してもよい）．d：強拡大像．上皮成分は二相性を示し，間質も細胞密度が低く核異型を認めない．矢印は筋上皮細胞．

2. 乳管内乳頭腫
intraductal papilloma

■概要
　乳腺に発生する良性腫瘍で，拡張した乳管内に乳頭状隆起を示す腫瘤を形成する．典型的な乳管内乳頭腫は，乳頭に近い太い乳管内に単発する中枢型乳頭腫である．乳管の拡張が著しい場合には嚢胞内乳頭腫とも表現される．終末乳管に発生する場合は末梢型乳頭腫と呼ばれ，多発症例がある．

　組織学的には，乳頭状部分は毛細血管を伴う線維性結合織の樹枝状増殖からなり，その表面を上皮細胞が覆っている．良性であることの根拠として，上皮には腺上皮細胞（内腔側）と筋上皮細胞（線維性間質側）の2種類の細胞の被覆がみられることが重要で，二相性といわれる．また，腺上皮の一部にアポクリン化生を伴うことも多い．

■臨床
　中枢型乳頭腫は，漿液性または血性の乳頭分泌を主症状とすることが多い．血性乳頭分泌をきたす症例の中では，乳癌よりも多い．また，大きくなると腫瘤を形成する．末梢型乳頭腫は無症状のものが多い．本腫瘍は良性の経過をとり，それ自体が癌化することは極めて稀である．異常乳頭分泌を伴う病変は，たとえ良性であっても症状が持続するために治療の対象となる．診断と治療を兼ねて乳管腺葉区域切除術が行われる．

Check
- 乳管内に発生する乳頭状の良性腫瘍である
- 血性など，異常乳頭分泌を起こす
- 樹枝状間質を上皮細胞が被覆する組織像
- 上皮は二相性を示し，アポクリン化生を伴うこともある

More advanced
- 病理学的に鑑別すべき悪性疾患は，非浸潤性乳管癌の一型である乳管内乳頭癌（嚢胞内乳頭癌）である．臨床症状は類似しているが，乳汁中の癌胎児性抗原carcinoembryonic antigen（CEA）値測定，画像検査（超音波，乳房造影），さらに乳汁の細胞診検査などによって鑑別する．最終的には生検が必要になることも多い．
- 乳管内乳頭癌の多くは，染色体16q領域のヘテロ接合性消失がみられるが，乳管内乳頭腫には存在しない．
- 乳管内乳頭腫の特殊型として乳管腺腫（硬化性乳管内乳頭腫）がある．

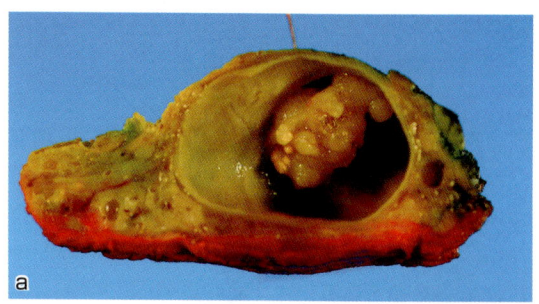

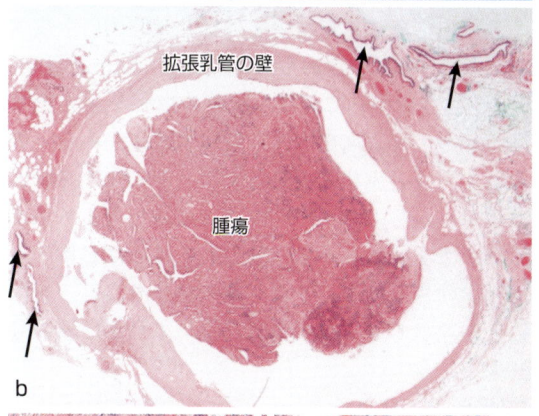

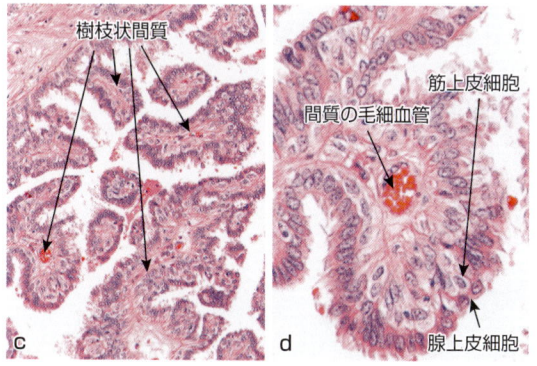

図1　乳管内乳頭腫
a：割面の肉眼像．拡張した乳管内に腫瘤が突出している．
b：ルーペ像．拡張乳管には線維性被膜様構造がみられる．周辺部に正常乳管（矢印）があり，大きさが対比できる．
c：線維血管性の樹枝状に分岐する間質成分があり，その周囲を上皮が取り巻いている．d：上皮には腺上皮と筋上皮の二相性が認められる．

3. 乳腺症
mastopathy

■概要

　非腫瘍性・非炎症性の乳腺疾患で，ホルモンバランスの異常により起こると考えられている．病理組織学的に，乳管過形成（乳管乳頭腫症），閉塞性腺症，硬化性腺症，囊胞，アポクリン化生，小葉増生症，線維腺腫症などの部分症を認める．これらは一つの病巣内に混在するが，一部のみが優勢となる場合もある．

　乳管過形成や小葉増生症では乳管腔内に上皮細胞の重積・増殖が認められる．腺症では小乳管（腺房）の数が増加しており，腺腔の拡張を示す閉塞性腺症と，間質増生を伴う硬化性腺症がある．囊胞は，乳管の囊状拡張を指すが，その大きさは顕微鏡レベルのものから肉眼的に認識できるものまでさまざまである．囊胞壁の上皮はしばしばアポクリン化生を伴う．アポクリン化生上皮は，好酸性・顆粒状の豊富な細胞質を認め，ときに断頭分泌像を伴う．

■臨床

　日常診療で遭遇する乳腺疾患の中で最も頻度が高い疾患である．性成熟期，特に30～40歳代に多く，閉経後には減少する．また妊娠・授乳期の発症は少ない．臨床症状としてしこり（腫瘤や硬結），乳房痛（特に月経前），乳頭異常分泌などがみられる．

> **Check**
> - 非腫瘍性・非炎症性の病変である
> - 臨床的にしこりの形成や乳房痛を認める
> - 病理学的に多彩な部分像からなる
> - 癌との直接的関係はない

> **More advanced**
> - 同義語としてマストパチー，あるいは線維囊胞症（線維囊胞変化）とも呼ばれている．
> - 臨床的・画像診断上，癌と鑑別を要する例がある．原則的に癌と直接の因果関係はない．乳管過形成や小葉増生症に核異型を伴い，癌との鑑別が難しい場合には異型乳管過形成，異型小葉過形成

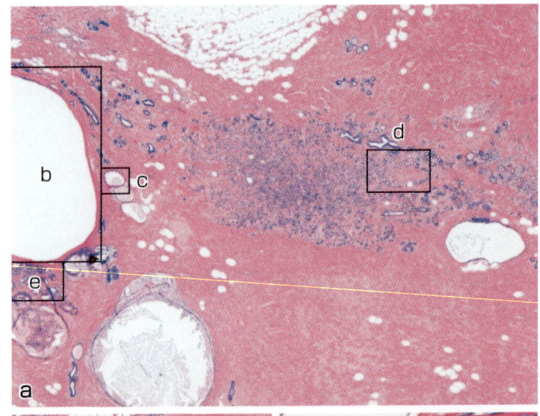

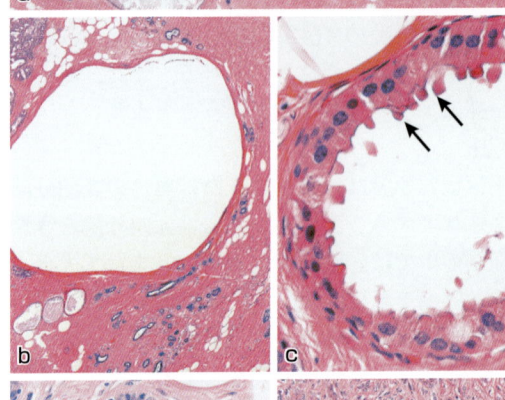

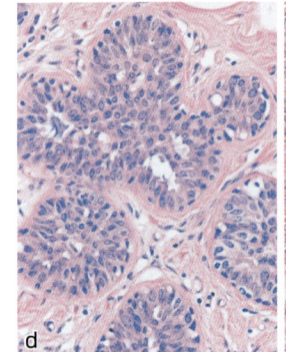

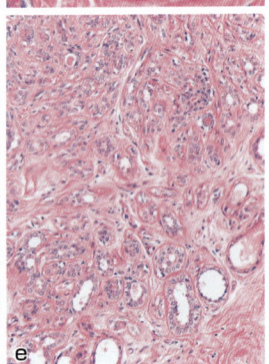

図1　乳腺症
a：弱拡大像．既存の乳管～小葉構造はやや不明瞭となり，部位によって多彩な形態を示している．b：囊胞．内腔の拡張を示す乳管を認める．c：アポクリン化生．好酸性・顆粒状の豊富な細胞質と断頭分泌像（矢印）がみられる．d：乳管過形成．管腔内に上皮が重積して増殖を示す．辺縁部に筋上皮が残存し，二相性は保たれている．e：硬化性腺症．多数の小腺管が，間質の線維化とともに増殖している．

と呼ばれ，両側乳房に浸潤癌が発生するリスク病変としての意義を有している．

4. 葉状腫瘍
phyllodes tumor

■概要

　線維腺腫とともに，乳腺特有の上皮性および結合織性混合腫瘍である．線維腺腫との差は，線維性間質成分がより細胞成分に富み，ときに異型性・核分裂像を示す点にある．上皮成分には異型はない．間質成分が過剰増殖した結果，葉状の増殖形態をとる．一般に大きい腫瘍が多い．間質細胞の性状により良性腫瘍，境界悪性腫瘍，悪性腫瘍がある．悪性度判定は，組織学的に間質成分の細胞密度，細胞異型，核分裂像の頻度，間質結合織成分の一方的増殖の有無，腫瘍辺縁における浸潤性増殖の有無を総合的に判断する．悪性度が増すと葉状構造は不明瞭になりやすい．上皮は腺上皮と筋上皮の二相性が保たれる．

■臨床

　良性腫瘍の頻度が最も高く，悪性は数例～10例に1例程度である．良性であって不完全な切除によってしばしば再発し，再発するたびに悪性度が増すこともある．また，悪性度にかかわらず腫瘍が急激増大を示す．肉眼的には単発の症例が多く，大きさは1 cm程度から20 cmを越えるものまである．大きいものでは片側乳房の変形をきたし，稀に皮膚潰瘍を生じる．悪性腫瘍では血行性に肺へ，ときに脳や骨へも転移をきたす．

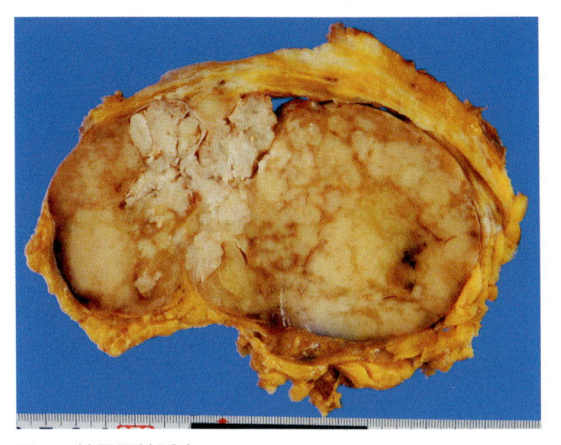

図1　境界悪性腫瘍
肉眼的には，充実性・分葉状の腫瘍割面にスリット状間隙がみられる．

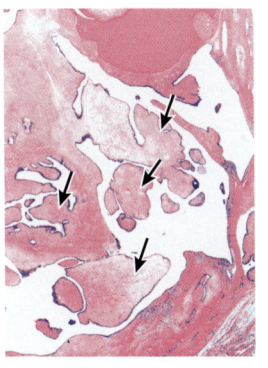

図2　良性葉状腫瘍症例
乳管とともに間質成分の増生が目立ち，葉状構造(矢印)を示す．

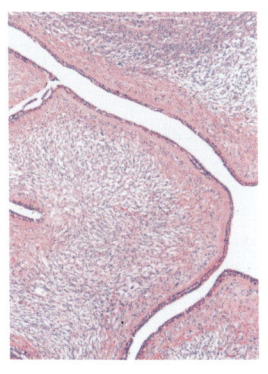

図3　境界悪性腫瘍症例
乳管が引き伸ばされ，細胞密度の高い間質成分を伴う．

Check
- 乳管成分と間質成分の両者が増殖
- 間質成分がより優勢の増殖を示す
- 良性～境界悪性～悪性の腫瘍がある
- 急速増大や再発，悪性例は遠隔転移を起こす

More advanced
- 以前は葉状嚢胞肉腫と呼ばれていたが，肉腫という名称にもかかわらず良性のものが含まれているため，最近では葉状腫瘍と呼称する．
- 小さな良性葉状腫瘍は，しばしば線維腺腫との鑑別が難しい．臨床病歴や丹念な病理検索が診断の決め手となるが，判定困難な例では核出後の経過観察が必須である．悪性葉状腫瘍では紡錘細胞癌や間質肉腫，真の癌肉腫との鑑別を要する．

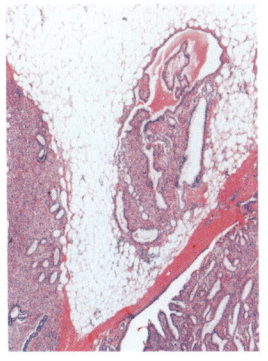

図4　境界悪性腫瘍症例
腫瘍境界はときに不明瞭で，脂肪組織内に浸潤を示している．

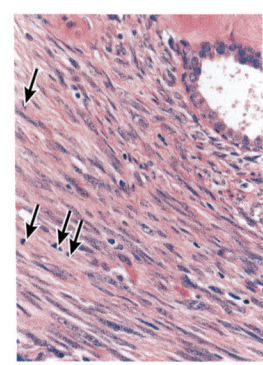

図5　悪性腫瘍症例
乳管上皮には二相性がみられる．間質は細胞密度が高く，核分裂像(矢印)も散見される．

5. 非浸潤性乳管癌
ductal carcinoma in situ

■概要

乳管由来の癌細胞が乳管ないし小葉内に限局して増殖し，基底膜を破らないもので，上皮内癌と同義である．病理組織学的に，癌細胞が乳管内に増殖を示し，末梢の乳管内へも進展する．侵された乳管には癌細胞が充満し，やがて管腔を押し広げるとともに，周囲の乳管や小葉の腺房内へも進展する．本腫瘍は，核異型の程度や壊死の有無などによってさまざまな亜型分類法がある．コメド型は，癌に侵された乳管の中心部に壊死を生じるものである．壊死部には二次的に石灰化を伴い，マンモグラフィ上では特徴的な線状～分岐状石灰化像を示す．壊死を伴わないものは非コメド型としてまとめることができる．一般にコメド型は核異型が強く，癌の診断は容易である．また，局所の広がりが強く，初期浸潤癌も合併しやすい．

■臨床

非浸潤性乳管癌は，わが国の女性乳癌の14％程度を占める．腫瘤形成や，異常乳頭分泌により発見されるが，検診等による画像発見例が増加しつつある．上皮内癌であるため，リンパ節や遠隔への転移はみられないため，治療の主体は手術による完全摘出が原則である．局所進展の程度は症例によりさまざまであり，乳房部分切除が難しい症例も存在する．術後に局所再発を生じる場合，非浸潤癌の場合と，浸潤癌成分を伴う場合がある．

Check
- 間質浸潤を伴わない乳管癌である
- 触知例と非触知例がある
- 組織学的には，コメド型，非コメド型がある
- 不完全切除の場合には再発しうる

More advanced
- 非浸潤癌に類似するが，診断の確定が難しい小型病変を異型乳管過形成と呼ぶ．
- 非浸潤癌には，他に非浸潤性小葉癌がある．異型小葉過形成とともに小葉性腫瘍としてまとめられており，両側乳房における癌発生の危険因子と考えられている．

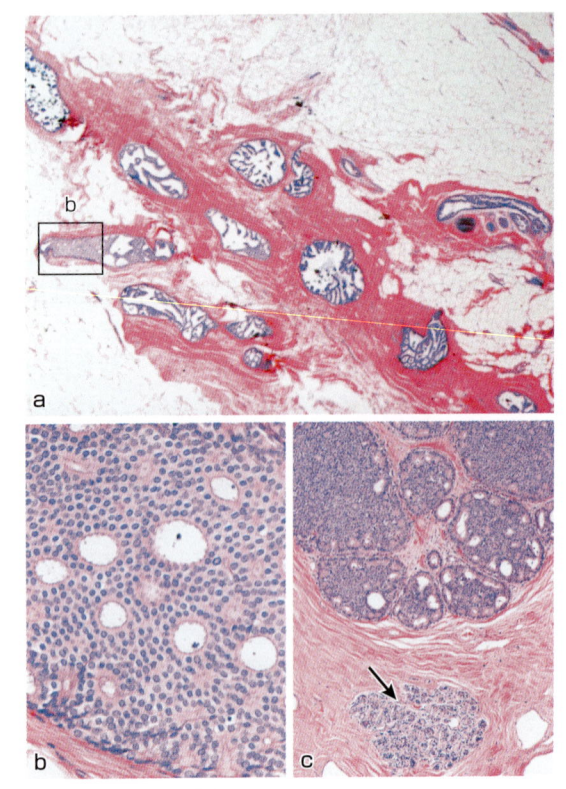

図1 非浸潤性乳管癌
a：乳管の分岐に沿って癌が進展している．間質浸潤はみられない．b：小型の均質な癌細胞が篩状の構造を取り，増殖している．コメド壊死は認めない．c：既存の小葉内に癌が進展し，腺房を押し広げている．左(矢印)は隣接する正常の小葉．

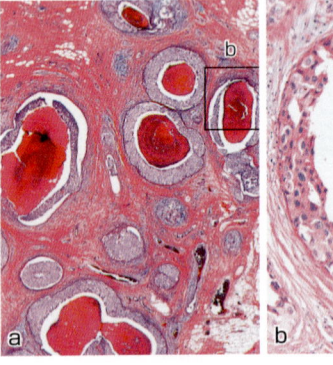

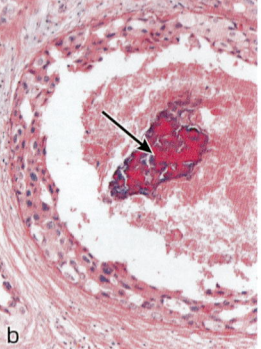

図2 コメド型非浸潤性乳管癌
a：多数の黄白色小病巣が集簇している．b：コメド型の病巣．癌細胞の異型は強く，管腔中心部に壊死と石灰化(矢印)を伴う．

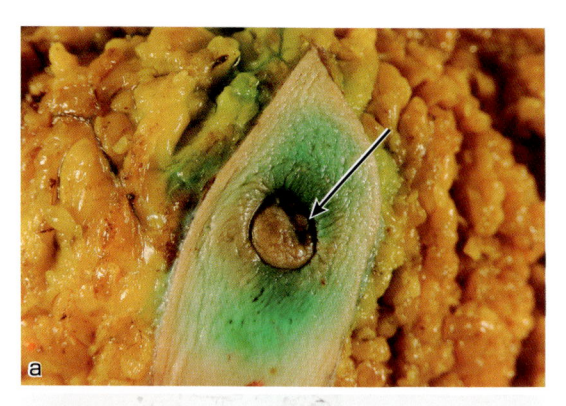

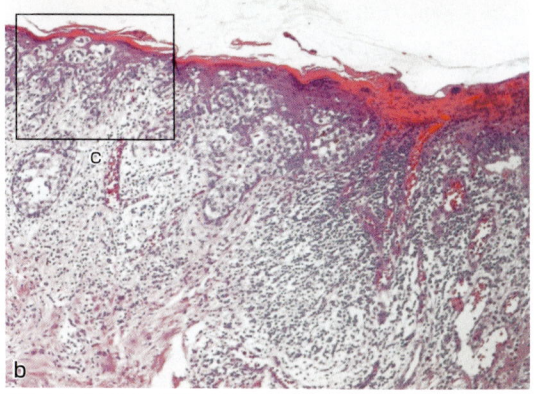

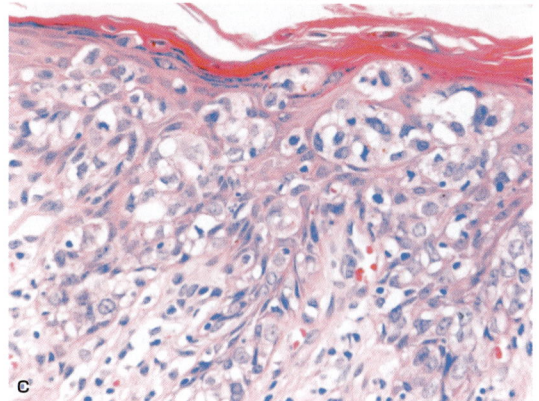

6. Paget病
Paget disease

■概要

乳頭部に湿疹のような皮膚病変を形成するが，その本質は乳癌である．すなわち，乳管内を進展し，乳管開口部に達した癌細胞が乳頭〜乳輪の表皮内を広がり，同部にびらんを生じる．内在する乳癌は，通常は非浸潤性乳管癌だが，ときに少量の浸潤巣を付随することもある．また，通常の浸潤癌の中にも，乳管の中を癌が進展して表皮に達し，同様の乳頭部所見を示す例があり，Pagetoid（パジェトイド）癌と呼ぶことがある．

病理組織学的には，異型上皮が表皮内に孤立性あるいは小集塊状に出現しており，Paget細胞と呼ばれる．この細胞は円形・大型で，淡明な細胞質を有し，核腫大が目立つ．この細胞は表皮の基底細胞直上を進展するが，ときに表皮全層にも及ぶ．下床の乳管内に存在する乳管癌は核異型が高度で，コメド壊死を伴うものが多い．また，癌細胞はホルモン受容体陰性，HER2陽性である．

■臨床

閉経後の女性に多く，乳頭部のびらん，発赤，かゆみ，および痂皮形成などを示し，湿疹様である．非浸潤癌が主体であるため，乳腺実質内に腫瘤を形成することは少ない．乳腺病変では炎症性乳癌（皮膚炎のごとくみられる進行性乳癌で，真皮内に多数のリンパ管侵襲を伴う）や乳頭部腺腫（良性腫瘍の一型）と，皮膚病変ではBowen病や悪性黒色腫と鑑別を要することがある．

Check

- 乳頭部の皮膚病変として認識される
- 癌細胞が乳頭・乳輪部の表皮内を広がる
- 本質は乳癌である
- 多くは非浸潤性乳管癌である

More advanced

- Pagetの読み方は，ページェットと記載されることもあったが，「パジェット」である．
- 外陰部乳房外Paget病と区別するために乳房Paget病と呼称することもある．乳房外Paget病もほぼ同様の皮膚病変を形成するが，その本質は表皮内汗管由来の癌である．

図1 Paget病
a：肉眼像．乳頭部皮膚にびらんを生じており，湿疹に類似している（矢印）．乳房内に結節はみられない．b：弱拡大像．皮膚にはびらんがあり，真皮部に肉芽組織形成と慢性炎症が目立つ．c：強拡大像．表皮内には，異型細胞が小胞巣状，あるいは孤立性に広がっている．癌細胞の胞体は淡明である．

7. 浸潤性乳管癌
invasive ductal carcinoma

■概要

　浸潤性乳管癌は，乳管上皮に由来する浸潤癌の総称であり，小葉癌，粘液癌，髄様癌，管状癌などの特殊型を除いたものである．この組織型が乳癌全体の70～80％を占める．わが国ではさらに乳頭腺管癌，充実腺管癌，硬癌に分類される．

　乳管内に発生した癌が間質に浸潤すると，やがて乳腺実質に付随する脂肪組織を巻き込み，さらに皮膚や胸筋へ浸潤する．転移は，リンパ行性に癌と同側の腋窩リンパ節に転移することが多く，乳癌手術例の30～40％に及ぶ．次いで，鎖骨上窩・胸骨傍などのリンパ節へ転移する．また，皮膚のリンパ管内に広範囲に進展した癌は，肉眼的に皮膚炎に類似するために炎症性乳癌と呼ばれる．血行性転移は肺，骨，肝，脳の順に多い．

　肉眼的には，腫瘍はやや透明感のある白色調腫瘤である．組織学的には，浸潤性乳管癌の一部に，非浸潤癌巣を付随することがある．浸潤部は管状，篩状（癒合腺管状），充実性，索状，孤立細胞性など，症例ごとに多彩な形態を示す．

■臨床

　浸潤性乳管癌の診断がなされると，浸潤径，グレード（核異型度や組織学的異型度）の判定，脈管侵襲の有無などを検索する．乳癌の過半数では，エストロゲン作用が癌の増殖を促進しており，癌細胞がエストロゲンまたはプロゲステロンレセプターを有している．レセプターの有無は，内分泌療法の適応を決定するために必要な検査項目である．また，17番染色体上に存在するHER2遺伝子過剰増殖の有無が検索（免疫組織化学あるいはFISH法）され，陽性例に対しては，この遺伝子に対する特異的抗体療法を実施する．

　乳癌の臨床病期は，腫瘍の大きさ（最大浸潤径），リンパ節転移，遠隔転移の状態から決定される．リンパ節は転移の有無と，陽性の場合はその個数を確認する．乳房温存手術では，切除断端における癌遺残の有無の検索が重要である．

Check

- 癌の最大浸潤径と，グレード検索は重要である
- ホルモンレセプターとHER2遺伝子過剰発現の検索を行う
- ほとんどの症例は，最初に腋窩リンパ節に転移する
- 癌の性質と広がりの診断は，個別化治療のために必須の検査項目である

More advanced

- 乳房の整容性を保つ目的で，乳癌の過半数に乳房温存療法が実施されている．乳房温存手術と術後の放射線照射を組み合わせた治療法で，適応症例における予後は乳房摘出術と差がないことが明らかにされている．
- 腋窩リンパ節を郭清すると，上肢の浮腫や運動障害を生じることがある．早期乳癌の場合には，癌が最初に到達するリンパ節（センチネルリンパ節）を術中に同定し，まずそれのみを生検して，転移陰性であればそれ以上の郭清を省略する方法がとられている．
- 乳癌の5～10％が遺伝性である．発生機序として17番染色体に存在するBRCA1や，13番染色体に存在するBRCA2などの癌遺伝子に変異がある遺伝性乳癌・卵巣癌症候群が注目を浴びている．
- ホルモンレセプターやHER2の検索は，手術で摘出された浸潤性乳癌組織に対して行われるほか，術前薬物療法を行う症例の場合には，術前の針生検標本で実施される．術前薬物療法を施行した症例では，手術標本の病理組織検索時に，効果判定を実施する．
- 最近では，エストロゲンレセプター陽性，HER2陰性の浸潤性乳癌に対して，術後のホルモン療法に加えて，化学療法を実施するかどうかを決定するために，細胞増殖マーカーのKi-67を検索することが求められている．このように，治療法の進歩によって，病理組織検査で必要な検索項目は変化する．
- 特殊型乳癌は，特徴的な組織像あるいは細胞像

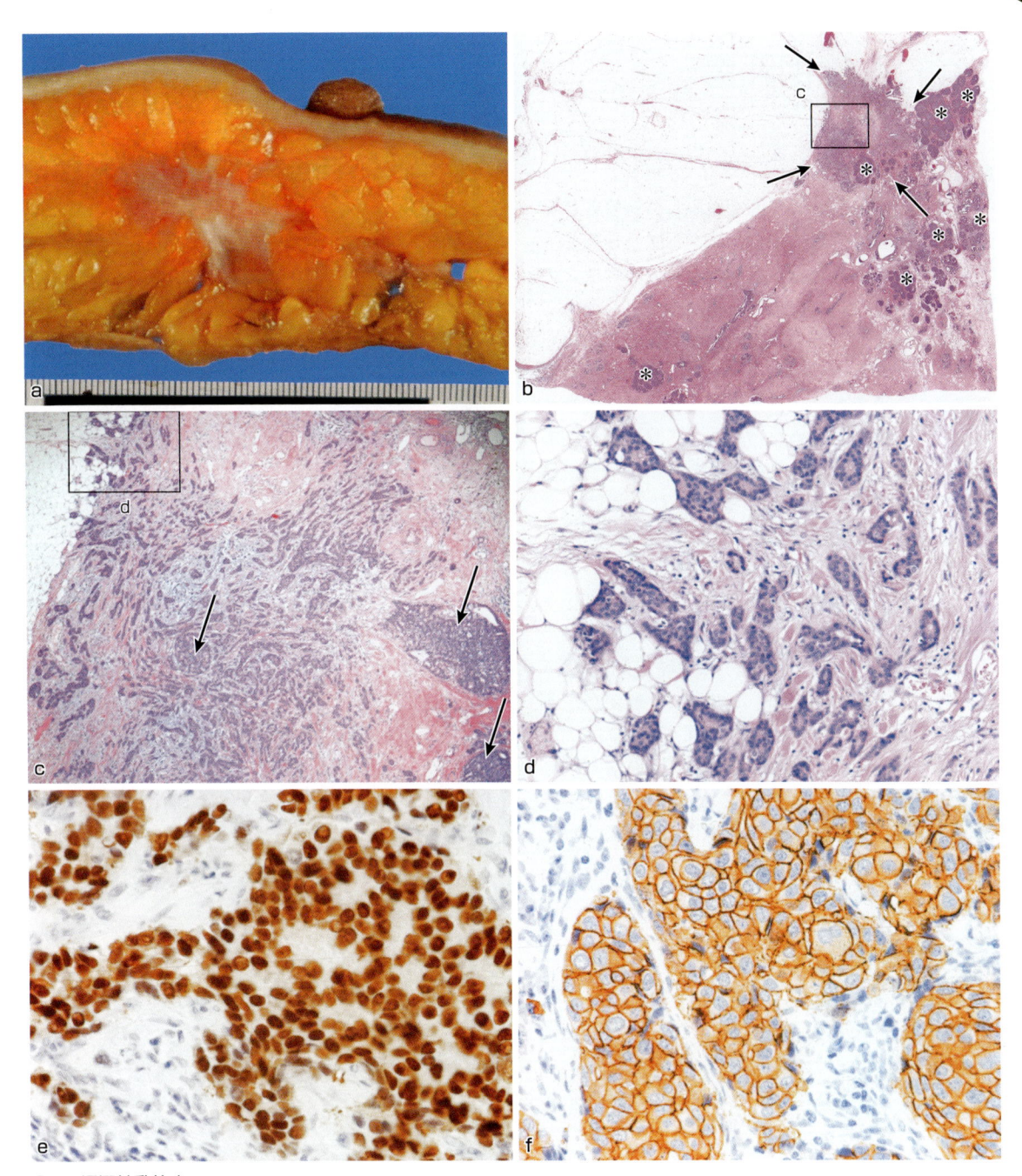

図1　浸潤性乳管癌
a：割面の肉眼像．やや透明感を有する，境界不鮮明な腫瘤が認められる．腫瘍は脂肪組織内に達している．b：ルーペ像．乳管内癌成分（＊）とともに，浸潤性癌巣が認められる．c：中拡大像．浸潤癌成分は，脂肪組織内に進展を示している（左方）．矢印は乳管内癌成分を示す．d：強拡大像．癌巣は不整な腺管を形成，あるいは一部索状である．e：エストロゲンレセプター陽性の癌．免疫組織化学では，癌細胞の核に陽性所見が得られる．f：HER2過剰発現例の免疫組織化学．細胞膜が強陽性に染色され，魚網様の形状を示す．

を示す腫瘍成分が癌組織の大半を占める場合に分類される．特殊型であること自体が予後因子となる場合もある．

8. 女性化乳房
gynecomastia

■概要

　男性の乳房が正常の範囲を逸脱して持続的に発育肥大し，女性乳房に似た形状を示す良性疾患である．原因は，乳腺組織におけるアンドロゲンの低下とエストロゲン過剰によるホルモンバランスの異常と考えられている．生理的な状態でもみられることがあるが，病的な状態の場合，背景疾患の認識が重要である．正常の男性乳腺は乳管を伴うが，小葉構造を認めない．この乳腺組織が反応性に，びまん性の増生を示す．その結果，豊富な線維性間質内に乳管成分が散見される状態を示す．上皮には増殖傾向があり，核の重積を伴うが，筋上皮の介在からなる二相性は保持されている．また，乳管周囲の間質は浮腫状を示す．

■臨床

　臨床的には，乳房が肥大し，板状硬結をきたす．乳房痛を伴うこともある．このような病変が，多くの場合両側性に出現する．病的なものは，さまざまな原因によって起こる．前立腺癌などに対する大量エストロゲン投与，ホルモン産生腫瘍（精巣腫瘍など），肝機能障害，甲状腺機能障害，血圧降下剤などの薬剤投与などがある．また，Klinefelter症候群にも付随する．

Check
- 男性乳房が発達し，女性の乳房に類似する
- 生理的な状態と，病的なものがある
- 病的状態の原因にはさまざまなものがある
- 上皮に異型はなく，二相性が保持される

More advanced
- 肝硬変症では，エストロゲンの不活化が十分に行われないために，ホルモンのバランスが崩れて女性化乳房症を起こすと考えられている．
- 生理的な腫大は新生児期，思春期，高齢期のそれぞれに出現するが，一時的な現象である．
- 男性乳癌：発生頻度は女性の1/100程度である．さまざまな組織型の癌が発生する．一般的に，女性に比して予後は不良である．

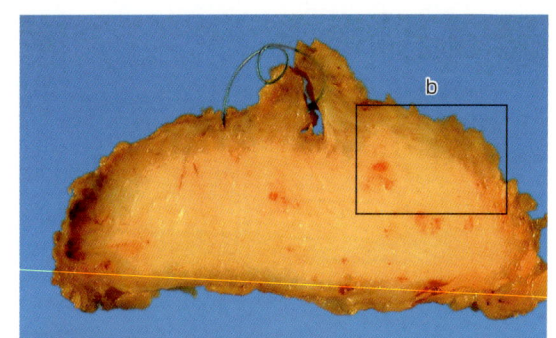

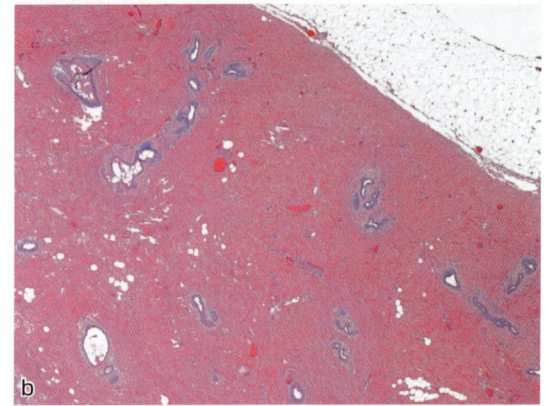

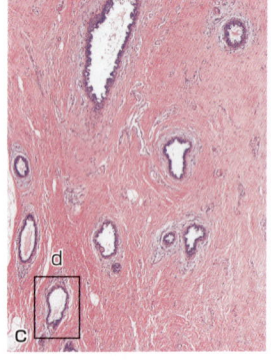

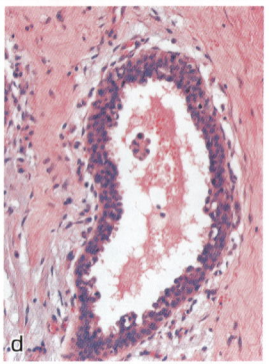

図1　女性化乳房
a：硬結の割面肉眼像．白色の結節性病巣である．b：硬結部には膠原線維が目立ち，その中に乳管が散見される．c：中拡大像．小葉構造はみられない．d：強拡大像．乳管上皮の核は偽重層を伴うが，辺縁部に筋上皮を有し（矢印），二相性が保持されている．乳管周囲には軽い浮腫を認める．

13

内分泌
亀山香織

内分泌 [総論]

A. 各部の名称

ホルモンを産生する内分泌臓器は，下記に挙げるもののほか，視床下部，膵Langerhans島，精巣，卵巣，消化管など多数にわたるが，ここでは代表的な4臓器を取り上げる．

● 下垂体

トルコ鞍内に位置し，視床下部と漏斗部を介してつながっている．大きさはおよそ10×10×5 mmで，重量は600 mg程度である．前葉と後葉よりなるが，このうち前葉細胞がホルモンを産生する．

● 甲状腺

気管前面に位置し，蝶が羽を広げたような形状をとる．羽に当たる部分が右葉・左葉，胴体に当たる部分が峡部である．片葉はおよそ縦5 cm横2 cm厚さ2 cmで，重量は15 gほどである．

● 副甲状腺

甲状腺の背側左右上下に計4個存在する．縦5 mm，幅2 mm大で卵円形，重さは4腺合わせて100〜150 mgである．一般的には，下副甲状腺のほうが上副甲状腺よりも大きい傾向にある．

● 副腎

腎臓上極に左右1個ずつ存在する．扁平な円盤状の形状で，中央が厚くなっている．径は2〜3 cmで，重さは5 gほどである．

B. 組織学的構造と産生するホルモン

● 下垂体前葉

下垂体前葉（図1）には小集団を形成する前葉細胞と豊富な毛細血管が認められる．前葉細胞は胞体の色調により好酸性細胞，好塩基性細胞，嫌色素性細胞に分類される．好酸性細胞は成長ホルモン，プロラクチンのいずれかを，好塩基性細胞は副腎皮質刺激ホルモン adrenocorticotropic hormone（ACTH），甲状腺刺激ホルモン thyroid-stimulating hormone（TSH），ゴナドトロピンのいずれかを産生している．嫌色素性細胞にはホルモン分泌後の細胞，未熟な腺細胞，あるいはホルモン分泌を担当しない細胞（濾胞星状細胞）が含まれる．

● 甲状腺

甲状腺（図2）は径200μm前後の球状濾胞の集合とこれらを囲む脈管で構成される．それぞれの濾胞は一層の濾胞上皮よりなり，濾胞腔にはコロイドを入れている．濾胞上皮はサイログロブリンを濾胞腔に分泌し，そのうちのタイロシンがヨードと結合し，甲状腺ホルモン（サイロキシンとトリヨードサイロニン）となる．甲状腺ホルモンの分泌はTSHにより制御される．濾胞内あるいは濾胞の外側には，カルシトニンを分泌するC細胞が少数存在する．濾胞上皮よりやや淡明な胞体を持つが，通常のHE染色標本では同定が難しい．

● 副甲状腺

副甲状腺（図3）は薄い被膜を有し，内部は上皮細胞と種々の間質組織よりなる．上皮の大部分は主細胞で占められる．主細胞の核は円形で中心に位置し，胞体はごく淡い好酸性を示し，グリ

表1　内分泌の主な疾患（青字は本書で取り上げたもの）

	下垂体前葉	甲状腺	副甲状腺	副腎
炎症	リンパ球性下垂体炎	急性化膿性甲状腺炎 亜急性甲状腺炎 橋本病		
腫瘍	下垂体腺腫 下垂体癌	濾胞腺腫 乳頭癌 濾胞癌 髄様癌 低分化癌 未分化癌 悪性リンパ腫	副甲状腺腺腫 副甲状腺癌	副腎皮質腺腫 副腎褐色細胞腫 神経芽腫群腫瘍
腫瘍様病変		腺腫様甲状腺腫	副甲状腺過形成	副腎皮質過形成 副腎髄質過形成

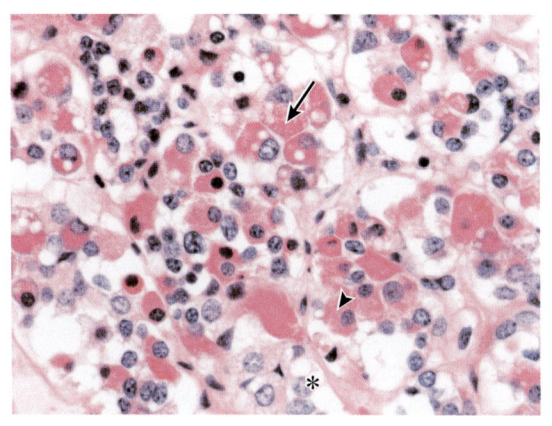

図1　下垂体前葉
矢印：好塩基性細胞．矢頭：好酸性細胞．＊：嫌色素性細胞．

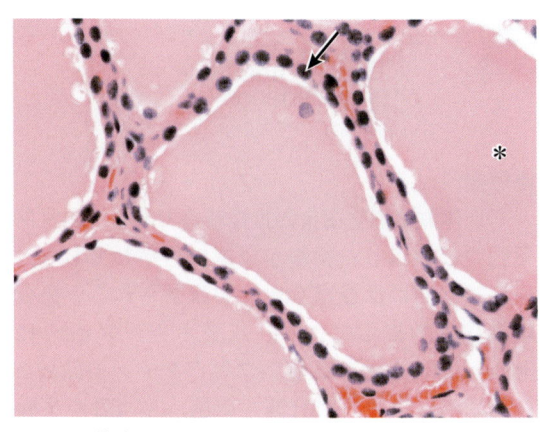

図2　甲状腺
矢印：濾胞上皮細胞．＊：コロイド．

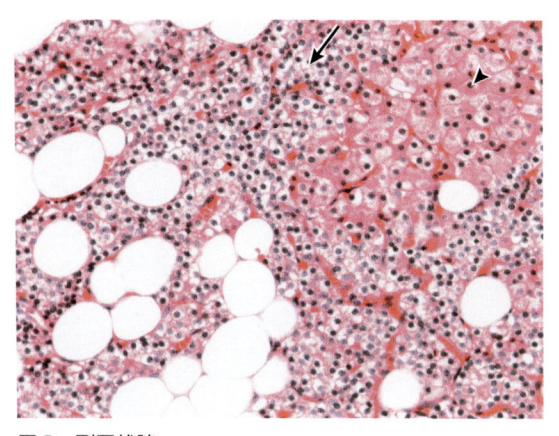

図3　副甲状腺
矢印：主細胞．矢頭：好酸性細胞．

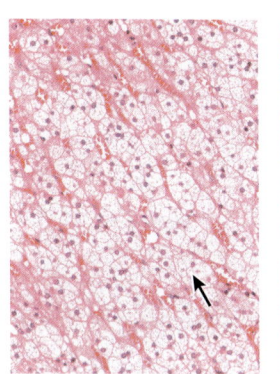

図4　副腎皮質
矢印：束状帯の細胞．

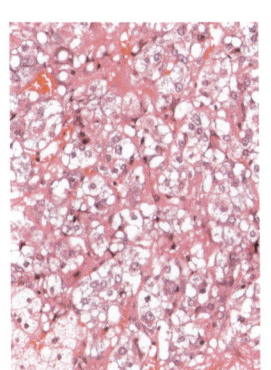

図5　副腎髄質

コーゲンや脂肪を含んでいる．充実性，索状に配列する．主細胞は副甲状腺ホルモンparathyroid hormone (PTH) を分泌する．PTHの分泌は血中カルシウム濃度により調節される．好酸性細胞の胞体は好酸性顆粒状を呈するが，これはミトコンドリアの集簇よりなる．サイズは主細胞よりやや大きい．核は小型で濃染し，細胞中央に位置する．好酸性細胞は年齢を重ねるにつれ，その割合が増えていく．

●副腎

副腎は皮質（図4）と髄質（図5）より構成される．
皮質は細胞配列の特徴より，被膜側から球状帯・束状帯・網状帯の3層構造よりなる．これらに明瞭な境界はない．
球状帯は薄い層で，細胞が球状あるいは腺房様の集塊を作る．鉱質コルチコイドの代表であるアルドステロンを産生する．ここでのホルモン合成・分泌はレニン−アンギオテンシン系により制御される．束状帯は最も厚い層で，細胞が柱状に配列する．やや明澄な胞体を持つ．コルチゾールに代表される糖質コルチコイドを産生する．このホルモン合成・分泌はACTHで制御される．網状帯は薄く，乱れた索状構造を示す．胞体にはリポフスチンの沈着がみられる．デヒドロエピアンドロステロンなどのアンドロゲンを産生するとされている．

髄質は副腎中心部に位置する．好塩基性顆粒を有するクロム親和性（重クロム酸カリウムで褐色に染まる）細胞で構成され，カテコールアミン（アドレナリン・ノルアドレナリン）などを分泌する．髄質には神経節細胞も含まれる．

1. 下垂体腺腫
pituitary adenoma

■概要

下垂体前葉細胞由来の良性腫瘍である．正常前葉細胞に類似した細胞が単調に増殖しており，腫瘍細胞間には豊富な血管が観察される．免疫組織化学的検索により，成長ホルモン growth hormone（GH）産生腺腫，プロラクチン prolactin（PRL）産生腺腫，TSH 産生腺腫，ACTH 産生腺腫，ゴナドトロピン（卵胞刺激ホルモン follicle-stimulating hormone：FSH/ 黄体形成ホルモン luteinizing hormone：LH）産生腺腫などに分類される．複数のホルモンを産生する腺腫も知られている．臨床徴候を欠く腺腫で最も頻度が高いのは，ゴナドトロピン産生腺腫である．機能性の腺腫では GH や PRL 産生腺腫が多い．産生ホルモンが証明されない腺腫はナルセル（null cell）腺腫と呼ばれる．

■臨床

ホルモンを産生する機能性腺腫はサイズが 10 mm 以下の微小腺腫と呼ばれるものが多い．一方，大型の腺腫は周囲組織への圧迫により視野障害，頭痛，視床下部症候群などの症状を引き起こす．再発を繰り返す難治例には temozolomide の有用性が報告され，チロシンキナーゼ阻害薬や mTOR 阻害薬といった分子標的薬の有用性のデータも蓄積されつつある．

Check

- 類円形核を有する好酸性，好塩基性，嫌色素性細胞が単調に増殖
- 産生ホルモンを免疫染色で検出し，腫瘍を分類する
- 機能性腫瘍と非機能性腫瘍がある
- 神経内分泌マーカー（chromogranin A, synaptophysin）が陽性となる

More advanced

- 下垂体前葉細胞は，転写因子 *Pit-1* 遺伝子が関与する GH-PRL-TSH グループ，*Tpit* が関与する ACTH グループ，*SF-1*, *GATA2* が関与する FSH/ LH グループに分類され，同一グループ内の複数のホルモンを産生する腫瘍がある．

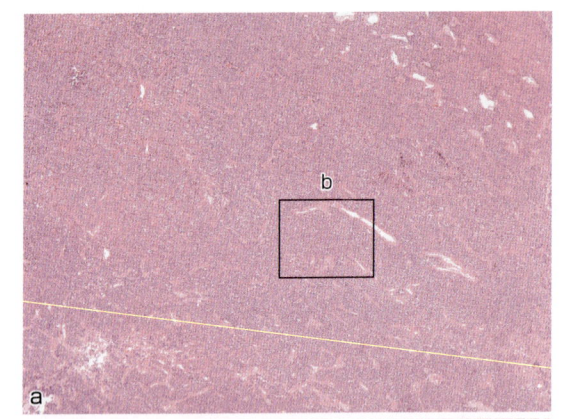

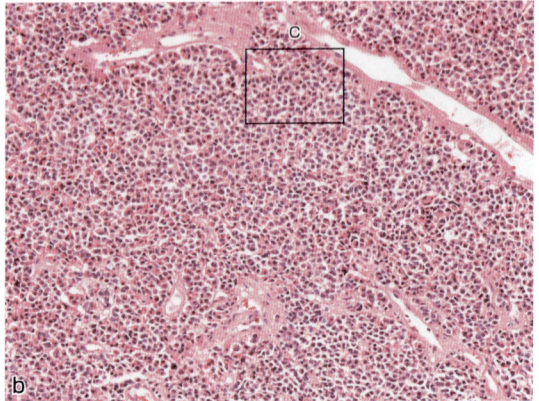

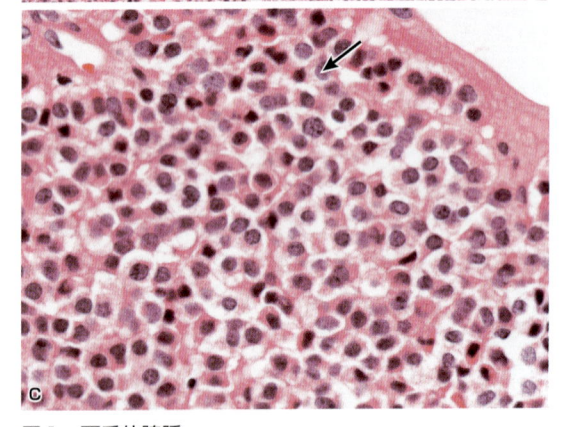

図1 下垂体腺腫
a：びまん性の細胞の増殖がみられる．b：増殖細胞は円形で，血管を混在している．c：同じ色調の細胞で構成される．核異型は乏しい．本例は FSH 産生腺腫であった．矢印：好塩基性細胞の単調な増殖．

2. 橋本病
Hashimoto disease

■ 概要

慢性甲状腺炎とも呼ばれ，甲状腺機能低下症を生じる代表的な疾患である．成人女性に多く，びまん性の甲状腺腫大をきたす．組織学的には，拡大した胚中心の目立つリンパ濾胞を伴う慢性炎症細胞（リンパ球，形質細胞）の浸潤がみられる．炎症により濾胞上皮が破壊され，異物肉芽腫を形成することがある．病期により種々の程度の線維化を伴い，甲状腺全体が硬化する例もある．炎症の目立つ部位では濾胞細胞が好酸性変化，すなわち腫大した胞体にミトコンドリアが多量に蓄積し顆粒状にみえる細胞が観察される．好酸性細胞の核は濃染し，大小不同が目立つ．

■ 臨床

自己免疫性疾患であり，抗サイログロブリン抗体，抗ペルオキシダーゼ抗体/マイクロゾーム抗体のうち，少なくとも一つが陽性となる．Sjögren症候群や全身性エリテマトーデス systemic lupus erythematosus（SLE）など，他の自己免疫疾患をしばしば合併する．橋本病の経過中に急速な腫大を生じた場合は悪性リンパ腫の発生を疑う．この場合のリンパ腫は，ほとんどがMALTリンパ腫あるいはびまん性大細胞型Bリンパ腫である．

Check
- びまん性甲状腺腫大
- 高度の慢性炎症性細胞浸潤
- 線維化の程度はさまざま
- 濾胞上皮には好酸性変化を生じる
- 経過中に悪性リンパ腫を発生することがある

More advanced
- 橋本病とMALTリンパ腫の組織学的鑑別はときに困難である．診断を確定するには，免疫グロブリン軽鎖（κ，λ）染色でのクロナリティーの確認や，遺伝子再構成のチェックが必要になる．
- 線維化の著明な橋本病はRiedel甲状腺との鑑別が問題となる．Riedel甲状腺炎は，甲状腺外に線

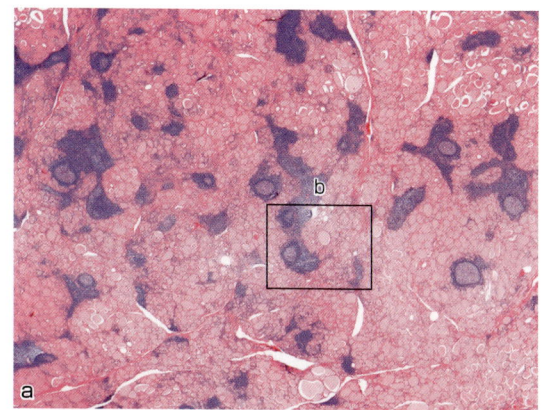

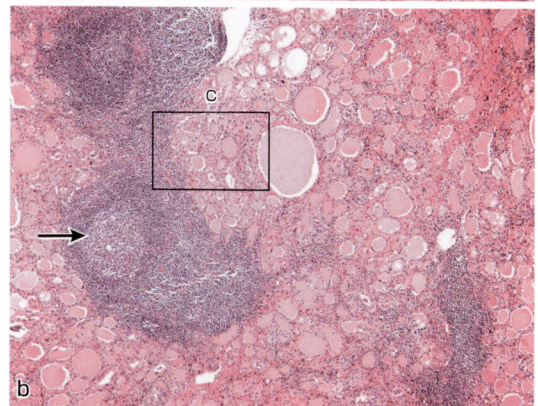

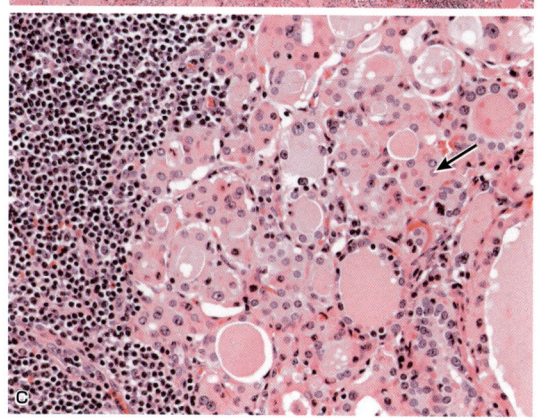

図1　橋本病
a：甲状腺内に多数のリンパ濾胞が形成されている．b：リンパ濾胞（矢印）には胚中心をみる．c：濾胞上皮の胞体は顆粒状で好酸性（矢印）を示す．

維化が広がり硝子化が目立つこと，甲状腺濾胞を欠くこと，好酸性細胞が出現しにくいこと，といった点が橋本病と異なる．

3. 甲状腺乳頭癌
papillary thyroid carcinoma

■概要
　わが国では甲状腺癌の90％以上が乳頭癌である．繊細な間質を軸とする腫瘍細胞の乳頭状増殖が基本構造だが，通常は濾胞構造を示す部分も混在する．腫瘍細胞は立方〜円柱状で，色調は淡好酸性である．核は隣接する細胞と重なり合い，類円形あるいは長円形，あるいは三日月状に陥凹している．クロマチンは微細顆粒状（すりガラス状）で，コーヒー豆のような核の溝や，細胞質が核内に陥入した核内細胞質封入体といった特徴的な所見が観察される．症例により，砂粒小体 psammoma body と呼ばれる小石灰化や，扁平上皮化生が認められることがある．嚢胞の形成や，腺内に小病変が多発する例も稀ではない．

■臨床
　乳頭癌は中年女性に多く発生する（男女比は1：6）．発育は比較的緩徐であり，60〜80％で頸部リンパ節に転移を生じるものの，10年生存率は90％超と良好である．最近では腫瘍のサイズが1cm以下の微小癌として発見される例が増えているが，この手術適応については議論がある．

Check
- 乳頭状構造
- すりガラス状の核
- 核の溝
- 核内細胞質封入体
- 砂粒小体
- 扁平上皮化生

More advanced
- 乳頭癌にはRET/PTC1やRET/PTC3といった*RET*遺伝子再構成による変異遺伝子が検出されるが，特に後者はチェルノブイリ原発事故後の小児甲状腺乳頭癌で高率に報告されている．
- その他，*BRAF V600E*変異，*RAS*変異が知られており，*RET*遺伝子再構成を合わせた3種の遺伝子異常のいずれかが乳頭癌の80％で認められる．

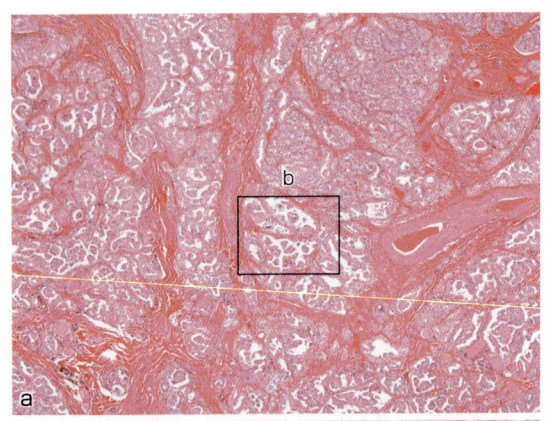

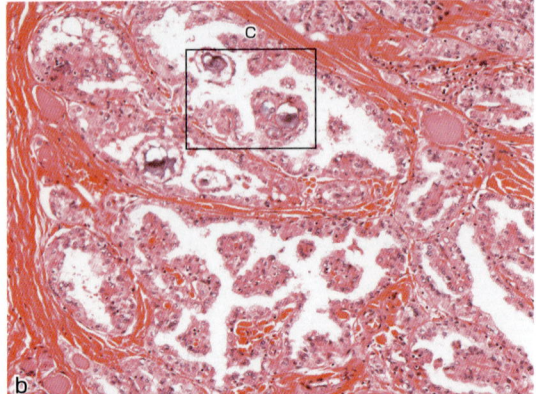

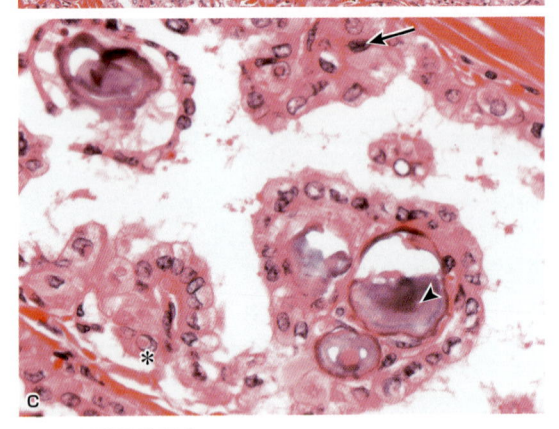

図1　甲状腺乳頭癌
a：乳頭状あるいは濾胞構造を示す腫瘍である．線維化を伴っている．b：乳頭状の部分では砂粒小体が観察される．c：核はすりガラス状で，核溝（矢印）や核内細胞質封入体（＊）がみられる．矢頭：砂粒小体．

4. 甲状腺びまん性硬化型乳頭癌
diffuse sclerosing variant of papillary thyroid carcinoma

■概要

乳頭癌では，前項で記した通常型のほかに，濾胞型，被包型，大濾胞型，好酸性細胞型，高細胞型，びまん性硬化型，篩・モルラ型，Warthin腫瘍様型など，いくつかの亜型が知られている．これらは構造的にそれぞれ異なる特徴を有するが，核は通常型と共通する特徴を示す．

このうちびまん性硬化型乳頭癌は，甲状腺片葉あるいは両葉がびまん性に硬化・腫大する．組織学的には著明な線維化とリンパ球浸潤を背景に，乳頭癌の特徴を示す腫瘍細胞が拡張したリンパ管内（腫瘍塞栓），あるいは充実胞巣を形成し増殖する．扁平上皮化生や多数の砂粒小体が観察されることも特徴である．腫瘤形成が明らかでない例が多いが，通常型乳頭癌の結節を伴うものもある．

■臨床

本亜型は若年者（特に20歳未満）に好発する．ほぼ全例に所属リンパ節転移が認められ，肺に転移する例も珍しくない．しかし通常型と比較し予後は悪くはない．超音波検査で，甲状腺全体に認められる多数の微小な高輝度エコー（砂粒小体に相当する）により発見される例も多い．

Check
- 甲状腺乳頭癌の亜型の一つ
- 若年者に好発
- 著明な線維化・石灰化
- リンパ管腫瘍塞栓
- 扁平上皮化生

More advanced
- 乳頭状構造がみられず，腫瘍全体が濾胞構造よりなる乳頭癌を濾胞型乳頭癌と呼ぶ．濾胞腺腫との鑑別は核の所見による．
- 篩・モルラ型乳頭癌には家族性大腸ポリポーシスに合併する例（Gardner症候群）と合併しない例がある．前者は APC 遺伝子の体細胞変異が認められる．濾胞状，篩状，索状，充実性など多彩な構造を示すほか，モルラと呼ばれる扁平上皮様細胞

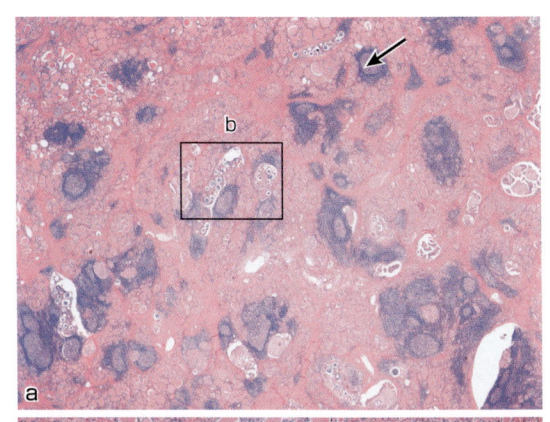

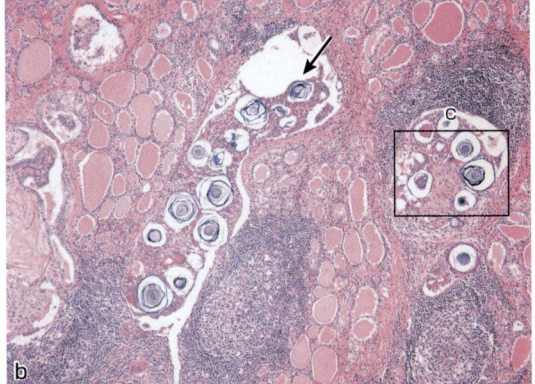

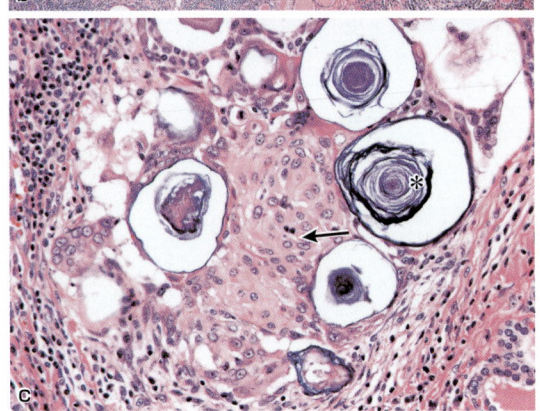

図1　甲状腺びまん性硬化型乳頭癌
a：リンパ濾胞（矢印）や線維化が目立つ腫瘍である．結節形成は明らかでない．b：同心円状の石灰化（砂粒小体）を伴う乳頭癌の胞巣がリンパ管内に認められる．矢印：リンパ管腫瘍塞栓．c：癌細胞には扁平上皮化生（矢印）がみられる．＊：砂粒小体．

の充実胞巣が観察される．

5. 甲状腺濾胞癌
follicular thyroid carcinoma

■ 概要

濾胞癌は濾胞構造を基本とする濾胞細胞由来の悪性腫瘍であり，甲状腺癌の8％程度を占める．乳頭癌の核所見は認められない．腫瘤は被膜で囲まれており，大小の濾胞構造あるいは索状構造を示す．濾胞癌は被膜浸潤，脈管侵襲，他臓器への転移のいずれかの所見を確認することにより濾胞腺腫と区別される．被膜浸潤とは被膜を完全に越えて腫瘍が突出していること，脈管侵襲とは被膜内あるいは被膜近傍の脈管内に腫瘍細胞が侵入していることを指す．細胞の異型は癌と腺腫の鑑別にならないことが本腫瘍の診断に特徴的な点である．濾胞癌はその浸潤形態により，微少浸潤型と広汎浸潤型に二分される．前者は肉眼では被膜浸潤が不明で，組織学的に癌と診断されるものであり，後者は肉眼で浸潤が識別できるものを呼ぶ．広汎浸潤型は微少浸潤型に比べ，当然予後が悪い．

■ 臨床

乳頭癌同様，男女比は1：6と女性に多く発生する．乳頭癌ではリンパ節転移が多いのに対し，濾胞癌ではリンパ節転移の頻度が低く，血行性に肺や骨に転移を生じる．しかし，一般的に進行は遅く，10年生存率は80％を超える．

Check
- 濾胞構造あるいは索状構造
- 乳頭癌の核所見なし
- 被膜浸潤
- 脈管侵襲
- 遠隔転移
- 微少浸潤型と広汎浸潤型

More advanced
- 濾胞癌の20〜30％程度に好酸性細胞の増殖よりなる一群があり，好酸性細胞型濾胞癌と称される（濾胞腺腫でも好酸性細胞型がある）．好酸性顆粒状の胞体を有する．核異型が目立つものもある．
- 濾胞腺腫と濾胞癌を鑑別できる有用なマーカーはまだみつかっていない．

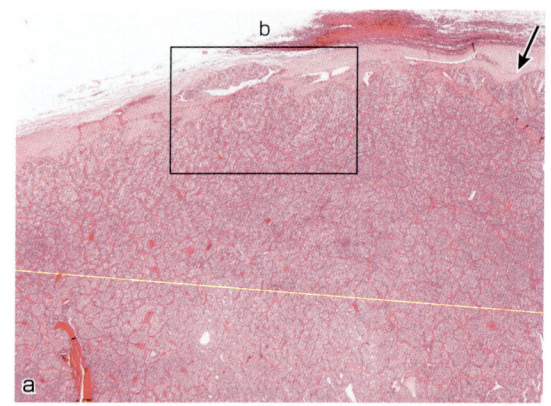

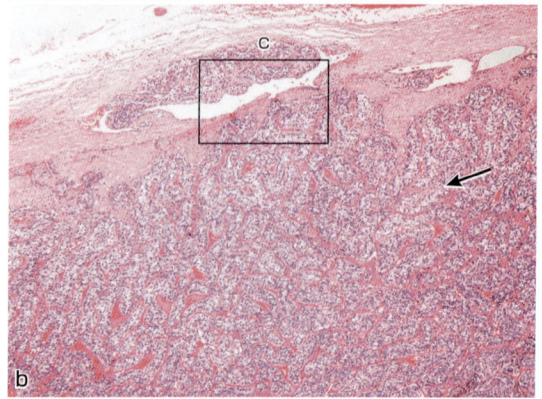

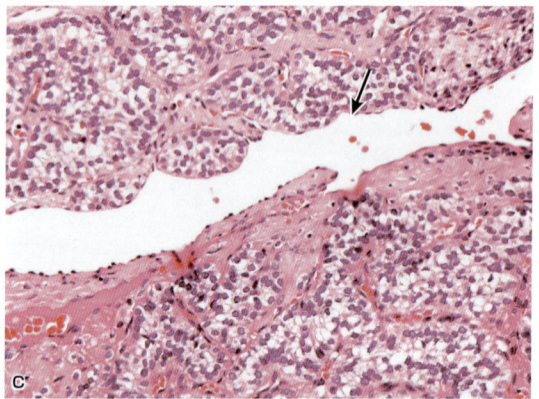

図1　甲状腺濾胞癌
a：被膜（矢印）を有する腫瘍で，腫瘍細胞は索状・小濾胞状構造を示し，増殖している．b：被膜内の血管に腫瘍が侵入している（枠囲み部：脈管侵襲像）．矢印：索状増殖する腫瘍細胞．c：血管内の腫瘍辺縁には内皮細胞（矢印）が確認できる（コンタミネーションとの鑑別）．

- *RAS*の遺伝子変異や*PAX8/PPARγ*遺伝子再構成が濾胞癌の発生に関与するとされる．

6. 甲状腺髄様癌
medullary thyroid carcinoma

■概要

髄様癌はC細胞由来の悪性腫瘍であり，カルシトニン産生を特徴とする．境界明瞭な結節を形成するが，被膜を欠く．構造・細胞形態とも多彩である．構造は充実性，索状，島状など，細胞は多角形，紡錘形，円形など多彩である．間質にはアミロイドの沈着がみられることがあり，診断に有用である．アミロイド沈着部ではしばしば石灰化を生じる．髄様癌の確定診断には，免疫染色を行い腫瘍細胞の胞体がカルシトニン陽性となることが必要である．家族性髄様癌では，多発する小型の髄様癌のほかC細胞過形成と呼ばれる病変が観察されるが，両者の鑑別は難しい．

■臨床

髄様癌のうち約1/3の症例は家族性に発生する．家族性髄様癌には副腎褐色細胞腫や副甲状腺過形成を伴う多発性内分泌腫瘍症2A型（MEN2A），副腎褐色細胞腫に加え神経系腫瘍や骨格異常などを伴う多発性内分泌腫瘍症2B型（MEN2B），他臓器の腫瘍性病変を合併しない家族性甲状腺髄様癌 familial medullary thyroid cancer（FMTC）が知られている．予後のよい順にFMTC，MEN2A，散発性（家族性でない）髄様癌，MEN2Bとなる．

Check

- C細胞由来の悪性腫瘍
- 構造や細胞形態はさまざま
- カルシトニンを産生する
- アミロイドの沈着がみられる
- 1/3の例は家族性に発生する

More advanced

- C細胞由来の良性腫瘍は知られていない．
- 髄様癌は神経内分泌腫瘍であり，免疫染色ではchromogranin A, synaptophysinが陽性となる．
- 髄様癌の診断に役立つ抗体にはカルシトニンのほか，CEA (carcinoembryonic antigen), CGRP (calcitonin gene-related peptide)が知られている．
- 家族性髄様癌にはret遺伝子の変異が認められ，変異部位と病型（MEN2A, MEN2B, FMTC）には強い相関がある．

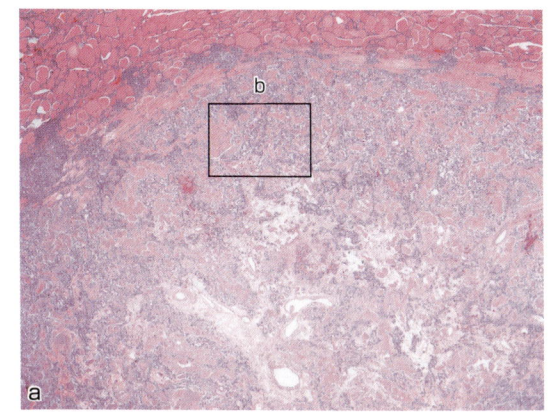

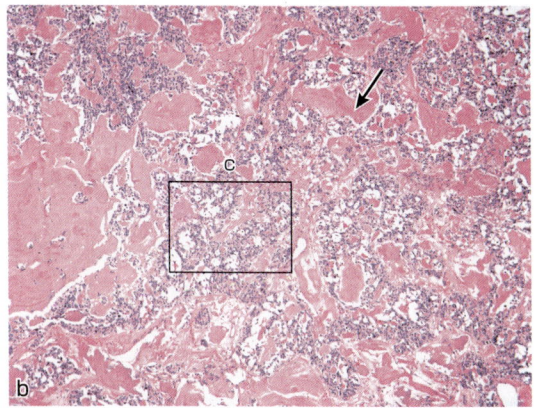

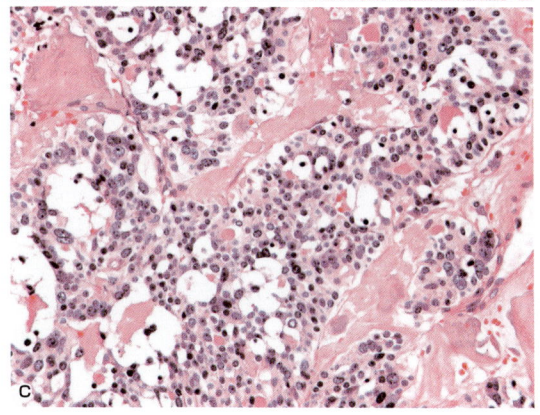

図1 甲状腺髄様癌
a：境界明瞭な腫瘍であり，被膜は明らかでない．b：腫瘍は島状のアミロイド沈着（矢印）を伴っている．c：腫瘍細胞は円形核とやや塩基好性の胞体を有する．

7. 甲状腺未分化癌
anaplastic thyroid carcinoma

■概要

　未分化癌は乳頭癌や濾胞癌といった分化型の癌の脱分化により生じると考えられている．明らかな構造を作らず，顕著な核異型や多形性を示す細胞が充実性に増殖する．細胞形態はさまざまで，紡錘形，多角形などのほか，多核細胞も出現する．異常核分裂像が目立つ．ときには扁平上皮への分化も認められる．周囲組織への浸潤傾向が著明で，地図状の壊死や好中球浸潤を伴うことが多い．平滑筋肉腫，悪性線維性組織球腫といった肉腫との鑑別が問題となるが，その場合はサイトケラチンの免疫染色が陽性となることを確認したい．腫瘍が未分化であるため，サイログロブリンやTTF-1の陽性率はとても低く，肉腫との鑑別には有用でない．腫瘍の一部で前駆病変としての分化癌や低分化癌の成分が認められることがある．

■臨床

　乳頭癌や濾胞癌に比べ男性患者の割合が多く，男女比はおよそ1：2である．高齢者に好発する．甲状腺原発の腫瘍では最も予後が不良である．甲状腺が急速に増大し，嗄声や嚥下困難をきたす．治療抵抗性を示し，多くは診断後1年未満に死亡する．

Check

- 顕著な核異型
- 壊死と炎症細胞浸潤
- 肉腫との鑑別を要す
- サイログロブリンやTTF-1は陰性
- サイトケラチンが陽性となる例が多い
- 予後は最も不良

More advanced

- 分化癌（乳頭癌，濾胞癌）が脱分化を起こし未分化癌が生じる（未分化転化）と考えられている．このイベントには*p53*や*CTNNB1*の変異が関与しているとされる．前駆病変がわからない例も多い．

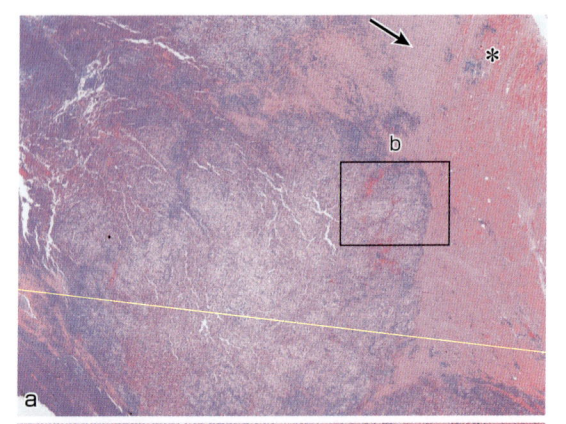

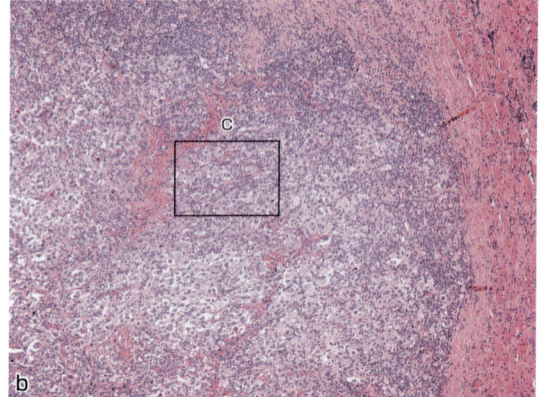

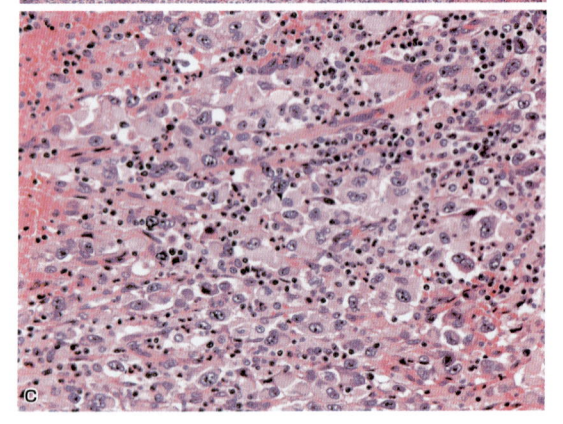

図1　甲状腺未分化癌
a：壊死（矢印）傾向を示す腫瘍で，前頸筋（＊）に浸潤している．b：腫瘍細胞は多数の炎症細胞とともに増殖する．c：接着性の不良な大型異型細胞が認められる．

8. 副甲状腺腺腫
parathyroid adenoma

■概要

　副甲状腺腺腫は境界の明瞭な腫瘍である．明るい胞体を有する主細胞が充実性あるいは腺房構造をとり，増殖する．正常副甲状腺で含まれる脂肪細胞は認められない．小濾胞状構造を示す例もあり，その場合甲状腺腫瘍との鑑別を要する．腫瘍細胞は単調で異型は乏しい．多核細胞や大型異型核が認められても，悪性とする根拠にはならない．被膜外には正常あるいは萎縮した非腫瘍成分が認められ（normal rim），これが腺腫と診断する一つの根拠となる．一方，副甲状腺過形成では被膜が形成されず，主細胞と好酸性細胞が脂肪細胞を混在しつつ，大小の結節を形成する．ただし，組織像のみで腺腫と過形成を鑑別するのが難しい例は少なくない．また，原発性副甲状腺機能亢進症の1〜2％に副甲状腺癌がある．明らかな被膜浸潤や脈管侵襲を確認することで癌と診断される．

■臨床

　原発性副甲状腺機能亢進症の80％程度は本腫瘍が原因である．多腺病変である過形成とは異なり，通常は単腺病変である．縦隔，食道後部，甲状腺内に発生する場合もある．

Check

- 主細胞の単調な増殖で，脂肪細胞を欠く
- 被膜を有する
- normal rim
- 腺腫は単腺病変，過形成は多腺病変
- 神経内分泌マーカー（chromogranin A, synaptophysin），PTHが陽性

More advanced

- 副甲状腺腺腫と過形成は組織学的鑑別が困難なことが多いが，術中迅速iPTH測定の普及により，臨床現場で両者の鑑別に悩むことが少なくなった．
- 30歳代以下ではMEN1の可能性を考えたい．
- *HRPT2*遺伝子がコードするparafibrominは副甲状腺腺腫では発現するが，副甲状腺癌では発現が低下する．

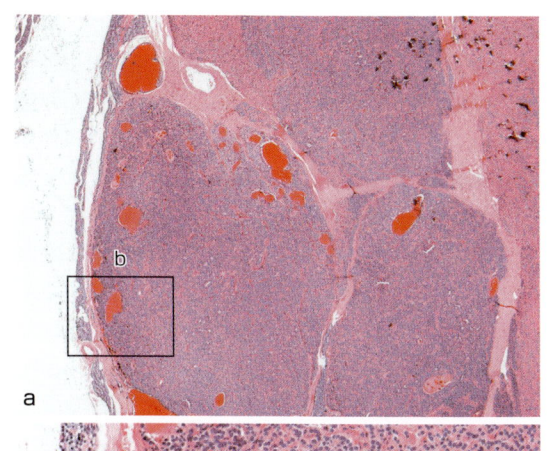

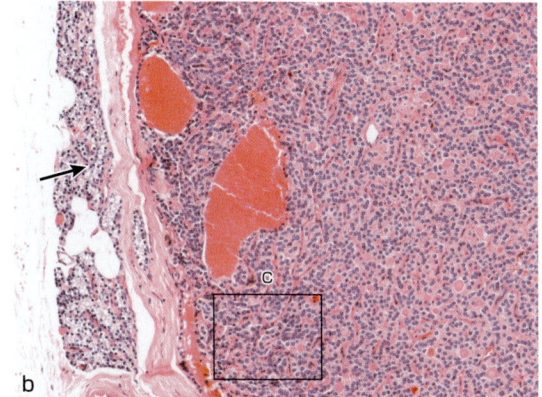

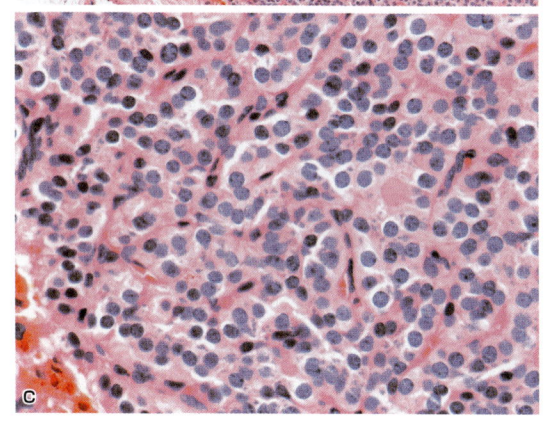

図1　副甲状腺腺腫
a：腫瘍は分葉状構造を示す．b：腫瘍細胞は索状・充実性の増殖を示す．左には"normal rim"（矢印）が認められる．核のサイズの違いに注目．c：腫瘍細胞の核は円形で，単調に増殖する．

9. アルドステロン産生副腎皮質腺腫
aldosterone-producing adrenocortical adenoma

■概要

　アルドステロン産生副腎皮質腺腫は割面が黄色調の境界明瞭な結節を形成する．脂質に富んだ明澄な胞体を有する細胞（淡明細胞），あるいは顆粒状好酸性胞体を有する細胞（緻密細胞）が索状・胞巣状に配列し，密に増殖する．核内細胞質封入体がみられることもある．濃染大型核を有する細胞の出現がみられる場合があるが，癌を示唆する所見ではない．非腫瘍部の球状層に過形成性が生じることが知られており，"paradoxical hyperplasia"と称される（アルドステロンの産生源ではない）．この発生原因はまだよくわかっていない．副腎皮質癌との鑑別には，①核異型，②細胞分裂像の亢進，③異常核分裂像，④好酸性細胞質，⑤索状構造，⑥凝固壊死，⑦被膜浸潤，⑧毛細血管浸潤，⑨静脈侵襲のうち，3項目以上が認められれば癌とするWeissのクライテリアが広く用いられている．

■臨床

　副腎からのアルドステロン過剰分泌により，高血圧や低カリウム血症を引き起こす．男女比は1：1.5で50歳代に多い．腫瘍は2cm以下が多く，他の副腎腫瘍より小さい傾向にある．

Check

- 割面は黄色調
- サイズは小さめ
- 淡明細胞と緻密細胞よりなる
- paradoxical hyperplasia

More advanced

- 近年，副腎静脈サンプリング検査により，高血圧患者で微小（数mm大）な腺腫が発見されることが多くなった．これにより本態性高血圧症の3〜10％の原因が本症であることがわかってきた．
- コルチゾール産生腺腫は径2.5cm以上で，アルドステロン産生腺腫よりも大型である．肉眼的に黄色部・褐色部が混在し，組織学的には淡明細胞・緻密細胞が種々の割合で存在する．非腫瘍部では束状層・網状層が萎縮する．

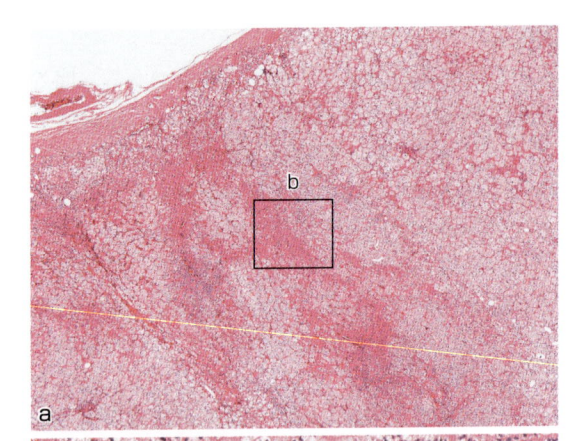

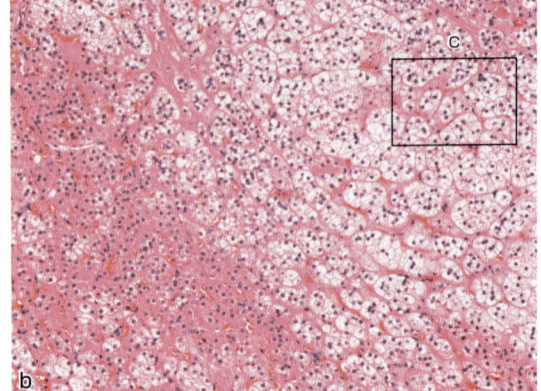

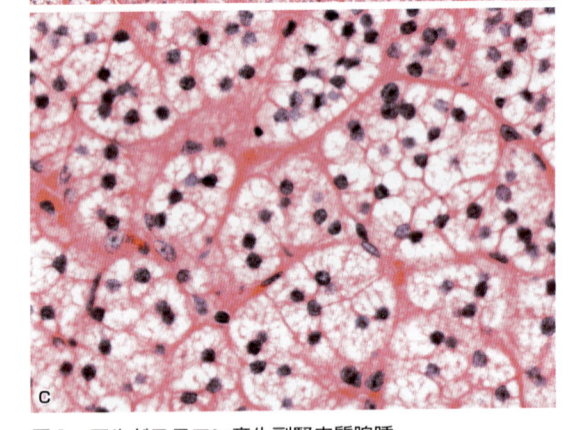

図1　アルドステロン産生副腎皮質腺腫
a：胞体の明澄な細胞と好酸性の細胞が混在し，増殖している．b：腫瘍細胞は索状・胞巣状の構造をとる．c：明澄な細胞では泡沫状の胞体が観察される．

10. 副腎褐色細胞腫
adrenal pheochromocytoma

■概要

　褐色細胞腫は副腎髄質に発生する交感神経節由来の腫瘍である．副腎以外の交感神経節・副交感神経節から発生する腫瘍は，パラガングリオーマあるいは副腎外褐色細胞腫と呼ぶ．割面が茶褐色の境界明瞭な腫瘤を形成する．しばしば出血や囊胞化をみる．多角形で，顆粒状，やや塩基性な胞体を有する細胞の充実性増殖がみられるタイプと，淡好酸性の円形細胞が細い線維性隔壁で囲まれた胞巣（zellballen 配列）を形成するタイプがある．後者タイプの胞巣周囲にはS-100蛋白陽性の繊細な支持細胞と毛細血管が認められる．腫瘍細胞は核の多形性が目立つことがあるが，悪性を示唆する所見ではない．胞体には空胞や好酸性硝子滴，あるいは茶褐色顆粒がみられることがある．免疫組織学的に，腫瘍細胞は神経内分泌マーカー（chromogranin A, synaptophysin）が陽性となる．30％程度は悪性の経過をとるものがあるが，良悪の組織学的鑑別法はいまだ確立されていない．

■臨床

　アドレナリン・ノルアドレナリンなどのカテコールアミンの過剰分泌により，高血圧や代謝の亢進を生じる疾患である．50歳代に発症することが多く，男女差はない．20〜30％は MEN2A, MEN2B など，家族性に発生する．

Check

- 茶褐色の割面
- 顆粒状好塩基性細胞
- zellballen 配列
- 神経内分泌マーカー陽性

More advanced

- 家族性に発生する褐色細胞腫（パラガングリオーマ）では，SDHB, SDHD の遺伝子変異が認められる．特に SDHB 変異は重要な予後因子であることがわかってきた．

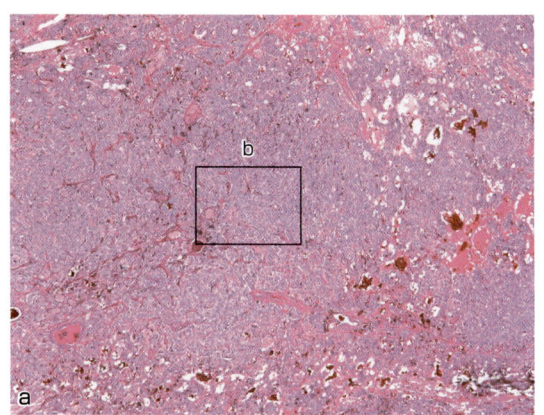

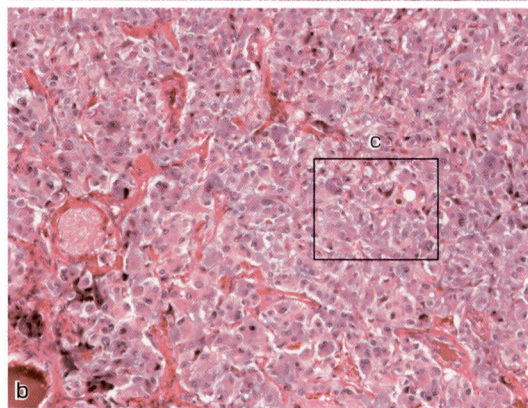

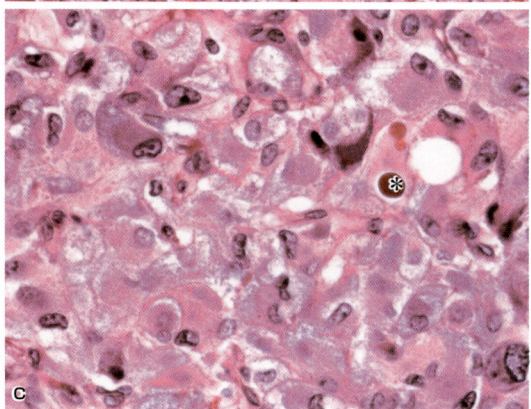

図1　副腎褐色細胞腫
a：腫瘍細胞は充実性あるいは索状に増殖する．b：腫瘍細胞の胞体は豊富で好塩基性を示す．c：胞体に好酸性硝子滴（*）のみられる細胞がある．

14

皮膚
髙澤豊

皮膚 [総論]

A. 皮膚の役割

皮膚は体表を被覆し，外界との境界をなす．成人で総面積1.5～1.8m^2，重量は3,000～3,500gに達するが，単なる隔壁でなく，生命維持に不可欠な種々の機能を営む重要な臓器である．すなわち，外からの物理的作用(外力，乾燥，浸透圧変化，温度変化，光線・放射線)，化学的刺激，微生物の侵襲から身体を保護し，体温調節，水分蒸泄に重要な役割を果たす．また，痛覚，触覚，圧覚，温度覚などの感覚器でもある．

B. 組織学的構造

皮膚表面は，皮溝と呼ばれる大小の溝が交差し，その間は皮丘と呼ばれる菱形または三角形の隆起をなしている．

組織学的には皮膚は表皮，真皮，皮下組織の3層に大別される．爪，毛嚢皮脂腺，汗腺，乳腺などの付属器を備える．

表皮は外胚葉性の角化重層扁平上皮で，下から順に基底層，有棘層，顆粒層，透明層，角層と呼ばれる(図1)．基底層は表皮最下層で1層の基底細胞よりなる．隣接細胞とデスモゾームや裂隙接合で結合する．真皮に接する部分はヘミデスモゾームで基底膜に結合する．表皮細胞の新生補充の場であり，しばしば核分裂像がみられる．有棘層は数層から10層程度の好塩基性で多角球形の細胞で満たされ，比較的細胞間隙が広く，互いにデスモゾームで結合しており，光顕的には細胞質が棘のように伸びた細胞間橋としてみえる．有棘層の表側には紡錘形の断面を示す細胞が2～3層重なり，その細胞質にはヘマトキシリンに濃染するケラトヒアリン顆粒が見出される(顆粒層)．その表層には無構造均質の薄い淡明層があってエオジンに好染し，さらに角質層がその上を覆う．角質層の主成分はケラチンと呼ばれる硫黄を含んだ硬い蛋白質である．

表皮には以上のようなケラチノサイト系細胞のほか，2種類の代表的細胞が見出される．一つはメラノサイト(メラニン産生細胞)で，基底層に点在し，チロシナーゼを含み，血中からチロシンをとってメラニンを生成する．発生学的に神経堤に由来する神経系細胞で，長い分岐する樹枝状突起を出す(樹状細胞)．もう一つはLangerhans細胞で，有棘層，とくにその上半部に散在する．濃染核と明るい細胞を持ち，電子顕微鏡的に特異な構造を持つBirbeck顆粒を容れる．骨髄由来の細胞であり，抗原情報の伝達にあずかる．

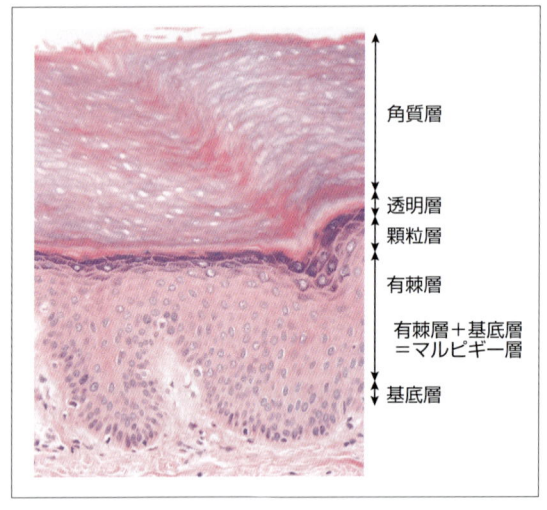

真皮は表皮に接する1～2mmの厚さの緻密な結合組織層で，膠原線維，弾性線維，細網線維を含む．乳頭層と網状層に分けられる．線維芽細胞，マクロファージ(組織球)，肥満細胞，あるいはリンパ球や形質細胞がみられる．皮下組織は疎性結合組織で，脂肪組織を含む．

真皮や皮下組織には多数の神経線維が分布する．大部分は知覚神経で，血管に沿って皮膚に入り，皮下および真皮で神経叢を作り，表皮内に無髄線維を送る．触圧覚や振動覚の受容器であるMeissner小体やPacini小体などの終末小体も分布している．皮膚の血管は動静脈ともに皮下組織深部および真皮で血管網を作り，乳頭部で毛細血管係蹄が形成されている．小動脈と小静脈の間では皮膚グロムスの構造がみられる．

汗腺のうちエクリン汗腺は細い単一管状腺で毛球状に迂曲し，導管を経て体表に開く．腺上皮細胞は，漿液細胞(明調細胞)と粘液細胞(暗調細胞)

図1 表皮の構造
（角質層／透明層／顆粒層／有棘層／有棘層＋基底層＝マルピギー層／基底層）

表1 原発疹

- 斑：限局性で，平坦な皮膚の色調変化
- 丘疹，局面：皮膚の限局性の隆起性病変
- 結節，腫瘤：丘疹の大きいもので皮膚内，皮下組織に限局するもの
- 小水疱および水疱：内部に血清，血漿を含む限局性，単発または群発の皮膚の隆起
- 膿疱：小水疱の内容が膿であるもの
- 囊腫：結合組織あるいは上皮性の壁を有し，内容は液体・細胞成分・脂肪などからなる真皮内の空洞
- 蕁麻疹・膨疹：皮膚の限局性浮腫による境界明瞭な扁平隆起

表2 続発疹

- びらん：表皮の欠損
- 潰瘍：表皮から真皮に及ぶ欠損
- 膿瘍：真皮または皮下に膿の貯留したもの
- 鱗屑：不十分な角化をした皮膚の表層組織で，魚の鱗状に剝がれるもの
- 痂皮：乾燥した血清，膿，あるいは壊死物
- 胼胝：表皮角層の限局性増殖肥厚
- 瘢痕：創傷治癒後組織欠損を埋めた結合組織性肉芽組織
- 萎縮：皮膚の組織の退行変性により皮膚の菲薄化した状態

からなり，基底部に筋上皮細胞が存在する．アポクリン腺は大型の上皮細胞で好酸性の胞体を持ち，アポクリン分泌像を呈する．

皮脂腺は真皮内に胞巣状に集積する明るい細胞群からなり，いくつかの胞巣の導管が合流して毛包上部に開く．腺体最外層が細胞形成帯で，胞巣中心に近づくほど核が縮小し，胞体内の脂肪滴が大きくなり融合する．

毛髪は，内側より毛髄質，毛皮質，毛小皮から構成される．毛包は，上皮性の内外毛根鞘とその外側の結合織性毛包からなる．内毛根鞘は内側より鞘小皮，Huxley層，Henle層に分かれる．

C. 皮膚病変の肉眼的変化

肉眼でみてわかる皮膚病変を発疹といい，原発疹（表1）と続発疹（表2）に大別される．

● 症候群的な発疹名

- 湿疹：様々な刺激に対する特異な反応を基盤とした非伝染性表皮真皮の炎症である．
- 苔癬：丘疹が多数集簇または散在し，乾燥した鱗状の皮膚病変である．
- 苔癬化：慢性皮膚疾患で硬化し，皮野形成の著明な状態をいう．

D. 皮膚病変の組織学的変化

● 表皮に関する変化

- 過角化：角化の異常亢進，角質層肥厚の状態をいう．
- 錯角化：角化層において有核のままで角化する状態をいう．
- 棘細胞症：マルピギー層（有棘層）の過形成をいう．
- 乳頭腫症：真皮乳頭が上方に延長し，表皮が不規則に波動を示す状態をいう．
- 異常角化：未熟な角化をいう．異常な細胞の異常な角化を指す．
- 角化細胞の壊死：シバット体 Civatte body と呼ばれる表皮の中または直下にみられる好酸性ヒアリン球体が知られている．
- 海綿化：表皮細胞間に浮腫が生じて互いに離解することをいう．
- 棘融解：デスモゾームの変性・形成不全により表皮細胞相互の結合が失われることをいう．
- 液状変性：基底細胞が散発的に浮腫を伴う壊死に陥ることによって表皮真皮接合部が空胞状に変化し，不明瞭になった状態をいう．

● 真皮における変化

真皮における変化としては，炎症細胞浸潤，肉芽腫形成，色素失調症，腫瘍（血管腫，線維腫，組織球腫，リンパ腫，いろいろな肉腫など），血管の変化（充血，虚血，血管拡張，出血，浮腫など），膠原線維の変性，沈着症（ムチン，アミロイド，石灰化など），萎縮などがある．

● 皮下組織の変化

皮下組織の変化としては脂肪織炎，肉芽腫，萎縮，壊死，脂肪融解，腫瘍などがある．

E. 皮膚疾患の病理診断学

発疹の組み合わせが臨床的な疾患分類を構成していることが多く，形態学的な診断の前提となるのは，肉眼的な発疹学の理解である．顕微鏡観察の目的は組織学的に特異な変化を読み取り，解釈を行うことであるが，その前提となるのは組織学的変化の基本的な概念の知識である．

しかし，形態学的な変化は皮膚疾患の一つの側面にすぎない．既往歴や現症経過などの臨床情報や他の補助的検査所見を考慮することによって，病理"診断"が初めて可能となる．

1. アトピー性皮膚炎
atopic dermatitis

■概要

　湿疹とは，紅斑，丘疹，水疱，膿疱，痂皮などの様々な浸潤性発疹が急性，亜急性，慢性の経過で出現するアレルギー性機序に基づく非感染性皮膚炎の総称であり，アトピー性皮膚炎は湿疹性（海綿状）皮膚反応を示す疾患の一つである（図1）．表1に代表的な湿疹性疾患を示す．

■臨床

　アトピー性皮膚炎とは，増悪，寛解を繰り返す搔痒のある湿疹を主病変とする疾患で，多くの場合アトピー素因（気管支喘息やアトピー性皮膚炎などの家族歴，食物アレルギーなどの既往歴，IgE抗体を産生しやすい素因）を持つ．臨床的な診断基準は，搔痒，特徴的な皮疹（湿疹，分布），慢性・反復性経過である．

■病理（図2）

　初期像をみることはまずない．生検標本では慢性期の湿疹反応をみることが多い．搔爬，摩擦による変化による修飾がしばしば加わり，鱗屑や痂皮を伴うこともある．慢性期では海綿状変化は軽く，ときに基底部の液状変化がみられる．

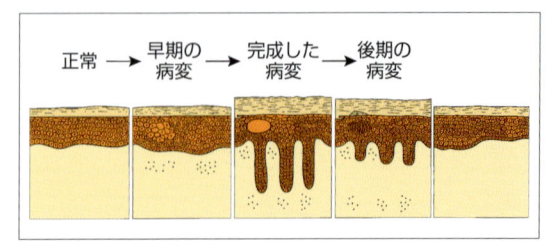

図1　湿疹の経時的変化

表1　代表的湿疹性疾患

| 接触性皮膚炎 |
| アトピー性皮膚炎 |
| 脂漏性皮膚炎 |
| 自家感作性皮膚炎 |

Check

- 湿疹の経時的変化
- アトピー素因

More advanced

- アトピー性皮膚炎の発症機序は十分解明されていないが，その発症にフィラグリン遺伝子の変異が重要な役割を果たすことが近年明らかになった．
- フィラグリン遺伝子の変異はアトピー患者の30〜50％に同定される．

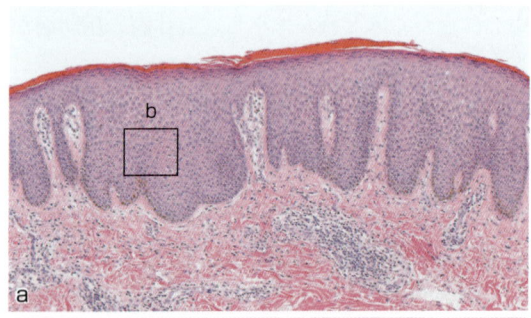

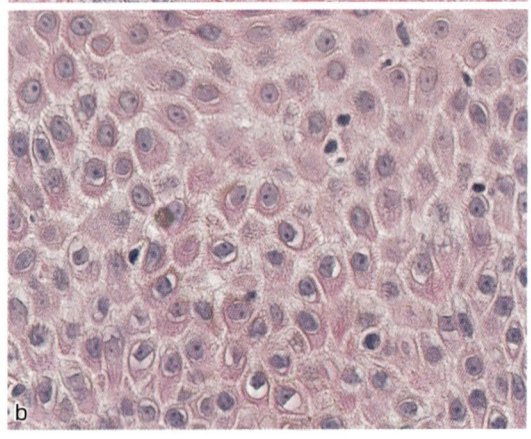

図2　アトピー性皮膚炎（慢性期）
a：弱拡大像．過角化，有棘層肥厚，表皮突起の延長，真皮表層部の血管周囲性のリンパ球浸潤がみられる．b：強拡大像．有棘細胞層では細胞間浮腫が著明であり，細胞間橋が明瞭である．リンパ球もまばらに浸潤している．

2. 水疱性皮膚症
bullous dermatoses

■概要

水疱形成を主体とする皮膚疾患を総称して水疱性皮膚症(あるいは単に水疱症)と呼ぶ．自己免疫性(後天性)および遺伝性(先天性)に2分される．水疱形成には棘融解，海綿状態，細胞融解，表皮融解などの機序が必要であり，その結果生じた水疱は表皮内水疱intraepidermal bullaと表皮下水疱subepidermal bullaに分けられる．自己免疫性水疱症のうち，表皮内水疱を形成する群は天疱瘡群，表皮下水疱を形成する群は類天疱瘡群と呼ばれる．

■臨床

天疱瘡群は，ケラチノサイト間を結合するデスモゾームの構成分子(デスモグレイン1および3)に対する自己抗体のために，棘融解が生じ，広範な弛緩性水疱を形成する疾患である．皮膚だけでなく口腔粘膜にも水疱や有痛性かつ難治性のびらんを形成する．ステロイド使用前は死亡率が高い疾患であった．

類天疱瘡群は，基底膜のヘミデスモゾームを構成する17型コラーゲンやBP230蛋白に対する自己抗体によって生じる疾患で，鼠径部や腋窩部に紅斑を伴う緊満性の大きな表皮下水疱をきたす．老人や小児に多く，慢性の経過をたどる．

診断は臨床像や病理組織像とともに，抗デスモゾーム抗体あるいは抗抗基底膜抗体を蛍光抗体直接法やELISA法によって証明することによってなされる．

■組織(図1～2)

尋常性天疱瘡は，表皮基底部の細胞間浮腫で始まり，細胞間橋が消失し，その部にできる間隙が広がって水疱となる．初期には，細胞間浮腫と好酸球浸潤が目立つことがある．水疱中には接着性を失った変性表皮細胞が浮遊する．尋常性天疱瘡では水疱は基底層上部にでき，その底部には基底細胞が1列に並び，多少時間がたつと，真皮乳頭が，水疱内へ突出し，その表面を再生した基底細胞が数層に覆い，いわゆるvilliを形成する．炎症性反応は少ない．

類天疱瘡では，表皮と真皮の間に分離が起こり，表皮下水疱を形成し，種々の程度に，好酸球

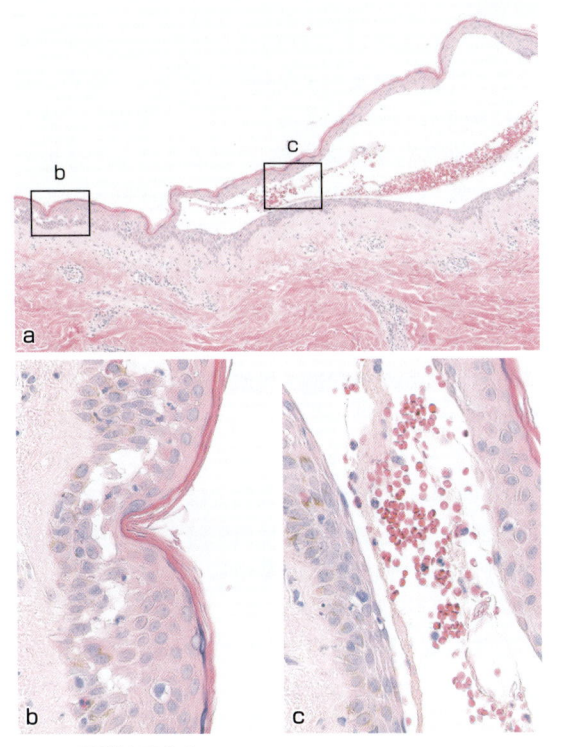

図1 尋常性天疱瘡
a：弱拡大像．少量の赤血球を容れた表皮内水泡の形成がみられる．また，周囲の表皮内に裂隙形成を認める．b：強拡大像．表皮内に裂隙形成をみる．炎症細胞浸潤は乏しい．c：強拡大像．表皮内水泡には血球とともに変性に陥った表皮細胞が浮遊している．

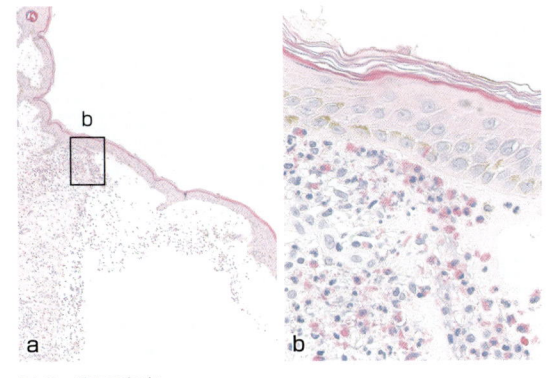

図2 類天疱瘡
a：弱拡大像．表皮下水泡の形成がみられる．b：強拡大像．水泡内には好酸球の浮遊が目立つ．

を主とする炎症細胞浸潤が起こる．好酸球は真皮内にも認められる．

3. 母斑細胞性母斑
nevocellular nevus

■概要
母斑 nevus とは「遺伝的または胎生的素因に基づき，生涯のさまざまな時期に発現し，極めて緩徐に発育し，かつ色調あるいは形の異常を主体とする，限局性の皮膚奇形」と定義される．奇形でありながらも腫瘍の性格を有し，過誤腫として考えられることもある．これらの病変のうち，神経堤由来の母斑細胞の増生による良性腫瘍を母斑細胞性母斑と称する．母斑細胞は，神経堤由来のメラノサイトとSchwann細胞のいずれにも成熟しきれていない分化状態の細胞である．

■臨床
先天性と後天性の母斑がある．小さなものは，黒子(ほくろ)と呼ばれ，大部分は後天性である．比較的大きなものの多くは出生時よりあり，黒あざと呼ばれ，頭頸部に好発する．

■病理(図1～3)
増生する母斑細胞の存在部位から次の三型に分類される．いずれも腫瘍細胞が特有の胞巣を形成して増生する．
- 境界母斑：母斑細胞が表皮真皮境界部に限局して増生する．
- 複合母斑：境界母斑と真皮内母斑の混合型である．
- 真皮内母斑：母斑細胞が真皮内でのみ増生しているものである．

Check
- 母斑とは
- 母斑細胞性母斑の分類

More advanced
- 真皮内母斑では，真皮上層では胞巣状や索状の構造が明瞭であるが，深部にいくにしたがって，細胞は小さく円形になり，やがて紡錘形になることがある．これを母斑細胞の成熟 maturation といい，良性を示唆する所見である．悪性黒色腫との鑑別上重要である．

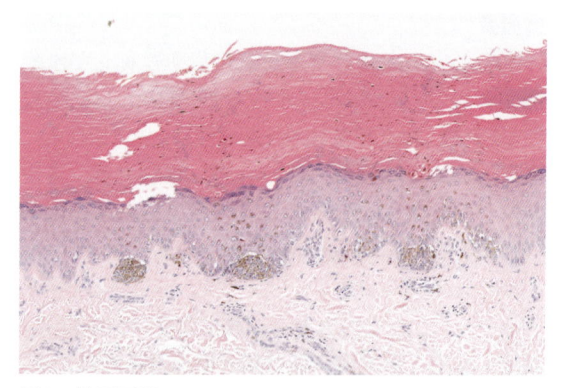

図1 境界母斑
表皮突起の先端部に母斑細胞の胞巣がみられる（角質層の厚い足底部の皮膚）．

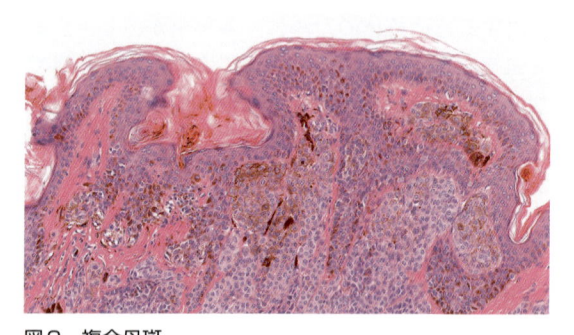

図2 複合母斑
表皮内にも真皮にも母斑細胞の胞巣状増生がみられる．メラニンを含む細胞は母斑細胞および周囲のケラチノサイトや真皮内の組織球である．

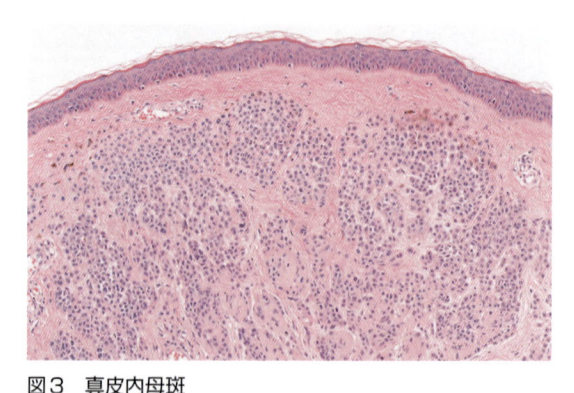

図3 真皮内母斑
表皮に著変なく，真皮内に母斑細胞が増生している．母斑細胞の成熟がみられる．

4. 乾癬 psoriasis

■ 概要

乾癬は，炎症性角化症の代表的なものである．銀白色の鱗屑を有する境界明瞭な紅色丘疹が症状の主体である．人種差(白人に多い)，地域差(北方に多い)，遺伝的素因(家族内発症が多い)などが知られている．乾癬では表皮細胞の増殖の亢進と分化不全がみられるが，病因は不明である．

■ 臨床

尋常性乾癬は青年から中年の頭皮，仙骨部，四肢伸側などに好発する角化性紅斑が主体である．慢性に経過し，増悪と寛解を繰り返す．

鱗屑を軽く擦ると，銀白色葉状の落屑が次々と剝げ落ちる蠟片現象，さらに擦り続けると滲出性紅斑が現れ，点状小出血点が湧き上がるAuspitz現象，正常な皮膚に物理的刺激を与えると，その部分に発疹が出現するKöbner現象などの検査所見を認める．

■ 組織(図，1〜2)

乾癬型反応として知られる特徴的な変化，すなわち，①表皮突起の延長と拡大が比較的規則正しく起こり，②種々の程度の角質増殖を伴う不全角化，③顆粒層の菲薄化ないし消失，をみる．しばしば④乳頭上部の表皮菲薄化と好中球浸潤，⑤角化層直下での変性好中球の集合(Munro微小膿瘍)をみる．

病理組織学的には膿疱を伴うか否かにより2つに大別される．膿疱を伴わない尋常性乾癬と，膿疱を伴う膿疱性乾癬である．

> **Check**
> - 乾癬型反応
> - 蠟片現象，Auspitz現象，Köbner現象

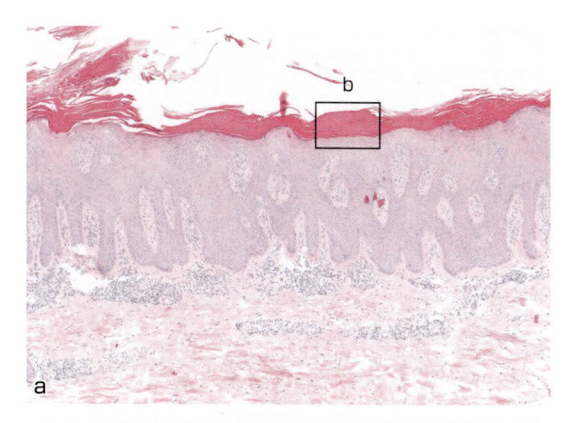

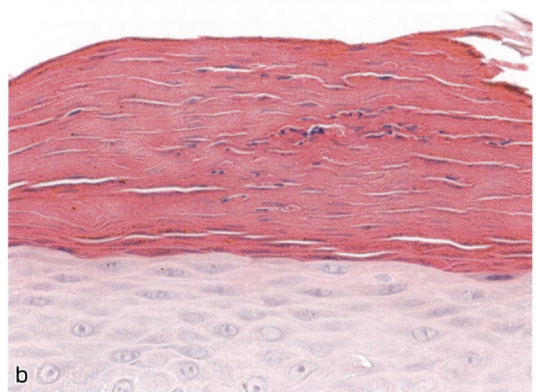

図1 尋常性乾癬
a：弱拡大像．表皮突起が棍棒状に規則正しく延長し，表面には過角化，錯角化を伴う．真皮表層部にはリンパ球浸潤がみられる．b：強拡大像．顆粒層はほとんど消失し，有棘層から錯角化を示す角質層に移行している．

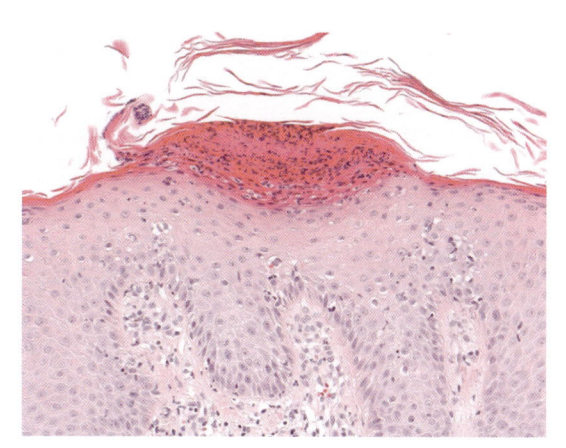

図2 膿疱性乾癬
角質層下に膿疱形成がみられる．

5. 脂漏性角化症
seborrheic keratosis

■概要
　加齢とともに中年以降，顔，頸，体幹などに発生する良性腫瘍であり，老人性疣贅とも呼ばれる．表皮や毛包漏斗部の角化細胞が由来とされる．

■臨床
　単発あるいは多発する境界明瞭な褐色丘疹の形態を示す．手掌足底には生じない．脂漏性角化症は，最も頻繁に生検される病変の一つである．

■病理（図1〜2）
　同一疾患と思えないほど多彩な組織像を呈するが，いずれにも共通した特徴は，①腫瘍が周辺の正常皮膚を結ぶ線から上方へ増生していること，②角質増生，表皮肥厚，および乳頭腫症を示す，ことである．増生する細胞は有棘細胞と基底細胞様細胞で両者の比は一定しない．細胞が異型性を示すことはない．次のような代表的な亜分類がある．

・角化型：角質増生が著明で，表皮は乳頭状に上方に突出し，その間に角質の充満した陥入部がみられる．この陥入部は表皮内で不規則に曲がるので切片の方向によっては不連続の囊胞状構造にみえる．これを偽性角質囊胞と呼ぶ．

・表皮肥厚型：表皮は著しく肥厚し，基底細胞様細胞が連なり，その中に偽性角化囊胞が認められる．角質増生と乳頭腫症はあまり著明ではない．

・腺様型：表皮から連続して基底細胞様の腫瘍細胞が，2列に配列した索状増生を示す．しばしば表皮肥厚型と合併し，またその一部として存在する．

・クローン型：腫瘍細胞が表皮内に周囲と境界明瞭な胞巣形成をなして増生する．

　また，脂漏性角化症が化学的あるいは物理的刺激を受けると，Bowen病や扁平上皮癌と紛らわしい像をとることがある．これを被刺激型脂漏性角化症 irriated seborrheic keratosis という．

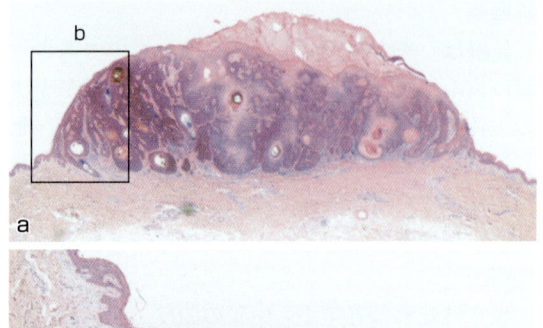

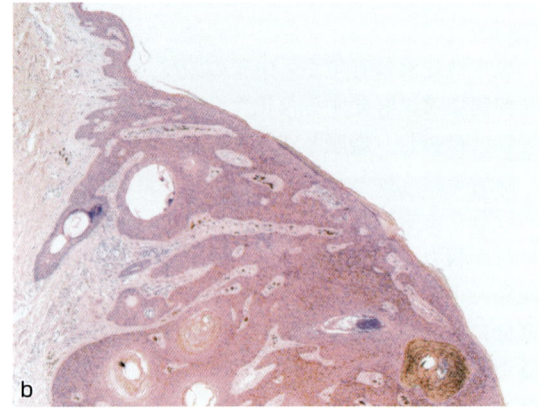

図1　脂漏性角化症，表皮肥厚型
a：ルーペ像．表面はおおむね平滑で，表皮基底線より上方に向かって増殖し，表皮肥厚型に亜分類される脂漏性角化症である．b：弱拡大像．表皮肥厚とともにメラニン沈着が目立つ．

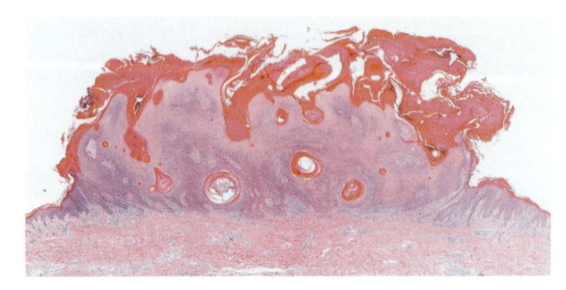

図2　脂漏性角化症のルーペ像
高度の角化と乳頭腫症の著明な病変である．

Check
- 良性"腫瘍"である
- 特徴的な組織像があるが，多彩な腫瘍である

More advanced
- 急激に全身に脂漏性角化症が多発し，搔痒を伴う場合には，Leser-Trélat徴候と呼ばれ，内臓癌を伴うことがある．

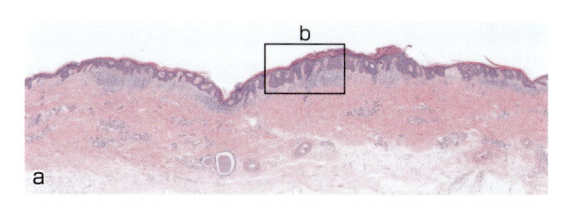

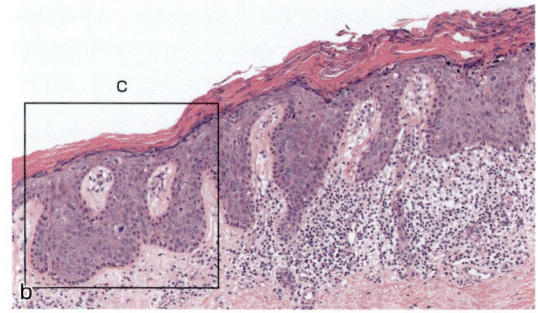

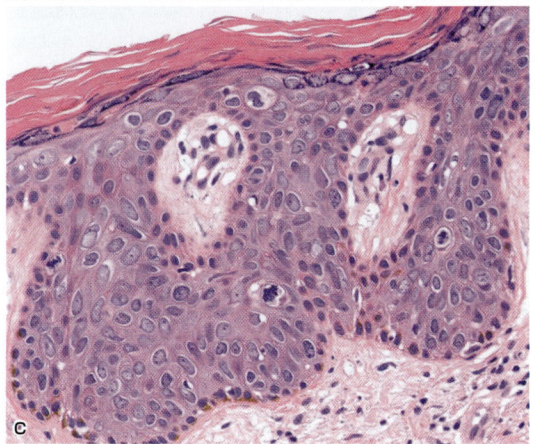

6. Bowen 病
Bowen's disease

■概要
Bowen病は，徐々に拡大する慢性湿疹様を呈する表皮内癌で，表皮内扁平上皮癌の一型である．

■臨床
高齢者に単発する．通常，無症候性の境界明瞭でわずかに隆起する褐色の浸潤性局面を形成する．露出部に単発するBowen病は紫外線やHPVが発症に関与する．多発例では慢性砒素中毒との関連性が高い．

放置すると基底膜を破って浸潤性に増殖することがあり，このように進行したものをBowen癌という．また，内臓癌の合併は稀ではない．

■病理（図1）
組織像は in situ の扁平上皮癌で，腫瘍細胞は異型性が強く，核は大きく，濃染する．細胞配列がきわめて不規則で，かつ，異常角化やときに癌真珠形成を示す．表皮表層では胞体が空胞化し，Paget細胞様にみえることもある．表皮全体は表皮突起の延長と著明な不全角化のため肥厚する．真皮上層にはリンパ球を主とする細胞浸潤が強い．表皮基底膜はよく保たれ，腫瘍細胞は完全に表皮内にとどまっている．

Check
- 表皮内扁平上皮癌の一型である
- 多発例は慢性砒素中毒と関連がある
- 浸潤癌に進行したものはBowen癌という

More advanced
- 外陰部の皮膚あるいは粘膜にBowen病が生じることがある．陰茎亀頭部に生じるものはQueyrat紅色肥厚症 erythroplasia of Queyrat といわれ，若年女性外陰部に好発するものはBowen様丘疹症 Bowenoid papulosis といわれる．いずれも臨床診断名であり，組織学的には同様の像である．

図1 Bowen病
a：ルーペ像．不規則な過角化，表皮突起の延長，真皮表層部の帯状のリンパ球浸潤を伴う病変である．b：低拡大像．異型表皮細胞が表皮全層性に増殖している．c：強拡大像．腫瘍細胞は異型性が強い．しばしば核分裂像がみられる．大型で細胞質の豊富な異型細胞（Paget病細胞様細胞）が孤立性に表皮表層部にみられる．

7. 基底細胞癌
basal cell carcinoma

■概要

　表皮基底細胞に類似した細胞よりなる悪性腫瘍である．基底細胞上皮腫，基底細胞腫と同義である．表皮基底細胞の癌ではなく，発生母細胞は，表皮芽細胞から毛原基（付属器原基）への分化能を獲得した段階の細胞と考えられている．局所侵襲性は強いが転移は極めて稀という生物学的特性を持ち，毛包，皮脂腺，汗腺に似た組織像を示すこともあり，上皮胚原基の過誤腫とする説もある．

■臨床

　皮膚悪性腫瘍の中で最も頻度が高いものである．紫外線などが誘因となり，高齢者の顔面の正中寄りに好発する．上皮胚原基の存在しない手掌足底，粘膜には発生しない．日本人の基底細胞癌の9割以上は色素性であり，硬い黒褐色の光沢を示す小結節をなし，しばしば潰瘍を伴う．

■組織（図1～2）

　腫瘍胞巣の構築による分類では，充実型，角化型，囊腫型，腺様型，表在型，斑状強皮症型などに分けられる．共通する組織所見は，腫瘍細胞は楕円形核を有し，細胞質が乏しく，表皮基底細胞と類似しており，充実性あるいは索状に配列する．表皮と連続した胞巣をなし，胞巣辺縁部では核が基底膜に対して垂直方向に向かい，棚状に配列するのが特徴である（peripheral palisading）．腫瘍胞巣と周囲間質の間に裂隙形成や粘液の沈着がみられるのも特徴の一つである．

Check

- 頻度の高い皮膚癌
- 局所侵襲性は強いが，転移は稀で，予後は良好

More advanced

- 治療をしないと正常組織を破壊しつつ増殖する．
- 常染色体優性遺伝の稀な疾患の一つである基底細胞母斑症候群では，小児期より複数の基底細胞癌を発症する．

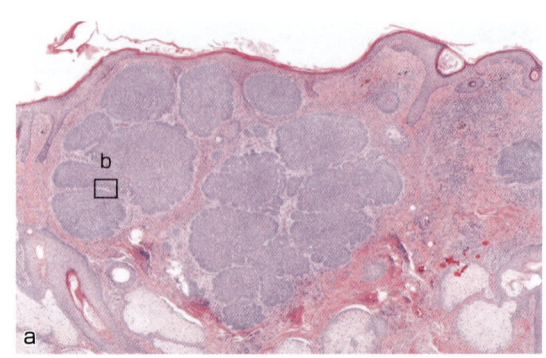

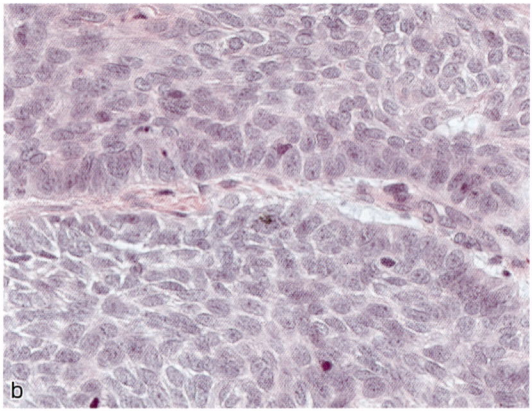

図1　基底細胞癌
a：弱拡大像．基底細胞類似の腫瘍細胞が，充実性胞巣状に真皮内に増殖している．b：強拡大像．腫瘍胞巣辺縁部では，細胞が棚状配列を示しており，腫瘍と間質の間に好塩基性物の貯留した裂隙形成もみられる．

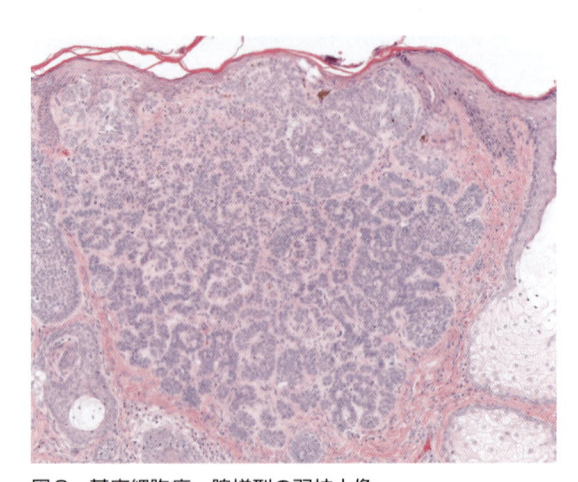

図2　基底細胞癌，腺様型の弱拡大像
腫瘍細胞が管状腺様構造をとって索状，レース状に増殖している．

8. 悪性黒色腫
malignant melanoma

■概要
メラノサイト由来の悪性腫瘍である．悪性黒色腫は，表皮内に存在するメラノサイトから *de novo* に発生することが多いが，先行するメラノサイト系の母斑を発生母地することもある．

■臨床
悪性黒色腫は世界的に増加傾向にある．発生の危険率は，人種，地理的条件によって異なる．白人に多く，黄色人種では少なく，黒人では稀である．日光紫外線の強い地域に多く発生する．一般に，悪性黒色腫は非常に悪性度の高い腫瘍であるが，初期に発見されたものでは予後はよい．小児では悪性黒色腫はごく稀である．臨床診断を下す場合に使用される指標に，(a)非対称性 assymmetry，(b)境界の不整さ border irregularity，(c)色合いの濃淡 color variegation，(d)6mm以上の大きさ diameter greater than 6mm，(e)表面隆起 elevation of surface があり，ABCDE rule と呼ばれる．

■病理（図1～2）
原発巣の結節状病変部周囲の表皮における異型メラノサイトの増殖の程度と様式によって4つに分類される（表1）．いずれの病型でも腫瘍細胞には多形性がみられ，種々の程度にメラニンを含み，しばしば核小体が目立つ．

Check
- 悪性度の高いメラノサイト由来の腫瘍
- 腫瘍細胞の多形性

More advanced
- 免疫組織化学的に S-100 蛋白，HMB-45，melan-A が陽性であり，腫瘍細胞がメラニンを持たない場合にはメラノサイト分化の同定に免疫染色が特に有用である．
- 悪性黒色腫は代表的な皮膚腫瘍であるが，眼部，鼻腔，食道，直腸，肛門部，外陰部など諸臓器に発生することにも注意が必要である．

表1　悪性黒色腫の分類

悪性黒子型	lentigo maligna melanoma
表在拡大型	superficial spreading melanoma
結節型	nodular melanoma
末端部黒子様黒色腫	acral lentiginous melanoma

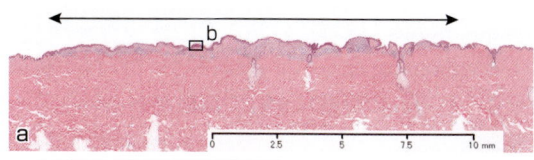

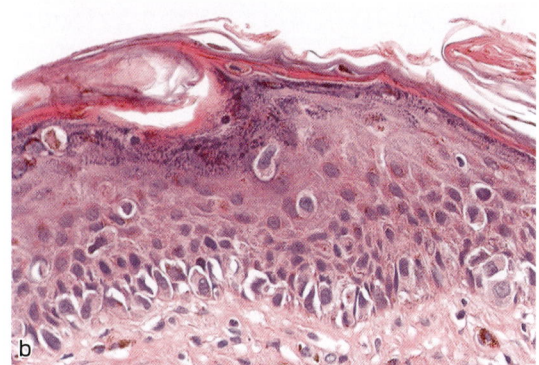

図1　表在拡大型黒色腫
a：ルーペ像．10mmを越える広がりを示す病変を認める．
b：強拡大像．基底部に配列した不揃いな細胞が黒色腫細胞である．黒色腫細胞は表皮の上層（顆粒層）まで達している．

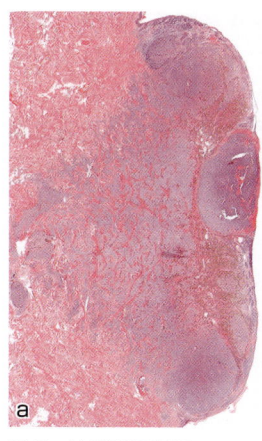

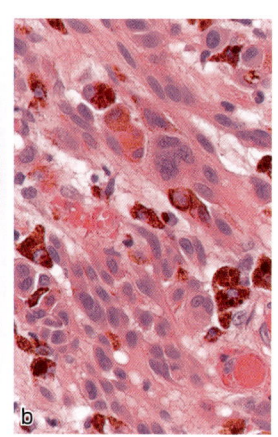

図2　結節型黒色腫
a：ルーペ像．表面は広範囲にびらん，潰瘍をきたしている．表面から隆起する腫瘍であるが，深部に向かって結節状に増殖している．b：強拡大像．黒色腫細胞は，多核細胞や紡錘形細胞なども混ざり，多形性が明瞭である．核小体の明瞭な細胞も多い．

9. 菌状息肉症
mycosis fungoides

■概要

皮膚原発のT細胞性リンパ腫である．古典的な病像は，湿疹ないし乾癬様の皮疹を呈する紅斑期（前息肉症期）erythematous or pre-mycotic stage，やや硬結性の浸潤斑をつくる扁平浸潤期 plaque stage，隆起性の結節をつくる腫瘍期（息肉期）tumor or mycotic stage に分けられ，組織像もそれぞれの時期によって特徴がある．

■臨床

最も頻度の高い皮膚のT細胞性リンパ腫である．数年〜数十年の慢性の経過をとる．末期になるまで他臓器への浸潤はなく，血液や生化学検査などでの異常所見はほとんどない．菌状息肉症の診断は，臨床像，病理組織像，免疫染色，遺伝子解析などに基づいて行われる．

菌状息肉症の予後は概ね良好といわれるが，紅斑期，扁平浸潤期を経て，腫瘍期に至ると予後はよくない．最終的にリンパ節や他臓器に浸潤したり，ごく稀に白血化する．

■組織（図1〜2）

・紅斑期：初期は真皮上層のリンパ球や組織球浸潤で，炎症と区別しがたいが，表皮内にリンパ球が孤立性かつ海綿状態なく侵入する像（表皮向性）が特徴的である．多数の皮疹を検索すれば，浸潤細胞中に特異細胞を見出しうるが，通常はこの時期には病理組織学的確定診断は困難である．

・扁平浸潤期：不規則な形の核を有する異型T細胞（息肉症細胞 mycotic cell）が，斑状，帯状，あるいはびまん性に増殖し，表皮向性も示す．リンパ球，組織球，形質細胞，好酸球などが混在することが通常である．表皮内に空隙を生じ，ここに浸潤した息肉症細胞などが集簇するのを Pautrier 微小膿瘍 Pautrier's microabscess と呼び，菌状息肉症の特徴の一つである．

・腫瘍期：息肉症細胞は大型化し，数も増加して大細胞型リンパ腫に近い像となる．しばしば多核の巨細胞となり，Reed-Sternberg 細胞に類似するが，好酸性の著明な核小体を持つことは少ない．この時期には，リンパ節，肝，脾に同様の病巣が形成されることが多い．

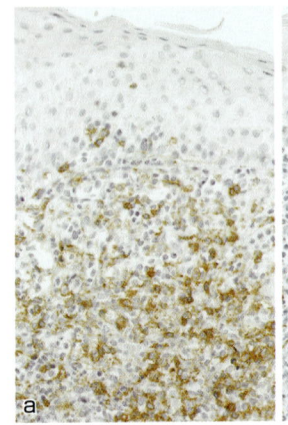

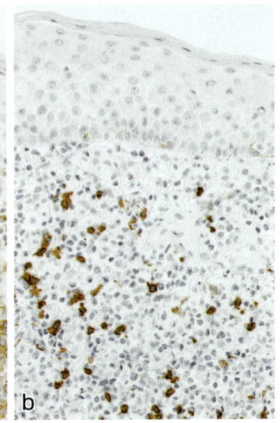

図1　菌状息肉症
a：CD4の免疫染色．大多数の異型リンパ球はCD4陽性である．表皮内にもCD4陽性細胞の浸潤がみられる．b：CD8の免疫染色．少数のやや小型のCD8陽性リンパ球が混ざる．表皮内にはCD8陽性細胞はみられない．

免疫組織化学的には，息肉症細胞はT細胞系マーカーであるCD3，CD5が陽性で，大多数のものはCD4陽性，CD8陰性のヘルパー型の形質を有する（図1）．病期の進行とともに，CD5やCD7の発現が消失することもある．

Check
- 特徴的な臨床経過
- 表皮向性を示す異型リンパ球（Pautrier 微小膿瘍）
- 免疫組織化学的所見

More advanced
- 早期では特徴的な所見が得られにくいため，皮膚生検を繰り返すことがある．湿疹や他のリンパ腫との鑑別が難しいことも多い．
- 皮膚原発T細胞性リンパ腫の一亜型である Sézary 症候群と菌状息肉症は皮膚病変の組織像はほぼ同様である．

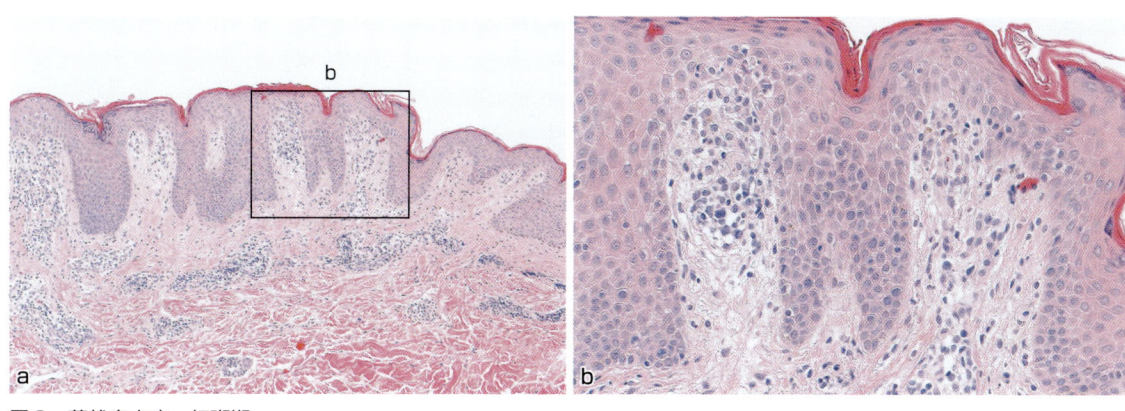

図2　菌状息肉症，紅斑期
a：弱拡大像．軽度の過角化と表皮突起の延長を伴い，肥厚した表皮内および真皮にリンパ球の浸潤がみられる．b：強拡大像．表皮内および真皮に濃染核を有する異型リンパ球の浸潤がみられる．

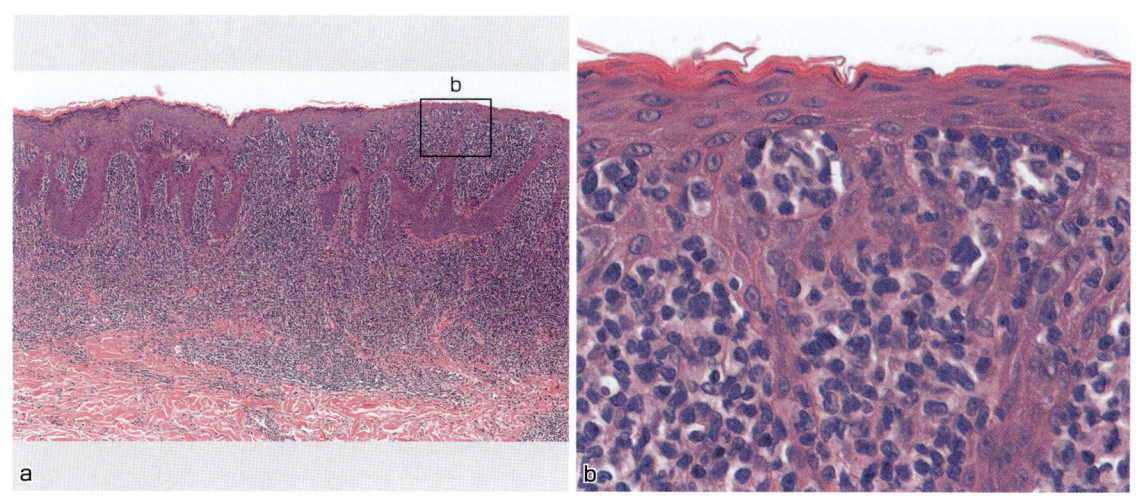

図3　菌状息肉症，扁平浸潤期
a：弱拡大像．異型リンパ球が真皮表層部から真皮乳頭部に帯状あるいはびまん性に浸潤している．表皮突起は延長しており表皮は肥厚している．b：強拡大像．真皮乳頭部にはびまん性に異型リンパ球が浸潤し，表皮内では集簇巣を形成している（Pautrier微小膿瘍）．

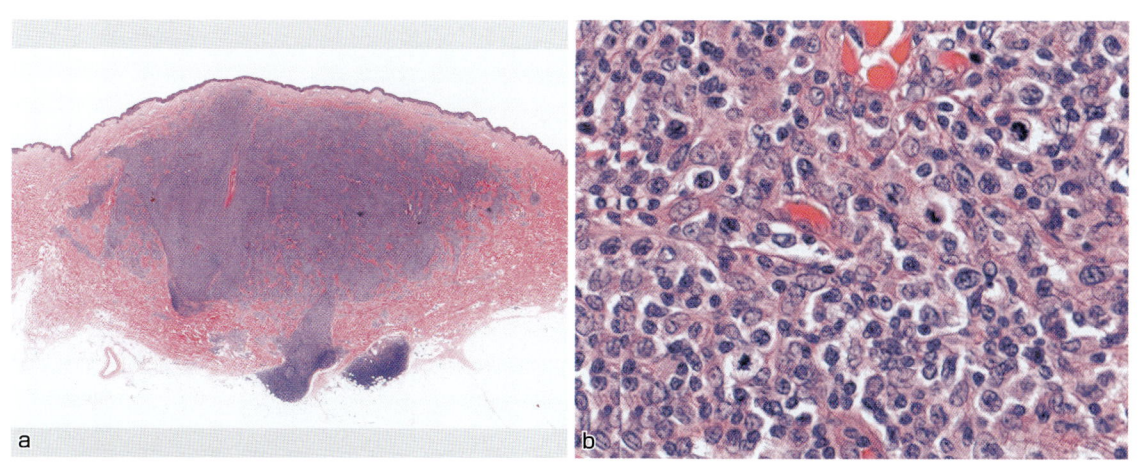

図4　菌状息肉症，腫瘍期の弱拡大像
a：弱拡大像．異型リンパ球が，真皮表層から皮下脂肪組織におよび結節をなして増殖，浸潤している．表皮の肥厚はみられない．b：強拡大像．大型の核異型の高度な細胞が大部分を占め，しばしば核分裂像もみられる．

15

骨・関節
長谷川匡

骨・関節 [総論]

A. 骨の正常構造と機能

　骨は骨格として身体を保持し，内臓を保護している．また，造血組織を包み込み，カルシウムとリンの貯蔵庫の役目も果たしている．骨は細胞と類骨と呼ばれる膠原線維（Ⅰ型コラーゲン）を主体とする細胞外基質から構成され，この類骨は水酸化カルシウムの沈着によって石灰化され，強く硬い骨へと変わる．骨の細胞として，骨芽細胞は未分化間葉細胞に由来し，類骨を合成し，その石灰化を制御する．骨表面に沿って並んで存在する．骨細胞は骨が細胞が変化して，形成された骨梁内に埋め込まれている．破骨細胞は単球/マクロファージ系に由来し，多核となり，骨改造の過程で骨を吸収する．

　骨は線維骨と層板骨の2型に区別される．線維骨は未熟な型で，類骨内で膠原線維が不規則に配列している．層板骨は薄い板状に並んだ膠原線維の規則的な平行配列からなる．線維骨は胎生期の骨発生や骨折治癒のような成人における病的に速やかな骨形成のときに，骨芽細胞が類骨を急速に産生するとき作られる．速やかに形成された線維骨は最終的には改造されて物理的により強く，より弾力的な層板骨を作る．健常成人におけるほとんど全ての骨は層板骨である．

　成人骨には，緻密骨（皮質骨）と海綿骨の2種類の層板骨がある．緻密骨は骨幹と呼ばれる長骨の筒状の軸部分を構成する．海綿骨は内部の蜂巣状の網目を作り，骨髄組織で満たされた髄腔を包み込んでいる．長骨の膨大した両端，つまり骨端の関節面は関節軟骨と呼ばれる特殊な硝子軟骨層で保護されている．骨の外表面は骨膜という線維性結合組織が覆っており，ここに筋，腱，靱帯が付着する．

B. 骨の発生と成長

　胎生期において，未熟な膠原線維性結合組織が骨で置き換わる必要がある．できた線維性骨組織は次に吸収と付加成長によって大規模に改造され，層板性骨組織からなる成熟成人骨格ができる．その後，機能的圧力の変化やカルシウム恒常性を保持するために，骨の吸収と沈着がゆっくりした速度で起きる．長骨，椎骨，骨盤および頭蓋底の骨では連続して成長する軟骨の原型が先にでき，これが順次骨で置き換えられる．この過程は軟骨内骨化と呼ばれる．一方，頭蓋骨，顔面骨の大部分は未分化間葉組織内に骨質が沈着する膜内骨化により形成される．骨の成長が停止するまで骨端と骨幹端の間には硝子軟骨である成長板が存在する．

C. 関節の正常構造と機能

　滑膜性関節を構成する主な組織は関節軟骨，滑膜，関節包である．関節軟骨は軟骨下の骨板にしっかりと固定されている．骨板は軟骨を支え，負荷を下層の骨梁を介して皮質骨に伝達する．関節軟骨の表面は細胞を含まず，膠原線維の薄い層で構成されている．その深部に数層の軟骨細胞と基質の層がある．関節軟骨の基質は水分を豊富に含み，圧迫に対して抵抗を示す．軟骨は機械的な外力によって凹んでも，力が除かれると元の形に戻る．傷ついたり病気になった場合，関節軟骨は自然修復できない．滑膜は関節包内の関節面以外の部分に存在し，血行のよい結合組織のヒダを形成する．滑液は血管からしみ出た血漿成分に滑膜

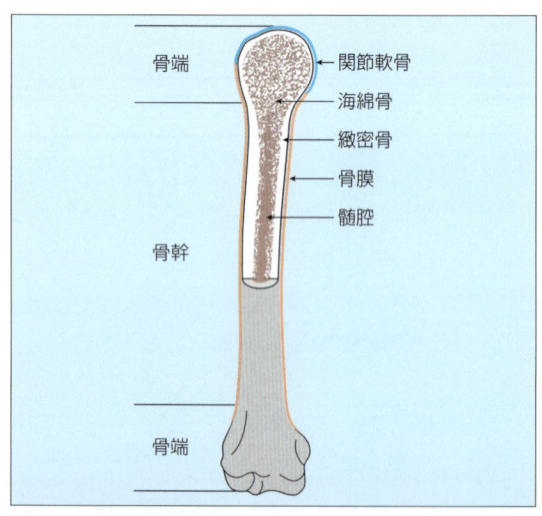

図1　上腕骨の模式図
（澤田 元ら訳：機能を中心とした図説組織学，第4版，医学書院，2009より改変）

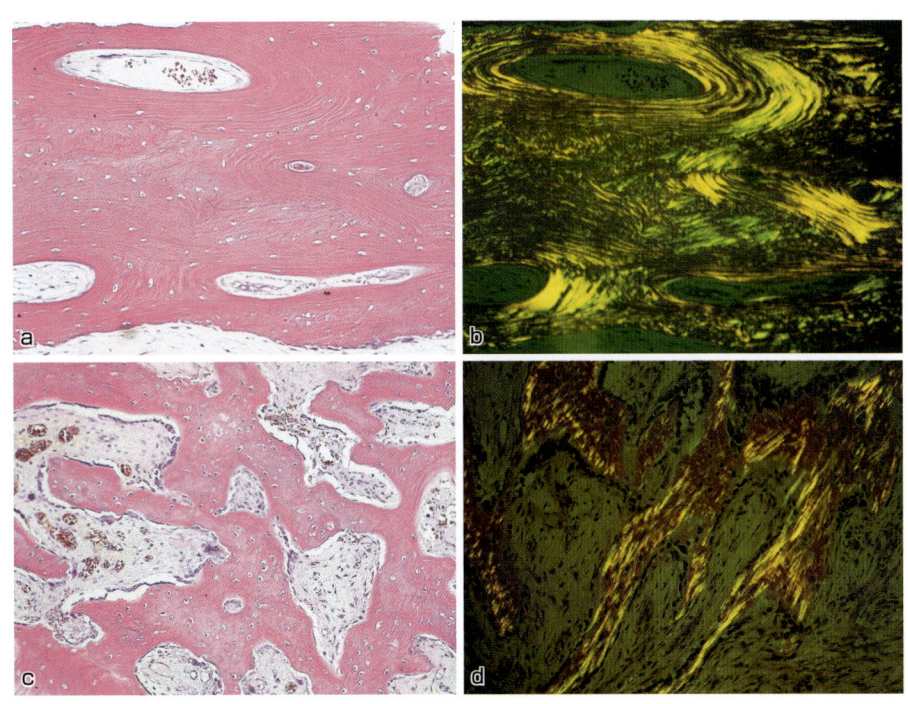

図2　骨の組織像
a：緻密骨（皮質骨）の層板骨はハバース管の周囲を同心円状に配列している．b：同じ視野の偏光顕微鏡像では，膠原線維が明暗の層状配列を示している．c：線維骨には骨芽細胞が縁取っていて，同心円状の配列はみられない．d：偏光顕微鏡像では，膠原線維は並行に配列しているが，層板構造を示していない．

細胞が分泌するヒアルロン酸と糖蛋白質が混合したものである．滑液は潤滑液として，また関節軟骨の栄養源として機能する．ほとんどの滑膜性関節の線維性被包は骨膜と連続して関節包を構成する．関節包の内面は滑膜で覆われている．

表1　骨・関節の主な疾患（青字は本書で取り上げたもの）

感染性疾患	感染症	化膿性脊椎炎 結核性骨関節炎 化膿性骨髄炎 化膿性関節炎	腫瘍・類似疾患	原発性良性骨腫瘍	骨軟骨腫 内軟骨腫 類骨骨腫 骨巨細胞腫
系統疾患	骨系統疾患	軟骨無形成症 骨形成不全症 脊椎骨端異形成症 大理石骨病 先天性多発性関節拘縮症		原発性悪性骨腫瘍	骨肉腫 軟骨肉腫 Ewing肉腫 骨悪性線維性組織球腫 脊索腫
	代謝性骨疾患	骨粗鬆症 くる病，骨軟化症 骨Paget病		転移性骨腫瘍	
非感染性疾患	骨壊死			骨腫瘍類似疾患	単発性骨嚢腫 動脈瘤様骨嚢腫 線維性骨異形成 骨組織球症
	滑膜炎，関節炎	関節リウマチ 痛風，偽痛風 滑液包炎，腱鞘炎	外傷	骨折	脊椎骨折 骨盤骨折 四肢骨折 開放骨折
	関節症	神経病性関節症 血友病性関節症 変形性関節症		関節の外傷	関節捻挫 靱帯損傷 脱臼，亜脱臼

1. 骨折 fracture

■**概要**

骨が何らかの原因によって構造上の連続性が絶たれた状態をいう．原因による骨折の分類として，正常な骨に強い直達または介達外力が加わって生じる骨折は外傷性骨折と呼ばれる．腫瘍，骨髄炎，骨粗鬆症など骨の局所的な病変による強度低下が基盤となって，通常では考えられないような微力な外力で生じる骨折を病的骨折という．健常な骨に通常は骨折を起こさない程度の負荷が繰り返し加わった場合に生じる骨折は疲労骨折である．

■**臨床**

治癒には近接させた両断端の固定が必要である．骨折部が仮骨で結合され，ある程度の運動負荷に耐えられるようになるには4〜12週を要する．骨折部が治癒しない場合を遷延癒合と呼ぶ．遷延癒合の原因には，骨折部に軟部組織が入り込んだり，過度の動揺，感染，血流不足などがある．治癒していない骨折部で動揺が続くと，組織が関節のようになり，偽関節ができる．この場合，骨折は決して治癒せず，関節様組織を外科的に取り除く必要がある．

Check

- 外傷性骨折，病的骨折，疲労骨折
- 仮骨は骨，軟骨および線維性肉芽組織が混合した組織
- 遷延癒合の原因は骨折部の過剰な動き，血行不良，軟部組織の介在，感染

More advanced

- 外傷性骨折では骨折部の出血から血腫形成，炎症細胞浸潤，肉芽組織増殖，線維化へと進み，線維化巣には線維骨，軟骨からなる仮骨が形成される．
- 仮骨に石灰が沈着し，軟骨内骨化，線維骨は層板骨へと成熟し，骨吸収と骨形成による骨改造を経て治癒する．

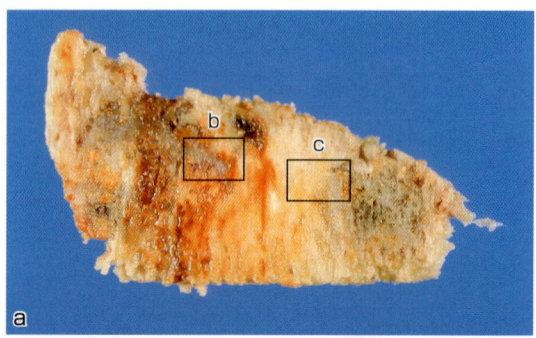

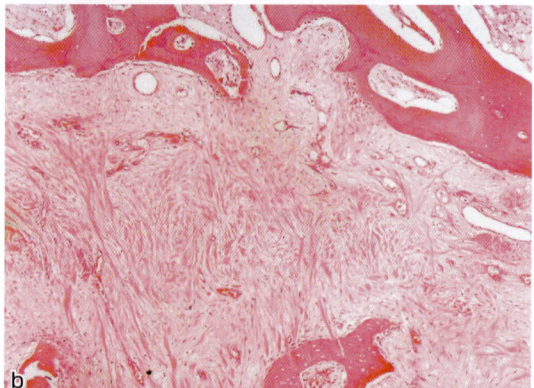

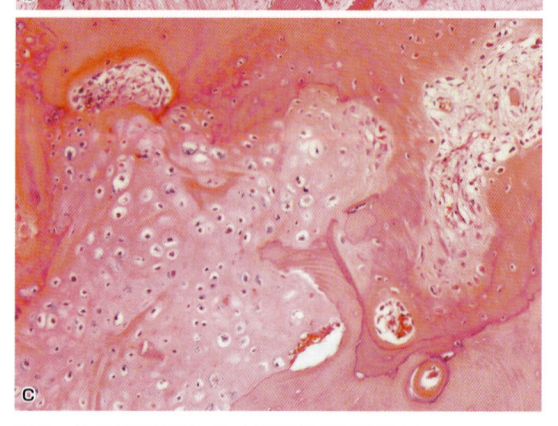

図1 偽関節を形成した大腿骨部分切除標本
a：割面．b：骨折部に線維組織が介在していて，骨癒合していない．c：一部で，骨，軟骨，肉芽組織からなる仮骨が形成されている．

2. 骨髄炎
osteomyelitis

■概要

骨の細菌感染による炎症性病変である．多部位からの血行性感染，あるいは直接開放骨折からの感染によって生じる．原因菌として黄色ブドウ球菌が最も多い．結核の合併症として結核性骨髄炎，特に結核性脊椎炎が生じることがある．

長管骨骨幹端に定着した細菌によって急性化膿性炎症巣が生じ，壊死骨は骨内部で腐骨となる．病変が慢性化すると反応性新生骨は外側で骨柩を形成する．

■臨床

幼児から思春期の男児に多いが，ときには成人にもみられる．好発部位は膝，足関節，股関節などの長管骨の両骨幹端である．症状は発熱，疼痛，運動制限で，圧痛が著しい．検査所見では白血球の増多と赤沈の亢進が認められる．

初期の化膿性骨髄炎では長期間の抗生物質の静脈内投与によって治癒される．慢性骨髄炎では，壊死骨や腐骨が無血管領域で異物として働き，抗生物質が細菌に到達しないために治癒が困難となる．したがって，壊死骨を含めた広範な外科的なデブリドマンが必要となる．

Check
- 一過性の菌血症（黄色ブドウ球菌）
- 小児の長管骨骨幹端での急性炎症巣
- 骨片の壊死による腐骨と膿瘍形成
- 反応性新生骨形成は骨柩
- 慢性化すると，瘻孔から皮膚表面へ排膿

More advanced
- 合併症として，急性化膿性関節炎，病的骨折，扁平上皮癌が知られる．
- 急性化膿性関節炎の炎症細胞によって関節軟骨が破壊されて，二次性骨関節症を生じる．
- 骨髄炎は病的骨折を引き起こす．この骨折は治癒しにくく，外科的排膿が求められる．
- 長期の慢性骨髄炎の瘻孔に扁平上皮癌が発症する．

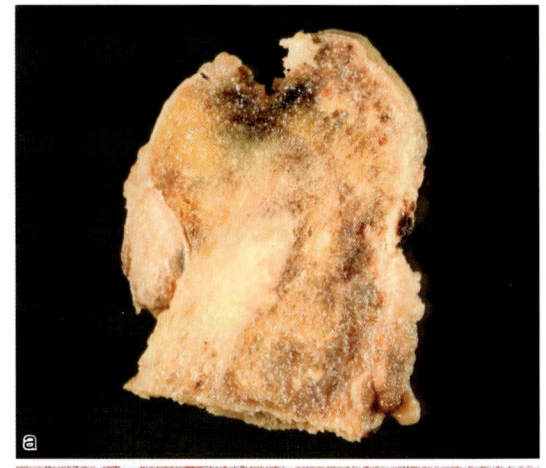

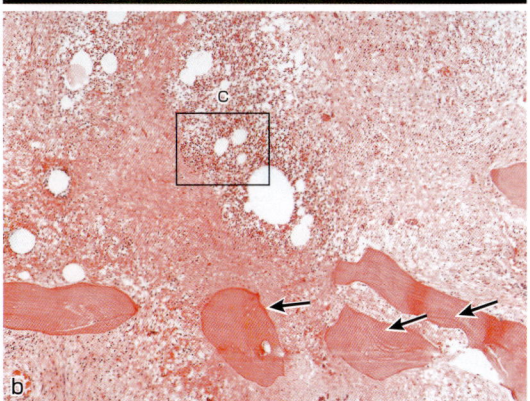

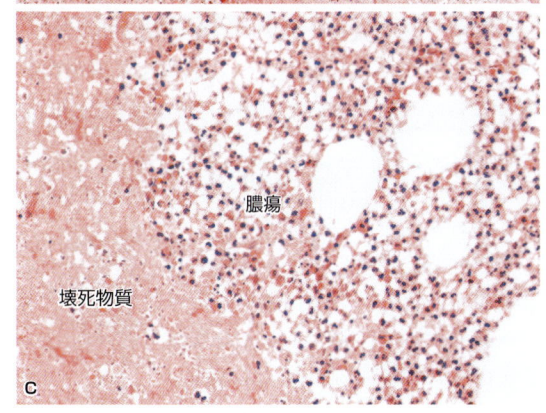

図1 化膿性股関節炎による大腿骨頭摘出標本
a：割面．白色調の膿が充満している．b：矢印は壊死骨．
c：強拡大像．

3. 変形性関節症
osteoarthritis

■概要

　関節軟骨の変性を基盤として機能障害をきたす退行性疾患である．原因の明らかでない原発性と先天性股関節形成不全，骨折，感染，骨壊死，関節リウマチなどの先行する疾患のある二次性に分けられる．

　初期の変化は関節軟骨の細線維化と菲薄化であり，病気の進行とともに関節軟骨は消失し，軟骨下骨層が露出する．さらに，軟骨下骨には反応性の骨形成が生じ，骨硬化が起きる．また，軟骨下嚢胞の形成，骨棘形成もみられる．一方，滑膜には強い炎症を伴うことはほとんどない．

■臨床

　高齢者に多く，その頻度は加齢とともに増加する．股，膝関節，脊椎に多く，手指・足趾関節にもみられる．初期は無症状であるが，病変が進行すると疼痛，運動制限がみられ，さらに変形が認められるようになる．関節液の貯留は少量である．X線像では，関節裂隙の狭小化，軟骨下骨の硬化，嚢胞形成，骨棘形成であり，これらの所見が組み合わさって認められる．

　現時点では変形性関節症を予防し，進行を停止させるための効果的な方法はない．整形外科的に，運動，体重減少，他の補助的治療が行われ，重度障害の変形性関節症には人工関節置換術が必要になる．

Check

- 最も頻度の高い変性疾患
- 高齢者の体重を支える関節と指に発生
- 徐々に進行する関節軟骨の破壊性疾患
- 軟骨下の骨に続発的な変化を起こす
- 滑膜には軽度の炎症反応のみ

More advanced

- 病因となる主な因子は，軟骨にかかる単位負荷の増大，関節軟骨の弾力性低下，軟骨下海綿骨の硬化，生化学的異常，遺伝的素因である．

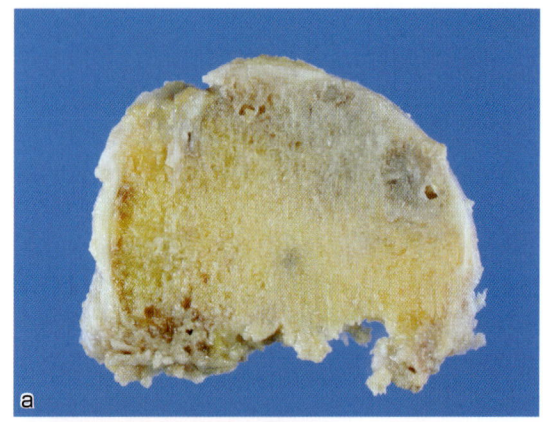

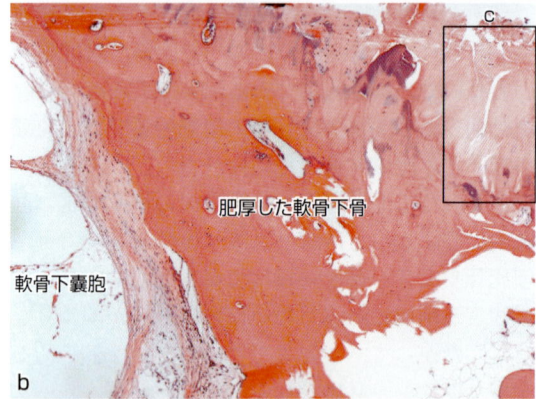

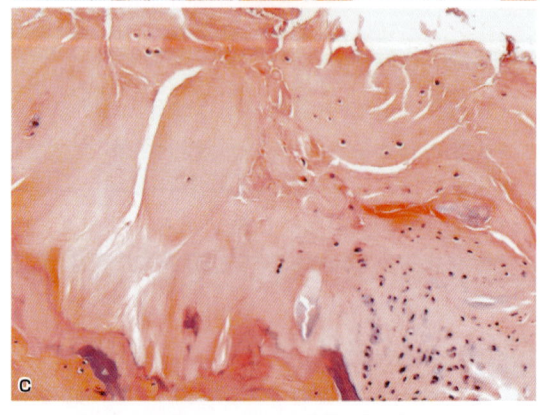

図1　変形性股関節症による大腿骨頭摘出標本
a：割面．軟骨層が薄く，軟骨下骨の硬化と嚢胞形成がみられる．b：弱拡大像．c：強拡大像．関節軟骨の細線維化と裂隙形成

4. 関節リウマチ
rheumatoid arthritis

■概要

全身性の慢性炎症性疾患で，慢性多発性関節炎が滑膜性関節を対称性，両側性に侵す．成人患者の80％にはリウマチ因子が陽性である．病変は滑膜に始まり，浮腫，リンパ球，形質細胞浸潤が高度である．同時に，血管が増生し，フィブリンが析出して，小さなフィブリン結節（米粒体）を形成する．滑膜は増生して多層化し，絨毛状，乳頭状になる．さらに，パンヌスと呼ばれる炎症性線維性滑膜は関節辺縁から増生して関節表面を覆い，関節軟骨と周囲の骨を浸食する．滑膜は軟骨下領域および関節内で増殖し，やがて関節は破壊され，線維性に癒合し，強直と呼ばれる状態になる．

■臨床

30〜40歳代の女性に好発する．手足の小関節に痛みや朝のこわばりを初発症状とすることが多い．指趾，肘，膝および脊椎がよく侵される．病気の進行はさまざまで，寛解と増悪を繰り返す．関節は腫脹し，有痛性である．進行性に関節表面および周囲の構造が破壊され，屈曲あるいは伸展位の変形をきたし，関節亜脱臼を伴う．

Check

- 慢性滑膜炎と関節軟骨の進行性の浸食
- 初期には手足の限局的な疼痛と腫脹
- 次第に全身の関節に変形，疼痛，動揺性が生じて，機能障害をきたす
- 絨毛状の炎症性滑膜増殖とパンヌスによる関節軟骨の浸食

More advanced

- 関節外症状として，リウマチ結節，肺線維症，アミロイドーシス，多発性神経炎などの血管炎による症状が知られる．
- 病因として，細菌，ウイルスなどの外的因子と遺伝的素因としてHLA-DR4・DR1の増加，T細胞の機能異常，サイトカインの発現，蛋白分解酵素の関与などの内的因子がある．

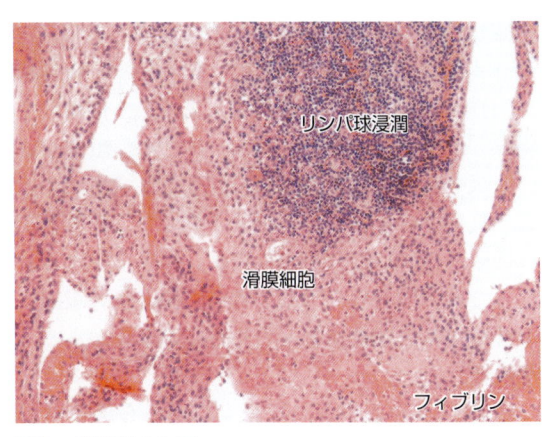

図1　関節リウマチ
絨毛状の過形成性滑膜にはリンパ球，形質細胞浸潤が目立ち，フィブリンが付着している．

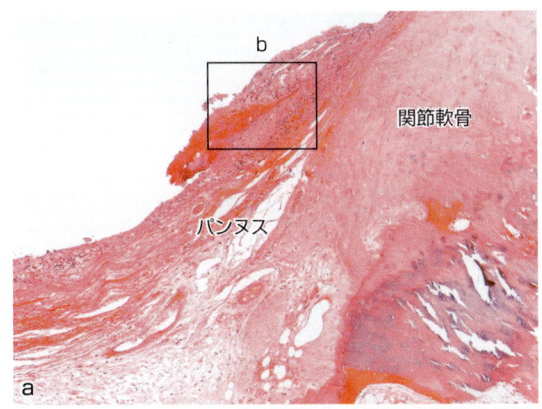

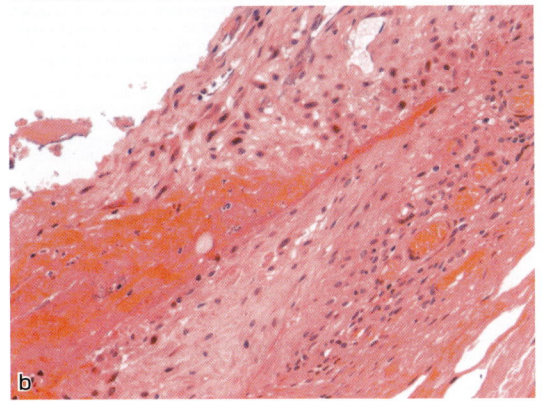

図2　関節リウマチ
a：パンヌスが大腿骨頭辺縁の関節表面を侵食．b：弱拡大像．線維性肉芽組織様の滑膜（パンヌス）．

5. 骨軟骨腫
osteochondroma

■概念
骨表面の広基性あるいは有茎性の隆起性腫瘍（いわゆる外骨腫）で，軟骨帽と成熟した海綿状骨組織からなる．良性骨腫瘍の中で最も頻度が高い．単発性のものが多いが，15％は多発性に生じる．長管骨の成長板を模倣する病変で，腫瘍表面には硝子軟骨（軟骨帽）がみられ，基部に向かうに従って軟骨内骨化を示し，次第に海綿状骨組織へと移行する．腫瘍部と元の骨とは連続性がある．

■臨床
20歳以下の若年者に好発する．あらゆる骨に発生するが，大腿骨遠位部，上腕骨近位部，脛骨近位部などの長管骨の骨幹端部に多い．多発性のものは膝周囲，すなわち大腿骨遠位部と脛骨近位部に多い．一般的には無症状で，関節近傍の骨性隆起として偶然発見される．大きなものは切除の対象となることがある．予後は良好で放置しても問題はない．

Check
- 軟骨帽を持った骨表面の隆起性病変
- 最も頻度の高い良性軟骨性腫瘍
- 単発性と多発性骨軟骨腫
- 若年者に好発し，偶然発見される
- 病変と皮質骨・髄腔は連続する

More advanced
- 多発性骨軟骨腫は常染色体優性遺伝により起こる．
- 成長板の増殖する軟骨細胞が発生母地で，単発性と多発性骨軟骨腫では，軟骨帽内の*EXT1*あるいは*EXT2*遺伝子の2つの対立遺伝子の不活性化が病因と考えられている．
- 二次性軟骨肉腫の発生頻度は，単発性では1％，多発性では5％と報告されている．

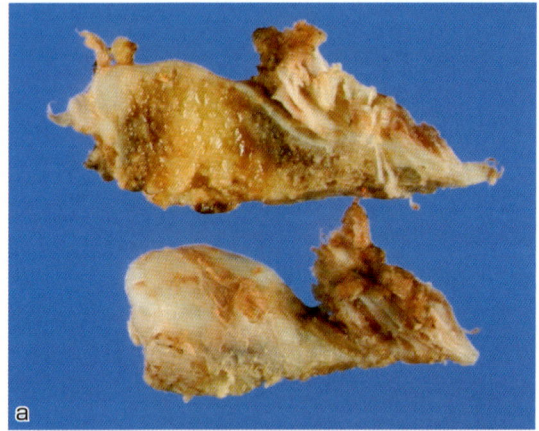

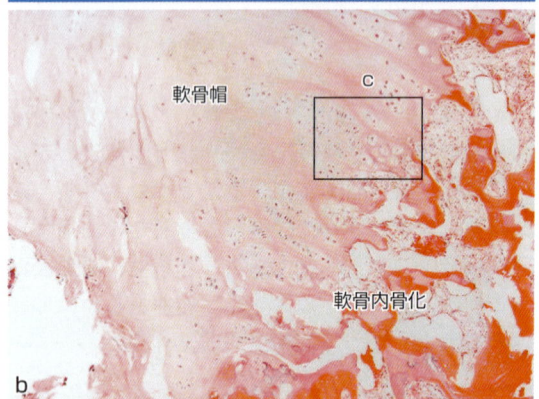

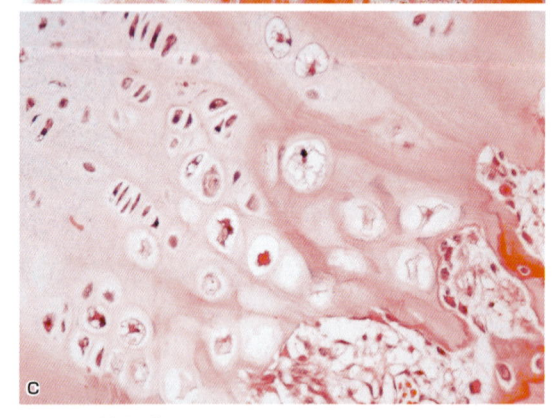

図1　骨軟骨腫
a：広基性に隆起した軟骨帽を持ち，髄腔は連続している．
b：弱拡大像．c：強拡大像．異型の乏しい軟骨細胞が柱状に配列して，成長板に類似する．

6. 骨巨細胞腫
giant cell tumor of bone

■概念
　良性だが局所侵襲性の高い原発性骨腫瘍で，大型の破骨細胞様巨細胞間とその間に増殖する単核細胞からなる．骨腫瘍の中では比較的頻度が高い．腫瘍細胞と考えられる単核の間質細胞と多核巨細胞が基本的な構成成分である．間質細胞には核分裂像は容易に認められる．これらの細胞と混在する多核巨細胞は大型で，10〜50個の核を有している．形態，機能が破骨細胞に類似する．

■臨床
　好発年齢は20〜45歳で，女性に多い．長管骨の骨端部，特に大腿骨遠位部，脛骨近位部，橈骨遠位部に好発する．長管骨以外では仙骨の頻度が高い．病巣は骨幹端から骨端にかけて広がり，関節直下に及ぶものが多い．痛みと腫脹が主症状で，関節可動域制限と病的骨折をきたすこともある．治療は外科的切除が原則である．腫瘍内切除（病巣掻爬）だけだと再発率が30〜50%と高率なので，掻爬後に残存する腫瘍細胞を死滅させるための局所補助療法が併用される．

Check
- 局所侵襲性で悪性化する可能性
- 特徴的な破骨細胞様多核巨細胞が単核細胞の間に分布
- 単核細胞は腫瘍性で，増殖成分
- 悪性の診断は多核巨細胞でなく，単核細胞の形態で

More advanced
- 間質は血管に富み，線維性結節や泡沫細胞の集簇，腫瘍辺縁部での反応性骨形成がみられることが多い．
- 2%の症例で，原発巣の診断後3〜4年で肺転移をみることがある．その場合も，転移病巣の切除で長期生存が得られる．
- 1%未満と稀であるが，骨巨細胞腫の中に肉腫が発生するか，あるいは骨巨細胞腫の掻爬後に肉腫を生じることがある．

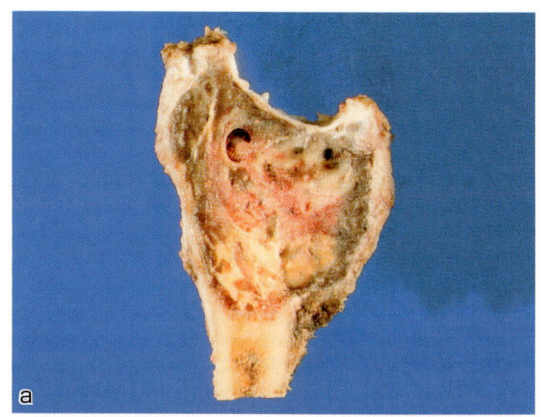

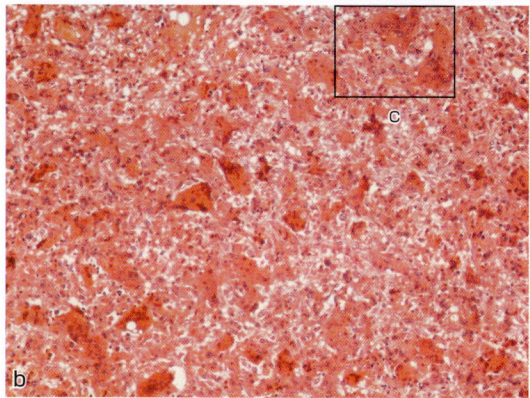

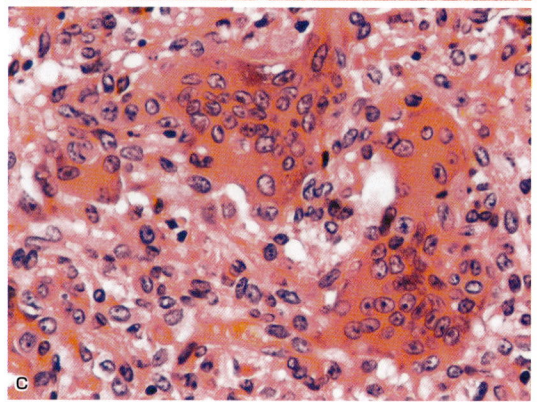

図1　骨巨細胞腫
a：橈骨遠位部には，赤褐色の柔らかい腫瘍がみられ，嚢胞性変化，黄白色部分が混在する多彩な外観を示す．b：単核細胞とその間に散在する多核巨細胞．c：大型の多核巨細胞と腫大した卵円形の単核細胞の核の形態は類似している．

7. 骨肉腫
osteosarcoma

■概念

高悪性度の骨腫瘍で，腫瘍細胞による骨形成を特徴とする．原発性悪性骨腫瘍では最も頻度が高い．異型性，多形性に富む骨芽細胞に類似した腫瘍細胞が網目状，レース状の類骨，線維骨を産生する．種々の程度の石灰化を伴う．核分裂像に富む．軟骨基質あるいは線維組織を産生する場合もある．

■臨床

10〜20歳の思春期に好発し，女性より男性に多い．長管骨の骨幹端部に好発し，大腿骨遠位部，脛骨近位部，上腕骨近位部の順に多く，膝関節だけで50％を超える．局所の疼痛と腫脹を主症状とし，半数の患者では血清アルカリホスファターゼ値が上昇する．治療は化学療法と広範切除による患肢温存術で，5年生存率は70％以上に向上している．化学療法に対する感受性の高い例は予後がよい．骨肉腫の転移好発部位は肺である．化学療法が行われ，肺転移巣の数が少なく，その切除が可能な例は40％以上の生存率が期待できる．

Check
- 骨を産生する高悪性度の骨腫瘍
- 10歳代若年者の膝と肩の近くに好発
- 疼痛と腫脹を呈し，X線像で骨破壊と骨形成をみたら骨肉腫を疑う
- 二次性骨肉腫は中高年者に多い

More advanced
- 40歳以上の中高年者に発生する骨肉腫は骨Paget病，放射線照射後，線維性骨異形成，骨梗塞などの他の疾患に関連して発生することが多い．
- p53遺伝子の生殖細胞変異によるLi-Fraumeni症候群，RB1遺伝子の生殖細胞変異による遺伝性網膜芽細胞腫などの遺伝性素因に関連して骨肉腫が発生する．

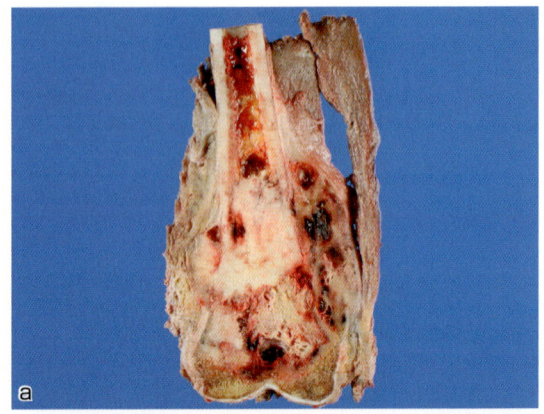

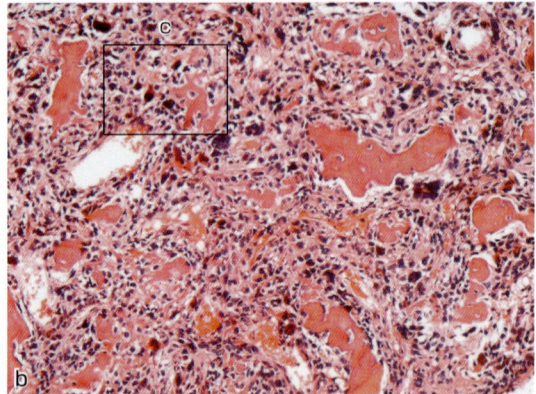

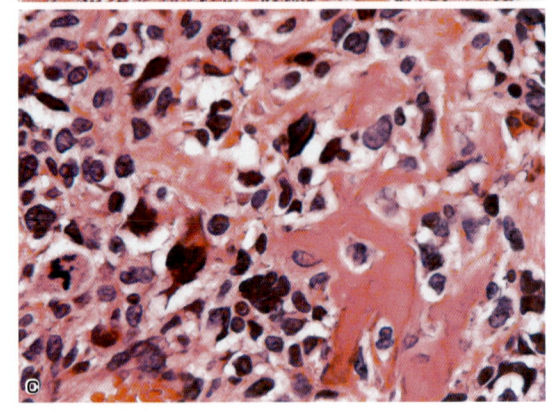

図1　骨肉腫
a：大腿骨骨幹端の髄腔から発生した黄白色の充実性腫瘍は皮質骨を超えて軟部に広がっている．b：細胞密度の高い腫瘍で，骨形成が目立つ．c：多形性の強い腫瘍細胞，腫瘍性巨細胞，分裂像がみられ，石灰化した線維骨を形成している．

8. 軟骨肉腫
chondrosarcoma

■概念

軟骨形成性悪性骨腫瘍で，原発性悪性骨腫瘍の中では骨肉腫に次いで頻度が高い．原発性軟骨肉腫と，多発性骨軟骨腫や多発性内軟骨腫などの先行病変から発生する二次性軟骨肉腫（全体の15％）がある．腫瘍は正常の軟骨細胞に類似する細胞と硝子軟骨様あるいは粘液状基質からなる．核異型，細胞密度，分裂像に基づいて，低悪性度のGrade 1からGrade 3まで分類する．Grade 1は全体の61％，Grade 2は36％，Grade 3は3％を占める．

■臨床

好発年齢は30～50歳代で，好発部位は骨盤骨，肋骨，大腿骨近位部，上腕骨近位部である．局所の腫大と疼痛が主な症状である．治療は広範切除であり，化学療法や放射線療法の効果は期待できない．軟骨肉腫は緩徐に増大し，年余にわたり再発を繰り返すことが多い．骨肉腫と異なり遠隔転移は稀である．組織学的悪性度が予後と関係し，5年生存率はGrade 1で80％，Grade 2と3で56％である．

Check

- 軟骨の悪性腫瘍で，その組織学的悪性度が予後を決定
- 30歳以上で体幹部と長管骨に痛み
- X線像で石灰化を伴う溶骨性病変，皮質骨の破壊をみたら軟骨肉腫を疑う

More advanced

- 低悪性度の軟骨肉腫の組織像に加え，より高悪性度の骨肉腫や線維肉腫などの組織成分を含むものを脱分化型軟骨肉腫と呼び，極めて予後不良である．
- 原発性および二次性軟骨肉腫では，内軟骨腫と同様に*IDH1*および*IDH2*遺伝子変異が検出され，発生初期の遺伝子異常と考えられている．

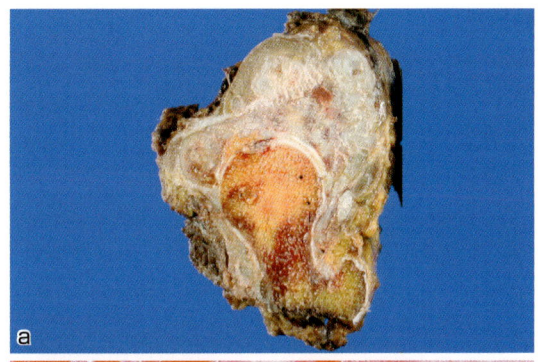

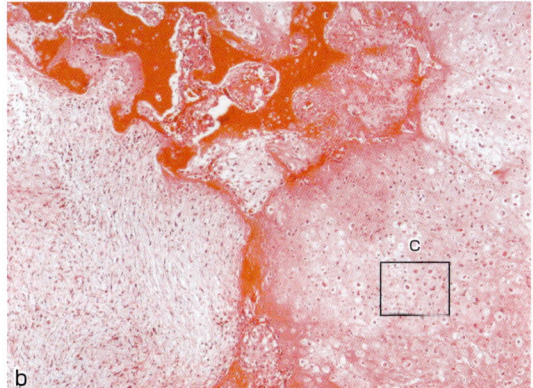

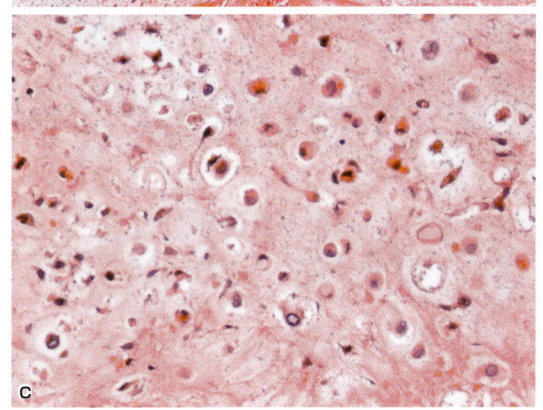

図1　軟骨肉腫
a：透明感のある白色調，分葉状腫瘍が骨盤骨から周囲軟部組織へ広がる．b：骨外へ分葉状に広がる軟骨形成性腫瘍．c：細胞密度は高く，軟骨細胞の核は大型で，大小不同が目立ち，Grade 2に分類される．

9. Ewing 肉腫
Ewing sarcoma

■概念

　Ewing 肉腫は，小型円形細胞からなる悪性骨腫瘍で，小児・若年者の悪性骨腫瘍では骨肉腫に次いで頻度が高い．種々の程度の神経分化を示し，原始神経外胚葉性腫瘍 primitive neuroectodermal tumor (PNET) とも呼ばれる．均一にクロマチンが増量した核と胞体の乏しい小型円形細胞が密にシート状に増殖する．線維索によって細胞のシートは不規則な胞巣に分けられる．部分的に腫瘍細胞はロゼットを形成する．腫瘍細胞の細胞質に PAS 染色陽性のグリコーゲンを認める．

■臨床

　80％は10歳代に発生し，男性に多い．好発部位は大腿骨，脛骨，上腕骨などの長管骨の骨幹部，次いで骨盤骨と肋骨である．症状は局所の腫脹，疼痛，熱感である．全身所見として熱発，体重減少，赤沈亢進，白血球増多，貧血などが認められ，骨髄炎との鑑別が必要になる．肺，他の骨，脳への血行性転移を起こす．化学療法を組み合わせた患肢温存広範切除により，5年生存率は67％と向上している．

Check

- 小児の未分化神経外胚葉性腫瘍
- X線像で長管骨のタマネギの皮状骨膜反応，虫食い状の浸潤性骨破壊
- 発熱，脱力，疼痛から骨髄炎と間違えられやすい
- FISH や RT-PCR による遺伝子診断

More advanced

- 免疫組織化学的に CD99 が陽性となり，診断上有用であるが，CD99 自体は非特異的でさまざまな腫瘍で陽性となる．
- 腫瘍発生に関係する染色体相互転座 t(11;22)(q24;q12) によるキメラ遺伝子 *EWSR1-FLI1* が85％の症例で検出され，診断的価値が高い．

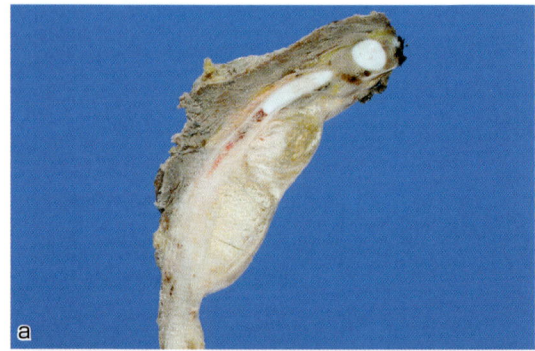

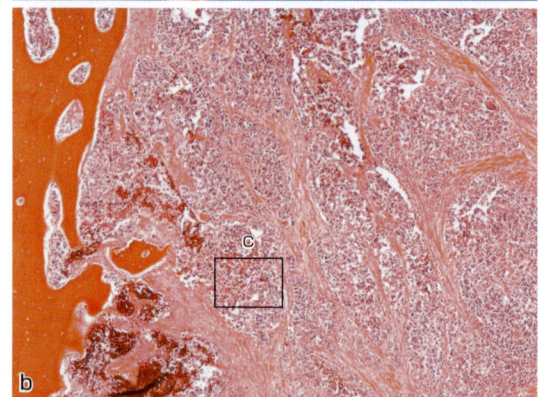

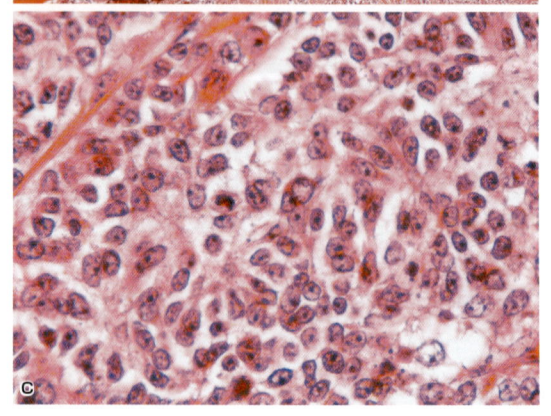

図1　Ewing 肉腫
a：灰白色調，分葉状腫瘍が肋骨から周囲軟部組織へ広範囲に広がる．b：骨外軟部組織で小型円形細胞が胞巣状に増殖する．c：核クロマチンが増量し，細線維状胞体を持つ均一な円形細胞が一部でロゼット状配列を示す．

16

軟部組織
小田義直

軟部組織［総論］

A. 軟部組織の定義

軟部組織とは内臓諸臓器，中枢神経，上皮被覆を有する管腔臓器，皮膚の上皮成分，骨髄，リンパ節および骨を除外した間葉系組織を指す．神経では末梢神経と交感神経も軟部組織として取り扱われる．具体的には頭頸部，眼窩，体幹，四肢，縦隔，後腹膜，腸間膜，腹膜などの部位が挙げられ，組織学的にこれらの部位は真皮，皮下組織，筋膜，筋肉，腱膜，滑膜，漿膜，神経などの組織より構成される（図1, 2）．したがって軟部腫瘍の発生する軟部組織は，全身の広範な部位に発生しうる．

B. 軟部腫瘍の分類

癌腫の分類とは異なり，軟部腫瘍では組織起源に基づくのではなく，細胞の分化に基づいてなされている．表1に代表的な軟部腫瘍の分化と組織型を示す．悪性軟部腫瘍，すなわち軟部肉腫では腫瘍組織の中で最も分化した成分に相当する正常組織成分によって分類されている．脂肪肉腫を例にとると腫瘍細胞の中で最も分化した細胞が脂肪に相当する細胞，いわゆる脂肪芽細胞であるがゆえに脂肪性腫瘍に分類され，脂肪肉腫と呼ばれる．脂肪由来の悪性腫瘍ということではなく，脂肪組織そのものから発生するわけでもない．実際に粘液/円形細胞型脂肪肉腫と呼ばれるものは，多くが筋肉内に発生する．分化で正常組織に相当するものが見当たらない腫瘍も存在し，そのようなものは分化不明腫瘍として取り扱われ，滑膜肉腫がその代表的なものである．他臓器の腫瘍とは異なり，良性・悪性腫瘍のほかに良・悪性の中間的なふるまいを示す腫瘍が多いのも特徴である．中間的なふるまいをするものには局所破壊性に再発を繰り返すものと，数%の頻度で遠隔転移をきたすものとがある．発生母地の多彩さと生物学的態度の多様性より軟部腫瘍の種類は極めて多く，病理診断に難渋することも多い．

C. 頻度と病態発生の機序

集計をとると良性軟部腫瘍は脂肪腫，神経鞘腫，血管腫，腱鞘巨細胞腫の順に，悪性軟部腫瘍は脂肪肉腫，未分化多形肉腫，平滑筋肉腫，滑膜肉腫，粘液線維肉腫，悪性末梢神経鞘腫瘍，横紋筋肉腫の順に多く認められる．小児では横紋筋肉腫の頻度が最も高い．悪性軟部腫瘍の中には特異的な染色体相互転座とそれに対応した融合遺伝子/キメラ遺伝子を有するものがあり，これらの中で滑膜肉腫におけるSS18-SSX，骨外性Ewing肉腫におけるEWS-Fli1，胞巣型横紋筋肉腫におけるPAX3-FKHRなどが代表的で，これら腫瘍ではキメラ遺伝子が腫瘍の発生に関与していることが示唆されており，これらの遺伝子の検出が病理診断の補助に用いられている（表2, 図3）．キメラ遺伝子は当初特定の組織型のものに特異的と考えられていたが，全く異なる組織型との間で，あるいは軟部腫瘍以外の悪性腫瘍との間で共通のキメラ遺伝子を有するものが存在することが明らかになってきた．キメラ遺伝子は悪性軟部腫瘍のみに認められるものと思われてきたが，近年では良性腫瘍である結節性筋膜炎や腱鞘巨細胞腫などにもキメラ遺伝子が検出されている．したがって腫瘍前駆細胞の段階からキメラ遺伝子を有している可能性が想定されている．一般的に特異的なキメラ遺伝子を有する腫瘍は，そうでない腫瘍に比較して腫瘍細胞の形態は均一で，年齢が比較的若く，染色体異常は複雑ではなく，癌抑制遺伝子である$p53$遺伝子異常の頻度は低いなどの特徴がある．

表1 主な軟部腫瘍の分化と種類（青字は本書で取り上げたもの）

分化を示す組織	良性腫瘍	悪性腫瘍
線維組織	線維腫症	線維肉腫
脂肪組織	脂肪腫	脂肪肉腫
平滑筋	平滑筋腫	平滑筋肉腫
横紋筋	横紋筋腫	横紋筋肉腫
血管	血管腫	血管肉腫
リンパ管	リンパ管腫	リンパ管肉腫
末梢神経	神経鞘腫 神経線維腫	悪性末梢神経鞘腫瘍
不明	なし なし	未分化多形肉腫 滑膜肉腫

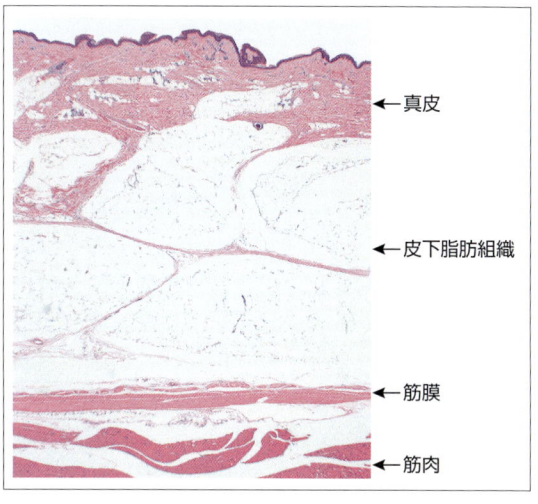

図1 軟部組織
表皮から深くなるに従って真皮，皮下脂肪組織，筋膜，筋肉を認める．

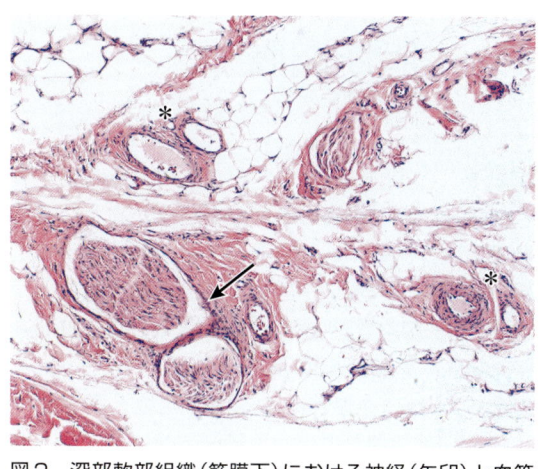

図2 深部軟部組織（筋膜下）における神経（矢印）と血管（＊）

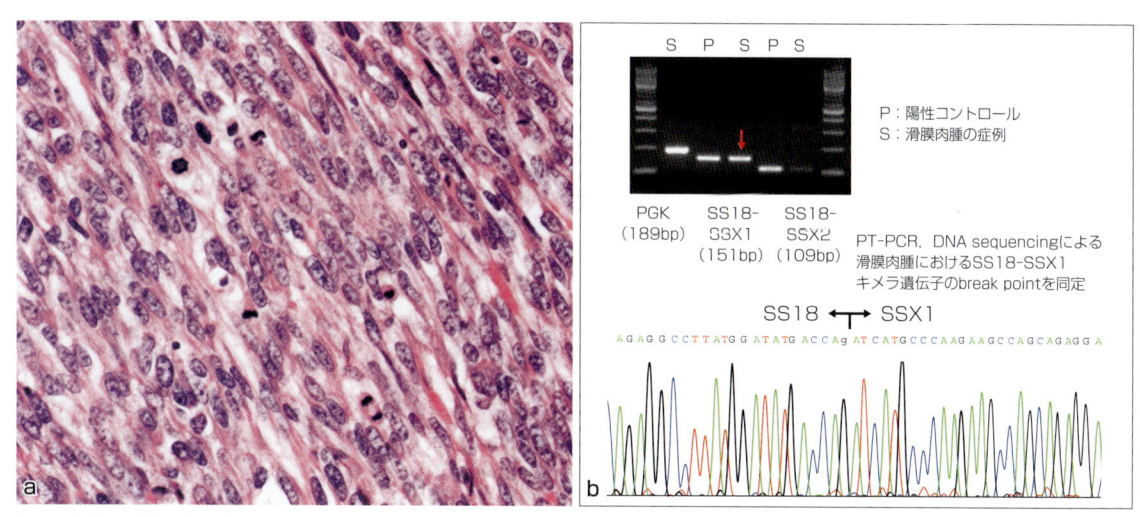

図3 単相型線維性滑膜肉腫
a：組織像．紡錘形細胞が束状に密に配列し，線維肉腫や悪性末梢神経鞘腫瘍などの他の紡錘形細胞肉腫との鑑別が困難なことがある．b：本症例のパラフィンブロック標本よりmRNAを抽出しRT-PCR法で解析すると，滑膜肉腫に特異的な*SS18-SSX1*キメラ遺伝子が検出され，滑膜肉腫の確定診断に有用である．

表2 代表的な悪性軟部腫瘍における染色体異転座およびキメラ遺伝子

組織型	染色体転座	キメラ遺伝子
滑膜肉腫	t(X;18)(p11.2;q11.2)	SS18-SSX1, SSX2
骨外性Ewing肉腫／原始神経外胚葉性腫瘍	t(11;22)(q24;q12) t(21;22)(q22;q12)	EWS-FLI1 EWS-ERG
胞巣型横紋筋肉腫	t(2;13)(q35;q14) t(1;13)(q36;q14)	PAX3-FKHR PAX7-FKHR
粘液型／円形細胞脂肪肉腫	t(12;16)(q13;p11) t(12;22)(q13;q12)	TLS/FUS-DDIT3 EWS-DDIT3
明細胞肉腫	t(12;22)(q13;q12)	EWS-ATF1
骨外性粘液型軟骨肉腫	t(9;22)(q22;q12) t(9;17)(q22;q11)	EWS-NR4A3 RBP56-NR4A3
線維形成性小円形細胞腫瘍	t(11;22)(p13;q12)	EWS-WT1
隆起性皮膚線維肉腫	t(17;22)(q22;q13)	COL1A1-PDGFB
乳幼児型線維肉腫	t(12;15)(p13;q25)	ETV6-NTRK3
胞巣状軟部肉腫	t(X;17)(p21;q25)	ASPL-TFE3

1. 脂肪肉腫
liposarcoma

■ 概要

成人悪性軟部腫瘍の中で最も頻度が高く，高分化型脂肪肉腫 well differentiated liposarcoma，脱分化型脂肪肉腫 dedifferentiated liposarcoma，粘液/円形細胞型脂肪肉腫 myxoid/round cell liposarcoma，多形型脂肪肉腫 pleomorphic liposarcoma の 4 つの亜型がある．高分化型と脱分化型は臨床病理学的および分子遺伝学的に同一スペクトラムの腫瘍であり，粘液/円形細胞型はこれらと分子遺伝学的背景が全く異なる．多形型は稀な亜型である．

■ 臨床

高分化型は切除が不完全であると再発を高頻度にきたすが，遠隔転移をきたさないことより悪性ではなく中間群腫瘍として取り扱われる．中高年の四肢深部軟部組織，特に大腿に好発する．次いで後腹膜や傍精巣にも多く認められる．四肢に発生する腫瘍は予後良好であるので異型脂肪腫様腫瘍 atypical lipomatous tumor とも呼ばれる．脱分化型は同一腫瘍内に高分化型脂肪肉腫成分に接して高悪性度の未分化多形肉腫成分（脱分化成分）を伴う．高分化型脂肪肉腫が再発した後に脱分化型脂肪肉腫へと進展することがある．高齢者の後腹膜に最も多く認められ，四肢，精索にも好発する．悪性度は高分化型に比較して高い．粘液/円形細胞型脂肪肉腫は若年成人の大腿に発生するものが多い．同一腫瘍内に未分化な円形細胞成分の占める割合が高い腫瘍は悪性度が高く予後不良である．多形型は中高年の四肢に好発し，予後は脂肪肉腫の中で最も不良で悪性度が極めて高い．

Check

- 高分化型：脂肪細胞は大小不同．線維性隔壁の中の多形性を有する異型細胞の出現．成熟した大小不同の脂肪細胞の中に多空胞性の異型脂肪芽細胞が混在することがあるが必須の所見ではない．間質に広範な硝子化や粘液変性を伴うことがある．
- 脱分化型：高分化型脂肪肉腫成分に隣接して高悪性度未分化成分．脱分化成分は悪性線維性組織球腫/未分化多形性肉腫の像を呈することが多い．脱分化成分に横紋筋肉腫や骨肉腫といった特異的な分化を示す肉腫成分が出現することがある．脱分化成分に低悪性度紡錘形細胞成分が出現するものもある．
- 粘液/円形細胞型：豊富な粘液状の基質を背景に円形ないし卵円形細胞の増殖に加えて空胞を有する脂肪芽細胞の混在．脂肪芽細胞の多いものから，ほとんど認めないものまでさまざまである．粘液の多い例では粘液の貯留による囊胞を形成する．間質の繊細な彎曲したスリット状の血管．未分化円形細胞が密に増殖する円形細胞成分を交えることがある．
- 多形型：多形性の顕著な紡錘形細胞や巨細胞．巨大で多空胞性の異型脂肪芽細胞（蜘蛛の巣細胞）．脂肪芽細胞が少ない部位では，未分化多形肉腫と同様な組織像を呈する．

More advanced

- 高分化型および脱分化型脂肪肉腫：*MDM2*，*CDK4*，*HMGA2* などの遺伝子を含む 12q13-15 領域の増幅を認め，特に *MDM2* と *CDK4* 遺伝子増幅を検出することはこれらの腫瘍の診断にも有用．免疫染色でも MDM2 と CDK4 が陽性．
- 粘液/円形細胞型脂肪肉腫：特異的な染色体転座 t(12;16)(q13;p11)，t(12;22)(q13;q12) とそれに対応したキメラ遺伝子 *TLS/FUS-DDIT3*，*EWS-DDIT3* を有しており，腫瘍発生に関与．
- 多形型脂肪肉腫：特異的な遺伝子異常はないが，*RB1* 遺伝子を含む 13q14 領域の欠失，17 番染色体の部分欠失や *p53*，*NF1* 遺伝子の point mutation が報告されている．
- 高分化型脂肪肉腫で粘液変性の顕著な例では粘液/円形細胞脂肪肉腫との鑑別が困難であるが，そのような例では免疫染色で MDM2，CDK4 陽性，遺伝子解析で TLS/FUS-DDIT3，EWS-DDIT3 陰性となる．

図1 高分化型脂肪肉腫
a：線維性隔壁を伴った成熟脂肪細胞の増殖（脂肪腫に類似）．
b：脂肪細胞は大小不同．多空胞性脂肪芽細胞（＊）および大型の核を有する異型細胞（矢印）を線維性組織内に認める．

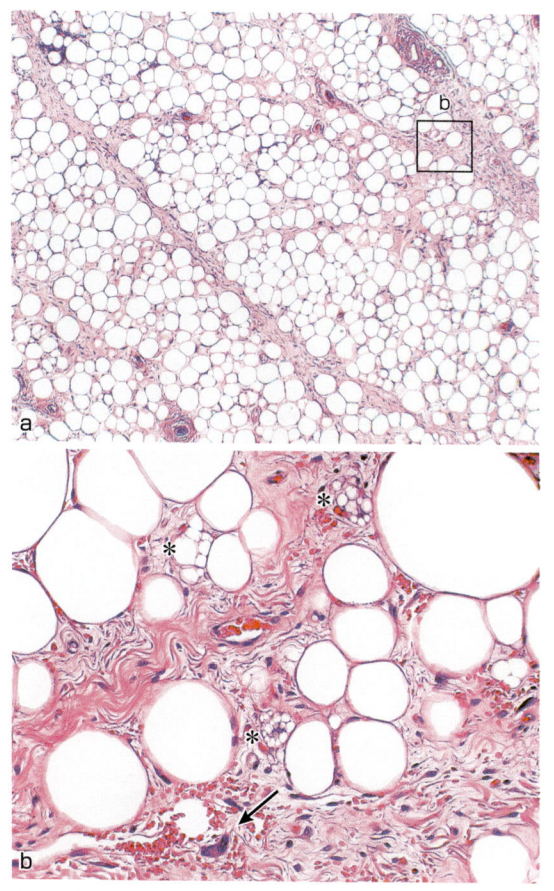

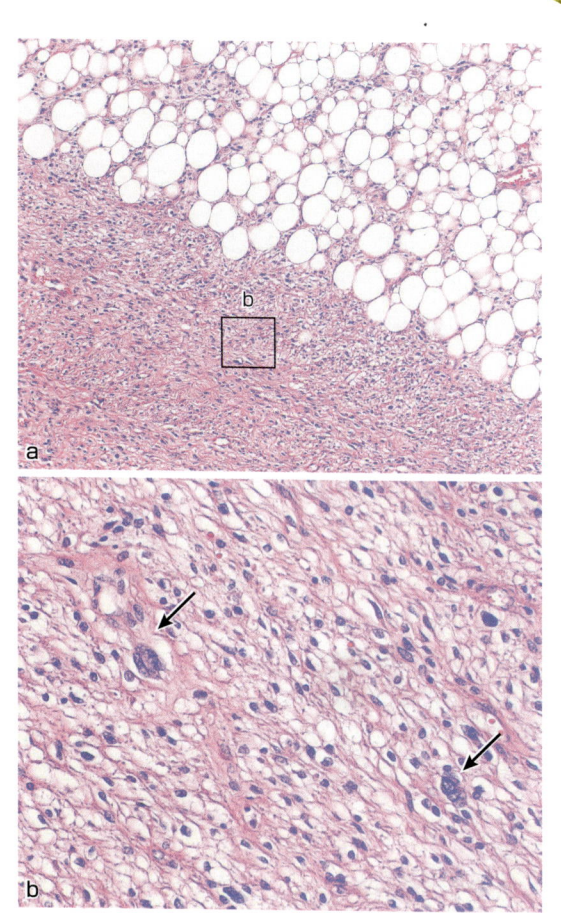

図2 脱分化型脂肪肉腫
a：高分化型脂肪肉腫成分（右上）に接して細胞成分に富む成分（左下）を認める．b：細胞成分に富む成分は未分化な短紡錘形細胞と散在する腫瘍多核細胞（矢印）よりなる．

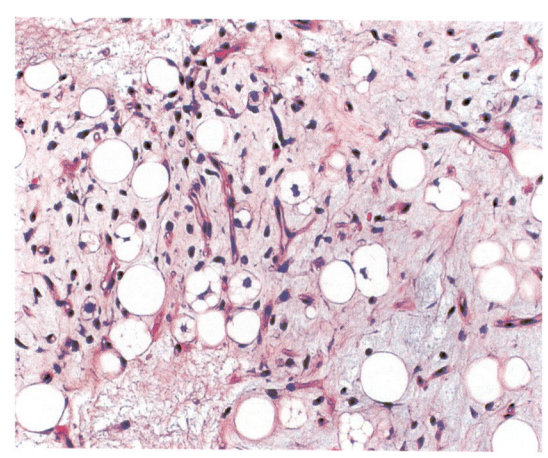

図3 粘液/円形細胞型脂肪肉腫
粘液状の基質およびスリット状の血管を伴いながら，短紡錘形細胞の増殖と空胞を有する脂肪細胞を認める．

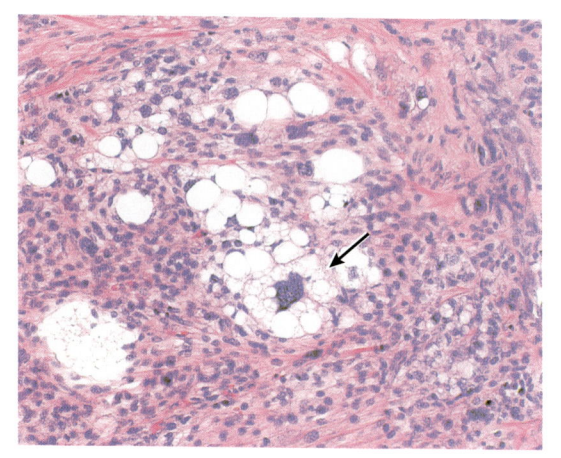

図4 多形型脂肪肉腫
核の腫大した未分化多形性細胞の増殖と多空胞性の巨大脂肪芽細胞（矢印）を認める．

2. 脂肪腫
lipoma

■概要
通常の脂肪腫 lipoma は良性軟部腫瘍の中では最も頻度が高く，その特殊型として紡錘形細胞／多形脂肪腫 spindle cell/pleomorphic lipoma などがある．発生部位によって筋肉内に発生する筋肉内脂肪腫 intramuscular lipoma や関節の滑膜に発生する樹枝状脂肪腫 lipoma arborescens（滑膜脂肪腫 synovial lipoma）などがある．

■臨床
通常の脂肪腫は中高年の体幹部，四肢近位部，頭頸部の皮下に好発する．紡錘形細胞／多形脂肪腫の臨床像は特徴的で，中高年の項部や肩の皮下が好発部位であり，しばしば大きな腫瘤を形成し，悪性腫瘍と見誤られることがある．治療は外科切除であり，取り残しがあれば再発するが，悪性化をきたすことはない．

Check
- 通常の脂肪腫：脂肪細胞の大きさは均一で，核異型はなく，分葉状増殖
- 紡錘形細胞／多形脂肪腫：異型のない紡錘形細胞と膠原線維の束，臨床像（中高年の項，肩，背部）

More advanced
- 紡錘形細胞／多形脂肪腫では肥満細胞の出現を高頻度に認め，花冠状の核を有する巨細胞や大型細胞を認めることがある．免疫組織化学的に紡錘形細胞はCD34に陽性．
- 染色体12q, 13q, 6pなどの領域の異常を有する例がある．

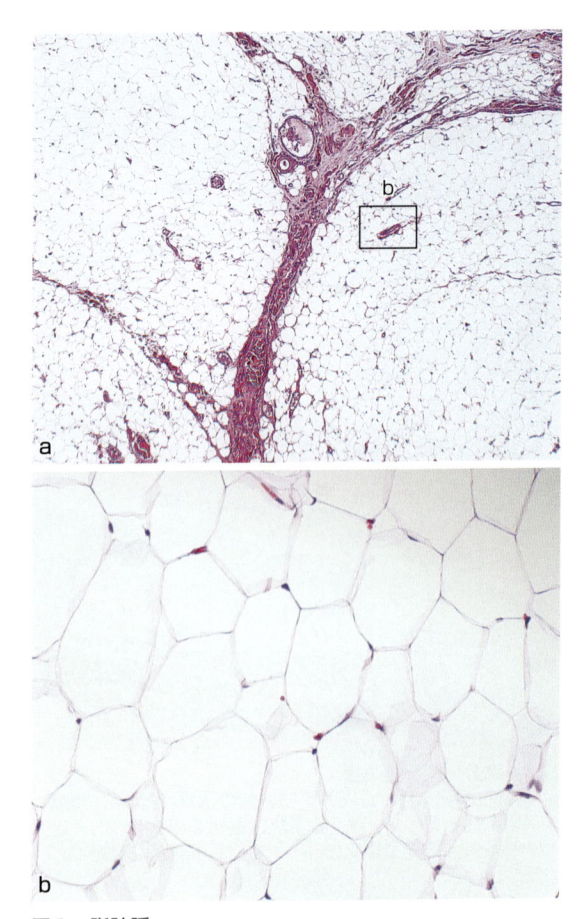

図1　脂肪腫
a：線維性隔壁を伴った成熟脂肪細胞の分葉状増殖．b：脂肪細胞の大きさは揃っており，核は小型．

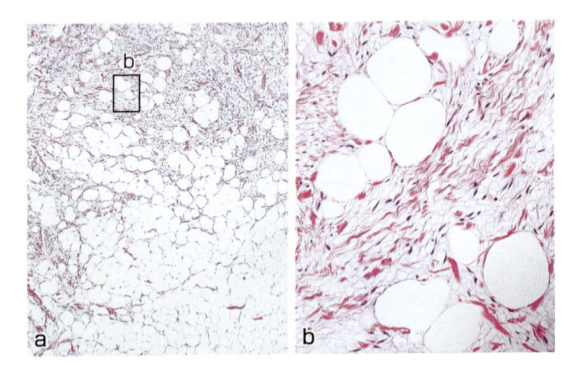

図2　紡錘形細胞／多形脂肪腫
a：脂肪組織（上）に接して線維性組織（下）を認める．b：線維性組織は紡錘形細胞の増殖と好酸性の膠原線維の束よりなる．

3. 血管肉腫
angiosarcoma

■ 概要

　腫瘍細胞が血管内皮への分化を示す高悪性度軟部腫瘍である．軟部組織以外に高齢男性の頭皮に発生するものも多い．組織学的に血管腔の目立つものから充実性のものまで，バリエーションが顕著である．腫瘍細胞は血管内皮を模倣するものから，癌細胞のように細胞質が豊富で上皮様の形態を示すものや，紡錘形細胞が目立つものもある．

■ 臨床

　軟部組織発生例の頻度は稀であるが，高齢者の下肢深部軟部組織や後腹膜あるいは腹腔内に発生する．特殊なものとして放射線照射後に照射野に発生するもの，乳癌根治術後の上肢のリンパ浮腫に続発するものがある．いずれも予後は極めて不良で，高頻度に肺などに血行性転移をきたす．

Check

- 複雑な分岐，吻合を示す不規則な管腔内を覆う異型内皮細胞の増殖
- 異型内皮細胞の重層化や管腔内への乳頭状の突出
- 紡錘形細胞の増殖が主体のものではスリット状の血管腔
- 上皮様細胞の充実性増殖が主体の場合は，細胞質内に空胞とその中に赤血球を入れる

More advanced

- 免疫組織化学的には血管内皮のマーカーである CD31, CD34, ERG, FLI1 が陽性になるとともにしばしばリンパ管内皮のマーカーである D2-40 が陽性となるものもある．
- 良性の血管腫と悪性の血管肉腫の中間の悪性度を示すものは血管内皮腫 hemangioendothelioma と呼ばれ，さまざまな亜型がある．
- 後天性免疫不全症候群 acquired immunodeficiency syndrome（AIDS）などの免疫不全状態に合併するカポジ肉腫 Kaposi sarcoma は中間悪性の血管内皮性腫瘍である．

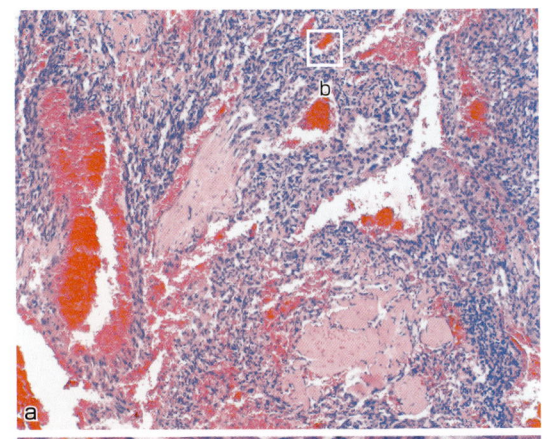

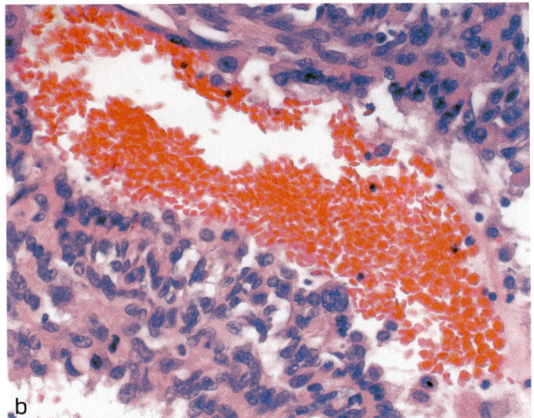

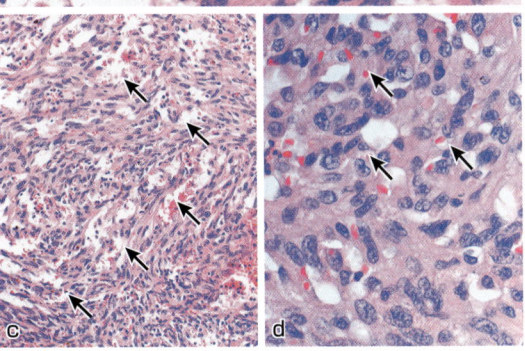

図1　血管肉腫
a：血液を貯留した血管腔とその周囲の腫瘍細胞の密な増殖．b：血管腔を裏打ちする大型で濃染性の核を有する異型内皮細胞（血管腫の内皮細胞と比較）．c：紡錘形細胞と不規則に吻合する血管腔（矢印）．d：赤血球を入れた腫瘍細胞内空胞による未熟な血管腔の形成（矢印）．

4. 血管腫・リンパ管腫
hemangioma・lymphangioma

■概要

・血管腫：血管腔構造と内腔を覆う内皮細部の増殖よりなる良性腫瘍で，血液を満たし拡張した血管腔と血管壁よりなる海綿状血管腫 cavernous hemangioma，静脈様の血管壁を有する静脈性血管腫 venous hemangioma，毛細血管よりなる毛細血管腫 papillary hemangioma がある．筋肉内に発生する筋肉内血管腫 intramuscular hemangioma や滑膜組織に発生する滑膜血管腫 synovial hemangioma などの特殊な部位に発生するものがある．軟部組織に広範に進展するものは血管腫症 angiomatosis と呼ばれる．

・リンパ管腫：リンパ液を貯留し拡張した大小不同のリンパ管よりなる良性腫瘍であり，拡張が著しく壁に平滑筋を欠くものは嚢腫状リンパ管腫 cystic lymphangioma，壁に薄い平滑筋を伴うものは海綿状リンパ管腫 cavernous lymphangioma と呼ばれる．

■臨床

・血管腫：出生直後や小児期にみつかるものが多く，自然消褪するものもある．頭頸部や四肢の真皮や皮下の浅い軟部組織に発生し，腫瘍が大きなものでは画像診断で静脈石による石灰化が描出される．

・リンパ管腫：出生直後や乳児期に多く認められ，頭頸部に発生するものが最も多い．嚢腫状リンパ管腫は頸部，腋窩部，鼠径部が好発部位であるのに対し，海綿状リンパ管腫は口腔内，上肢および腹腔内が好発部位である．

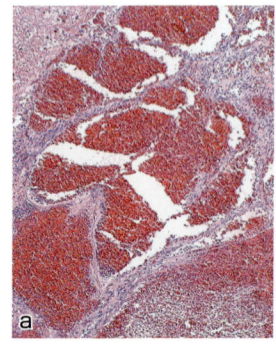

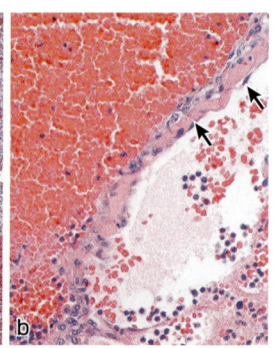

図1 海綿状血管腫
a：血液を満たし拡張した壁の薄い血管壁．b：血管腔は異型のない扁平化した内皮細胞によって裏打ちされる（矢印：血管肉腫と比較）．

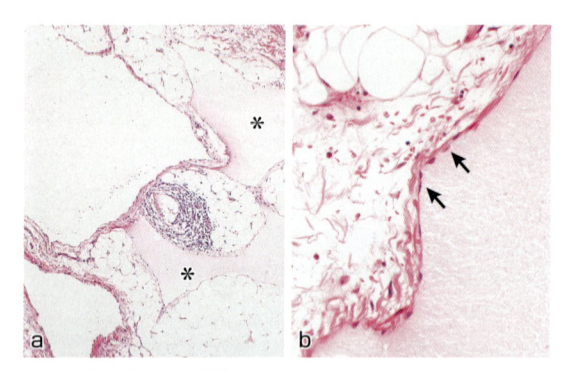

図2 嚢腫状リンパ管腫
a：淡い好酸性のリンパ液を貯留するリンパ管腔（＊）とその周囲脂肪組織内のリンパ球の集簇．b：リンパ管腔も扁平な異型のない内皮細胞によって裏打ちされる（矢印）．

Check
- 血管腫：血液を満たした管腔内を異型のない扁平な一層の血管内皮細胞が覆う
- リンパ管腫：拡張した管腔内にしばしば淡い好酸性のリンパ液を貯留し，内腔は異型のない一層の扁平な内皮細胞によって覆われる．壁にリンパ球の集簇を伴うことが多い

More advanced
- 免疫組織化学的には血管内皮には CD31 と CD34 が陽性となり，リンパ管内皮には D2-40 が陽性となる．
- 血管腫で内皮細胞が血管内腔に突出し上皮様の形態をとるものを類上皮血管腫 epithelioid hemangioma，紡錘形細胞の増殖を伴うものを紡錘形細胞血管腫 spindle cell hemangioma と呼ぶ．

5. 腱鞘巨細胞腫
giant cell tumor of tendon sheath

■概要

境界明瞭な結節性の腫瘤を形成する良性腫瘍で，成人の手指に好発する．組織学的に滑膜細胞に類似した単核細胞と破骨型巨細胞よりなる．以前，本腫瘍とびまん型巨細胞腫は滑膜由来の腫瘍として分類されていたが，免疫組織化学染色および電子顕微鏡による観察で組織球と線維芽細胞様細胞への分化を示すことが明らかになっており，滑膜組織との関連性はない．

■臨床

30〜50歳の成人に多く，女性に多い．約85％は手指の腱鞘滑膜やIP関節に接して発生する．手関節や足関節に認められることもある．隣接する骨のびらんを伴うことがある．関節内発生例は大部分が膝関節に発生する．良性腫瘍であるので，局所切除で十分であるが，4〜30％の症例で局所再発を認める．

Check
- 多結節性発育パターン
- 組織球様の単核円形細胞と破骨型多核巨細胞
- 間質の硝子化
- 泡沫状組織球の集簇を伴うことがある

More advanced
- 免疫組織化学的に組織球様細胞はCD68およびCD163に陽性．巨細胞もCD68に陽性．
- 分子遺伝学的に1番，2番染色体相互転座異による*CSF1-COL6A3*融合遺伝子を有することが多い．
- 関節内で絨毛状発育パターンを示し，組織球様細胞および破骨型多核巨細胞よりなり，ヘモジデリン沈着を伴うものはびまん型巨細胞腫 diffuse type giant cell tumor あるいは色素性絨毛結節性滑膜炎 pigmented villonodular synovitis と呼ばれる．
- 免疫組織化学的，分子遺伝学的に腱鞘巨細胞腫と同じ特徴を有するが，再発率が高く，局所破壊性発育を示す．

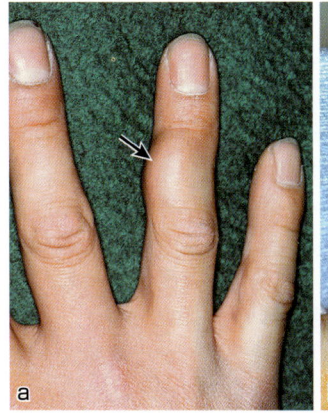

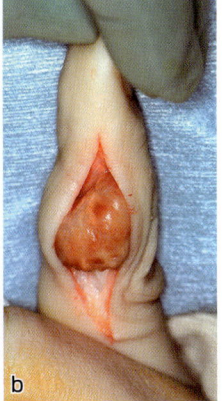

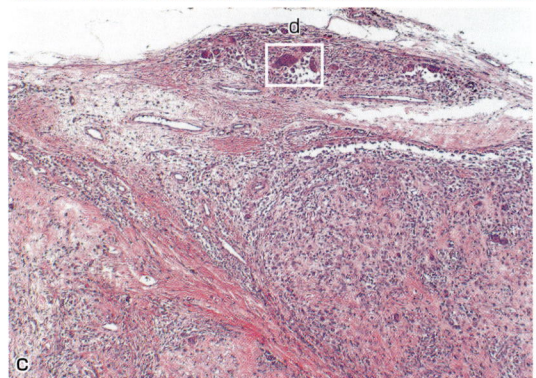

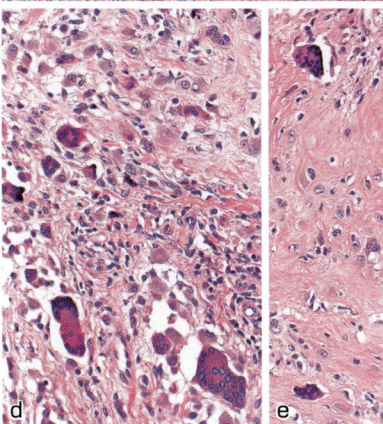

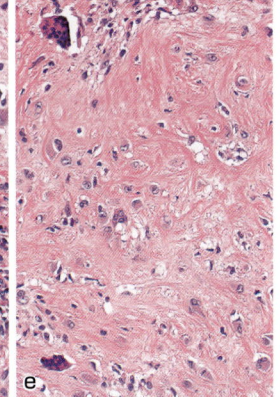

図1 腱鞘巨細胞腫
環指PIP関節に腫瘤を形成し（a，矢印），肉眼的に黄褐色を呈する（b）．c：線維性隔壁を伴った多結節性の発育パターンを呈する．d：円形あるいは多角形の組織球様細胞と破骨型多核巨細胞よりなる．e：間質の広範な硝子化もしばしば伴う．

6. 平滑筋肉腫
leiomyosarcoma

■概要
　平滑筋への分化を示す悪性腫瘍であり，四肢発生悪性軟部腫瘍の10〜15％を占める．中高年者に発生し，発生部位は骨盤腔を含む後腹膜が最も多く，次いで下大静脈や下肢の大きな静脈などの大血管に発生するもの，四肢の軟部組織に発生するもの，皮膚の真皮に発生するものの順に多く認められる．肉眼的に灰白色から黄褐色を呈し，大きな腫瘤では出血，壊死や嚢胞形成を伴う．周囲との境界は明瞭であることが多いが，浸潤像を認めることもある．子宮に発生する平滑筋肉腫とは病理組織学的診断基準や臨床像が全く異なる．

■臨床
　後腹膜発生例は腫瘍径が大きく完全な切除が困難であることが多いため，予後不良である．大血管発生例は下大静脈発生例を除いて外科的切除が後腹膜発生例に比較して容易であるがやはり予後不良である．四肢では下肢に好発し，筋肉内などの深部軟部組織発生例と皮下組織発生例の頻度は同程度である．軟部組織発生例では，深部発生例と腫瘍径の大きなものは予後不良である．

Check
- 紡錘形細胞の密な束状増殖パターン
- 細胞質は好酸性で核は両端が鈍（両切りタバコ状）
- 核周囲に空胞を認めることがある（腫瘍細胞の横断面）
- 良性の平滑筋腫とは核分裂・腫瘍壊死の有無で鑑別

More advanced
- 腫瘍細胞の大小不同が著しく，未分化多形肉腫様の組織像を呈するものは多形型平滑筋肉腫と呼ばれ，悪性度がより高くなる．
- 免疫組織化学的には筋原性マーカーであるdesmin, muscle specific actin, smooth muscle actin, h-caldesmonが大部分の平滑筋肉腫で陽性となる．これらの複数のマーカーが陽性となれば診断的価値がある．
- 特異的な染色体異常や遺伝子異常はない．

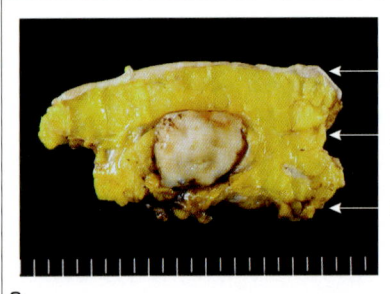

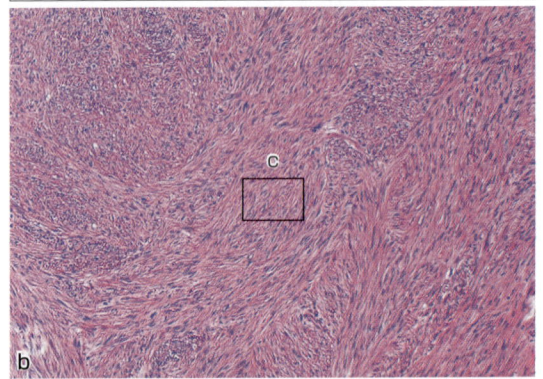

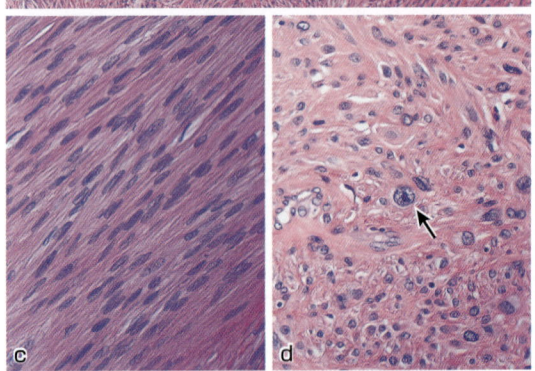

図1　平滑筋肉腫
a：肉眼像．大腿部皮下脂肪組織内に発生した境界明瞭な灰白色の腫瘤．b：弱拡大像．紡錘形細胞が密に束状に配列し，交錯する．c：紡錘形細胞は両端が鈍の核と好酸性細線維状の細胞質を有する．d：大型の核を有する異型の強い腫瘍細胞（矢印）も散見される．

7. 横紋筋肉腫
rhabdomyosarcoma

■概要
　分化の低い悪性軟部腫瘍であり，部分的に骨格筋への分化を認める．小児悪性軟部腫瘍の中では最も頻度の高い腫瘍である．組織学的に胎児型 embryonal type，胞巣型 alveolar type，および稀な多形型 pleomorphic typeに分類される．胎児型はさらに通常型に加えて紡錘形細胞型 spindle cell，ぶどう状肉腫型 botryoid typeの特殊型を有する．多形型は小児よりも成人に多く発生する．胞巣型は胎児型より発生頻度は低いが，悪性度はより高く，両者の治療法は異なる．

■臨床
・胎児型：大部分は5歳未満の小児に発生し，発生部位は頭頸部が最も多く，泌尿生殖器が次に多い．頭頸部では眼窩，口蓋咽頭部，耳下腺部などが好発部位であり，泌尿生殖器では膀胱，前立腺，傍睾丸部に好発する．紡錘細胞型横紋筋肉腫は傍睾丸部に，ぶどう状肉腫は粘膜を有する膀胱や膣に発生することが多い．

・胞巣型：胎児型と比較してより好発年齢が高く，乳幼児だけでなく思春期や若年成人にも好発する．四肢に好発し，そのほか傍脊柱部，会陰部および副鼻腔にも発生する．横紋筋肉腫全体で年齢は低いほど予後良好であり，発生部位は髄膜近傍と四肢発生のものは予後不良であるが，眼窩および傍睾丸部発生例は予後良好である．

Check
- 胎児型：未分化な小円形細胞や短紡錘形細胞の増殖と豊富な好酸性細胞質を有する横紋筋芽細胞の出現．粘液腫状の部分が混在
- 胞巣型：線維性隔壁を有する未分化小円形細胞の胞巣状増殖パターン．横紋筋芽細胞は胎児型に比較して少ない

More advanced
- 免疫組織化学的には筋原性マーカーであるdesmin, muscle specific actinとともに横紋筋への分化マーカーであるmyogeninおよびmyoD1が大部分の横紋筋肉腫で陽性となる．
- 胞巣型では特異的な2，13番染色体転座による*PAX3-FOXO1*もしくは1，13番染色体転座による*PAX7-FOXO1*融合遺伝子を有する．

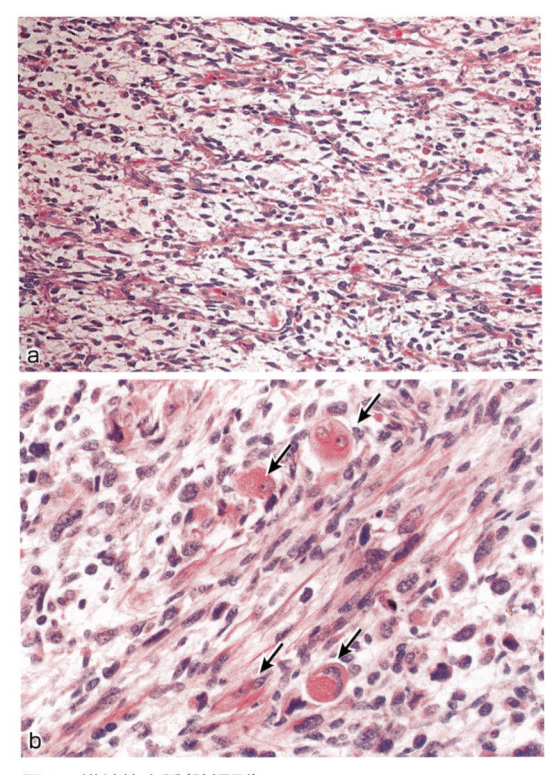

図1　横紋筋肉腫（胎児型）
a：粘液性基質を背景にした未分化小円形細胞の増殖．b：豊富な好酸性細胞質を有する横紋筋芽細胞の出現（矢印）．

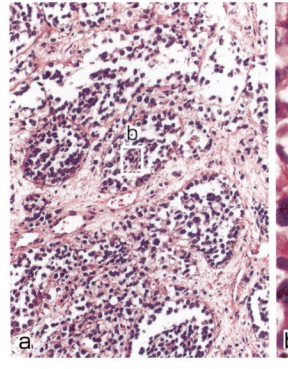

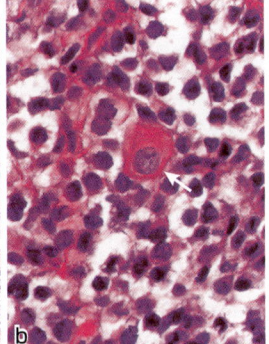

図2　横紋筋肉腫（胞巣型）
a：線維性隔壁を有する未分化小円形細胞の胞巣状増殖．
b：未分化小円形細胞中に散在性に認められる横紋筋芽細胞（矢印）．

8. 未分化多形肉腫
undifferentiated pleomorphic sarcoma (UPS)

■概要

かつて悪性線維性組織球腫 malignant fibrous histiocytoma (MFH) と呼ばれ，悪性軟部腫瘍の中では最も頻度の高いものとされていた．しかしながら線維性組織や組織球への分化は不明で，特定の組織への分化を示さないことから，最近では未分化多形肉腫の名称で呼ばれる．近年では診断される機会が減少してきているが，それでも脂肪肉腫，平滑筋肉腫に次いで3番目に頻度の高い軟部悪性腫瘍である．組織学的に巨細胞を伴う巨細胞型 UPS with giant cells および炎症細胞浸潤の顕著な炎症型 UPS with prominent inflammation と呼ばれる亜型がある．

■臨床

中高年の四肢深部軟部組織に好発し，後腹膜や腹腔内に発生するものは脱分化型脂肪肉腫の未分化多形性成分の部分像をみている可能性が高い．予後は不良で，5年生存率は50～60％程度と報告されている．巨細胞型は高齢者の四肢や体幹部の深部軟部組織に好発し，予後は通常のものと同程度である．炎症型は中高年の後腹膜に好発し，予後は通常のものに比較して不良である．

Check

- 大小不同の顕著な紡錘形や多角形腫瘍細胞が花むしろ状，渦巻き状に配列
- 奇怪な核を有する腫瘍巨細胞をしばしば散在性に認める
- 腫瘍細胞の束状配列や無秩序な配列を示すことも多い
- 巨細胞型は異型のない破骨型多核巨細胞を多数認め，出血やヘモジデリン沈着を伴う
- 炎症型は泡沫状組織球の集簇と好中球，好酸球あるいはリンパ球の顕著な浸潤が特徴

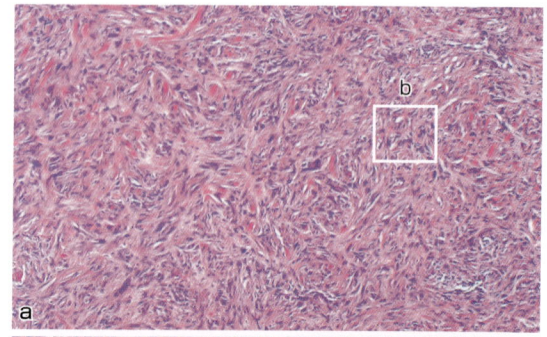

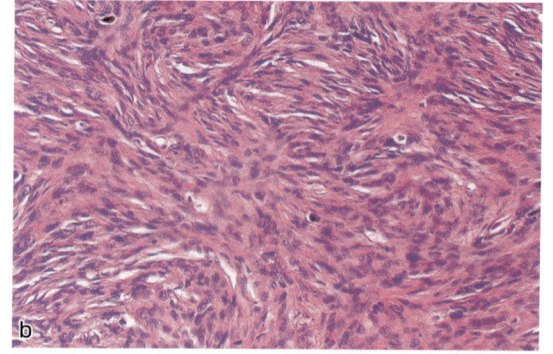

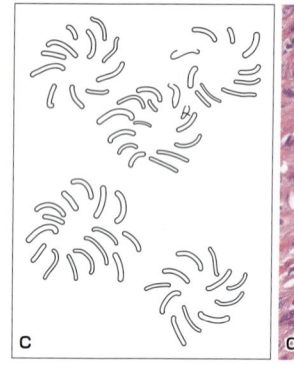

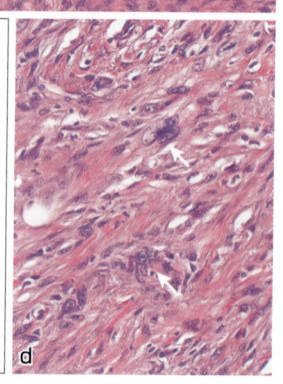

図1　未分化多形肉腫
a：大小不同の腫瘍細胞が膠原線維を伴いながら増殖．b：紡錘形あるいは卵円形細胞が花むしろ状に配列 (storiform pattern)．c：腫瘍細胞の花むしろ状配列．d：奇怪な核を有する単核あるいは多核の腫瘍巨細胞(矢印)を認める．

More advanced

- 免疫組織化学的に特異的なマーカーはない．
- 分子遺伝学的には TP53 および RB1 経路が高頻度に不活化されている．
- 最新の国際分類では未分化/分類不能肉腫 undifferentiated/unclassified sarcoma の範疇に含まれている．

17

脳・脊髄・末梢神経
中枢神経系腫瘍
田中伸哉

脳・脊髄・末梢神経［総論］

A. 中枢神経と末梢神経

中枢神経系は脳と脊髄からなり，それより末梢へ分布する12対の脳神経と31対の脊髄神経は末梢神経である．中枢神経は一度障害を受けると原則として再生されないが，末梢神経は再生可能である．

中枢神経系は，感覚，運動，記憶，認知など高度な機能を司っており，大脳ニューロンは機能的に局在する．大脳皮質や基底核などに分布する機能領域は相互にネットワークを形成している．したがって中枢神経系が障害されると，障害部位に対応した症状を呈すると同時に関連する神経システムの障害をきたす．

B. 形態

大脳皮質は6層構造を呈する(図1)．ニューロンとそれを支持する星細胞アストロサイト，髄鞘を形成する稀突起膠細胞オリゴデンドロサイト，小膠細胞ミクログリアがみられ，細胞外は神経基質ニューロピルと呼ばれる(図2)．小脳ではプルキンエ細胞，顆粒細胞がみられる(図3)．

C. 染色法

神経病理ではニューロン，髄鞘，星細胞などを観察するのに適したKB (Klüver-Barrera クリューバー・バレラ)染色が頻用される．KB染色とはニッスル染色とLFB染色の二重染色で，ニューロンと髄鞘を同時に青く染める(図4)．ニッスル染色は粗面小胞体をクレシル紫が青く染色するもので，LFB染色ではルクソール・ファスト青が髄鞘の主成分のリン脂質を青く染色する．

D. 組織学的構造

●ニューロン

基本的には豊富な細胞質を有し，明瞭な核小体を有する円形核を持つ．細胞質にはしばしば好塩基性のニッスル小体と呼ばれる粗面小胞体が目立つ．黒質や青斑核ではメラニン色素を含むものもある(図5)．免疫染色ではNSE，S-100，シナプトフィジン，Neu-N，MAP-Ⅱが陽性．

●グリア細胞

星細胞，稀突起膠細胞，上衣細胞，小膠細胞がある．星細胞の突起は血管とニューロンに接することで，ニューロンを支持し栄養を司る．免疫染色では星細胞はGFAP染色が陽性(図6)．小膠細胞はCD68が陽性．上衣細胞はEMA陽性である．

E. 病的変化

●ニューロンの変化

虚血性変化：急性の虚血状態が生ずると約12～24時間でニューロンの細胞質は好酸性を呈し，核は青く濃縮する(pink neuron)．虚血性変化は海馬の錐体細胞，小脳のプルキンエ細胞，大脳皮質の錐体細胞などに起こる．大脳皮質では虚血性変化として層状壊死が生ずる．

●アストロサイトの変化

グリオーシス：脳組織には線維芽細胞がないため，神経組織が障害されると，反応性にアストロサイトが増生することで修復を図る．欠損組織はアストロサイトの産生したグリア線維で充填される(グリア瘢痕)．アストロサイトの増生とグリア線維の増生は共調するため，広義にグリオーシスと呼ばれる．

表1 神経系の主な疾患(青字は本章で取り上げたもの)

非腫瘍性疾患	循環障害	脳出血，クモ膜下出血，脳梗塞，硬膜下血腫，硬膜外血腫，脳ヘルニア
	感染症	ウイルス感染症(ヘルペス，CMV，日本脳炎，HIV，ポリオ，狂犬病)，真菌感染(クリプトコッカス)，細菌感染症(髄膜炎，膿瘍，結核)，原虫感染(トキソプラズマ)，プリオン病
	変性疾患	Alzheimer病，Pick病，Parkinson病，Lewy小体型認知症，ALS，脊髄小脳変性症，Huntington病
	脱髄疾患	多発性硬化症，視神経脊髄炎，進行性多巣性白質脳症
	先天性代謝異常	白質ジストロフィー，MELAS，Niemann-Pick病，Gaucher病，Krabbe病
	末梢神経疾患	Guillain-Barré症候群
腫瘍		膠芽腫，星細胞腫，稀突起膠細胞腫，毛様体性星細胞腫，髄芽腫，Schwann細胞腫，髄膜腫，下垂体腺腫，脈絡叢乳頭腫，上衣腫

CMV：サイトメガロウイルス cytomegalovirus．HIV：ヒト免疫不全ウイルス human immunodeficiency virus．ALS：筋萎縮性側索硬化症 amyotrophic lateral sclerosis．MELAS：ミトコンドリア脳筋症，乳酸アシドーシス，脳卒中様発作症候群 mitochondrial myopathy, encephalopathy, lactic acidosis, and stroke-like episodes.

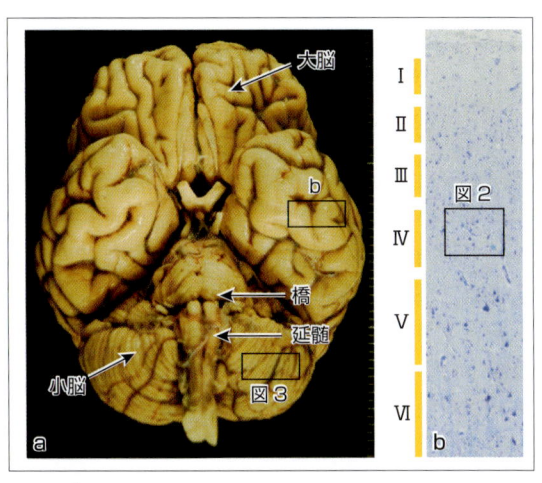

図1　脳
a：肉眼像．b：大脳皮質6層構造のミクロ像．

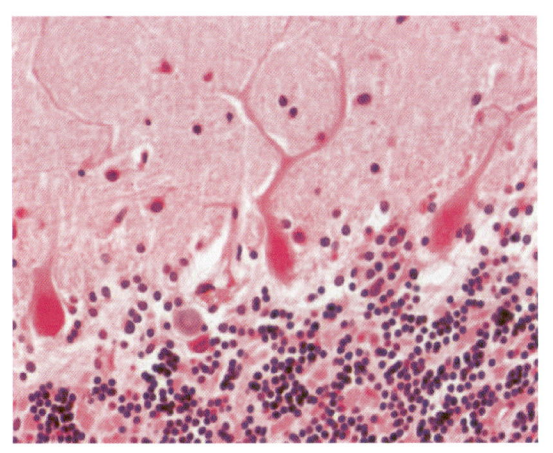

図3　小脳皮質の組織像（HE染色）
プルキンエ細胞と顆粒細胞．

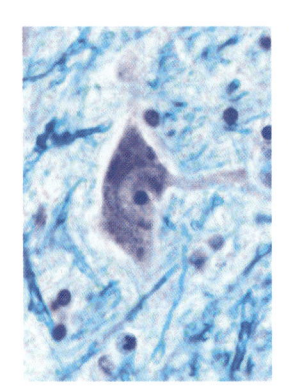

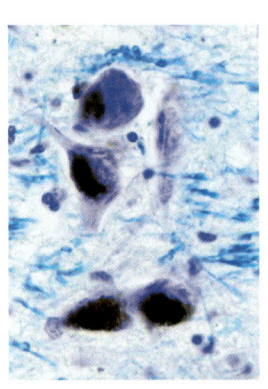

図4　ニューロン（KB染色）　図5　メラニン色素を有する黒質ニューロン（KB染色）

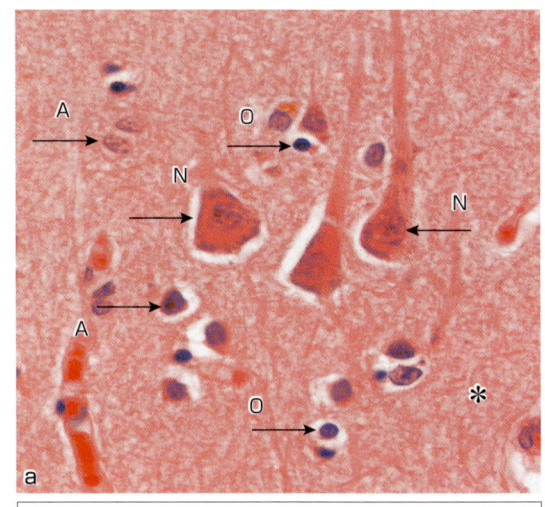

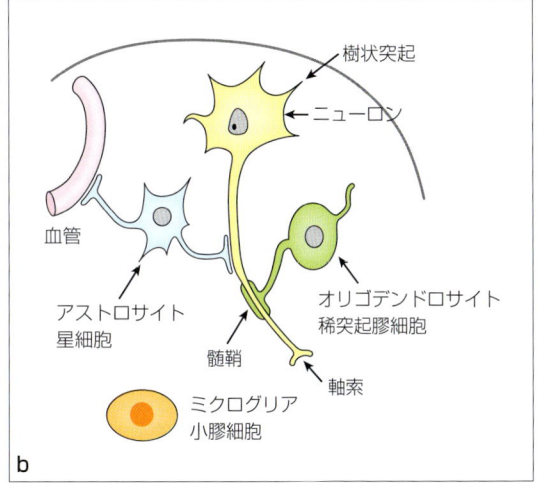

図2　大脳皮質の組織像
a：HE染色．（N：ニューロン．A：星細胞．O：稀突起膠細胞．＊：ニューロピル）．b：概略図．

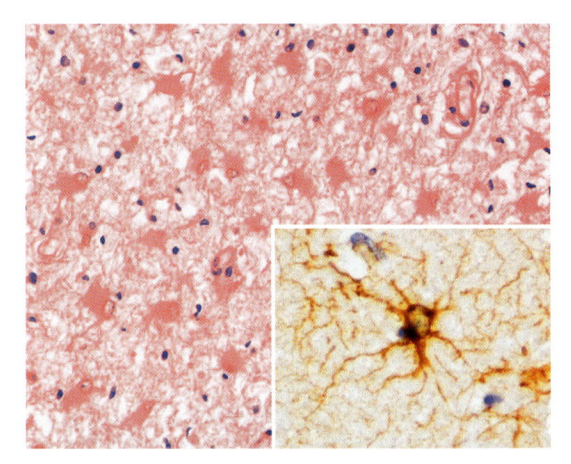

図6　グリオーシス
星細胞が増生する（HE染色）．インセットは星細胞のGFAP染色．

1. 循環障害：脳卒中，脳ヘルニア，硬膜外・硬膜下血腫
stroke, cerebral hernia, epidural hematoma, subdural hematoma

■概要

　脳は頭蓋の中にあり，硬膜に覆われ，周囲に脳脊髄液が存在する．硬膜は脳の表面を覆い，大脳鎌として左右の大脳半球を，小脳テントとして大脳と小脳を区画する．脳は衝撃から守られるしくみになっているが，狭いスペースにあるため出血・血腫・浮腫などが原因で容量が増加すると，正常脳実質の圧迫や脳圧亢進により脳ヘルニアが生じ，生命維持が困難な状態となる．

■脳出血 cerebral hemorrhage

　脳出血とは脳を灌流する血管が破綻して脳内に出血が生じた状態（図1）．原因は高血圧，アミロイド血管症，動静脈奇形（図2），血液疾患（白血病，血小板減少症，播種性血管内凝固症候群 disseminated intravascular coagulation：DIC など），薬剤（抗凝固薬），脳腫瘍などである．

■クモ膜下出血 subarachnoid hemorrhage

　脳血管が破綻し，クモ膜下腔に出血した状態（図3）．非外傷性クモ膜下出血のおよそ80％は動脈瘤破裂に起因する．中高年では動脈瘤破裂が多く，若年では脳動静脈奇形の破綻が多い．動脈瘤はWillis動脈輪付近に好発し，特に血管の分岐部に生じやすい（図4）．臨床的に突然の激烈な頭痛で発症する．髄膜刺激症状がみられ，脳圧亢進により意識障害が生じ，死亡する場合もある．

■脳ヘルニア cerebral hernia

　脳浮腫が進むと大脳鎌や小脳テントの縁，大後頭孔近傍に脳実質が突出した状態，すなわち脳ヘルニアの状態となる（図5）．帯状回（大脳鎌下）ヘルニアでは前大脳動脈が圧迫されることで支配領域の障害が出る．鉤（テント切痕）ヘルニアでは動眼神経障害，意識障害，瞳孔拡大，片麻痺が起こる．小脳扁桃（大後頭孔）ヘルニアでは脳幹，延髄が陥入してきた脳に直接圧迫されることで呼吸中枢が障害され，生命が危険な状態となる．

■硬膜外血腫 epidural hematoma

　頭蓋骨と硬膜の間に形成される血腫（図6a, 6c）．外傷により頭蓋骨が骨折し，中硬膜動脈などの動脈が損傷することで生ずる動脈出血．頭部のX線で骨折を判定することが臨床的に重要である．

■硬膜下血腫 intradural hematoma

　硬膜とクモ膜との間に形成される血腫（図6b, 6c）．硬膜下腔の架橋静脈の破綻によって生じる．原因は急性の場合は落下，暴行，交通事故，スポーツ事故などの外傷．慢性の場合は外傷後や基礎疾患のある高齢者に生じやすく，高血圧やアルコール飲酒との関連がある．

Check

- 脳卒中strokeという用語は脳出血，クモ膜下出血，脳梗塞を含む
- クモ膜下出血の原因は動脈瘤の破裂
- 脳浮腫から脳ヘルニアが生ずると生命予後不良

More advanced

- 脳組織が虚血に陥ると，ニューロンが不可逆性に障害される．脳血流が30％以下になるとニューロンの電気活動が停止してミトコンドリアからATPが産生されなくなり，イオンポンプが停止し，細胞膜の脱分極が生ずる．シナプスでは過剰にグルタミン酸が放出され，NMDA受容体を介してニューロンの細胞質内にカルシウムイオンが過剰に流入し，さまざまな蛋白分酵素が活性化され，細胞死が起こる．
- カノーハン切痕とは（下図）

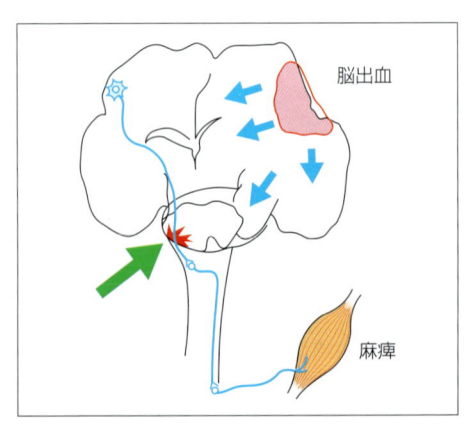

脳出血におけるカノーハン切痕（緑の矢印）
脳出血（赤）の周囲に脳浮腫が生じ（青の矢印），鉤ヘルニアにより反対側の大脳脚が小脳テントで圧迫され，挫傷となる．結果として脳出血と同側の運動麻痺が生じる．

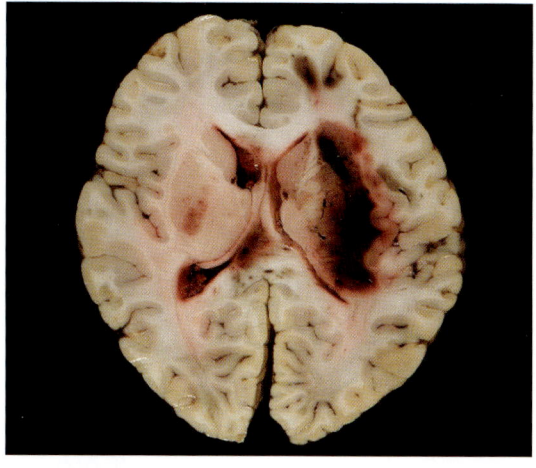

図1 脳出血
大脳基底核部の出血が多く，破綻動脈は中大脳動脈から分岐するレンズ核線条体動脈である．古典的にはCharcotの脳出血動脈と呼ばれる．

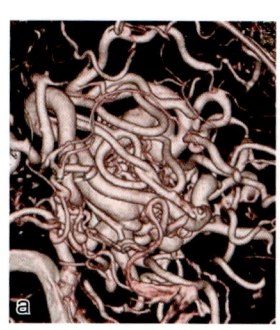

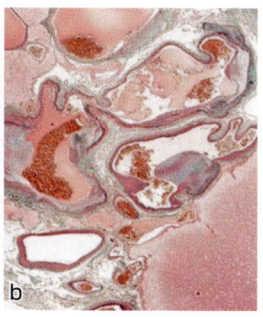

図2 動静脈奇形
構造的に異常な動脈と静脈の短絡が生じたもの．大小不同の異常血管が集簇したナイダスnidusが形成される．組織学的に大小の異常血管の間には正常脳組織が介在する．a：3D-CTA(札幌麻生脳神経外科病院 村田純一先生のご厚意による)．b：Elastica-Masson染色．

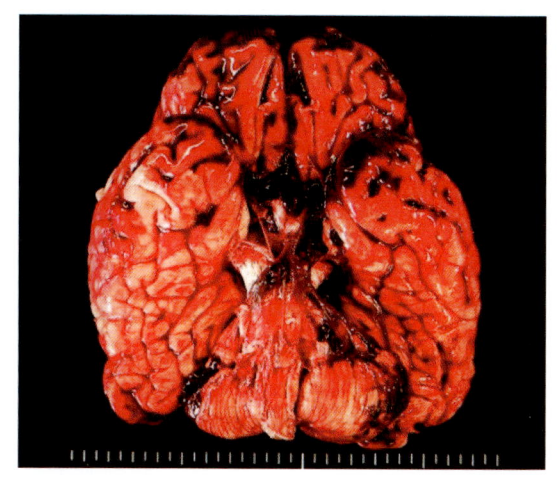

図3 クモ膜下出血
脳底部を中心に出血がみられる．

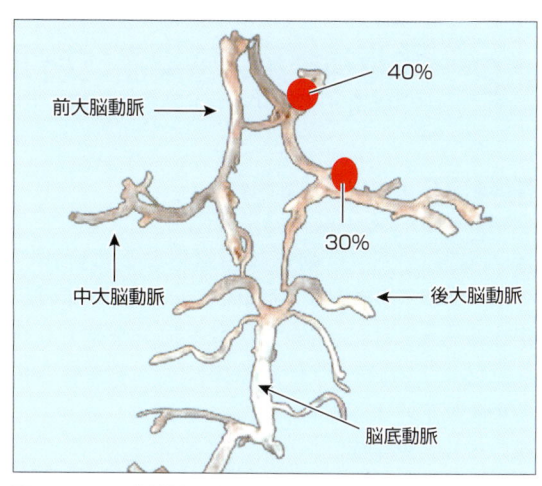

図4 Willis動脈輪と動脈瘤の発生部位
中大脳動脈分岐部が約40％，前交通動脈分岐部が約30％．赤丸：動脈瘤．

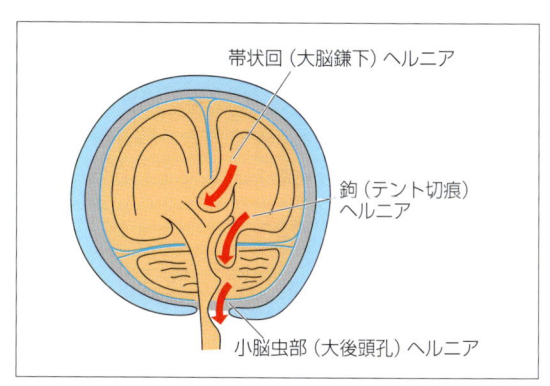

図5 脳ヘルニア

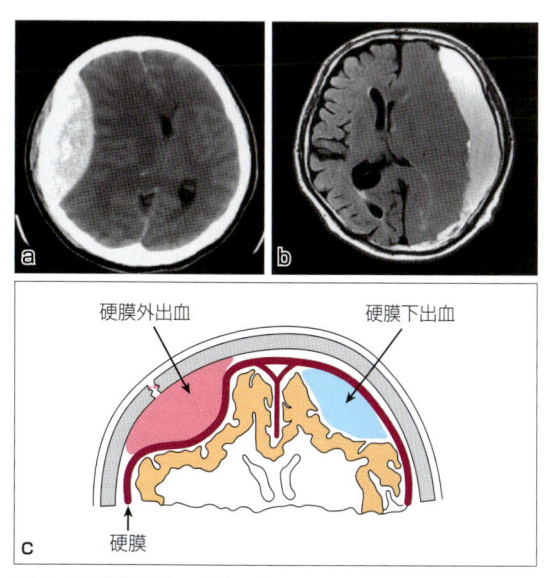

図6 硬膜外血腫と硬膜下血腫
a：硬膜外血腫．b：硬膜下血腫．c：模式図．紫の線は硬膜を表す．硬膜外血腫は動脈血(赤)，硬膜下血腫は静脈血(青)．

2. 中枢神経系の感染症：ウイルス感染症，細菌感染症，原虫感染症
Infection of CNS-viral infection, bacterial infection, protozoal infection

■感染症による中枢神経障害
病原体による中枢神経系の障害のメカニズムは，主として，①病原体の感染による直接のニューロンやグリアの細胞障害，②病原体の産生する毒素による障害，③微生物が誘導する炎症反応による障害，④病原体によって誘導される免疫反応による障害がある．

■ウイルス感染症
単純ヘルペス脳炎 herpes simplex encephalitis
単純ヘルペスウイルス1型または2型の感染による脳炎で，小児や若年者に頻度が高い．進行する出血性・壊死性脳炎で，大脳辺縁系に出現することが多い（図1a）．感染細胞には好酸性の核内封入体を認める（図1b）．最も多い症状は情緒の変動，記憶障害，行動異常である．脳浮腫による脳圧亢進症状を示す．抗ウイルス剤が有効．

サイトメガロウイルス脳炎 cytomegalovirus encephalitis
CMV感染による脳炎．胎児の場合は経胎盤的に感染し，子宮内で脳炎を引き起こす．脳炎は脳室周囲が主で壊死と石灰化が特徴的である（図2a）．CMVが感染した細胞には「フクロウの目」と呼ばれる特徴的な核内封入体がみられる（図2b, 2c）．CMV感染はニューロン，グリア細胞，上衣細胞，血管内皮細胞などさまざまな細胞に生じる．

狂犬病 rabies
狂犬病ウイルスによって発症する重症脳炎．ヒトが感染動物に咬まれると唾液中に含まれるウイルスが感染し，末梢神経を経由して逆行性に中枢神経系に到達し，傷害される．海馬，脳幹のニューロンや小脳のPurkinje細胞の細胞質にNegri小体を認める（図3）．国内では1957年以来感染者はいなかったが，2006年にフィリピンで犬に咬まれて帰国し発症した輸入例が2例報告された．発熱や頭痛に続き，せん妄状態となり，速やかにワクチンが接種されなければ脳幹不全で死亡する．

HIV関連脳症 HIV-related encephalopathy
HIVウイルス感染により引き起こされる脳症．HIVウイルスが小膠細胞（ミクログリア）に感染するとサイトカインや神経毒性を有する因子が産生され，神経細胞やグリア細胞が傷害される（いわゆるサイトカインストーム）．単球・マクロファージに由来する多核細胞の出現とミクログリア結節を認め（図4），びまん性の脱髄とニューロンの脱落やグリオーシスがみられる．認知障害をきたすため，AIDS認知症症候群と呼ばれる．

■細菌感染症
中枢神経系への細菌感染は，脳の近傍組織の炎症（乳頭骨炎や副鼻腔炎）が波及する場合や，心臓，肺，骨の炎症からの血行性に伝播する場合がある．特に細菌性心内膜炎では，脳実質へ播種すると多発性の脳膿瘍が起こる（図5）．原因菌としては，溶血性連鎖球菌と黄色ブドウ球菌が最も多い．

■原虫感染症
トキソプラズマ症 toxoplasmosis
原虫 *Toxoplasma gondii* の感染による脳炎．通常は免疫不全状態でみられる日和見感染である．経口感染で腸管から侵入した原虫が血行性に全身に広がる．特に妊婦に感染すると経胎盤的に胎児に感染し，先天性トキソプラズマ症となる．大脳皮質灰白質と白質の境界部に生じ，中心壊死を示し，周囲は炎症細胞浸潤や血管増生がみられる．壊死の辺縁に，急増虫体タキゾイト tachyzoites や嚢胞化した緩増虫体 bradyzoites がみられる（図6）．

> **Check**
> - ウイルス脳炎と罹患部位の特徴（辺縁系・脳室周囲など）
> - ウイルス封入体
> - 脳炎と関連する全身疾患：細菌性心内膜炎など

> **More advanced**
> - 妊娠中に母体から胎児に感染する代表疾患をTORCH（（toxoplasma, others, rubella, cytomegalovirus, herpes simplex virus）症候群という．
> - ポリオ脊髄灰白質炎は，ポリオウイルスが脳幹や脊髄の運動神経に選択的に感染して傷害するもの．わが国では，ワクチン接種開始後自然感染は激減した．ただし稀に生ワクチンが接種後に脳炎をきたすことから，現在ペプチドワクチンへ変更された．

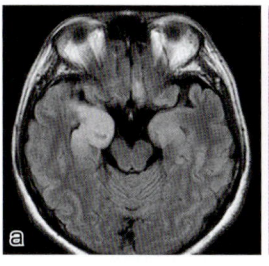

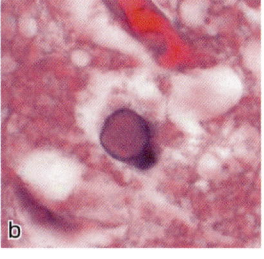

図1　単純ヘルペス脳炎
a：CT像．辺縁系に異常なintensityを認める．b：核内封入体．核全体が腫大しスリガラス様の変化を示す．

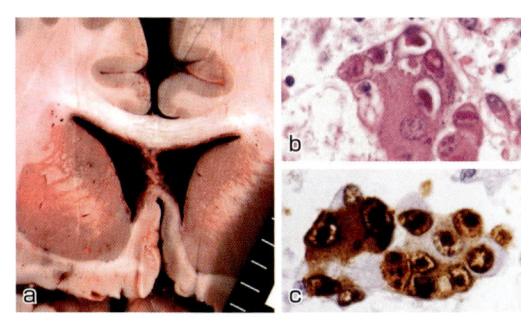

図2　サイトメガロウイルス脳炎
a：脳室周囲に赤褐色の炎症性変化がみられる．
b：ウイルスが感染した多核細胞に核内封入体が目立つ（HE染色）．c：CMVの免疫染色

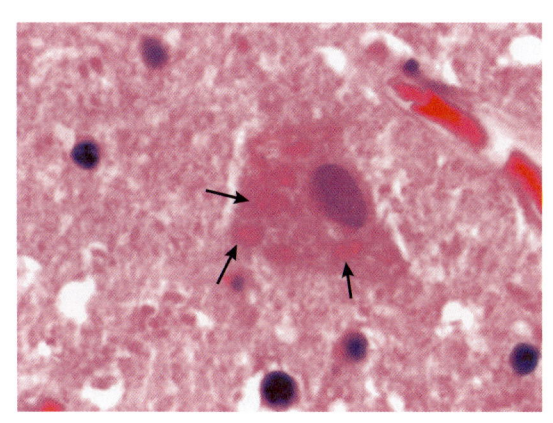

図3　狂犬病
ニューロンの細胞質に好酸性のネグリ小体（矢印）がみられる．（国立感染研究所　佐多徹太郎先生のご厚意による（Tobiume M et al：Pathol Int 59：555-566, 2009））

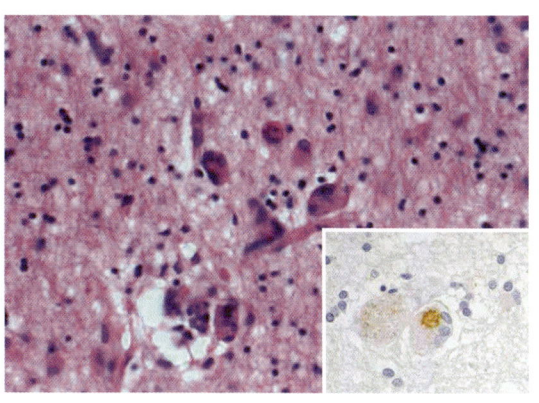

図4　HIV関連脳症
海綿状変化とミクログリアの増生を認める（HE染色）．インセット：HIVのp24の免疫染色．ミクログリアの細胞質に陽性を示す．

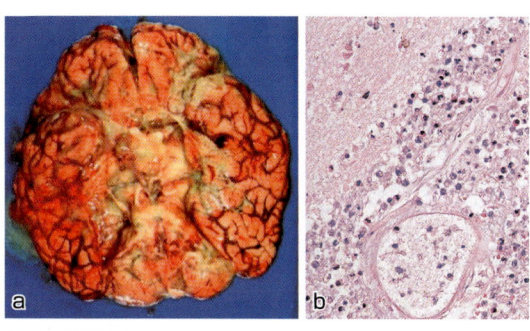

図5　脳膿瘍
a：脳底部に淡黄色の粘稠物質の付着が目立つ．b：血管周囲を中心に著明な好中球浸潤と変性壊死物質がみられる．

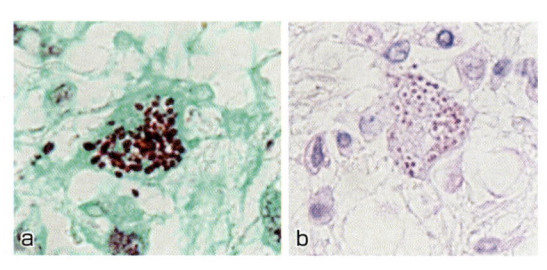

図6　トキソプラズマ症
虫体は3〜7mm．タキゾイトはグロコット染色（a）およびPAS染色（b）いずれも陽性．

3. アルツハイマー病
Altzheimer disease (AD)

■概要

記憶障害で発症する最も頻度が高い認知症で，大脳皮質，海馬の萎縮がみられ，病理学的には老人斑，神経原線維変化が特徴である．1907年にドイツの精神科医アロイス・アルツハイマーAlois Altzheimerによって最初に報告された．

■臨床

認知症とは一度獲得された知能が不可逆的に低下する状態であり，2012年ではわが国の65歳以上の15％に当たる約460万人が認知症と推計されている．また，認知症の前段階である軽度認知障害 minimal cognitive imparment (MCI) を含めると65歳以上の人口の1/4が認知症に罹患している．ADは認知症全体の基礎疾患として最も頻度が高い（表1）．

表1　認知症の基礎疾患の頻度

1. アルツハイマー病（AD）	35％
2. AD＋脳血管性認知症	15％
3. 脳血管性認知症	10％
4. びまん性Lewy小体病	15％
5. 前頭側頭葉変性症	5％
6. その他	

■肉眼的形態と組織

脳回の萎縮と脳溝の開大を認める．特に海馬，側頭葉内側の萎縮が目立ち，頭頂葉，前頭葉萎縮もときにみられる（図1，2）．組織学的には大脳皮質に老人斑を，ニューロンに神経原線維変化 neurofibrillary tangle (NFT) を認め，神経細胞の脱落がみられる．

・神経原線維変化NFT（図3）：大脳皮質第Ⅲ層，Ⅴ層の錐体細胞の胞体に太い束状に沈着したもので，銀染色で嗜銀性を示す蓄積するタウ蛋白は3リピートと4リピートタウのアイソフォームからなる．

・老人斑（図4）：Aβが球状に集塊として沈着し，それを芯（コア）としてその周囲をAβとともに変性した神経突起が取り囲んでいる．Aβは大脳新皮質に多くみられ，海馬には少ない．またAβはクモ膜や皮質の小血管壁にも沈着する．

■発生機序

ADの病因は現状では，Aβ42の沈着→ニューロンへのリン酸化タウ蛋白の蓄積→ニューロンの消失→認知症，というアミロイドカスケード仮説が受け入れられており，さまざまな角度から検証されている．

・Aβ42：原因遺伝子としては，アミロイド前駆体蛋白，プレセニリンが判明している．アミロイド前駆体蛋白はまずβセクレターゼにより切断され，さらにγセクレターゼにより切断されるが，そのとき2種類のアミロイドβ蛋白（Aβ），Aβ40とAβ42が産生される．そのうちAβ42は凝集性が高く細胞内に蓄積する（図5）．プレセニリン1はγセクレターゼの活性中心を構成する．アミロイド前駆体蛋白やγセクレターゼの異常によりAβ42が過剰に蓄積することで，神経細胞の変性が生じる．

・タウ蛋白（図6）：タウ蛋白は55～60kDaの微小管結合分子で，リン酸化によって難溶性となり細胞に蓄積することで細胞死を誘導すると考えられている．遺伝子変異は主として18アミノ酸のリピート配列近傍にみられる．

Check

- 老人斑とアミロイドβ蛋白
- 神経原線維変化とタウ蛋白
- アミロイドβ蛋白異常症
- タウオパチー

More advanced

- ADではニューロンに3リピートと4リピートからなるタウ蛋白のニューロンへの蓄積がみられるが，タウオパチーに含まれる疾患である進行性核上麻痺 progressive supranuclear palsy (PSP) や皮質基底核変性症 corticobasal degeneration (CBD) では4リピートタウのグリアへの蓄積，グリア原線維変化がみられる．
- 2012年アメリカでは，コロンビアの地方にあるADの家系が多い村で，住民がADを発症する前にワクチンを接種して有効性を検討するプロジェクトが開始された．

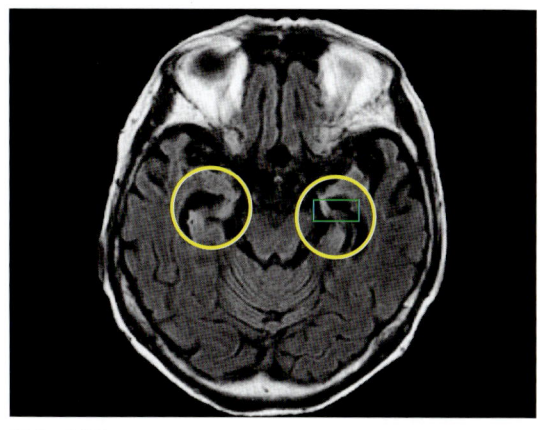

図1　MRI
海馬の萎縮を認める(黄色の円).緑枠の拡大を図2に示す.

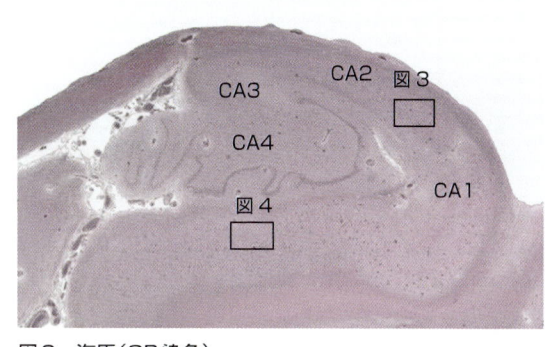

図2　海馬(GB染色)
ニューロンはCA1からCA4に配列する.CA：アンモン角 cornu ammonis.神経原線維変化を図3,老人斑を図4に示す.

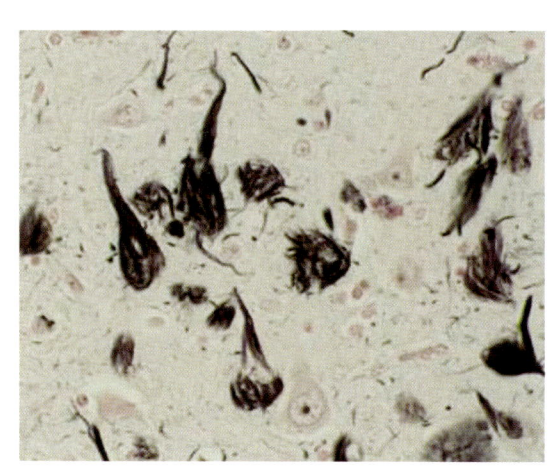

図3　神経原線維変化（Gallyas-Braak(GB)染色）
多数のニューロンに黒色のタウ蛋白の蓄積がみられる.

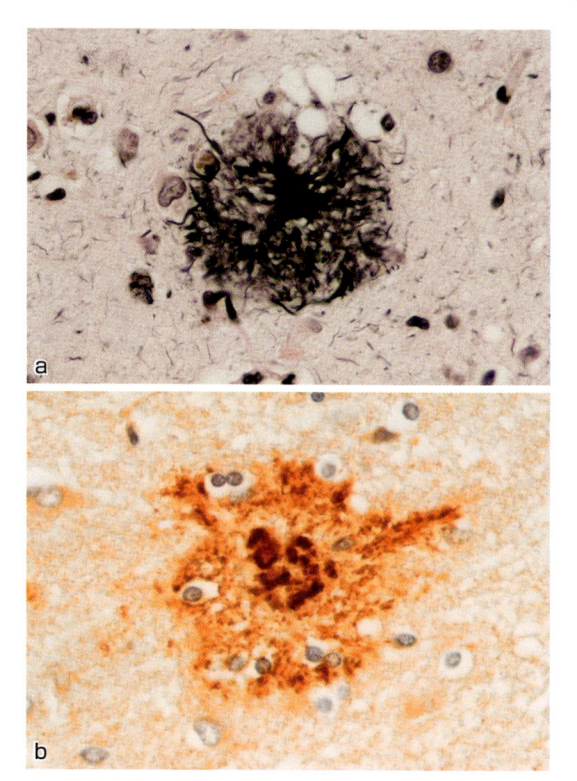

図4　老人斑
a：GB染色.b：βアミロイド染色.中心にコアが形成される.

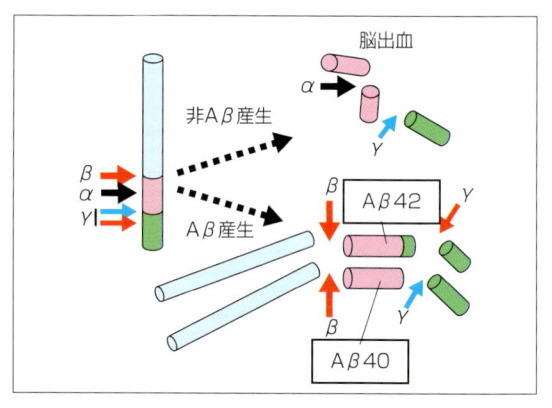

図5　アミロイドAβ42の産生メカニズム
アミロイド前駆蛋白(APP)はα,β,γのセクレターゼにより切断されAβ40とAβ42が産生される.γセクレターゼには2カ所の切断箇所がありAβ42産生の原因となる

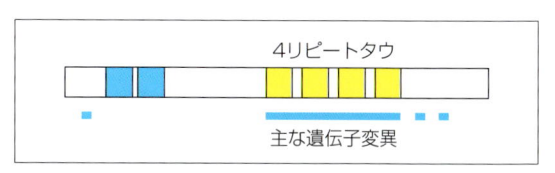

図6　タウ蛋白の概略図
黄色は18アミノ酸からなるリピート配列で,3リピートタウと4リピートタウが存在する.青色はスプライシングによって挿入される配列.変異は主としてリピート配列近傍が生じる.

4. プリオン病
prion disease

■概要
　感染型（スクレーピー型）プリオン蛋白質 PrP^{SC} と呼ばれる特異な感染因子が脳や脊髄のニューロンに蓄積し，神経細胞が変性する．プリオンとは蛋白質性感染因子 proteinaceous infectious particle．クロイツフェルト・ヤコブ病 Creutzfeldt-Jakob disease（CJD）とも呼ばれる．1957年パプアニューギニアのフォア族に多発するふるえ（現地語でクールー）を主徴とする致死性疾患が報告され，イギリスの羊の疾患スクレーピーと同様の症状と指摘された．

■臨床
　孤発性CJD（sporadic CJD：sCJD）は有病率はおよそ100万人に1人．平均発症63歳．急速進行性認知症，ミオクローヌス，錐体路，錐体外路症状，小脳症状をきたし，約半年で無動性無言となる．全経過平均3.9ヵ月で死亡．通常は脳波で周期性同期性放電 periodic synchronous discharge（PSD）を認める．

■組織
　神経細胞の脱落を伴うニューロピルの海綿状変化，グリオーシスがみられ，免疫染色にてプリオン蛋白陽性を示すクールー斑を認める．大脳は著明な萎縮を示す．

Check
- プリオン蛋白とは
- 大脳萎縮が高度（脳の重量が1,000 g以下となる）
- クールー斑
- 牛では牛海綿状脳症 bovine spongiform encephalopathy（BSE）

More advanced
- ガジュセクは1968年に患者脳をすりつぶした懸濁液をチンパンジーの脳に注射すると疾患が発症することを証明し，ノーベル賞を受賞．
- 1982年プルシュナーは感染ハムスター脳から27-30kDaの原因蛋白を分離し，蛋白質性感染因子 proteinaceous infectious particle，prion プリオンと命名し，ノーベル賞を受賞．
- 感染性プリオン蛋白は proteinase K 耐性バンドに2パターンみられ，21 kDaの1型と19 kDaの2型がある．

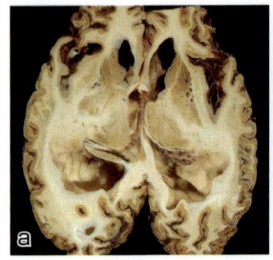

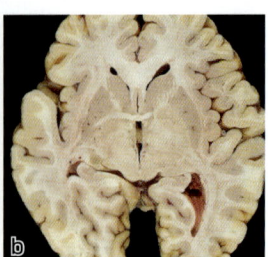

図1　大脳の肉眼像（CT断）
a：プリオン病．高度の萎縮がみられる．b：正常．

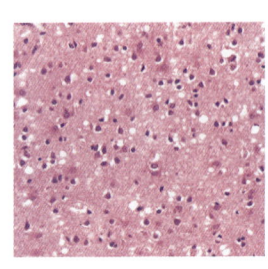

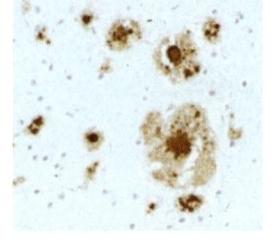

図2　プリオン病の大脳
海綿状変化がみられる（HE染色）．

図3　クールー斑のプリオンの免疫染色

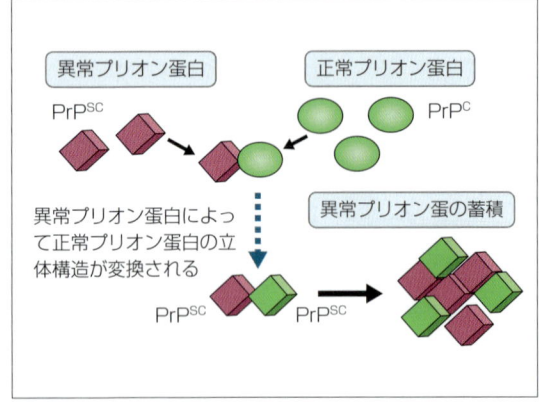

図4　プリオン病の機序
感染性プリオン蛋白は正常プリオン蛋白に接触して感染性蛋白 PrP^{SC} に変換することで，感染性蛋白 PrP^{SC} が指数対数的に増殖し，神経細胞の変性を引き起こす．

5. パーキンソン病
Parkinson disease (PD)

■概要
安静時振戦，無動（寡動），筋固縮，姿勢反射障害を4主徴とする神経変性疾患．神経細胞にLewy小体が形成され，変性・脱落することでドパミン産生や代謝が抑制される．

■臨床
1817年にイギリスの医師James Parkinsonによって記載された．日本の有病率は，10万人に約110人．通常は孤発性，60～70代で発症し緩徐であるが，進行性に経過する．PDでは自発運動が緩慢となり筋が固く，静止時に振戦を示すが，動作開始とともに消失する．表情に乏しい（仮面様顔貌）．うつ状態や認知症も併発しやすい．初期にはレボドーパlevodopaによる治療が奏功するが，数年後には無効となる．近年では電極による深部脳刺激法が注目されている．また将来はiPS細胞を用いた再生医療としてドパミンニューロンの移植法の開発が期待される．

■肉眼的形態と組織
中脳黒質と橋の青斑核の正常の黒色の色調が失われる（図1）．残存ニューロンの細胞質にLewy小体を認める（図2）．Lewy小体は免疫染色にてαシヌクレインが陽性となる．αシヌクレインが蓄積する疾患の総称であるαシヌクレオパチーに属する．

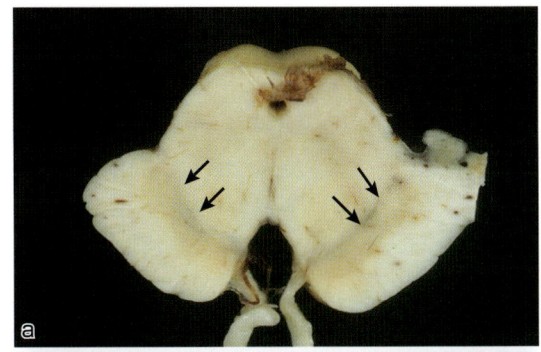

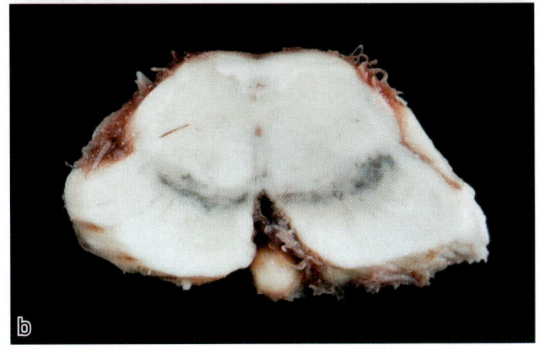

図1 肉眼像
a：パーキンソン病．黒質の色が薄い（矢印）．b：正常．

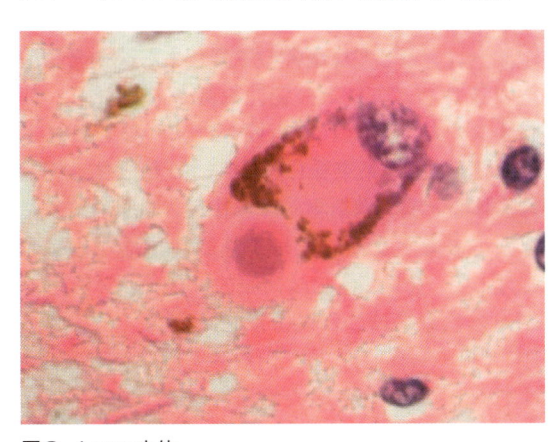

図2 Lewy小体
黒質のニューロンの細胞質にLewy小体を認める．好酸性円形小体でコアの周囲は淡明なhaloを有する．

Check
- Lewy小体
- αシヌクレオパチー
- 仮面様顔貌
- 安静時振戦，無動（寡動），筋固縮，姿勢反射障害

More advanced
- Lewy小体Lewy bodyはαシヌクレインが主成分であり，その凝集にはシヌクレインのユビキチン化，リン酸化，メラニン産生時の酸化ストレスによる立体構造の変化などが関与すると考えられている．
- Lewy小体型認知症は大脳皮質から脳幹部までに多数のLewy小体が出現し，認知症をきたす．αシヌクレオパチー．
- 多系統萎縮症はαシヌクレインの蓄積によりニューロンやオリゴデンドロサイトの変性脱落が生じ，小脳橋延髄，黒質線状体，自律神経が障害される非遺伝性の脊髄小脳変性症．αシヌクレオパチー．

6. 筋萎縮性側索硬化症
amyotrophic lateral sclerosis (ALS)

■概要
　随意運動の神経路を形成する上位および下位の運動ニューロンが選択的・系統的に変性する神経変性疾患（図1）．1886年にシャルコーCharcotが初めて記載したため，シャルコー病とも呼ばれる．

■臨床
　孤発性ALSは全体の約90％で家族性ALSは約5％である．発生率は約10万人に1〜7人．多くは40歳代以降に四肢の筋萎縮，舌筋の萎縮，脱力で緩徐に発症する．ただし知覚神経の障害は軽微で眼筋麻痺はなく，膀胱直腸障害は軽く，褥瘡はできにくいなどの陰性徴候を示す．眼球運動の麻痺も生じにくいとされ，眼球の動きでコミュニケーションをとることが可能な場合もある．進行性に経過して最終的には呼吸筋麻痺によって自然経過では3〜5年で死亡する．人工呼吸器を使用し合併症がなければ，予後は10年以上となる症例もある．

■組織
　上位ニューロンの障害としては，大脳皮質運動や中心前回の運動神経であるBets巨細胞の変性脱落がみられ，グリオーシスを認める．下位ニューロンとしては脳幹のさまざまな核や脊髄前角の運動ニューロンの変性脱落がみられる．仙髄オヌフ核は保たれる．残存ニューロンにブニナ小体（図5），糸束様（スケイン様）封入体，円形封入体など異常構造物がみられる．肉眼的に脊髄前根の萎縮と支配筋には神経原性萎縮がみられる（図2）．脊髄側索では肉眼的に硬化がみられ，ALSの疾患名はこれに由来する（図3，4）．糸束様（スケイン様）封入体，円形封入体はTDP-43陽性である．認知症をきたす場合には，運動系ばかりではなく，大脳皮質や海馬にTDP-43が蓄積する．残存するニューロンには免疫染色でリン酸化TDP-43の蓄積を認める（図6）．

■発生機序
　家族性ALSは常染色体優性で21番染色体上のスーパーオキシド・ジスムターゼ1（SOD1）遺伝子に変異を認める．またDNA/RNA結合蛋白であるTDP-43やFUSも原因遺伝子として同定されており，RNAの翻訳，輸送，代謝異常も原因の一つと推測されている．

Check
- ブニナ小体
- 脊髄前角運動ニューロンの脱落
- TDP-43異常症
- 膀胱・直腸障害はない

More advanced
- **TDP-43とは？** TAR DNA binding protein 43 kDaの略．1995年にHIVのtransactivation region（TAR）に結合する分子として同定．正常状態では核に局在し，スプライシング調節作用などに働く．TDP-43の異常蓄積が神経細胞障害の原因と考えられている．
- 歴史的にピック病に含まれていた前頭葉側頭葉変性症 frontotemporal lobar degeneration（FTLD）ではリン酸化TDP-43が前頭葉，側頭葉のニューロンに蓄積しており，現在ではTDP-43異常症である．ALSにさまざまな頻度で認知症が併発する場合があるが，ALSとFLTDは一連のスペクトラムにある疾患と考えられる．
- 近年，欧米人の家族性ALSの40％に変異のみられるC9orf72遺伝子がみつかり，今後の早期診断法，治療法の確立が期待される．

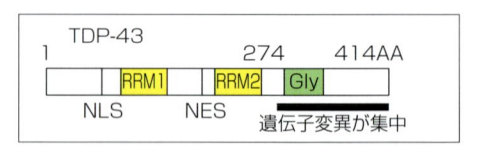

TDP-43分子
TDP-43はアミノ酸414残基からなる蛋白質でRNA認識モチーフであるRRMを2個有し，核移行シグナル（NLS）と核外移行シグナル（NES）を持ち，核の内外を行き来している．C末端にセリン残基が5ヵ所あり，異常蓄積ではリン酸化を受ける．

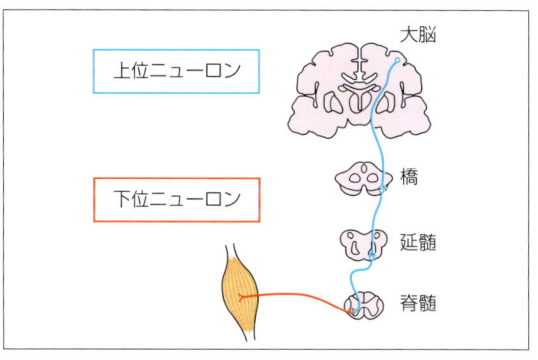

図1　脊髄運動路
運動の指令は大脳皮質のニューロンからの刺激が錐体路を通り，延髄の錐体交叉にて反対側から下向し，脊髄前角へと到達する．下位は脊髄前角の運動ニューロンから末端の骨格筋へ通じている．

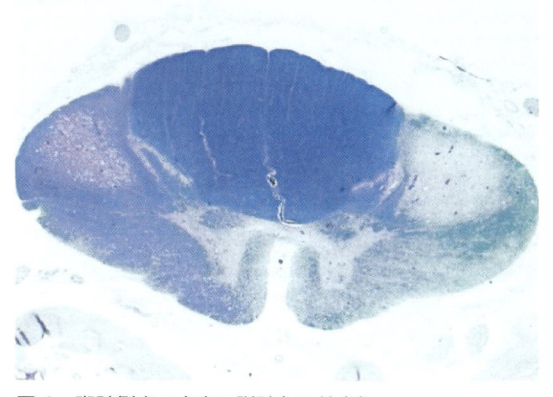

図4　脊髄側索の高度の脱髄(KB染色)
側索が淡明化している．（釧路労災病院　高橋達郎先生のご厚意による）

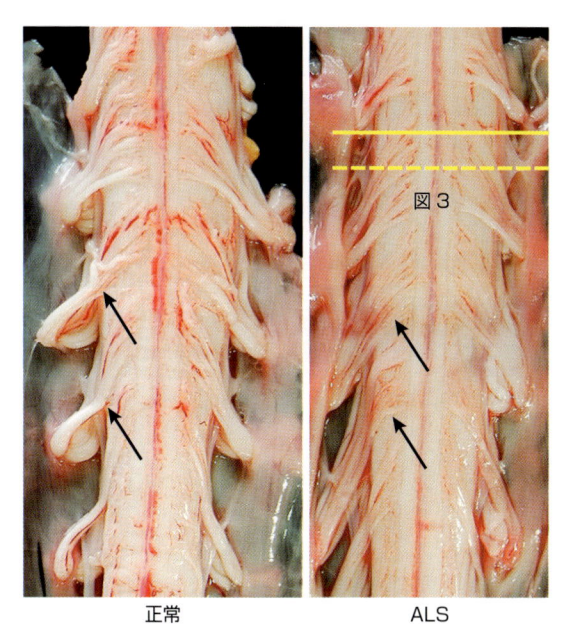

図2　ALSの脊髄の肉眼像
菲薄化した前根（右図矢印）．黄色のラインの割面を図3に示す．

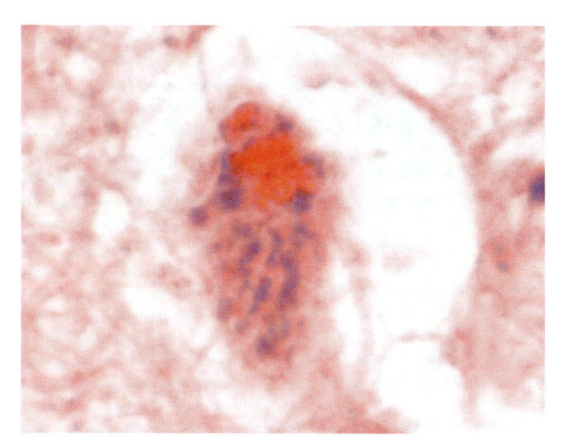

図5　脊髄前角運動ニューロンのブニナ小体
複数の好酸性の顆粒がみられる(HE染色)．

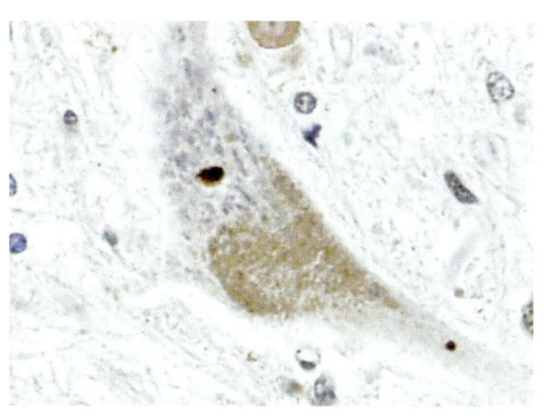

図6　リン酸化TDB-43の免疫染色
脊髄前角運動ニューロンの細胞質にリン酸化TDP-43陽性を示す封入体がみられる．

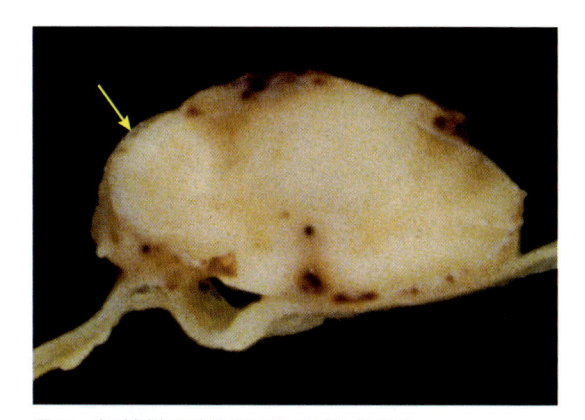

図3　脊髄側索の高度の白色の硬化(矢印)．

脳・脊髄・末梢神経

中枢神経系腫瘍 [総論]

●概要

脳腫瘍（頭蓋内腫瘍）とは，頭蓋内に発生した腫瘍．中枢神経系を構成する細胞に加えて，血管や髄膜など頭蓋内組織を構成するさまざまな組織に由来する（図1）．

- 発生頻度：10万人に約12人．
- 臨床症状：局所症状としては脱力，けいれん発作，しびれ，失語症，視野障害などがあり，頭蓋内亢進症状として頭痛，吐き気・嘔吐，意識障害などがある．
- 組織分類：病理組織分類は，中枢神経系の発生に基づき分類される（表1）．悪性を表現する言葉として「退形成性anaplastic」が使用される．
- グレード分類：悪性度によりグリオーマはGrade Ⅰ～Ⅳに，他の腫瘍ではGrade Ⅰ～Ⅲに分けられる．組織学的に，細胞異型，核分裂像，微小血管増生，壊死の4つの因子を評価してグレードが決定される．
- KI67/MIB1インデックス：細胞増殖能の指標．細胞周期のG0以外で発現するKI67抗原を認識する抗体MIB1を用いた免疫染色での陽性細胞の割合（％）．
- 年齢：脳腫瘍は年齢により発生頻度に特徴がある．小児に多いものは髄芽腫，上衣腫，脈絡叢乳頭腫で，成人に多いものは髄膜腫，グリオーマ，Schwann細胞腫，下垂体腺腫である．
- 発生部位：小脳テントの上に発生する頻度が高いものはグリオーマ，髄膜腫で，テント下では髄芽腫，血管芽腫，Schwann細胞腫である．脳室内には上衣腫や脈絡叢乳頭腫がみられる．
- 放射線感受性：腫瘍の種類により異なる．感受性が高いものは，髄芽腫，胚細胞腫瘍で，低いものはグリオーマ，髄膜腫である．

Check

- 脳腫瘍の発生頻度第1位は？
- 小児に多い腫瘍は？
- グリオーマとは神経膠腫のことで，星細胞腫，稀突起膠細胞腫を含む

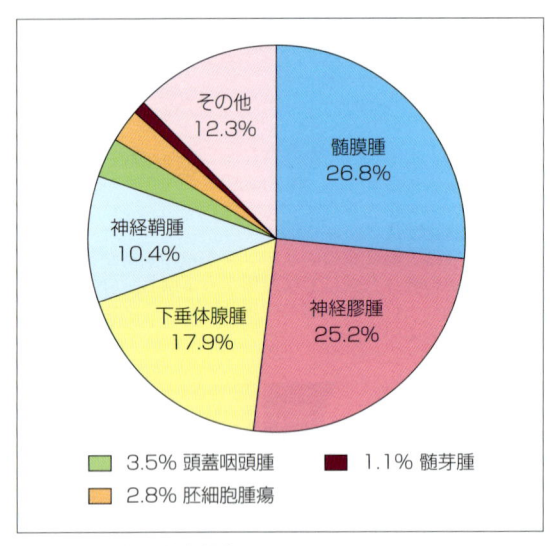

図1 脳腫瘍の発生頻度

（髄膜腫 26.8%，神経膠腫 25.2%，下垂体腺腫 17.9%，神経鞘腫 10.4%，その他 12.3%，3.5% 頭蓋咽頭腫，2.8% 胚細胞腫瘍，1.1% 髄芽腫）

表1 脳腫瘍の組織分類

神経上皮系腫瘍
星細胞腫，稀突起膠細胞腫，膠芽腫，上衣腫，脈絡叢腫瘍，松果体腫瘍，胎児性腫瘍（髄芽腫）
Schwann細胞腫・髄膜腫・胚細胞腫瘍・トルコ鞍腫瘍（下垂体腫瘍）

- KI67/MIB1インデックスとは？
- 退形成性とは？

More advanced

- グリオーマのGradingは1949年にKernohanによって提唱され，1988年にSt.Ann-Mayo systemができ，現在ではWHO分類に継承されている．
- 悪性グリオーマの予後と最も相関する因子は切除率である．脳は高次機能を司るため，部位によっては切除は困難となる．
- 光線力学診断．悪性グリオーマは浸潤しやすいので切除範囲が決定しにくい．このとき術前にアミノレブリン酸を静注しておくと，脳腫瘍細胞内で代謝され蛍光物質となるため，術中の紫外線照射により腫瘍細胞が発光し，切除標的が明瞭になる．

1. 毛様体性星細胞腫
pilocytic astrocytoma

■概要

若年者の小脳，視床下部，視神経に境界明瞭な囊胞性の腫瘤を形成する増殖が緩徐な星細胞腫（Grade I）．

■形態的特徴

毛髪様の細長い突起を有する腫瘍細胞 piloid cell からなる．細胞が密な部分と疎な部分の2つの領域 biphasic pattern を呈する（図1）．腫瘍細胞の核は小型で均一，核分裂像は乏しい．しばしば核異型がみられる．また核周囲明暈を有する稀突起膠細胞腫様細胞もみられる．ローゼンタール線維 Rosenthal fiber（図2），好酸性顆粒小体 eosinophilic granular body（EGB）（図3）を認める．アーケード状の血管や異型アストロサイトが目立つことがあるが，増殖能は低く，KI67/MIB1 インデックスは1.1 ％．NF1 遺伝子異常に関連することがある．

Check

- 毛様細胞
- ローゼンタール線維
- 好酸性顆粒体
- 小児の小脳腫瘍

More advanced

- 毛様体性星細胞腫では，BRAF 遺伝子がキメラとなった KIAA1549-BRAF が形成され，恒常的にセリンスレオニンキナーゼである BRAF が活性化され，それによって ERK 経路が活性化されることで腫瘍化が促進される．小脳発生の約80 ％．脳幹発生の約60 ％にキメラ形成がみられる．
- 毛様体性星細胞腫の約10 ％には BRAF-V600E の点変異がみられ，この変異特異的抗体により免疫染色にて遺伝子変異が確認できる．
- Grade II のグリオーマである多形性黄色星細胞腫（PXA）では約70 ％で BRAF-V600E の変異がみられる．PXA でのキメラ形成は低頻度である．

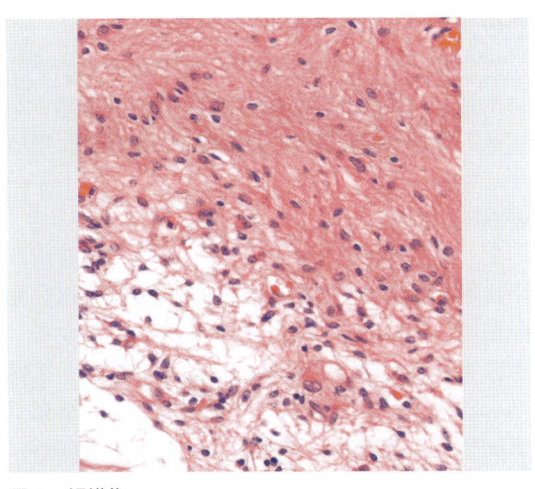

図1　組織像
上方の密な部分と下方の疎な部分の2相性 biphasic pattern を示す．

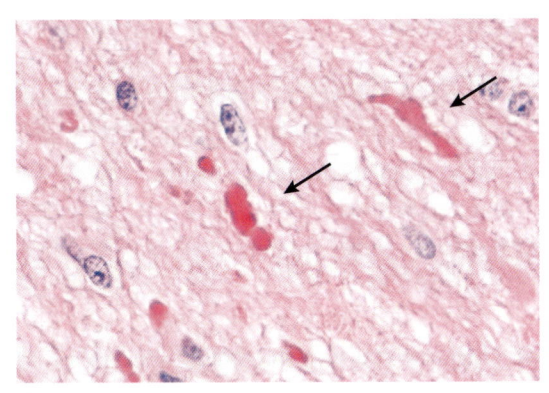

図2　ローゼンタール線維
棍棒状の好酸性の物質．変性したアストロサイトの突起．

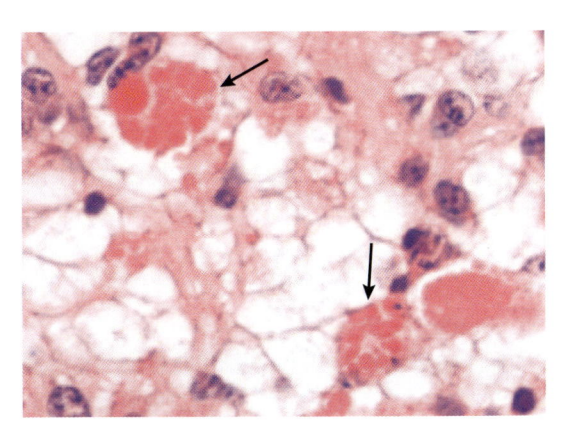

図3　好酸性顆粒体
アストロサイトの細胞質に好酸性の球状物がみられる．

2. 膠芽腫
glioblastoma

■概要

悪性度が最も高い脳腫瘍で，高齢者の大脳半球に生じる．顕著な退形成性と高い増殖能を示すグリオーマで，脳実質内に浸潤性かつ破壊性に増殖する(Grade Ⅳ)．

■臨床的特徴

最も頻度の高いグリオーマ．一次性の膠芽腫は中高年に好発し，男性にやや多い．徐々に悪性度を増す二次性のものは，若年成人に好発する．大脳半球の白質が好発部位．従来は多形膠芽腫 glioblastoma multiform と呼ばれたため，現在でもGBMの略称も用いられる．5年生存率は約8％．

■形態的特徴

肉眼的に，出血，壊死，嚢胞形成がみられ(図1)，色調が多彩で浸潤性に増殖し，脳梁を介して対側の大脳半球にも浸潤しうる．多彩な形態を示す異型の強い腫瘍細胞からなり，細胞密度が高く，核分裂像を高頻度に認める(図2)．大小の壊死巣がみられ，その周囲に核の偽柵状配列を認める(pseudopalisading necrosis)(図3)．

血管内皮細胞の腫大や増生がみられ，微小血管増殖 microvascular proliferation を認める．腎糸球体係蹄類似構造 glomeruloid vessel を示す(図4)．KI67/MIB1 index は 15〜20％．

■グリオーマの発生と遺伝子変異

・一次性膠芽腫と二次性膠芽腫：一次性膠芽腫とは多くの遺伝子変異が蓄積して，初発から膠芽腫として発症するもの．二次性膠芽腫とは良性の星細胞腫として発症し，その後再発を繰り返して最終的に膠芽腫となったもの(図5)．膠芽腫では，一次性，二次性のいずれにおいてもEGF受容体／ERKキナーゼ経路，p53経路，Rb経路に変異が入り腫瘍化・悪性化に関与する(図5)．

・二次性膠芽腫の多段階発癌：グリオーマは初めにGrade Ⅱの準良性腫瘍として発生し，Grade Ⅲ，Grade Ⅳと悪性度が亢進する．

・IDH1変異：グリオーマの腫瘍化には，まず前駆細胞において，IDH1(イソクエン酸脱水素酵素1)に変異が入る．そこにp53の変異が加わった場合には星細胞腫へ，染色体1p/19qの共欠失が加わった場合には稀突起膠腫と進展する．

・グリオーマ Grade Ⅰ：毛様体性星細胞腫では，染色体異常によりセリン／スレオニンキナーゼBRAFがキメラ蛋白となり恒常的に活性化することで，腫瘍化に関与する．

Check

- 一次性膠芽腫と二次性膠芽腫
- IDH1変異は腫瘍化の初期変化

More advanced

・グリオーマではIDH1変異があると予後がよい．また1p/19qの共欠失は稀突起膠腫の成分と相関しており，化学療法感受性が高い．このためグリオーマの診断には組織型とともにIDH1変異の有無，p53の変異の有無，EGF受容体の増幅の有無，1p/q19qの共欠失の有無の情報が重要となる．

・IDH1はクエン酸回路の中でイソクエン酸をα-ケトグルタル酸(KG)に変換する．IDHには IDH1，IDH2，IDH3 とあり，変異が生じるのはIDH1の132番とIDH2の172番のアルギニンである．IDHの変異は90％以上がIDH1の132番のアルギニンがヒスチジンに変わるR132Hである．脳腫瘍以外では白血病で同様の変異が報告されている．IDH1変異体はα-KGを異性体の2-HGヒドロキシグルタル酸に変換する．2-HGはHIF-1転写因子に作用して，VEGFの転写を促進することが，癌化の初期に必要と報告されたが，現在ではメチル化DNAの水酸化酵素であるTET-2を制御してゲノムのメチル化を安定化し，癌化に関与するとされる．IDH1変異と膠芽腫のエピジェネティックなサブグループ G-CIMP(Glioma-CpG island methylation phenotype)が関連する．

・膠芽腫では図5に示すように，遺伝子プロファイルによる4つの分類が提唱されており，今後臨床的な意義が確立されることが期待される．

・悪性グリオーマの治療にはDNAをメチル化するアルキル化剤(テモゾロミド)が使われるが，腫瘍にメチル転移酵素MGMTが発現している場合は効かない．そのため，MTMTの発現を免疫染色にて確認することが重要．

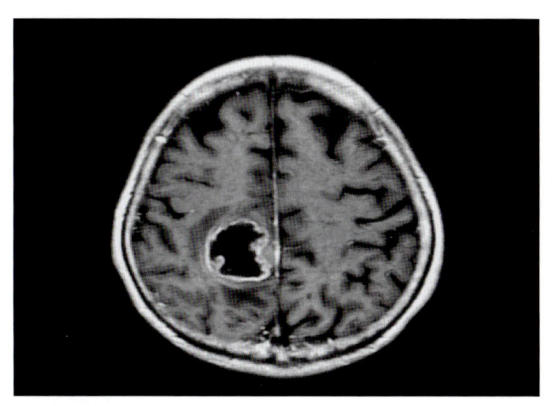

図1　膠芽腫の造影CT画像
腫瘍は輪状造影を示す(リングエンハンス).

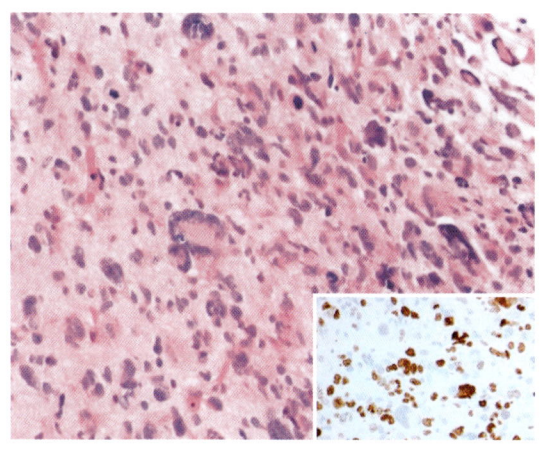

図2　膠芽腫の特徴
腫瘍は退形性が強く,多核巨細胞化も認める.
インセット：KI67染色では陽性率は25％と高い.

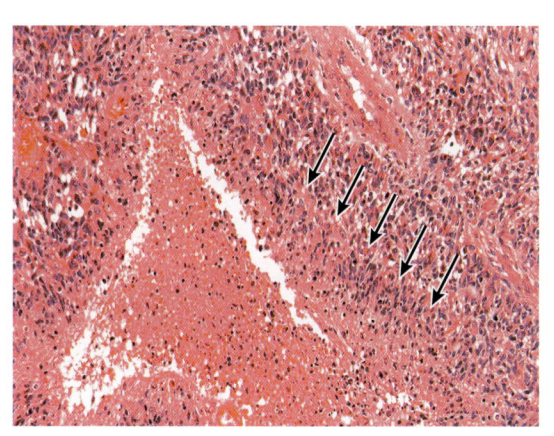

図3　膠芽腫の特徴
壊死を取り囲む腫瘍細胞の核は偽柵状配列を示す(矢印).

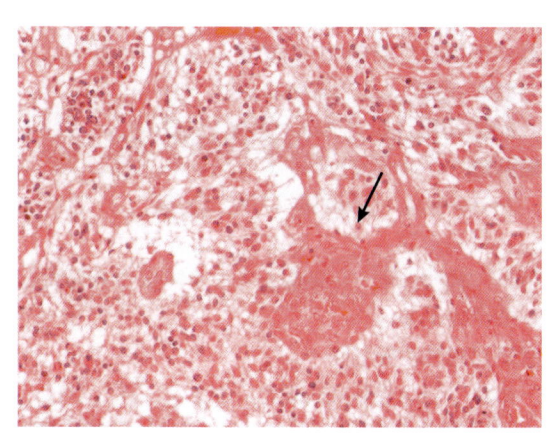

図4　膠芽腫の特徴
微小血管増生が著明で,糸球体様変化がみられる(矢印).

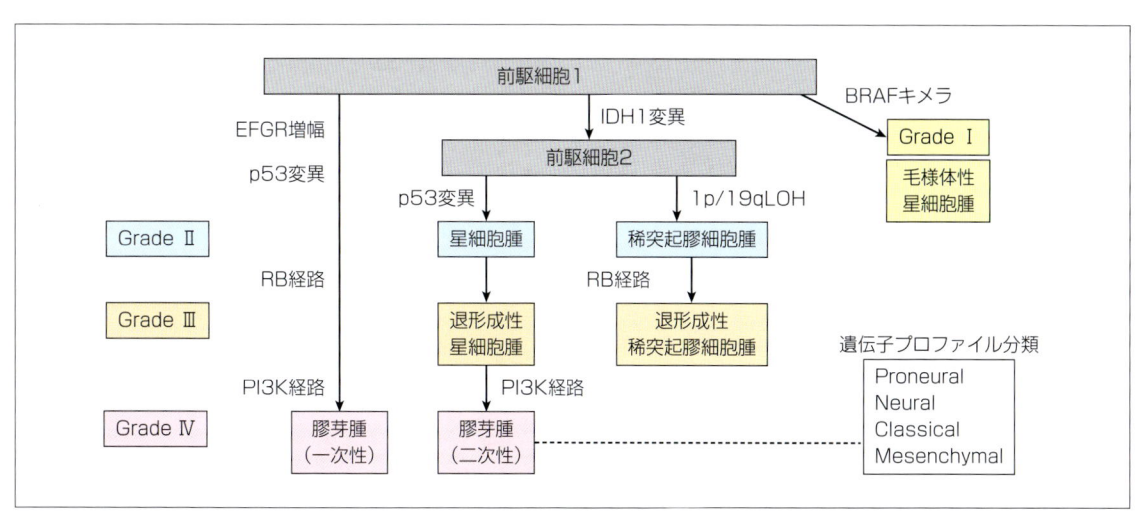

図5　グリオーマの発生と遺伝子変異

3. 星細胞腫（アストロサイトーマ）
astrocytoma

■**概要**

よく分化した星細胞からなる腫瘍で脳実質に腫瘤を形成するとともに，周囲にびまん性・浸潤性に発育する（Grade Ⅱ）．

■**臨床的特徴**

若年成人に多いが，小児にも発生する．男性がやや多い．大脳半球に好発するが，脳幹や脊髄にも発生する．

■**形態的特徴**

正常脳実質より細胞密度が高く，クロマチンの増加した核を持ち，繊細な突起を星芒状に伸ばす腫瘍細胞がびまん性に増殖する．異型は軽度で核分裂像はほとんどみられない．

KI67/MIB1インデックスは4％以下．

■**亜型**

3つの亜型，①原線維性星細胞腫，②肥胖細胞性星細胞腫，③原形質性星細胞腫が区別されるが，純粋に単一の細胞からなる腫瘍よりも混在する腫瘍が多い．

■**退形成性星細胞腫**

組織学的な退形成性変化に加えて，核分裂像が高倍率10視野で5個以上．生検では核分裂を1個みつけるとよい．KI67/MIB1インデックスは5〜10％（Grade Ⅲ）．

Check

- 生検では脱髄疾患や脳梗塞でみられる反応性アストロサイトとの鑑別が問題となる
- びまん性膠腫 diffuse glioma

More advanced

- IDH1に変異があると2-ヒドロキシグルタル酸（2HG）が産生され，メチル化を制御して腫瘍化の初期に関与すると考えられている．
- 反応性アストロサイトとアストロサイトーマとの鑑別にはIDH1変異蛋白の免疫染色が有用．陽性であれば腫瘍の可能性が高い．

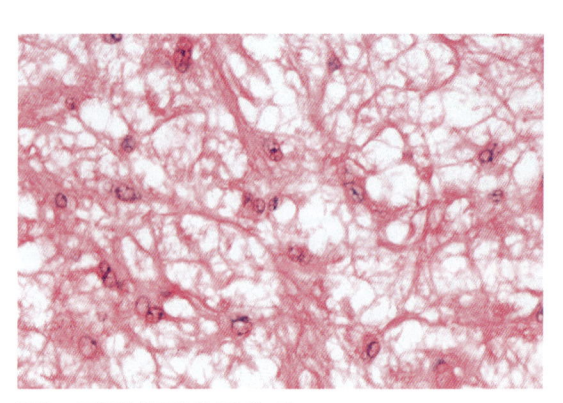

図1 原線維性星細胞腫 fibrillary astrocytoma
主に白質に発生し，3つの亜型では1番頻度が高い．繊細な細い突起や多極性の突起を伸ばす異型に乏しい細胞が増生する．

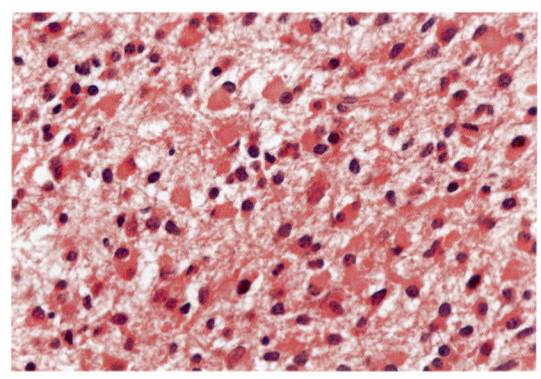

図2 肥胖細胞性星細胞腫 gemistocytic astrocytoma
偏在する核と好酸性の広い胞体を有する星細胞が増殖する．浸潤傾向が強く，退形成性星細胞腫へ悪性転化しやすいと考えられている

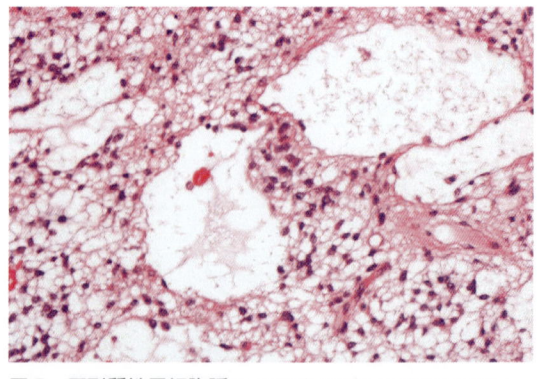

図3 原形質性星細胞腫 protoplasmic astrocytoma
稀な亜型で，前頭葉や側頭葉などの大脳皮質にみられる．類円形の核を持つ小型細胞からなり，脆弱な突起を伸ばす．組織はクモの巣状．

4. 稀突起膠腫（オリゴデンドログリオーマ）
oligodendroglioma

■概要
稀突起膠細胞類似の均一な腫瘍細胞からなりびまん性に浸潤する．IDH1変異がみられ，染色体1pと19qの共欠失を認める（Grade Ⅱ）．

■臨床
中年成人の前頭葉に好発する．比較的境界明瞭な軟らかい腫瘍．

■組織
類円形核と淡明な細胞質を有する腫瘍細胞が均一に分布する．核周囲明暈ハロ perinuclear halo がみられ，「蜂の巣構造」，「目玉焼き像」を示す（図1a）．しばしば石灰化を伴い（図1b），分岐と吻合を示す毛細血管網がみられ「鶏小屋の金網状パターン」chicken wire pattern を示す（図1c）．微小囊胞性変化や粘液様変性がみられる．偏在核と好酸性の細胞質を有する小型肥胖細胞 minigemistcyte を認める（図1d）．KI67/MIB1 インデックスは5％以下．

■退形成性稀突起膠腫
核分裂像が高倍率10視野で6個以上（Grade Ⅲ）．

Check
- 染色体1pと19qの共欠失
- 類円形の核を有する一様な腫瘍
- 核周囲のハロ halo

More advanced
- オリゴデンドログリオーマでの核周囲のhaloはパラフィン包埋標本作製過程でのアーチファクトである．よって凍結切片で作製した術中迅速診断の標本では出現しないので注意が必要である．
- オリゴデンドロサイトーマはアストロサイトーマよりも化学療法感受性が高く，予後がよいため，両者を区別することは臨床的に重要である．
- オリゴデンドログリオーマの中で1pと19qの共欠失を有するものは，ないものに比べ化学療法感受性が高く予後がよい．

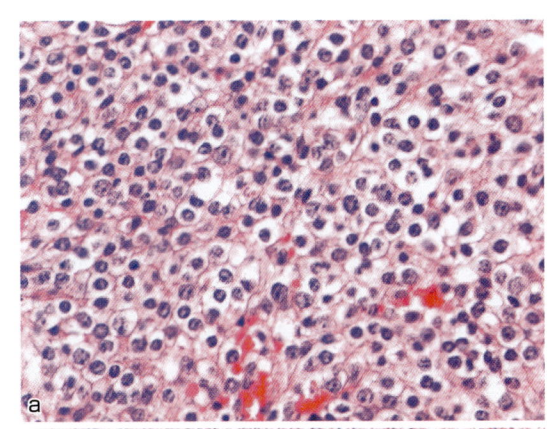

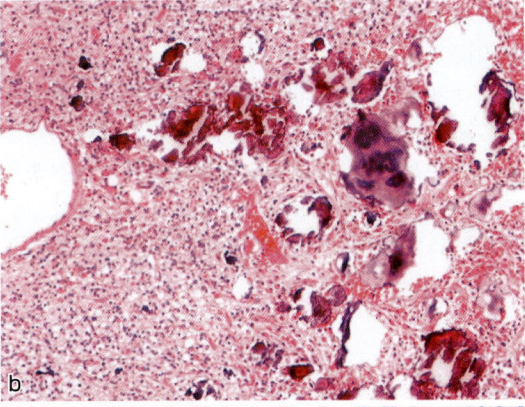

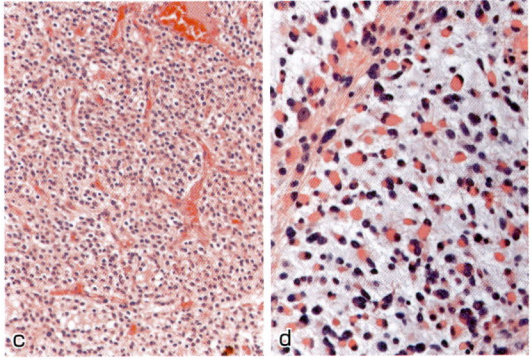

図1 稀突起膠腫
a：類円形の揃った核．核周囲が明るくぬける目玉焼きパターン．b：石灰化が目立つ．c：血管の「鶏小屋の金網状パターン」がみられる．d：好酸性の胞体を持つ小型肥胖細胞ミニゲミスト．

5. 髄芽腫
medulloblastoma

■ 概要

小児の小脳に発生する小型で未分化な細胞からなる腫瘍で，多くは神経への分化を示す．浸潤傾向が強く，脳室壁やクモ膜下腔髄液を介した転移を起こしやすい（Grade IV）．

■ 臨床

年間小児10万人当たり0.5人の頻度，小児脳腫瘍の23％を占める．年齢のpeakは7歳，84％以上は15歳未満，75％が小脳虫部に生じる．遺伝性疾患Gorlin症候群（*PTCH*遺伝子の異常，皮膚癌），Turcot症候群（*APC*遺伝子の異常，大腸ポリポーシス）と関連する．

■ 組織

クロマチンに富む卵円形核と人参形の胞体を有する未分化な細胞が高い密度でびまん性に増殖する（図1a，b）．中に淡明な細胞質を持つ細胞が島状にみられる場合もある（図1a，c）．腫瘍細胞が花冠状に配列し，中央部に線維性基質を認めるHomer-Wright型rosetteがみられる．

Check

- 小児の小脳腫瘍
- 化学療法・放射線感受性が高い
- Homer-Wright型 rosette

More advanced

- 組織学的な亜系としては，① 古典的，② 線維型／結節性，③ 高度結節性，④ 退形成性，⑤ 大細胞性が区別される．
- 遺伝子プロファイルからは，① WNT，② SHH，③ Group3，④ Gropu4の4つの亜系に分類される．
- 予後との関連ではmycの異常がみられ，*c-myc*，*N-myc*の増幅があるものは退形成性髄芽腫 anaplastic medulloblastomaに進展し，予後が悪い．

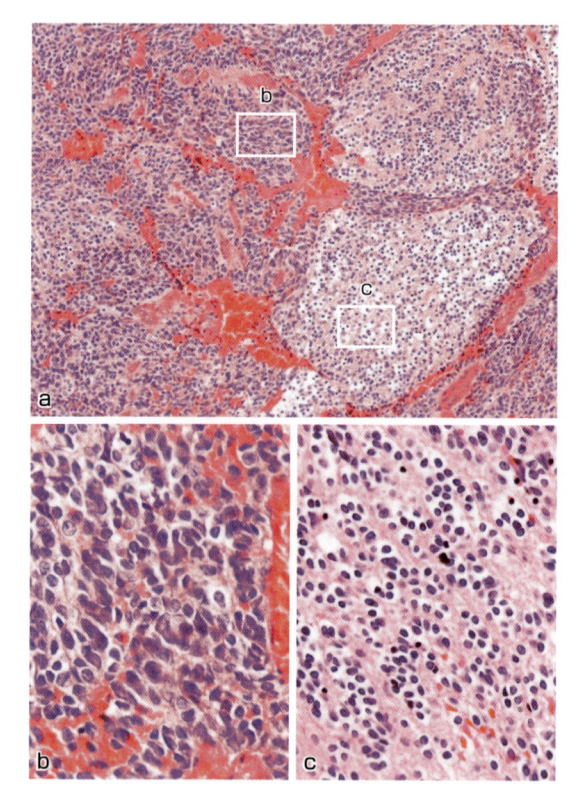

図1　髄芽腫
a：クロマチンの濃い細胞の中に pale island がみられる．
b：NC比の高い未分化な細胞の増殖．c：pale island では腫瘍は神経系への分化を示す．

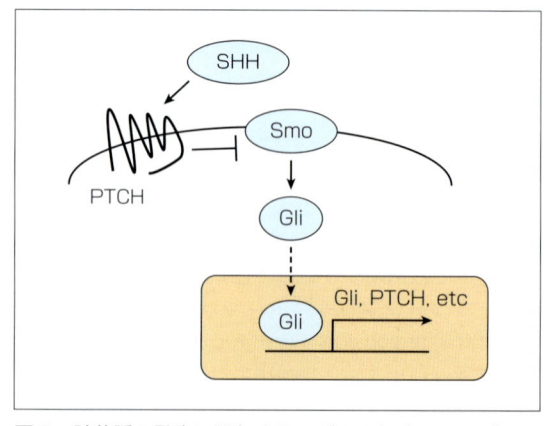

図2　髄芽腫の発生に関与するシグナル伝達メカニズム
小脳顆粒細胞の正常な増殖はソニックヘッジホック（SHH）によって制御される．腫瘍ではPTCHが欠損することで増殖シグナルがONになる．

6. Schwann 細胞腫
Schwannoma

■概要
Schwann 細胞由来の良性腫瘍．脳神経ではⅧ聴神経由来の腫瘍が最も多く，聴神経鞘腫とも呼ばれる．

■組織
紡錘形の細胞が密に増殖するアントニー Antoni の type A 領域と，腫瘍細胞が疎で浮腫状の type B 領域がみられる（図1）．Type A 領域では核の棚状配列 nuclear palisading がみられ，ときに Verocay body がみられる（図3）．type B 領域では囊胞や拡張血管，硝子血管がみられる．

■臨床
耳鳴り，難聴，顔面神経麻痺が生ずる．小脳橋角部腫瘍 cerebellopontine angle（CPA）tumor の代表である（図2）．多発する場合は，NF2（神経線維腫症2型 neurofibromatosis type 2）に関連する．

Check
- 小脳橋角部腫瘍
- アントニータイプAまたはB
- 核の棚状配列

More advanced
- 悪性化したものは悪性神経鞘腫 malignant peripheral nerve sheath tumor（MPNST）と呼ばれる．

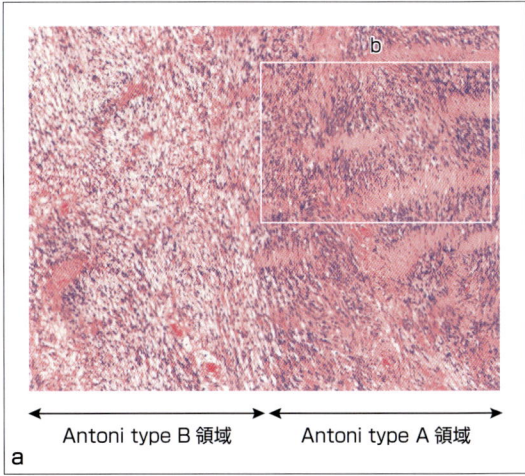

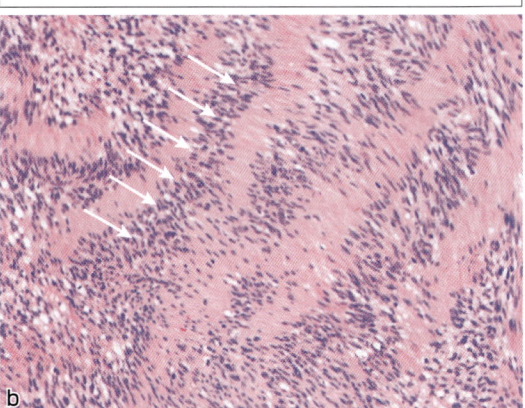

図1 Schwann細胞腫
a：弱拡大像．b：中拡大像．Antoni type A 領域では核の棚状配列がみられる（矢印）．

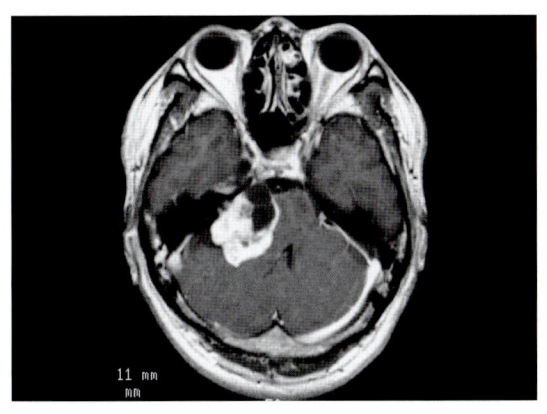

図2 CT像
小脳橋角部に腫瘍がみられる．

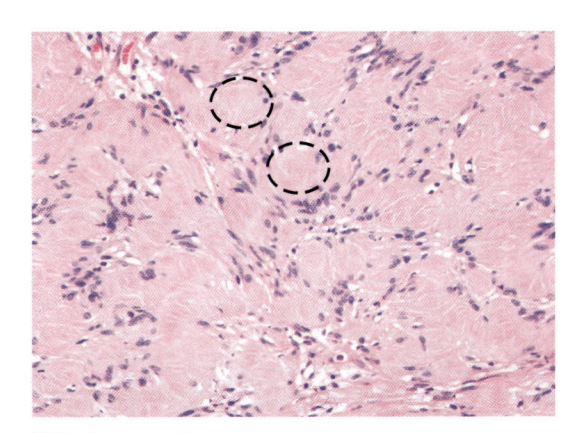

図3 Verocay body
Antoni type A 領域で，円形状の無核帯に核が2列に並んだ Verocay body がみられる（破線）．

7. 髄膜腫・その他の腫瘍
meningioma・others

■**概要**

髄膜皮細胞 meningothelial cell/クモ膜細胞 arachnoid cellに由来する腫瘍(Grade I).

■**臨床**

最も頻度の高い原発性脳腫瘍で約26％を占める．男女比3：7と女性に多い．*NF2*遺伝子変異と関連する．プロゲステロン受容体陽性例が多い．

■**組織**

シート状配列，渦巻状配列を呈する．NC比は低く，核内偽封入体がみられる．砂粒体を伴うことが多い(図1)．亜型としては髄膜皮性，線維性(図2)，移行性(図3)が多く，その他多数の亜型もある．複数の亜型が混在する場合も多いが，最も広い面積を占める亜型を診断名とする．

Check

- 髄膜皮性髄膜腫，線維性髄膜腫，移行性髄膜腫
- 渦巻き形成

More advanced

- 異型髄膜腫(Grade Ⅱ)は再発傾向が強いため，的確な診断が重要．核分裂像が高倍率10視野4個以上．退形成性髄膜腫(Grade Ⅲ)は核分裂像が高倍率10視野20個以上．
- 硬膜や頭蓋骨への浸潤のみでは悪性ととらない．脳実質への浸潤は with brain invasion と記載する(図4)．

その他の代表的な tumor

A. 上衣腫 ependymoma

上衣細胞への分化を示す細胞からなる増殖の緩徐な腫瘍(Grade Ⅱ)．若年者の脳室近傍や脊髄に発生する．ゴマ塩状のクロマチンを持つ類円形核を持つ腫瘍細胞がみられる．血管の周囲に細胞突起を伸ばす血管周囲性偽ロゼットがみられる(図5)．管腔を取り囲む上皮様配列は ependymal rosette と呼ばれる．特に細胞質にみられるEMA陽性のリング状，ドット状構造は診断上有用．電子顕微鏡で微絨毛 micro villi と接着装置 desmo-

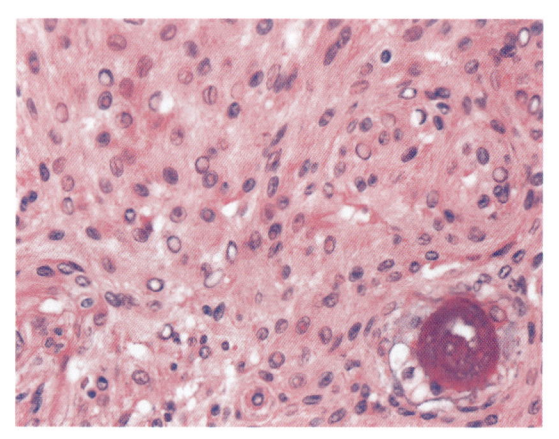

図1 髄膜皮細胞性髄膜腫
砂粒体がみられる．

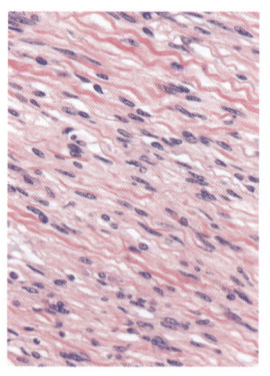

図2 線維性髄膜腫
コラーゲン線維産生がみられる．

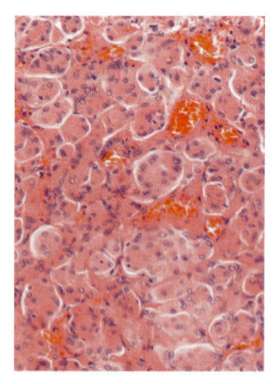

図3 移行性髄膜腫
渦巻き構造 wherl が目立つ．

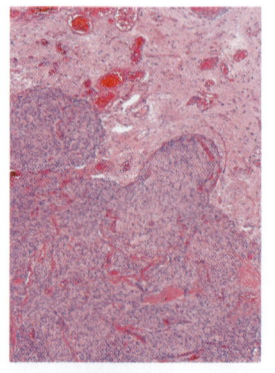

図4 髄膜腫
脳浸潤．髄膜腫のフォーク様浸潤．右上が正常脳．

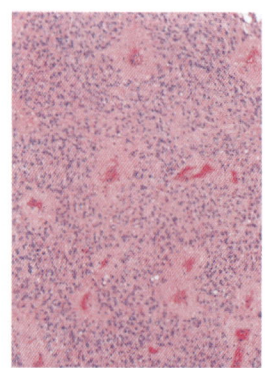

図5 上衣腫
血管周囲ロゼット．

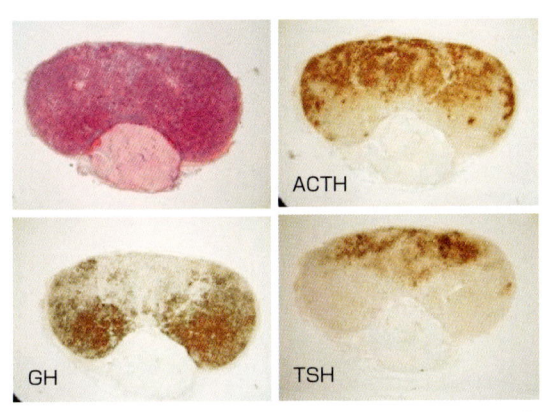

図6　正常下垂体と各種ホルモン産生細胞の分布（水平断）

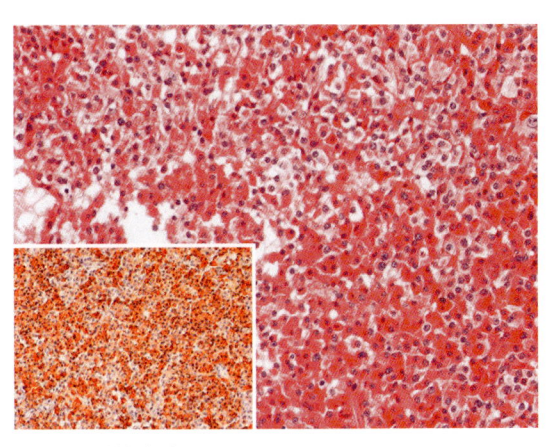

図7　下垂体腺腫
好酸性腺腫．インセット：GHの免疫染色．

someを認める．退形成性上衣腫はGrade Ⅲ．

B. 下垂体腺腫 pituitary adenoma

下垂体前葉の腺細胞（図6）に由来する良性腫瘍．成人に好発し，上方に進展して視交叉を圧迫．ホルモン産生腫瘍は機能性腫瘍と呼ばれ，対応する内分泌の障害が生ずる．GH産生胞着での巨人症や先端巨人症が生じる（図7）．

C. 胚細胞腫瘍 germ cell tumor（図8）

原始胚細胞の遺残から発生した腫瘍．体の正中部に発生し，脳では松果体部，視床下部，下垂体に発生する．組織学的には粗大顆粒状のクロマチンを有する核を有する大型の腫瘍細胞がリンパ球を伴って増殖しており，two cell patternを呈する．胎盤アルカリホスファターゼ染色陽性．精巣のgerminoma，卵巣のdysgerminomaと同様の組織像．化学療法・放射線療法に感受性が高い．

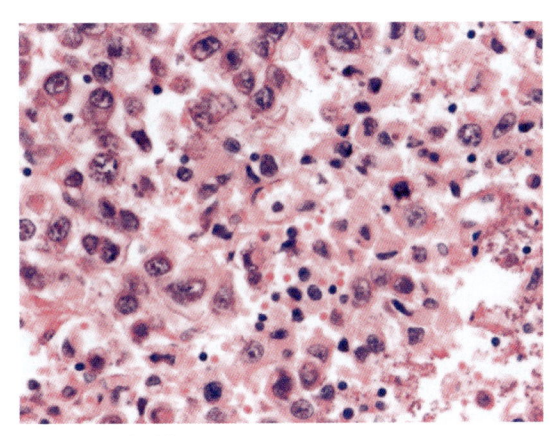

図8　胚細胞腫瘍
腫瘍細胞とリンパ球のtwo cell pattern.

D. 脈絡叢乳頭腫 choroid plexus papilloma（図9）

脈絡叢上皮から発生する腫瘍（Grade Ⅰ）．好発年齢は小児，若年者．組織学的には異型に乏しい上皮細胞が乳頭状増殖を示すが，多彩な形態を示す．完全に摘出すれば予後良好．ただし異型が強いものに異型脈絡叢乳頭腫（Grade Ⅱ），脈絡叢乳頭癌（Grade Ⅲ）がある．成人の場合は転移性脳腫瘍（腺癌）と鑑別がしばしば問題となる．

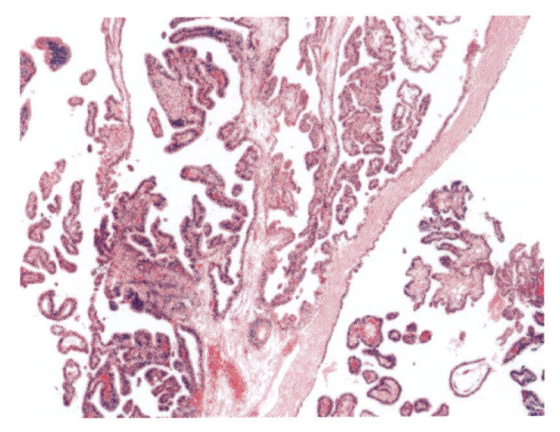

図9　脈絡叢乳頭腫
乳頭状増殖を示す脳室内腫瘍．

18

眼
小幡博人

眼［総論］

A. 各部の名称と役割

- **眼瞼**
  眼瞼は前葉と後葉に分かれる．前葉は皮膚と眼輪筋からなる軟らかい部分で，後葉は瞼板，マイボーム腺，上眼瞼挙筋の腱膜，ミュラー筋（瞼板筋）からなる固い部分である．眼瞼は眼球を保護し，瞬目により涙を角結膜表面に分配する．

- **結膜**
  結膜は眼球と眼瞼を結ぶ粘膜である．球結膜，瞼結膜，そして両者の移行部である円蓋部結膜に分類される．結膜には杯細胞があり，ムチンが分泌される．

- **角膜**
  角膜は厚さ約0.5mmの透明な膜で，眼球の外壁を構成するとともに，非球面レンズとして眼球の屈折の約2/3を担う．

- **強膜**
  強膜は角膜とともに眼球の外壁を構成する．

- **ぶどう膜**
  ぶどう膜は強膜の内面に位置し，虹彩，毛様体，脈絡膜の3つからなる連続した組織である．瞳孔以外から光が入るのを防ぎ，カメラの暗箱の働きをする．血流が豊富であり，メラニン色素に富むことが特徴である．虹彩は瞳孔括約筋・散大筋により入射光を調節する．毛様体は房水を産生し，眼圧を維持する．また，毛様体筋の収縮・弛緩により水晶体の調節力を変化させる．脈絡膜は網膜色素上皮や視細胞などの網膜外層を栄養する．

- **網膜**
  眼球の最内側に位置し，光を受容する神経の膜状組織である．

- **水晶体**
  眼球の屈折の約1/3を担う凸レンズである．水晶体は弾性があり，厚みを変えて焦点を調節する．

- **前房と硝子体**
  前房は角膜後面と虹彩前面の間の空間で，前房水が存在する．硝子体は卵白のようなゲル状物で，眼球で最も大きな容積を占める．

- **視神経**
  網膜の神経節細胞の軸索が集まって視神経乳頭となり，篩状板を通って眼外に出て束になったものである．その周囲は，軟膜，くも膜，硬膜で包まれており，中枢神経である．視神経の硬膜は強膜に移行する．

B. 組織学的構造

紙面の都合で角膜と網膜のみ記載する．

- **角膜**
  角膜は，上皮細胞，Bowman層，角膜実質，Descemet膜，内皮細胞の5層に分けられる．角膜上皮は重層扁平上皮である．Bowman層は無細胞の層で，障害されると再生しない．実質は角膜全体の9割を占め，I型コラーゲンの薄葉構造の間に実質細胞が存在する．Descemet膜は角膜内皮細胞の厚い基底膜で，障害されると再生する．角膜内皮細胞は6角形状の単層の細胞で，実質の水を前房へくみ出すポンプ作用があり，角膜の透明性を担う点で重要である．角膜内皮細胞は細胞分裂しない．

- **網膜**
  網膜は10層からなるが，発生学的に異なる視細胞から内側の9層部分（感覚網膜と呼ぶ）と最外

表1　眼の主な疾患（青字は本書で取り上げたもの）

	眼瞼	角膜	結膜	水晶体
炎症	霰粒腫，麦粒腫，眼瞼炎	角膜潰瘍（細菌性，真菌性），ヘルペス角膜炎	結膜炎（細菌性，ウイルス性，アレルギー性）	
腫瘍	脂腺癌，基底細胞癌，母斑細胞性母斑，脂漏性角化症		MALTリンパ腫，扁平上皮癌，乳頭腫，母斑細胞性母斑	
循環障害				
変性		角膜ジストロフィ，円錐角膜，帯状角膜変性	瞼裂斑	
その他	眼瞼下垂		翼状片	白内障

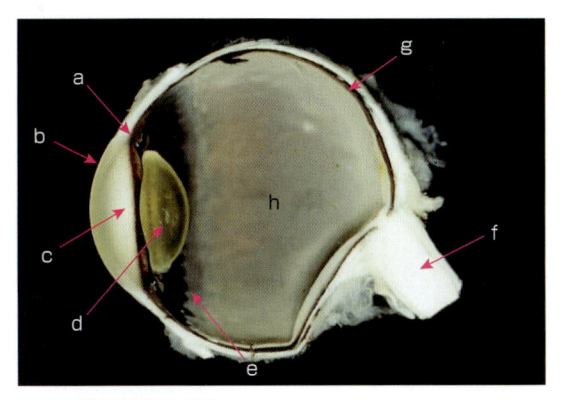

図1 眼の各部の名称
a：虹彩・毛様体．b：角膜．c：前房．d：水晶体．e：鋸状縁．f：視神経．g：内側から順に網膜，脈絡膜，強膜．h：硝子体．

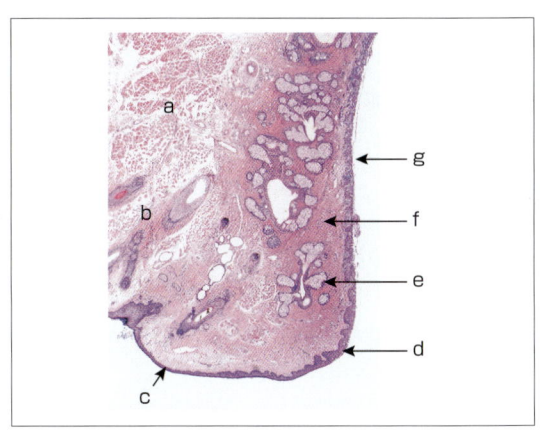

図2 眼瞼の組織構造
a：眼輪筋．b：睫毛根部．c：眼瞼皮膚の表皮．d：粘膜皮膚移行部．e：マイボーム腺．f：瞼板．g：瞼結膜上皮．

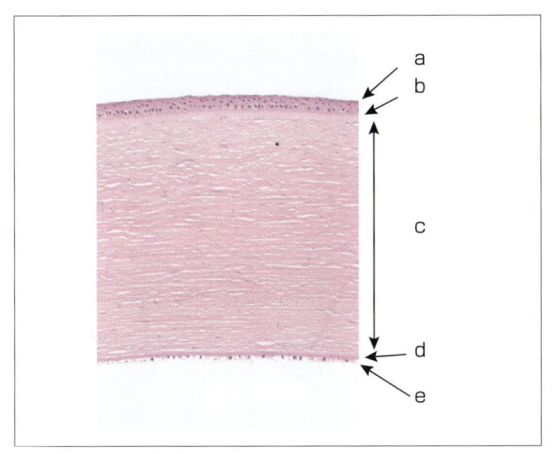

図3 角膜の組織構造
a：角膜上皮細胞．b：Bowman層．c：角膜実質．d：Descemet膜．e：角膜内皮細胞．

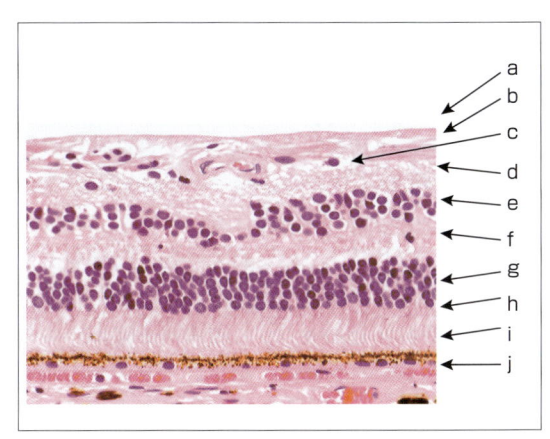

図4 網膜の組織構造
a：内境界膜．b：神経線維層．c：神経節細胞層．d：内網状層．e：内顆粒層．f：外網状層．g：外顆粒層．h：外境界膜．i：視細胞層．j：網膜色素上皮．

層の網膜色素上皮に大別される．網膜剝離は感覚網膜と網膜色素上皮の間で生じる．光刺激は，視細胞（桿体と錐体）→双極細胞→神経節細胞の順で伝達される．この3つの主要な神経細胞のほかに，水平細胞，アマクリン細胞という神経細胞がある．一方，網膜のグリア細胞としてミュラー細胞がある．細胞の核が集まった部分が顆粒層であり，その間は網状層と呼ばれる．

網膜	ぶどう膜	強膜	視神経	眼窩
サイトメガロウイルス網膜炎	ぶどう膜炎	強膜炎	視神経炎	甲状腺眼症，特発性眼窩炎症，IgG4関連疾患，眼窩蜂窩織炎
網膜芽細胞腫	悪性黒色腫，転移性腫瘍			悪性リンパ腫，涙腺の多形腺腫
糖尿病網膜症，網膜静脈分枝閉塞症，網膜中心静脈閉塞症，網膜中心動脈閉塞症，未熟児網膜症			虚血性視神経症	
加齢黄斑変性，網膜色素変性				
網膜剝離，黄斑円孔			緑内障	

1. 霰粒腫
chalazion

■概要
霰粒腫は，マイボーム腺の慢性肉芽腫性炎症である．眼瞼の瞼板内に存在するマイボーム腺は脂質を分泌する．自己の脂質に異物反応を起こした炎症性疾患と考えられているが，真の病因は不明である．

■臨床
幼児から高齢者まで幅広くみられる頻度の高い疾患である．通常は瞼板内に限局した炎症で，眼瞼皮膚に発赤はなく，疼痛や圧痛はない(図1)．しばしば瞼板前面を破壊し，眼瞼皮膚側に炎症が波及する．この場合，皮膚が発赤し，細菌感染症である麦粒腫と鑑別が難しいことがある．治療の基本は，切開・掻爬であるが，内容物は黄色の粥状である(図2)．

■組織
脂肪滴，マクロファージ由来の類上皮細胞や多核巨細胞，リンパ球の浸潤を伴う慢性肉芽腫性炎症が観察される(図3a, b)．脂肪肉芽腫といわれることもある．脂肪滴は，パラフィン切片で脂質が溶出するため，空胞として観察される．

Check
- マイボーム腺の慢性肉芽腫性炎症
- 脂質に対する異物反応
- 類上皮細胞，多核巨細胞，リンパ球

More advanced
- 症例により多彩な組織像を示すことがある．たとえば，中央に好中球浸潤と脂質が存在し，周囲にマクロファージ，類上皮細胞，リンパ球浸潤を伴う浮腫性の幼若な肉芽組織の像を示すこともある．
- 霰粒腫の粥状物のようにばらける検体は，滅菌ろ紙の上に検体を回収してからホルマリン固定液に入れるとよい．

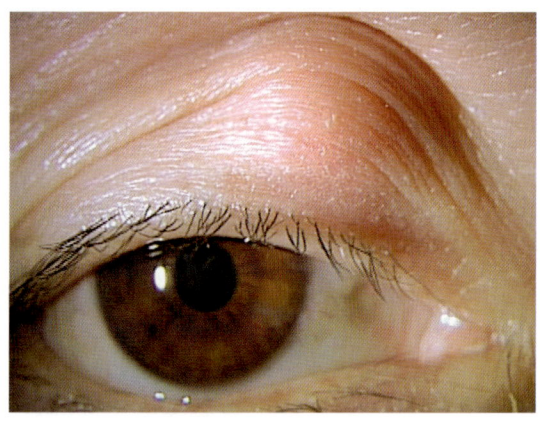

図1 典型的な霰粒腫
発赤はなく，無痛性である．

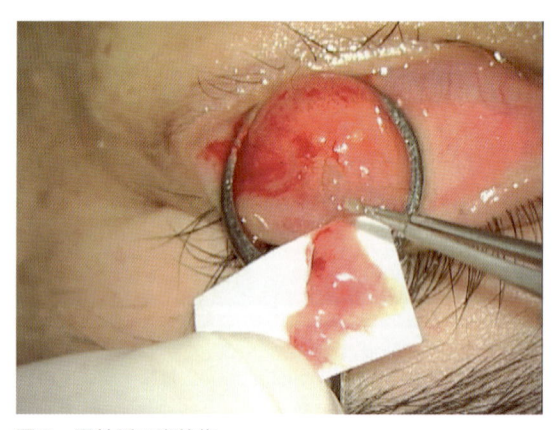

図2 霰粒腫の粥状物
瞼結膜を切開・掻爬すると黄色の粥状物が出てくる．

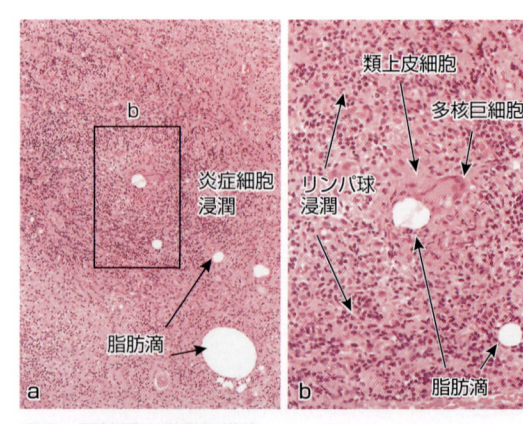

図3 霰粒腫の病理組織像
a：空胞状にみえる脂肪滴と炎症細胞浸潤が観察される．
b：脂肪滴の周囲に類上皮細胞，リンパ球，多核巨細胞が観察される．

2. 脂腺癌
sebaceous gland carcinoma

■概要

脂腺癌は，脂腺から発生する悪性腫瘍である．皮脂腺は全身の皮膚に存在しているが，脂腺癌のほとんどは眼瞼から発生する．眼瞼にはマイボーム腺とZeis腺の2つの脂腺があるが，どちらから発生したか不明なことが多い．

■臨床

脂腺癌は，基底細胞癌とともに頻度の眼瞼悪性腫瘍であり，高齢者にみられる．黄色～黄白色調の結節を呈することが多い（図1）．同じマイボーム腺から発生する疾患である霰粒腫としばしば誤診される．びまん性に増殖し，眼瞼結膜炎に似た外観を呈することもある．放射線感受性は高くなく，早期発見して切除することが大切である．転移は頸部リンパ節に起こることが多い．

■組織

泡沫状の明るい胞体を有する異型細胞が胞巣状に密に増殖する（図2a，b）．胞体が明るいのは脂質を含むためで，分化度が低いと胞体が泡沫状を呈さない場合がある．しばしば，眼瞼皮膚の表皮や結膜上皮を置き換えるようにびまん性に浸潤することがあり，pagetoid spreadと呼ばれる（図2c）．pagetoid spreadがあると眼瞼結膜炎類似の外観を呈する．脂肪染色による陽性所見は診断に有用であるが，凍結切片が必要である．

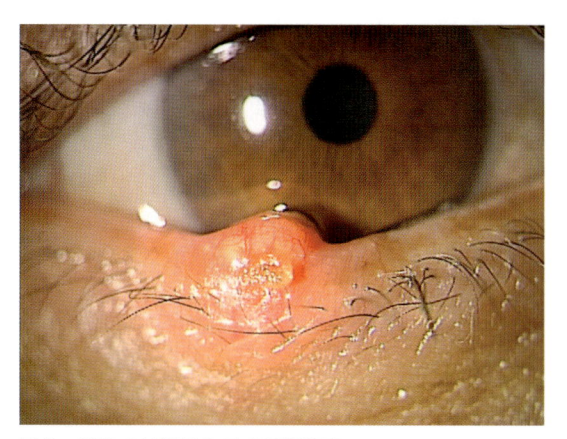

図1 黄色の結節性を呈する脂腺癌

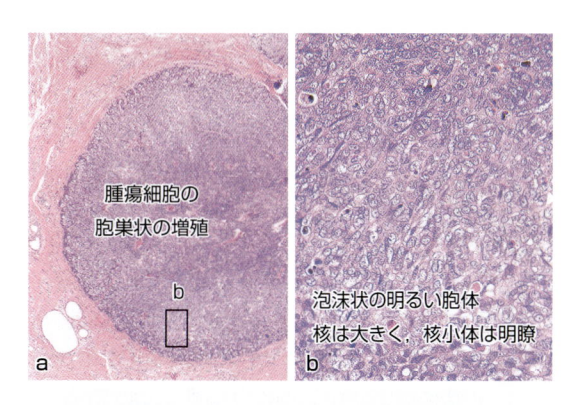

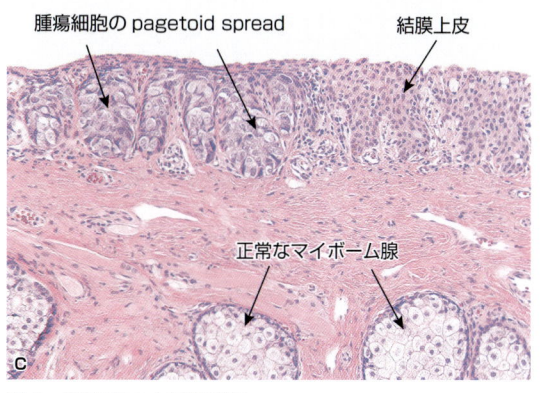

図2 脂腺癌の病理組織像
a：腫瘍細胞が瞼板内に胞巣状に増殖している．b：腫瘍細胞の胞体は明るい．細胞密度は高く，充実性に増殖．c：結膜上皮を置き換えるように広がるpagetoid spread．

Check
- 眼瞼の2大悪性腫瘍の一つ
- 高齢者にみられる
- 霰粒腫や眼瞼炎と誤診されることがある
- 泡沫状で明るい胞体を有する腫瘍細胞
- pagetoid spread

More advanced
- ときに，扁平上皮様あるいは基底細胞様の増殖を示し，扁平上皮癌や基底細胞癌と鑑別を要する．

3. 角膜ジストロフィ
corneal dystrophy

■概要

角膜ジストロフィは，両眼に角膜混濁を生じる遺伝性疾患である．20種類以上が知られているが，ほとんどの疾患で原因遺伝子は特定されている．遺伝子の異常によって本来存在しない物質が沈着し，混濁が生じる．進行は緩徐である．本項では，角膜実質に混濁を生じる代表的な3疾患について概説する．

■臨床

顆粒状角膜ジストロフィは常染色体優性遺伝で，最も頻度の高い角膜ジストロフィである．顆粒状の混濁がみられるが，混濁部以外の角膜は透明である（図1a）．斑状角膜ジストロフィは，常染色体劣性遺伝で稀な疾患である．斑状の混濁部以外に角膜全体がびまん性に混濁し，透明性が低下している（図2a）．格子状角膜ジストロフィは，アミロイドによる線状の混濁を生じる疾患で，Ⅰ型，Ⅱ型，Ⅲ型の亜型が報告されている（図3a）．

■組織

顆粒状角膜ジストロフィは，エオジンに濃染する硝子様の物質が角膜上皮下や角膜実質の前層にみられる（図1b）．細胞外の沈着である．この沈着物は，Masson trichrome（MT）染色（Azan染色）で赤く染まる．物質の本態はリン脂質を含むことなどがわかっているものの，詳細は不明である．

斑状角膜ジストロフィは，Alcian blue染色やコロイド鉄染色で陽性となる異常な酸性ムコ多糖の沈着が，角膜上皮下，角膜実質細胞内，角膜内皮細胞内にみられる（図2b）．

格子状角膜ジストロフィでは，実質中にエオジンに染まる好酸性の球状の沈着物が観察される（図3b）．この沈着物はCongo red染色で橙赤色に染まり，アミロイドであることがわかる（図3c）．

Check
- 両眼性，遺伝性
- 顆粒状：細胞外の沈着
- 斑状：実質細胞と内皮細胞に沈着
- 格子状：アミロイドの沈着

More advanced

- 格子状角膜ジストロフィのⅡ型は，家族性アミロイドポリニューロパチーに伴うアミロイド沈着であるが，Ⅰ型とⅢ型の格子状角膜ジストロフィは角膜に限局したアミロイドーシスである．
- 稀ではあるが膠様滴状角膜ジストロフィもアミロイドが沈着する角膜ジストロフィである（下図）．角膜表層に半透明～乳白色の多数の隆起物を認める（a）．HE染色では角膜上皮下に好酸性の沈着物が観察される（b）．この沈着物はCongo red染色で橙赤色に染まる（c）．

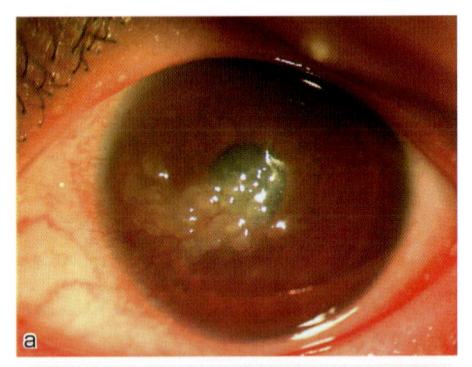

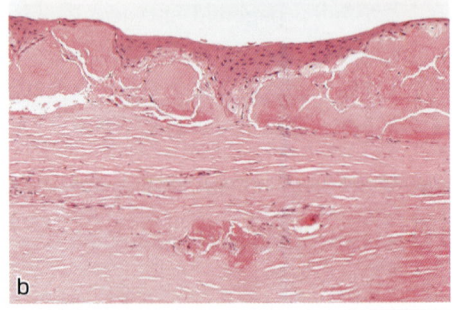

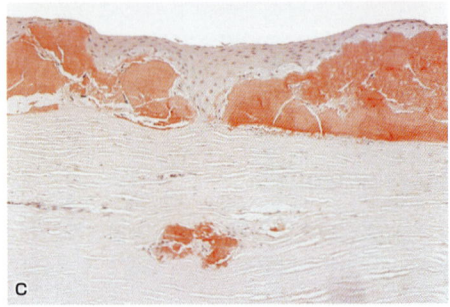

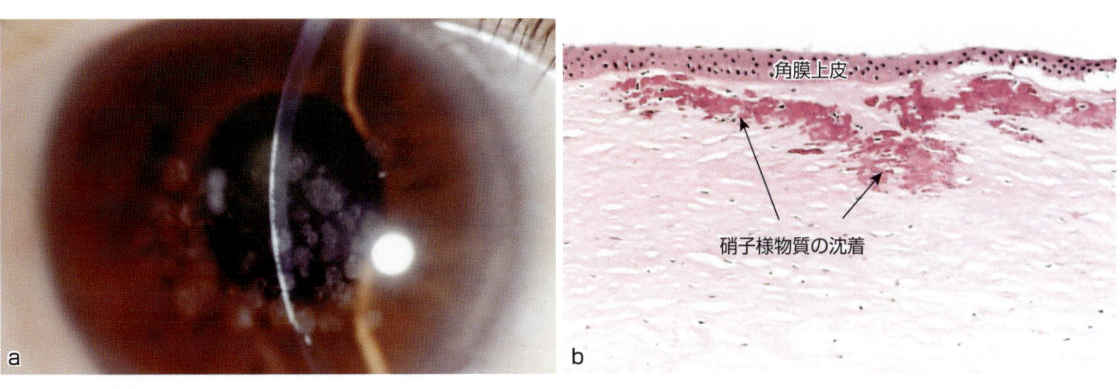

図1 顆粒状角膜ジストロフィ
a：前眼部写真．b：HE染色像．好酸性の硝子様物質の沈着が実質の前層にみられる．

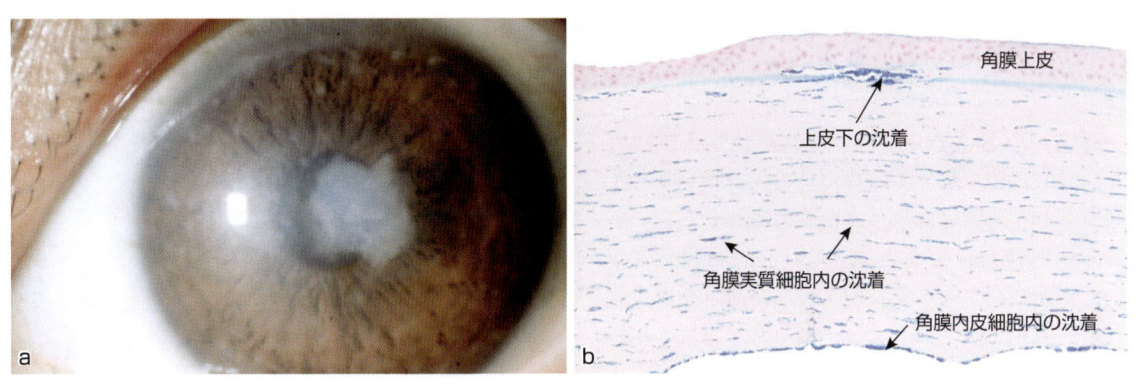

図2 斑状角膜ジストロフィ
a：前眼部写真．b：コロイド鉄染色像．異常な酸性ムコ多糖の沈着が，角膜上皮下とすべての角膜実質細胞と角膜内皮細胞内にみられる．このために角膜がびまん性に混濁する．

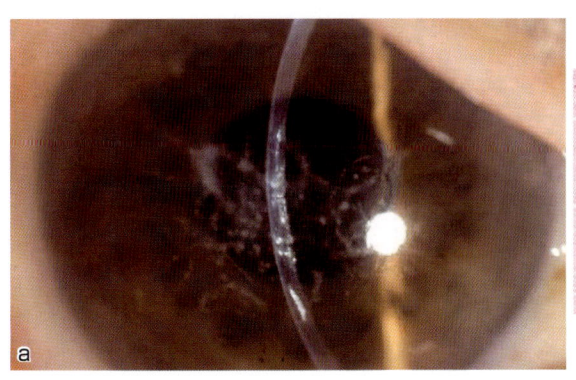

図3 格子状角膜ジストロフィ
a：前眼部写真．b：HE染色像．好酸性の硝子様物質の沈着が実質の中央にみられる．c：この沈着物質はCongo red染色陽性である．

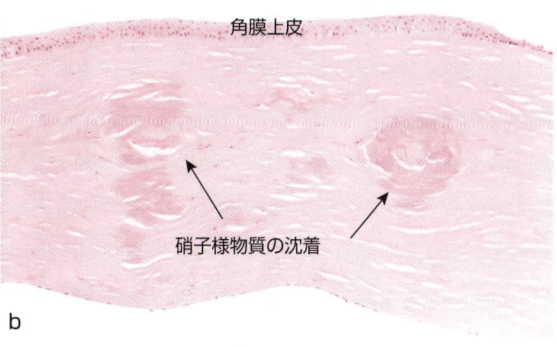

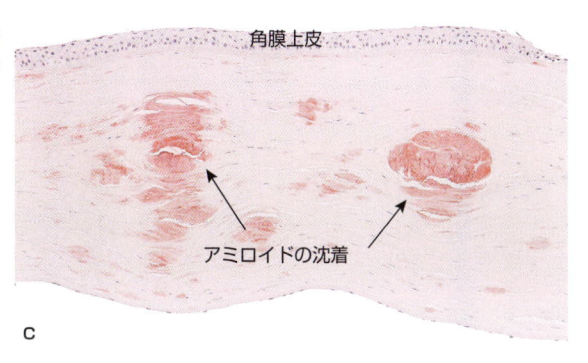

4. 網膜芽細胞腫
retinoblastoma

■概要

　網膜芽細胞腫は，小児に発生する眼内悪性腫瘍である．ほとんどが4歳までに発症する．癌抑制遺伝子である*RB1*遺伝子の変異により発症する．両眼性と片眼性があり，両眼性の症例は全体の20～35％である．両眼性のすべての症例と片眼性の10～15％が遺伝性であり，片眼性の多くは非遺伝性である．由来する細胞は確立されていないが，原始的な網膜細胞から発生すると考えられている．

■臨床

　腫瘍が小さい場合，自覚症状や他覚所見はなく，眼底検査で境界明瞭な白色の円形腫瘍として観察される．腫瘍が大きくなると瞳孔から白い腫瘍の反射光が白くみえる．これを白色瞳孔といい，初発症状となることが多い．診断は多くの場合，眼底検査で可能である．CT検査で石灰化像を認めることが多く，診断の補助として有用である．

■組織

　核／細胞質比の高い小円形の腫瘍細胞が密に増殖する．血管依存性に増殖し，壊死や石灰化を伴うことが多い．分化のよい網膜芽細胞腫の場合，ロゼット形成がみられる．ロゼットには，Flexner-Wintersteinerロゼットと Homer-Wright ロゼットの2タイプがある．Flexner-Wintersteinerロゼットは中央に腔があるもので，網膜芽細胞腫でしばしばみられる．Homer-Wrightロゼットは中央に腔がなく線維状にみえるものをいう．さらに高分化な網膜芽細胞腫では，フルーレットfleuretteと呼ばれる花弁状の構造がみられる．視細胞への分化を示すものと考えられている．

Check

- 癌抑制遺伝子 *RB1*
- 血管依存性に増殖
- 壊死と石灰化
- ロゼット形成

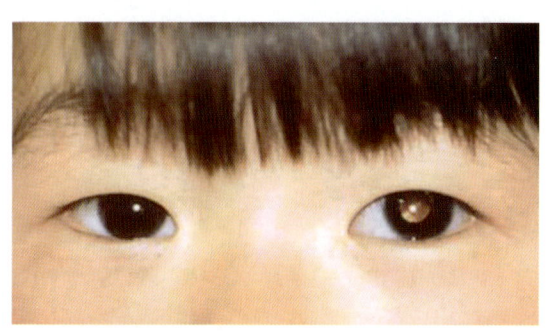

図1　白色瞳孔
左眼の瞳孔は網膜芽細胞腫により光ってみえる．

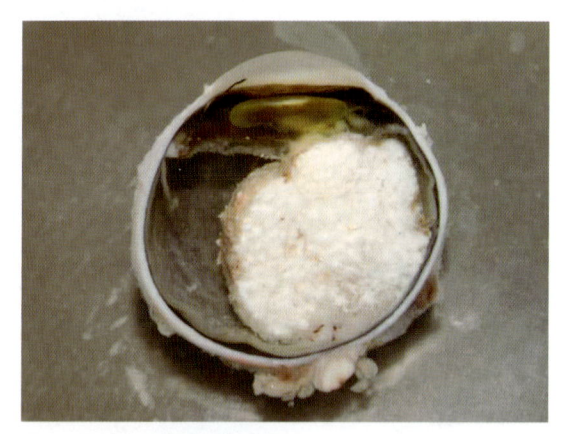

図2　網膜芽細胞腫の肉眼像
網膜芽細胞腫は網膜から発生する腫瘍で，白色を呈する．

More advanced

- 病理標本では，篩状板を越える視神経浸潤の有無，ぶどう膜や強膜への浸潤の有無，眼球外浸潤の有無を観察することが大切である．これらが観察された場合，髄液播種，眼窩内再発，血行性転移の可能性が高いため，予防的化学療法を行うかどうかの指標となる．
- ロゼットと聞いて小児の悪性腫瘍である髄芽腫と神経芽腫を思い出すこと．

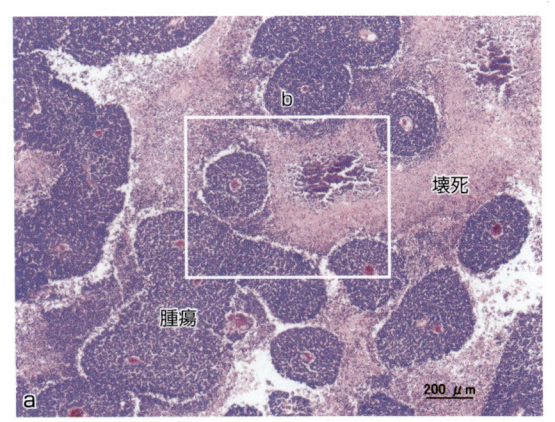

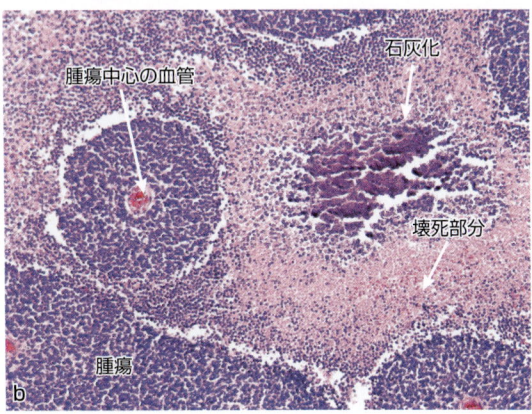

図3 石灰化と壊死
a：腫瘍細胞の増殖（青い部分）と壊死（赤い部分）がみられる．b：ヘマトキシリンで青く濃染する部分は石灰化である．腫瘍血管の中心から半径100μm離れると，壊死に陥ることが多い．

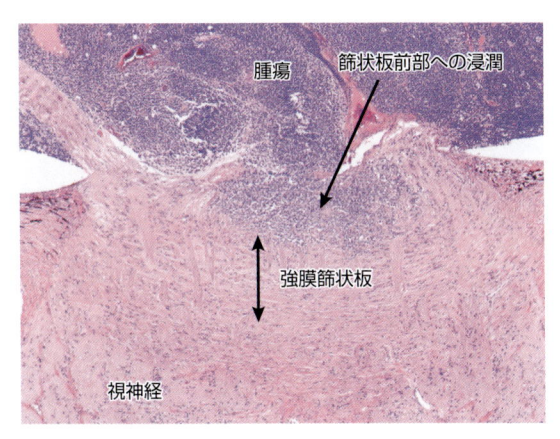

図5 視神経浸潤
前篩状板への浸潤はみられるが，篩状板を越えての視神経浸潤はみられない．

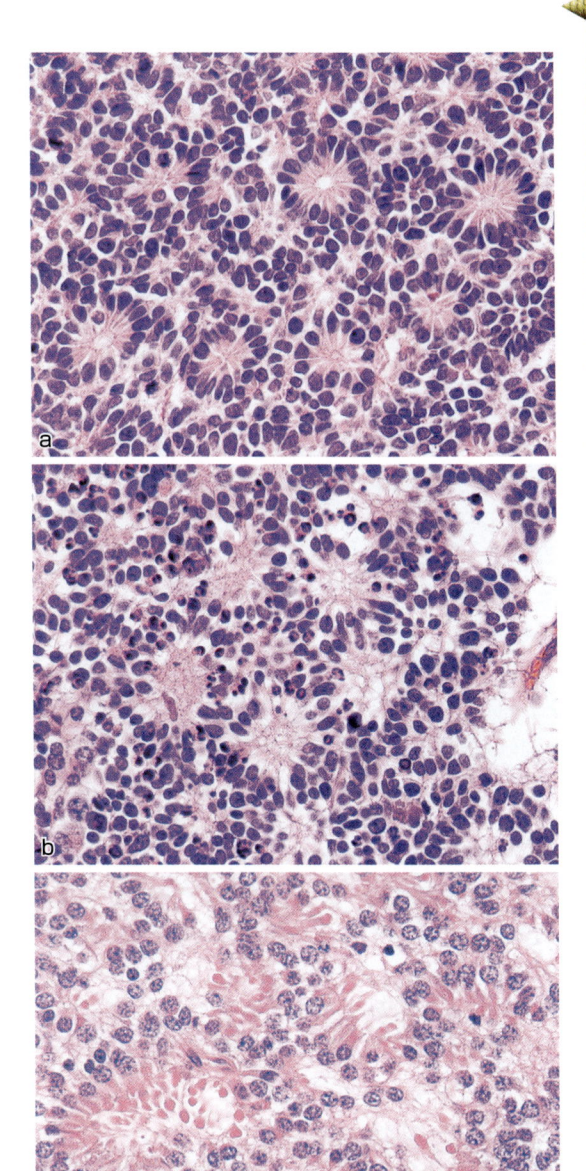

図4 ロゼットとフルーレット
a：Flexner-Wintersteinerロゼット．中心部に腔がある．
b：Homer-Wrightロゼット．中心部に腔がなく線維状にみえる．c：フルーレット．花弁状の形態で視細胞への分化を示す．フルーレットは仏語で小さい花の意．

5. 翼状片
pterygium

■概要
翼状片は，血管に富む病的な結膜組織が角膜中央に向かって侵入する疾患で，先端部を頂点に三角形状を呈する．古くから紫外線が病因と考えられている．

■臨床
中年以降にみられる比較的頻度の高い疾患である．症状は，充血，異物感，視力低下などである．翼状片のほとんどが鼻側に発生する．単純切除では再発することが多く，再発防止には自己結膜の有茎弁移植や遊離片移植が行われる．

■組織
翼状片の頭部(角膜上の部分)にみられる病理組織学的変化は，粘膜固有層に生じる好塩基性変性(HE染色で青い)変性である．この部分は，弾性線維染色(EVG染色)を行うと黒褐色に染まり，異常な弾性線維の集積と考えられる．この変化は，皮膚の日光弾性線維症solar elastosisと類似しており，翼状片の原因は紫外線であるとする根拠の一つとなっている．翼状片の体部(強膜上の部分)では線維血管組織が発達している．翼状片の上皮は本来の結膜上皮(重層立方上皮)に含まれる杯細胞が消失し，扁平上皮化生を起こしていることが多い．

Check
- 紫外線の関与
- 好塩基性変性
- 弾性線維変性

More advanced
- 翼状片頭部は日光弾性線維症や瞼裂斑(下図)と同じ組織像．

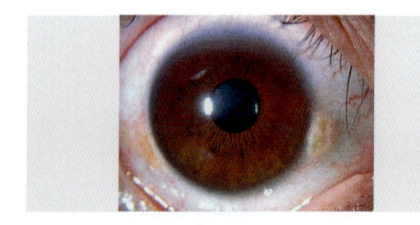

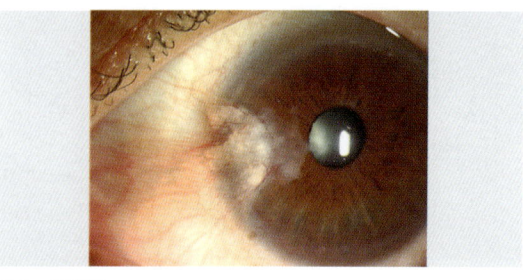

図1 翼状片
左眼鼻側の翼状片であるが，角膜上の白色部分は瞼裂斑が角膜に侵入してきたようにみえる．

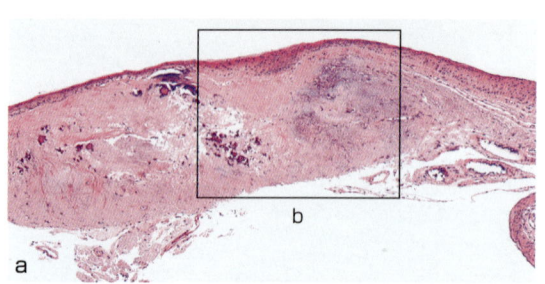

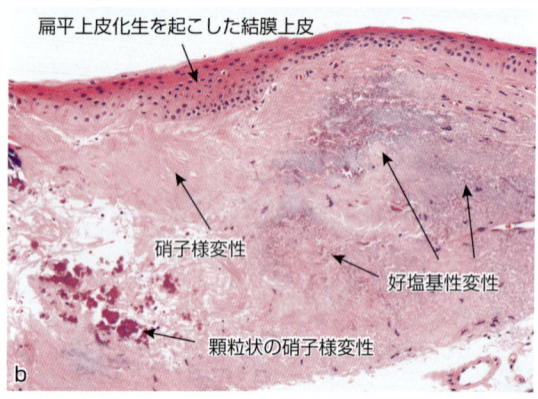

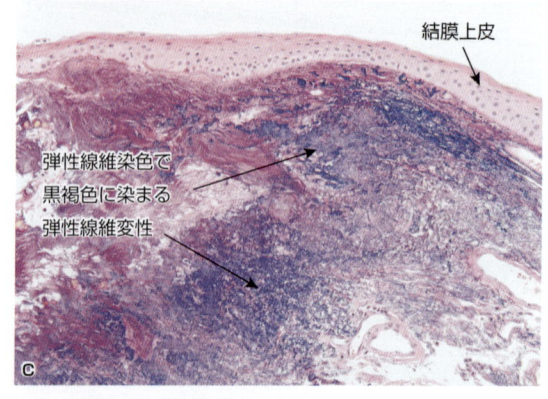

図2 翼状片の病理組織像
a：翼状片頭部の白色部分の組織像．b，c：強拡大像．

19

造血器
定平吉都

造血器 [総論]

A. 各部の名称

骨髄は，海綿骨内の空間を占める部分をいい，骨盤，脊椎，頭蓋・顔面骨，肋骨，胸骨などに存在する．肉眼的に骨髄を黄色髄と赤色髄に分類する．赤色髄では造血がみられるが，加齢とともに脂肪髄が増す．組織学的には，骨梁，間質細胞が造る細網線維構造，および造血細胞からなる．終末動脈は実質内で静脈洞となり，血球は骨髄から静脈洞内腔へ抜け出し，末梢へと移動する．リンパ管は存在しない．

B. 役割

骨髄の主な役割は，多能性造血幹細胞に由来する血液細胞を産生することである．これには間質細胞や細胞外マトリックスから構成される造血微小環境が整っている必要があり，stem cell factor（造血幹細胞），erythropoietin（赤芽球系），GM-CSF（顆粒球・単球系），G-CSF（好中球系），M-CSF（単球系），thrombopoietin（巨核球系）などの造血因子が重要な役割を果たす．

C. 組織学的構造

骨髄の標本には，吸引した骨髄組織を固めて切片とした骨髄吸引クロットと，針生検により得られた組織を標本としたものがある．いずれもHE染色のみならず，ギムザ染色，鍍銀染色（Gomori染色），鉄染色を行って，細胞密度の判定（再生不良性貧血の項を参照），芽球を含めた造血細胞の増減・形態異常および分布異常の把握，線維化の程度の判定（原発性骨髄線維症の項を参照），貯蔵鉄沈着の程度を検索する．また，免疫組織化学的染色を行うと，それぞれの造血細胞の数と分布を正確に知ることができる．

● 多能性造血幹細胞

自己複製能を有しており，ニッチ（至適微小環境）でその未分化性が保持されている．ニッチには骨芽細胞性ニッチと血管周囲性ニッチがある．一方，さまざまな刺激によって各系統に分化する（図1）．多能性造血幹細胞が血液を循環することがあり，必要あれば骨髄にホーミングし造血を開始する．造血幹細胞は，骨髄の免疫染色でCD34陽性芽球（図3）として捉えることができる．

● 赤芽球系造血

約20％を占め，スペクトリンαI・グリコホリン・炭酸脱水素酵素Ⅰが陽性（図5）．分化が進むにつれて核は円形に近くなり，クロマチンは濃染し均一な染色性を示す．HE染色標本では，早期赤芽球の細胞質は好塩基性を示し，後期赤芽球では好酸性が増す．赤芽球がマクロファージ（CD163陽性）に接着した形で周りを取り囲むものを赤芽球島という（図4，5）．

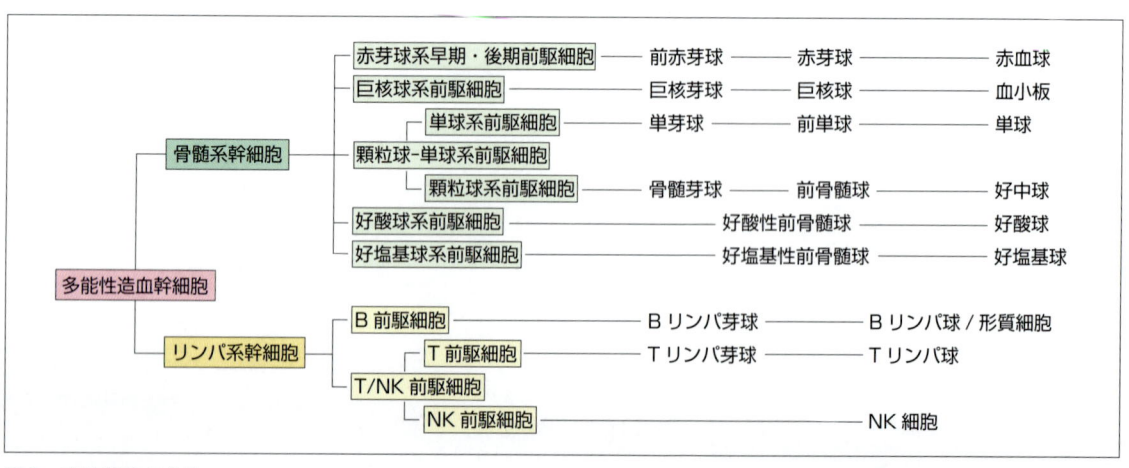

図1　血液細胞の分化

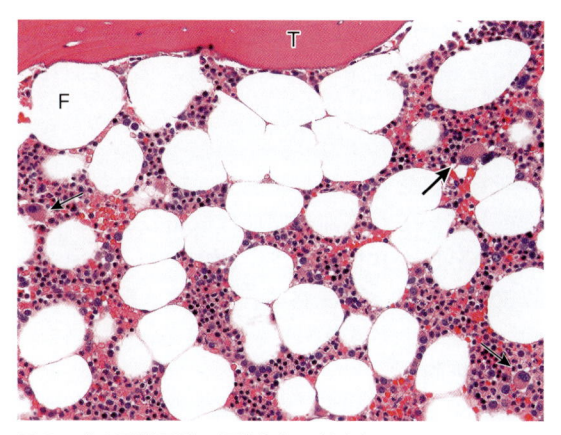

図2 成人正常骨髄の組織像(HE染色)
細胞成分と脂肪細胞の比率が約1：1の正形成骨髄である．
T：骨梁．F：脂肪細胞．矢印：巨核球．

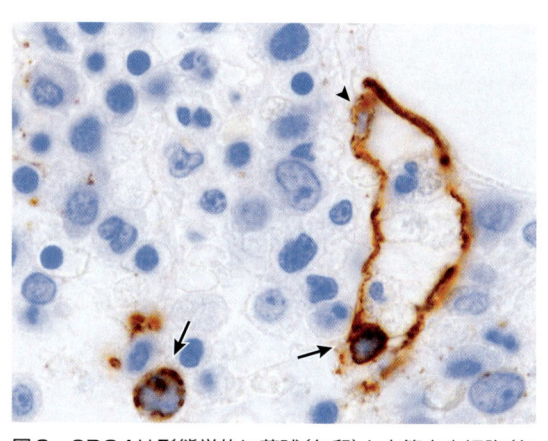

図3 CD34は形態学的に芽球(矢印)と血管内皮細胞(矢頭)が陽性となる

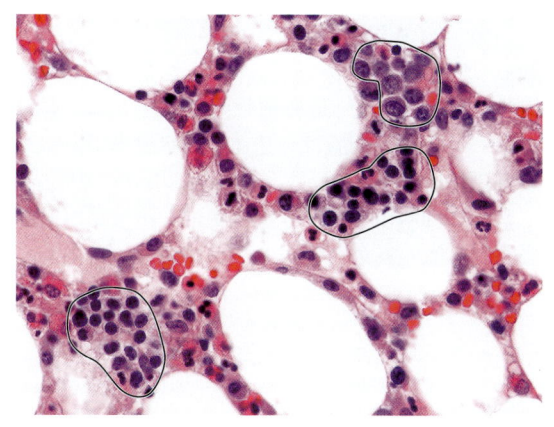

図4 赤芽球造血(HE染色)
前期赤芽球や後期赤芽球からなる赤芽球がマクロファージの周りに集簇・接着し，赤芽球島(○)を形成する．

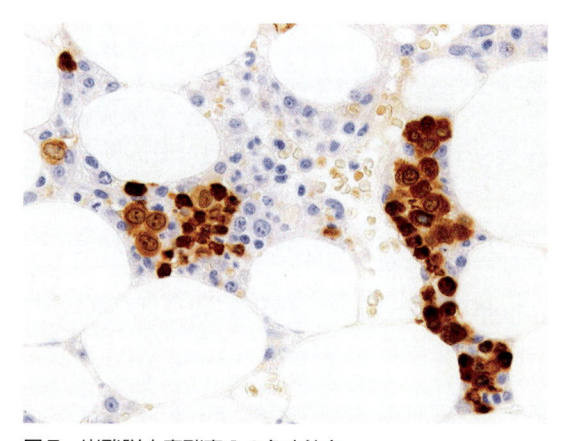

図5 炭酸脱水素酵素Ⅰの免疫染色
赤芽球島が明瞭となる．

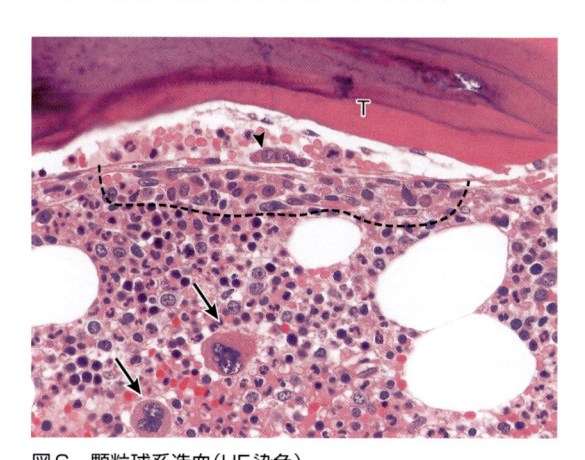

図6 顆粒球系造血(HE染色)
G-CSFを投与された患者の骨髄．骨梁(T)に近いところに顆粒球系幼若細胞(---)がみられ，分化したものほど骨梁から離れていく．巨核球は骨梁付近からやや離れて存在する(矢印)．破骨細胞(矢頭)．

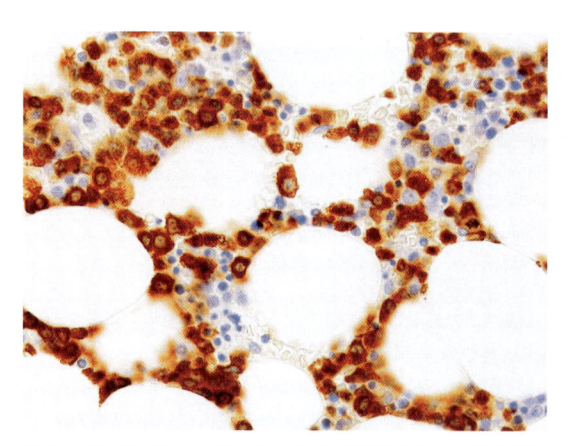

図7 ミエロパーオキシダーゼの免疫染色による顆粒球/単球系細胞の同定

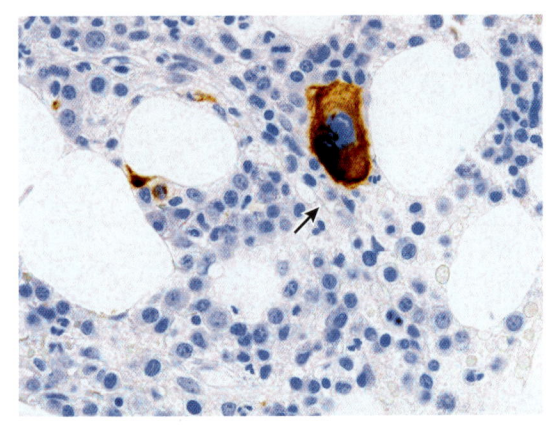

図8　CD42bの免疫染色による巨核球（矢印）の同定

●顆粒球系・単球系造血

約60〜70％を占める．顆粒球系造血は主に骨梁周囲および小動脈周囲で優位であり，骨髄芽球，前骨髄球，骨髄球，後骨髄球，桿状好中球，分葉好中球へと分化するにつれ骨梁から離れる（図6）．ミエロパーオキシダーゼが陽性（図7）．単球系細胞は組織標本では同定しにくい．

●巨核球系造血

巨核球の数は強拡大視野で2〜4個程度（平均24個/mm^2）．核は分葉化している．正常では主に静脈洞周囲にみられる（図2，6）．CD41，CD42b（図8），CD61が陽性．

●リンパ球

細胞質に乏しい円形細胞で，核クロマチンが濃縮している．造血細胞間に散在しTリンパ球（CD3陽性）がBリンパ球（CD20陽性）よりも2倍以上多い．リンパ濾胞は若年者ではみられないが，50歳以上では多少とも存在する．

●形質細胞

偏在する車軸状核と豊富な細胞質を有する細胞で，血管周囲に集簇する傾向がある．CD138が陽性．

●間質細胞

間葉系幹細胞に由来する細網細胞（骨格構成細胞），血管内皮細胞，脂肪細胞，骨芽細胞（CD56陽性）などがある．造血細胞間に存在するマクロファージや破骨細胞は，造血幹細胞由来である．

●肥満細胞

造血幹細胞由来で，異染性を示す小型類円形細胞としてみられる．好塩基球とは異なる．

表1　主な疾患の原因・標的細胞・組織像（青字は本書で取り上げたもの）

疾患名	原因・病態	標的細胞	骨髄	末梢血
膠様髄（漿液性脂肪萎縮）	低栄養・低蛋白血症	脂肪細胞	脂肪細胞の萎縮と酸性ムコ多糖の蓄積	貧血
特発性血小板減少性紫斑病	ウイルス・ヘリコバクターピロリ感染・薬剤による抗血小板抗体	血小板	幼若巨核球の増加	血小板減少
巨赤芽球性貧血	ビタミンB12・葉酸欠乏によるDNA合成障害	増殖細胞	巨赤芽球・巨大後骨髄球・過分葉核巨核球	大球性貧血・過分葉好中球
赤芽球癆	パルボウイルス感染・胸腺腫の合併	赤芽球系前駆細胞	赤芽球造血の選択的脱落	貧血
再生不良性貧血	免疫学的機序・放射線・薬剤・化学薬品による細胞障害	骨髄系幹細胞	低形成・脂肪髄	汎血球減少
骨髄異形成症候群	染色体異常 遺伝子変異	骨髄系幹細胞	芽球比率19％以下 血球の異形成	血球減少（無効造血）
慢性骨髄性白血病	Ph染色体によるBCR-ABLの恒常的活性化	多能性造血幹細胞	顆粒球系造血細胞の増加	顆粒球増加
真性赤血球増加症	JAK2遺伝子変異（>95％）	多能性造血幹細胞	3系統の造血細胞の増加	多血症
本態性血小板血症	JAK2，CALR遺伝子変異（約半数）	多能性造血幹細胞	大型巨核球増加	血小板増加
原発性骨髄線維症	JAK2，CALR遺伝子変異（約半数）	多能性造血幹細胞	異型巨核球増加・線維化	貧血
急性骨髄性白血病	融合遺伝子の形成 遺伝子変異	骨髄系幹細胞／前駆細胞，前骨髄球	芽球比率20％以上 骨髄芽球／前骨髄球（APLのみ）／単芽球・前単球／巨核芽球の増加	芽球の増加 血球減少
急性リンパ性白血病	融合遺伝子の形成 遺伝子変異	リンパ系幹細胞 B/T前駆細胞	リンパ芽球増加	リンパ芽球増加
多発性骨髄腫	染色体異常	形質細胞	異型形質細胞の増加	貧血，連銭形成

1. 悪性貧血
pernicious anemia (PA)

■概要
　骨髄に巨赤芽球が増加し大球性貧血を呈するものを巨赤芽球性貧血 megaloblastic anemia という．巨赤芽球とは，ビタミンB12や葉酸欠乏によるDNA合成障害により，細胞質に比較すると核の成熟が遅れ，核網が微細顆粒状の赤芽球をいう．骨髄は過形成であるが，末梢血は汎血球減少となる（無効造血）．悪性貧血とは，自己免疫学的機序による内因子の低下により腸管からのビタミンB12吸収障害に起因する巨赤芽球性貧血をいう．

■臨床
　年間発症率は10万人当たり25〜130人．貧血症状としての頭痛，眩暈，動悸，息切れ，易疲労感，眼瞼結膜蒼白やHunter舌炎，神経症状として，振動覚や位置覚の低下，知覚障害，深部腱反射亢進，意識障害，認知症様症状を呈する．自己免疫性胃炎を合併し，壁細胞，内因子に対する自己抗体が陽性となる．LDH値が上昇・血清ビタミンB12が低値で，Schilling試験でビタミンB12吸収障害が証明される．

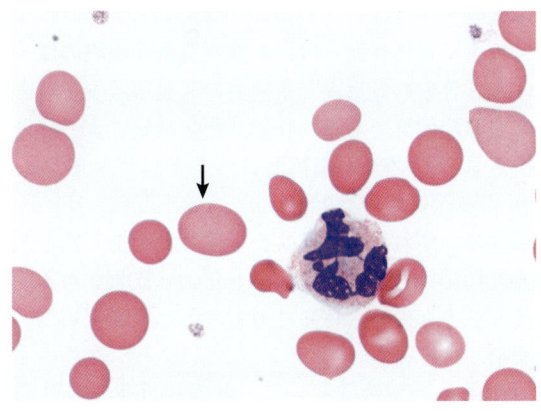

図1　PAの末梢血塗抹像（メイ・ギムザ染色）
卵円形の大球性赤血球（矢印）と過分葉核を示す好中球．

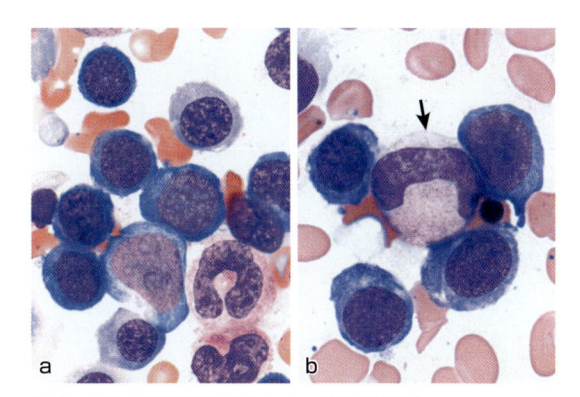

図2　PAの骨髄塗抹像（メイ・ギムザ染色）
a：繊細な核網と明瞭な核小体を有する巨赤芽球が目立つ．
b：巨赤芽球と巨大後骨髄球（矢印）．

Check
- 末梢血−大球性貧血，過分葉好中球
- 骨髄−過形成，巨赤芽球，巨大後骨髄球
- 内因子の欠乏−血清ビタミンB12低値
- 自己免疫性胃炎の合併
- 神経症状−亜急性連合性脊髄変性症

More advanced
- 巨赤芽球性貧血の鑑別診断として，骨髄異形成症候群，急性赤芽球性白血病がある．血中ビタミンB12，葉酸値が参考となる．
- 自己免疫性胃炎（A型胃炎）では，抗壁細胞抗体や抗内因子抗体とともに，胃底腺の萎縮，リンパ球浸潤，神経内分泌細胞の増加がみられ，カルチノイドや胃癌の発生率が高まる．
- 亜急性連合性脊髄変性症：脊髄の後索および側索でのミエリン変性．

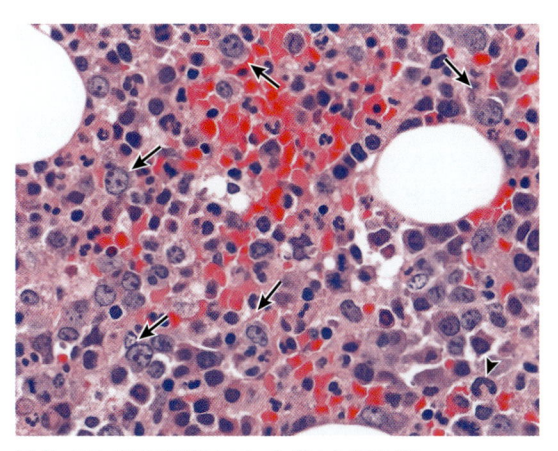

図3　PAの骨髄吸引クロット標本（HE染色）
骨髄は過形成で，大型で核小体の目立つ巨赤芽球（矢印）と巨大後骨髄球（矢頭）がみられる．

2. 再生不良性貧血
aplastic anemia (AA)

■概要

再生不良性貧血とは，多能性造血幹細胞の減少による骨髄の低形成と末梢血の汎血球減少を特徴とする症候群である．骨髄は脂肪細胞によって置換され（脂肪髄），末梢血はヘモグロビン値10g/dL未満，好中球数1,500/μL，血小板数5万/μL未満のいずれか2項目以上を満たす．先天性と後天性に分けられ，前者にはFanconi貧血がある．後天性のものは，特発性のものと，放射線被曝，薬剤，化学物質（ベンゼン）などによる二次性のものがある．特殊型として，肝炎後再生不良性貧血と発作性夜間血色素尿症paroxysmal nocturnal hemoglobinuria (PNH) に伴うものがある．

■臨床

年間発症率は100万人当たり6人で，特発性のものが多い．症状として，貧血による息切れ，動悸，眩暈，出血傾向による皮下出血や眼底出血がある．重症度により予後や治療方針が異なる．

Check
- 臨床所見－貧血，出血傾向
- 末梢血－汎血球減少，PNHタイプ血球
- 骨髄－細胞密度≦30％，巨核球の減少
- 鉄過剰－ヘモジデリン沈着
- 再生不良性貧血－PNH症候群
- Fanconi貧血－常染色体劣性遺伝

More advanced
- 原因の一つとして自己の造血幹細胞を傷害するT細胞が存在する場合がある．
- 鑑別診断：低形成骨髄異形成症候群では，造血細胞の異形成，芽球の増加，クローナルな染色体異常がみられる．赤芽球癆の場合には，赤芽球系造血細胞の選択的脱落がみられる．
- 鉄過剰症：頻回の輸血を受け鉄が過剰に実質臓器に沈着し，肝障害や心不全などの臓器障害を引き起こすことがある．

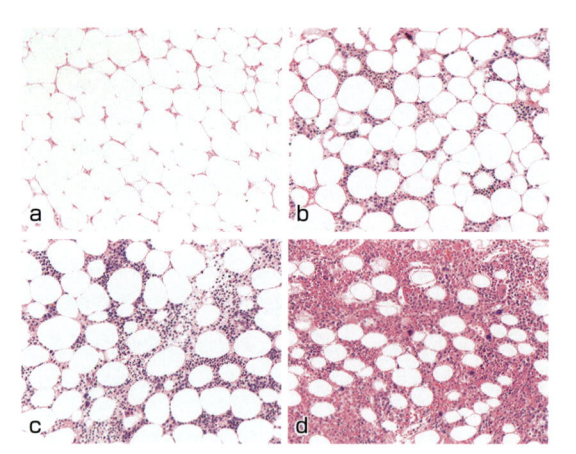

図1 骨髄細胞密度（年齢により正常値が変動する）
a：0％，b：20％，c：40％，d：80％である．成人では30％以下が低形成である．

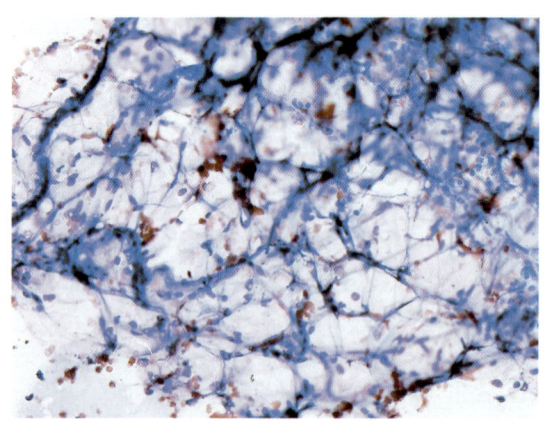

図2 AAの骨髄塗抹像（メイ・ギムザ染色）
造血細胞が減少し，脂肪細胞が増加している．

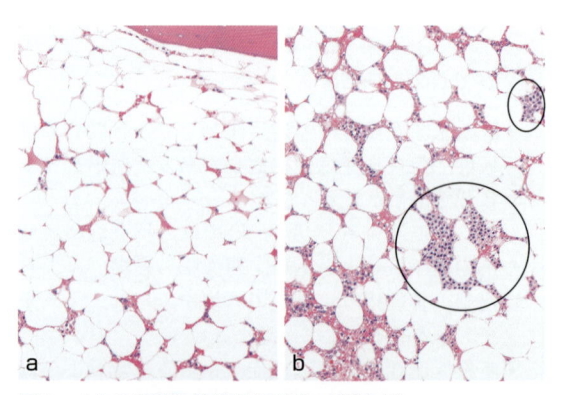

図3 AAの骨髄生検像（HE染色，弱拡大）
a：骨髄は著しい低形成性骨髄で，ほとんどが脂肪組織である．b：赤芽球島の残存（○）がみられるが，幼若型顆粒球と巨核球の減少が著明である．

3. 骨髄異形成症候群
myelodysplastic syndrome (MDS)

■概要

骨髄異形成症候群は，骨髄における造血幹細胞のクローン性増殖と造血細胞の異形成，末梢血での血球減少を特徴とし，急性骨髄性白血病への移行の可能性を有する疾患である．原因は不明とされてきたが，遺伝子の点突然変異やエピジェネティックな変化がみつかっている．分類は，FAB分類に従って行われてきたが，最近ではWHO分類が徐々に普及しつつある（表1）．MDSが疑われたならば，骨髄穿刺にて血球の異形成像および芽球比率（骨髄では20％未満）を検討，併せて染色体検査を施行し，病型診断（表1）と予後予測を行う．また，骨髄生検を行い，細胞密度，巨核球の形態異常，芽球の集簇像，および線維化を判定することが望ましい．骨髄生検が診断に有用なMDSに，低形成MDS（細胞密度が30％以下）と，骨髄線維化を伴うMDSがある．

■臨床

年間発症率は10万人当たり3〜10人で，年齢中央値は64歳，男女比は1.9：1．症状は貧血に伴うものが多いが，好中球減少による易感染性や血小板減少による出血傾向もしばしばみられる．最終的に致死的な骨髄不全に陥ることが多く，RAEBは急性骨髄性白血病へ移行しやすい．

Check
- 末梢血－汎血球減少症，芽球
- 骨髄吸引塗抹－異形成の有無，芽球の割合
- 骨髄生検組織－細胞密度，線維化の判定
- 染色体異常－予後因子
- 治療関連MDS－化学療法・放射線治療後
- 小児MDS－先天性疾患に続発

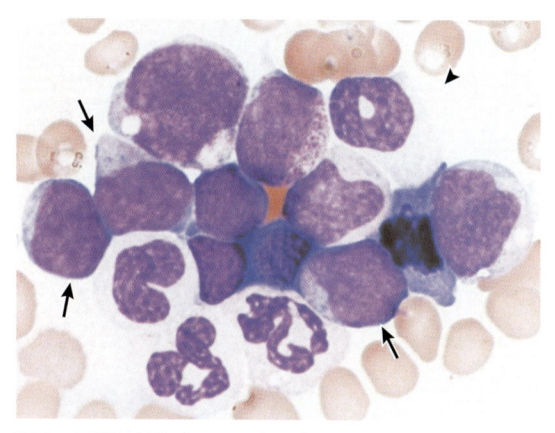

図1 骨髄塗抹像（メイ・ギムザ染色）
芽球増加を伴う不応性貧血（RAEB）における骨髄芽球（矢印），環状核好中球（矢頭），顆粒減少性好中球．

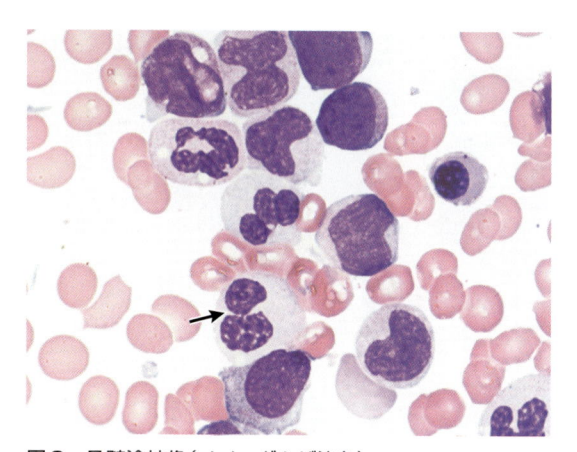

図2 骨髄塗抹像（メイ・ギムザ染色）
多系統異形成を伴う不応性貧血（RCMD）における低分葉好中球（偽Pelger Huët核異常）（矢印）．

More advanced
- MDSでみられる主な異形成：赤芽球—環状鉄芽球，多核，巨赤芽球様変化，PAS陽性赤芽球；顆粒球系—低分葉核好中球，脱顆粒，過分葉核好中球；巨核球—微小巨核球，単核巨核球，円形分離多核巨核球．
- 汎血球減少をきたす血液疾患との鑑別：再生不良性貧血，発作性夜間血色素尿症，巨赤芽球性貧血，ヘアリー細胞白血病，多発性骨髄腫
- MDSにみられる染色体異常：−7またはdel(7q)，−5またはdel(5q)，i(17q)またはdel(17p)，複雑核型など．
- 5q−症候群：del(5q)単独の染色体異常で，血小板は増加傾向．骨髄の単核巨核球が特徴．

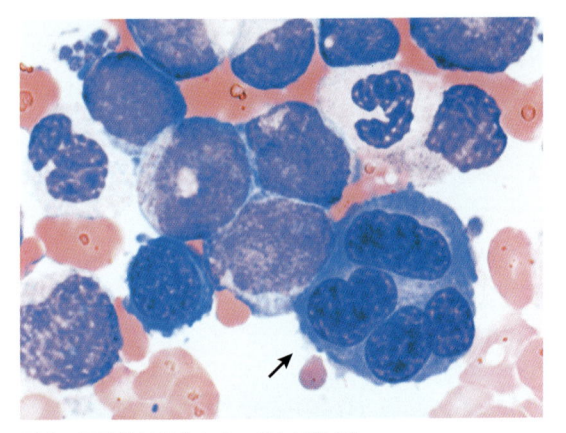

図3 骨髄塗抹像(メイ・ギムザ染色)
RCMDにおける多核赤芽球(矢印).

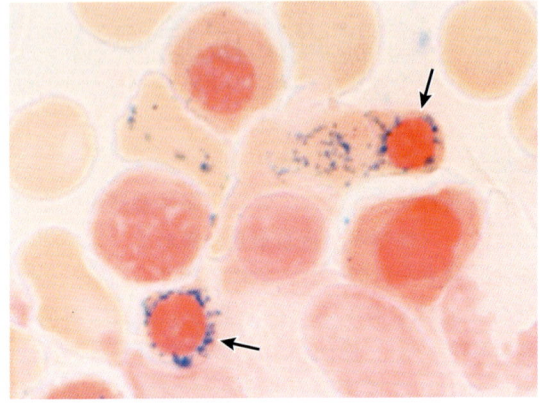

図4 骨髄塗抹像(鉄染色)
環状鉄芽球を伴う不応性貧血(RARS)における環状鉄芽球(矢印).

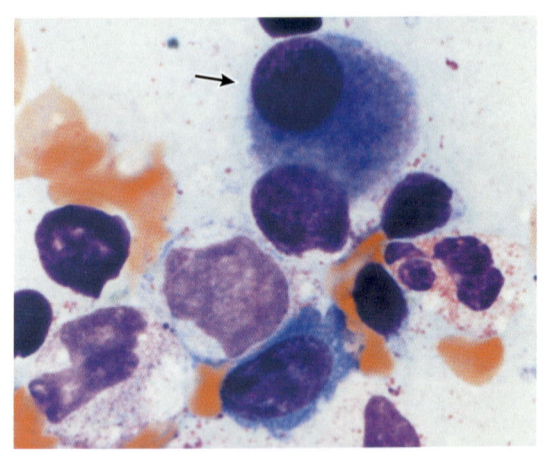

図5 RAEBにおける小型単核巨核球(矢印)

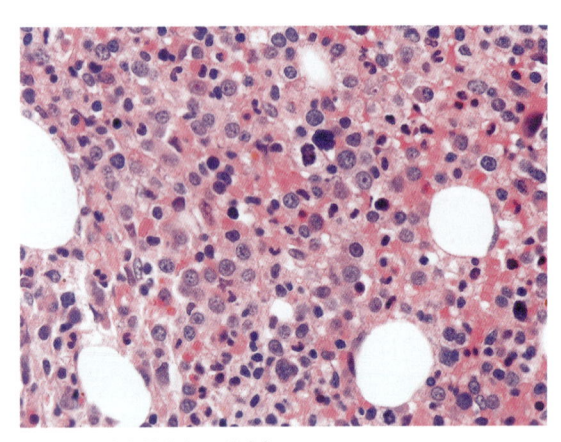

図6 骨髄生検像(HE染色)
RCMD.過形成で,巨赤芽球様変化と顆粒球の成熟障害がみられる.大型巨核球はみられない.

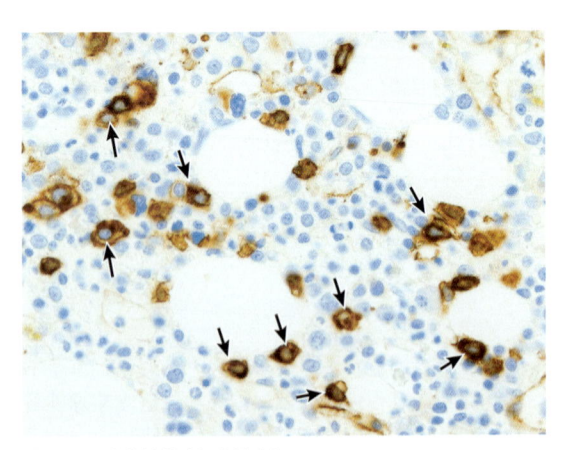

図7 骨髄生検像(免疫染色)
RAEB.CD34陽性芽球(矢印)の増加.

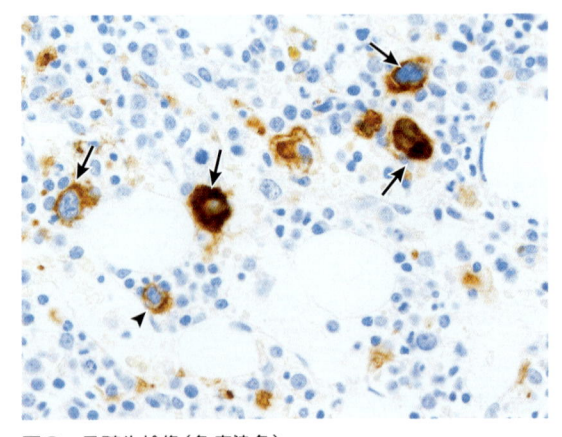

図8 骨髄生検像(免疫染色)
RAEB.CD42b陽性の小型巨核球(矢印)や微小巨核球(矢頭).

表1 骨髄異形成症候群のFAB分類とWHO分類

FAB分類	WHO分類	末梢血塗抹所見	骨髄塗抹所見	骨髄組織所見
不応性貧血 refractory anemia(RA)	単系統異形成を伴う不応性血球減少症 refractory cytopenias with unilineage dysplasia(RCUD)：不応性貧血 refractory anemia(RA),不応性好中球減少症 refractory neutropenia(RN),不応性血小板減少症 refractory thrombocytopenia(RT)	1系統あるいは2系統の血球減少(3系統の血球減少はMDS-U),芽球なしかわずか(1％未満)	1系統の10％以上に異形成,芽球5％未満,環状鉄芽球15％未満	組織学的に捉えるのは困難
環状鉄芽球を伴う不応性貧血 refractory anemia with ring sideroblasts(RARS)	環状鉄芽球を伴う不応性貧血 refractory anemia with ring sideroblasts(RARS)	貧血 芽球なし	環状鉄芽球15％以上,赤芽球系異形成のみ,芽球5％未満	巨赤芽球 環状鉄芽球の増加(鉄染色)
不応性貧血 refractory anemia(RA)	多系統異形成を伴う不応性貧血 refractory anemia with multilineage dysplasia(RCMD)	血球減少,芽球なしか1％未満(骨髄の芽球5％未満で末梢血の芽球が2％以上5％未満はRAEB-1；RCUDとRCMDで末梢血の芽球が1％はMDS-U)アウエル小体なし,単球1×10^9/L未満	2系統以上の10％以上に異形成,芽球5％未満,アウエル小体なし.	CD34陽性芽球の軽度増加. 巨核球系：小型巨核球,微小巨核球(免疫染色),単核,円形分離核. 赤芽球系：巨赤芽球性変化,赤芽球島形成不全,環状鉄芽球,多核赤芽球. 顆粒球系：脱顆粒,偽Pelger Huët核異常
芽球増加を伴う不応性貧血 refractory anemia with excess blasts(RAEB)	芽球増加を伴う不応性貧血-1 refractory anemia with excess blasts-1(RAEB-1)	血球減少,芽球5％未満,アウエル小体なし,単球1×10^9/L未満(アウエル小体有,骨髄芽球が末梢血で5％未満,骨髄で10％未満はRAEB-2)	1〜3系統の異形成,芽球5％〜9％,アウエル小体なし	CD34の免疫染色を行うと骨髄芽球の増加が確認できる.
芽球増加を伴う不応性貧血 refractory anemia with excess blasts(RAEB)	芽球増加を伴う不応性貧血-2 refractory anemia with excess blasts-2(RAEB-2)	血球減少症,芽球5〜19％,アウエル小体±,単球1×10^9/L未満	1〜3系統の異形成,芽球10〜19％,アウエル小体±	骨髄芽球の増加が目立ちHE染色でも識別できる(abnormal localization immature precursors(AILP))
該当病型なし	分類不能のMDS, unclassifiable(MDS-U)	血球減少,芽球1％以下	1系統以上に10％以下の異形成がありMDSが推定される染色体異常がある,芽球5％未満	
該当病型なし	染色体異常 isolated del(5q)を伴うMDS MDS associated with isolated del(5q)	貧血,通常,血小板数は正常〜増加,芽球はなしかわずか(1％未満).	低分葉核を有する巨核球の数が正常〜増加,芽球は5％未満,del(5q)のみの染色体異常,アウエル小体なし	単核巨核球.
移行期の芽球増加を伴う不応性貧血 RAEB in transformation	骨髄異形成に関連する変化ををを伴うAML with myelodysplasia-related changes	汎血球減少	20％以上の芽球比率.ほとんどが3系統に50％以上の異形成がある	3系統の異形成 ALIP

4. 急性骨髄性白血病
acute myeloid leukemia (AML)

■概要

　急性骨髄性白血病は，骨髄系造血幹・前駆細胞が腫瘍化し，分化と増殖制御の異常をきたす結果，芽球が増殖する疾患である．芽球は主として骨髄内で増殖し，正常造血は抑制される．芽球は末梢血にも出現し，臓器浸潤をきたす．皮膚などに髄外腫瘤を形成したものを骨髄肉腫という．

■分類

　French-American-British (FAB) 分類は，メイ・ギムザ染色などの汎用染色で骨髄の芽球比率が30％以上のものに，ミエロペルオキシダーゼ染色，特異・非特異エステラーゼ染色などの酵素化学およびフローサイトメトリーによる表面抗原の検索を追加するだけで，急性骨髄性白血病 (AML, M0〜M7) に分類するものである (表1)．これに対してWHO分類（第4版）では，骨髄の芽球比率が20％以上のものをAMLに分類する．しかし，特定の染色体異常や遺伝子変異を有するAMLは，FAB分類とは無関係に独立した疾患単位とした．すなわち，初診時の骨髄材料で染色体検査やFISHを全例に施行し，t(8;21)(q22;q22);*RUNX1-RUNX1T1*, inv(16)(p13;q12) または t(16;16)(p13;q22);*CBFB-MYH11*, t(15;17)(q22;q12);*PML-RARA*, t(9;11)(p22;q23);*MLLT3-MLL*, t(6;9)(p23;q34);*DEK-NUP214*, inv(3)(q21q26.2) または t(3;3)(q21;q26.2);*RPN1-EVI1*, t(1;22)(p13;q13);*RBM15-MKL1* の異常クローンがある場合，あるいは遺伝子配列決定を行って*NPM1*または*CEBPA*遺伝子変異がある場合は，芽球比率に関わらずAMLと診断する．また，骨髄異形成に関連する変化を示すAML，治療関連骨髄腫瘍，骨髄肉腫，Down症に関連した骨髄増殖症，芽球性形質細胞様樹状細胞腫瘍がAMLに関連した腫瘍として取り扱われている．

■臨床

　日本の急性骨髄性白血病の年間発症率は10万人当たり4人である．臨床所見としては，発熱，貧血症状（顔面蒼白，息切れ，動悸，全身倦怠感），好中球減少による易感染性が，血小板減少による出血傾向がみられる．他に，肝脾腫，皮膚浸潤，歯肉腫脹を呈することがある．APLは播種性血管内凝固 disseminated intravascular coagulation (DIC) を高率に合併する．

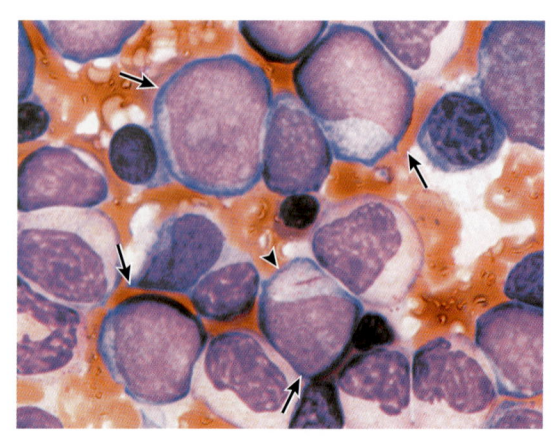

図1　骨髄塗抹像（メイ・ギムザ染色）
AML (M2)．骨髄芽球（矢印）の増殖．アウエル小体を持つ芽球（矢頭）．

Check
- 病型と臨床症状 — APL (M3) とDIC
- ペルオキシダーゼ・エステラーゼ染色
- フローサイトメトリー
- FAB分類 — M0〜M7の特徴
- WHO分類の概要
- 特定の染色体異常・遺伝子変異

More advanced
- 急性骨髄性白血病における芽球とは，主として，骨髄芽球，単芽球，巨核芽球をいう．M3の前骨髄球とM5の前単球もこれに準ずる．
- 骨髄肉腫：骨髄系芽球が軟部組織など骨髄外で腫瘤を形成したものをいう．急性骨髄性白血病に随伴あるいは先行して，また，骨髄増殖性腫瘍の芽球転化時にできることが多い．個形腫瘍として病理組織学的に診断されるが，悪性リンパ腫との鑑別が必要．

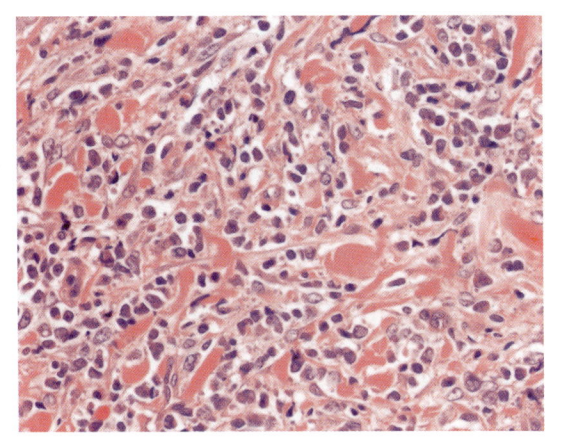

図2 軟部腫瘍としてみつかった骨髄肉腫（HE染色）
骨髄芽球の増殖がみられる．

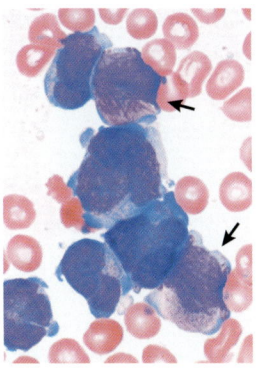

図3 骨髄塗抹像（メイ・ギムザ染色）
急性前骨髄球性白血病(M3)．核のくびれが目立つ前骨髄球とファゴット細胞（矢印）がみられる．

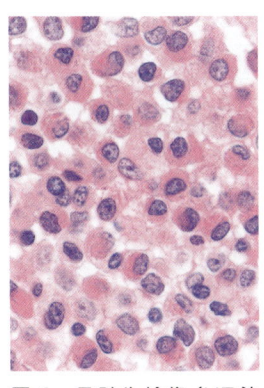

図4 骨髄生検像（HE染色）
急性前骨髄球性白血病(M3)．細胞質が顆粒状で核にくびれを認める細胞の増殖．

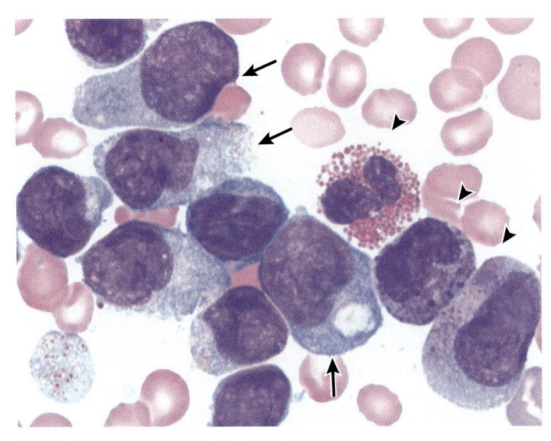

図5 骨髄塗抹像（メイ・ギムザ染色）
CBFB-MYH11 融合遺伝子を有する AML（M4Eo）．前単球（矢印）と好酸球顆粒を有する異型細胞（矢頭）の増加．

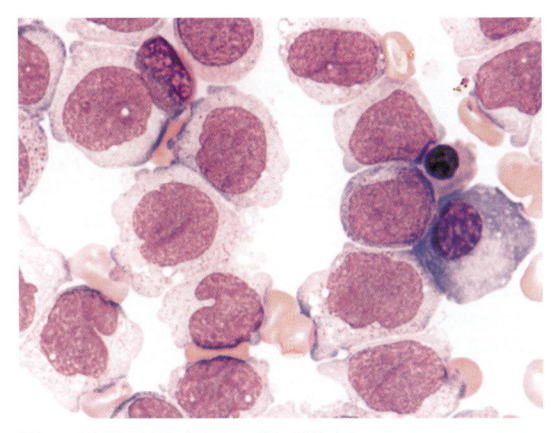

図6 骨髄塗抹像（メイ・ギムザ染色）
急性単球性白血病(M5b)．核異型の強い前単球の増殖．

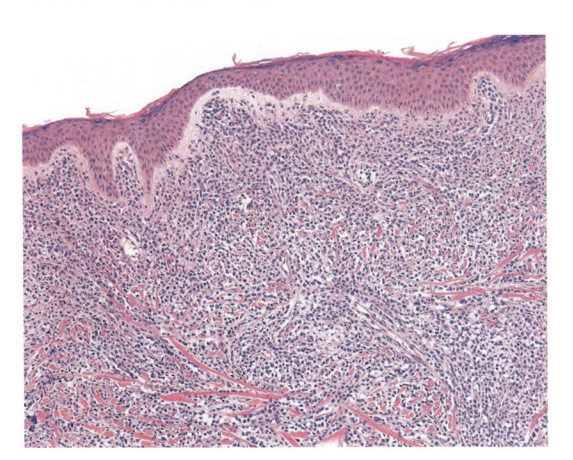

図7 皮膚生検（HE染色）
急性単芽球性白血病(M5a)の皮膚浸潤．

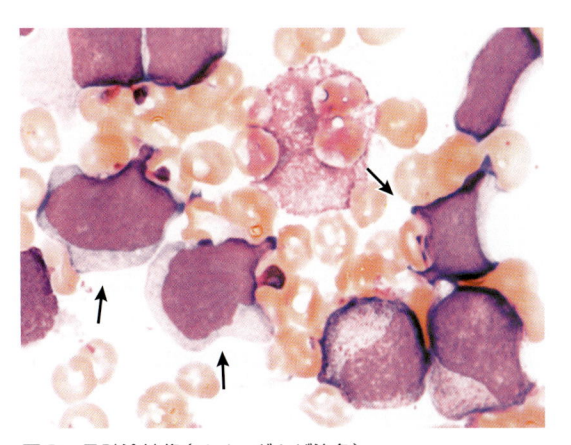

図8 骨髄塗抹像（メイ・ギムザ染色）
急性巨核芽球白血病(M7)．芽球に細胞突起がみられる（矢印）．

表1　急性骨髄性白血病のFAB分類とWHO分類(第4版)

FAB分類	WHO分類	芽球	骨髄像	臨床的特徴
M0：AML with minimal evidence of differentiation	AML with minimal differentiation	骨髄芽球(type 1)	MPO陽性芽球は3％以下．CD13，CD33，または電顕MPO陽性かつリンパ系マーカー陰性．	小児または高齢者．ALLとの鑑別．
M1：AML without maturation	AML without maturation	骨髄芽球(type 1とtype 2)	芽球が非赤芽球骨髄有核細胞の90％以上．芽球の一部がアズール顆粒を有する．MPO陽性細胞は3％以上で，前骨髄球以降に分化した芽球は10％以下．	成人．
M2：AML with maturation	AML with t(8;21)(q22;q22);RUNX1-RUNX1T1(20〜40％)	骨髄芽球(type 1とtype 2)	骨髄芽球の合計は非赤芽球骨髄有核細胞の30％以上，90％未満であり，単球は20％以下．前骨髄球以降に分化した顆粒球系細胞が10％以上．	骨髄肉腫を伴うものがある．
M3：acute promyelocytic leukemia(APL)	AML with t(15;17)(q22;q12);PML-RARA	前骨髄球	粗大なアズール顆粒を有する大型細胞で，核はアレイ状のくびれをみる．アウエル小体が束になっているものをファゴット細胞という．	DICを合併．ATRAによる治療．
M3v：The variant form of promyelocytic leukemia	AML with t(15;17)(q22;q12);PML-RARA	前骨髄球	顆粒が極めて微細で，光顕で確認できない前骨髄球	急性単球性白血病との鑑別．
M4：acute myelomonocytic leukemia	acute myelomonocytic leukemia	骨髄芽球・単芽球・前単球	特異的エステラーゼと非特異的エステラーゼの二重染色で双方に陽性となる細胞	慢性骨髄単球性白血病との鑑別．
M4Eo：acute myelomonocytic leukemia with abnormal eosinophils	AML with inv(16)(p13;q22) or t(16;16)(p13;q22);CBFB-MYH11	骨髄芽球・単芽球・前単球	粗大な好塩基性の未熟な顆粒を有する好酸球(前骨髄球〜骨髄球レベルの幼若細胞)が，非赤芽球骨髄有核細胞の5％以上存在．	完全寛解率が高い．
M5a：acute monoblastic leukemia	acute monoblastic leukemia	単芽球	大型で好塩基性の比較的広い細胞質と核小体が目立つ類円形の核を有する単芽球が全単球系の80％以上．非特異的エステラーゼ陽性．	皮膚，歯肉，中枢神経への浸潤傾向が強い．
M5b：acute monocytic leukemia	acute monocytic leukemia	単芽球・前単球	単芽球が全単球系の80％以下．大型で広い細胞質と分葉化の目立つ核を有する前単球が増殖．非特異的エステラーゼ陽性．	皮膚，歯肉，中枢神経への浸潤傾向が強い．
M6：erythroleukemia	erythroleukemia	骨髄芽球	赤芽球が骨髄有核細胞の50％以上を占め，非赤芽球系有核細胞の30％以上を骨髄芽球が占める．異形成あり．	重度貧血．
	pure erythroid leukemia	赤芽球	強い異形成を示す赤芽球(PAS陽性)が骨髄細胞の80％以上を占める．	重度貧血，急激な経過．
M7 acute megakaryoblastic leukemia	acute megakaryoblastic leukemia	巨核芽球	巨核芽球が30％以上占める．芽球は光顕的MPO陰性．電顕的血小板ペルオキシダーゼ染色陽性であるか血小板特異的抗原であるCD41やCD61が50％以上陽性．細胞突起がみられる．	骨髄線維化を伴うことがある．

AML：acute myeloid leukemia．APL：acute promyelocytic leukemia．MPO：myeloperoxidase．

5. 急性リンパ芽球性白血病
acute lymphoblastic leukemia (ALL)

■概要

急性リンパ芽球性白血病は，リンパ系前駆細胞が腫瘍化し分化と増殖制御の異常をきたす結果，リンパ芽球が増殖する疾患である．リンパ芽球は主に骨髄内で増殖し，末梢血にも出現する．FAB分類では，L1，L2，L3に病型区分されていたが，WHO分類では，腫瘍細胞の起源によりT細胞性とB細胞性とに分け，骨髄での腫瘍細胞の割合が25％以上をリンパ芽球性白血病，25％未満でリンパ組織を中心に増殖している場合をリンパ芽球性リンパ腫としている．Bリンパ芽球性白血病/リンパ腫は，染色体・遺伝子異常によりさらに細かく分類される．

■臨床

小児（1～9歳）に多い．成人での年間発症率は10万人に1人．症状として，貧血，白血球減少による発熱・肺炎などの感染症状，血小板減少による鼻血・歯肉出血・皮下出血，白血病細胞浸潤によるリンパ節腫脹・肝脾腫，中枢神経浸潤による頭痛・吐き気・手足の麻痺がある．Ph染色体の有無で治療方針が異なる．

Check

- 末梢血 – 芽球の増加
- 骨髄 – 芽球の増加
- 免疫学的マーカー – CD34，CD79a，c-CD3
- 染色体異常 – t(9;22)，t(4;11)，t(1;19)
- B-ALLとT-ALLの違い

More advanced

- ALL with t(9;22)(q34;q11)：Ph染色体陽性でBCR-ABL融合遺伝子が検出される．成人ALLの約25-30％を占める．極めて予後不良であったが，チロシンキナーゼ阻害薬と造血幹細胞移植により予後が向上している．
- 小児ALL：成人ALLと比較して，Ph染色体陽性例やT-ALLの頻度が低い．長期生存が80％以上みられる．

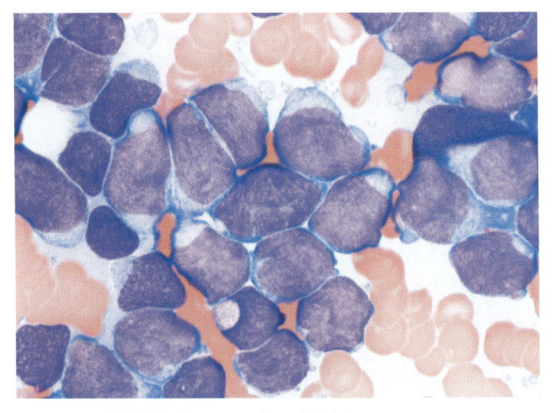

図1　骨髄塗抹像（メイ・ギムザ染色）
B-ALL．塩基性細胞質と繊細なクロマチンと核小体を有する不整な核からなる中型～大型リンパ球の増殖がみられる．

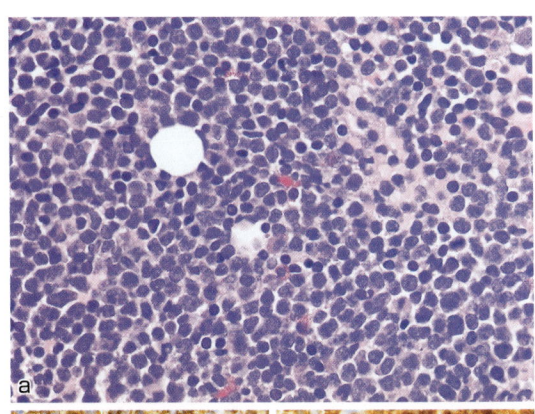

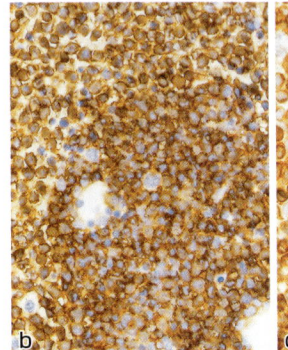

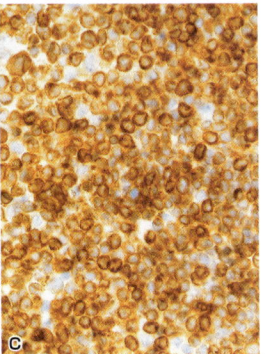

図2　骨髄クロット標本
a：HE染色．B-ALL．芽球がびまん性に増殖しており，正常の造血細胞はみられない．b：免疫染色．B-ALL．芽球はCD34が陽性．c：免疫染色．B-ALL．芽球はCD79aが陽性．

6. 慢性骨髄性白血病
chronic myelogenous leukemia (CML)

■概要

　慢性骨髄性白血病は，多能性造血幹細胞の腫瘍化により主に顆粒球が無制限に増殖する骨髄増殖性腫瘍である．フィラデルフィア(Ph)染色体として知られる染色体転座により，22番染色体の*BCR*遺伝子と9番染色体の*ABL*遺伝子が融合し，*BCR-ABL*融合遺伝子ができる．これに由来するBCR-ABL融合蛋白質は恒常的な活性化を示すチロシンキナーゼであり，JAK-STAT系等を介して細胞の不死化を引き起こす．

■臨床

　年間発症率は10万人に1～2人で，中年以降に好発する．20～40％の患者では，検診で白血球数の増加を偶然指摘されることがある．慢性期は，好中球系細胞や好塩基球の増加，NAP活性の低下，軽度の貧血，時に血小板増多がみられ，症状としては，易疲労感，体重減少，貧血がある．数年の慢性期を経ると，移行期を経て，高度の貧血，血小板減少，脾腫，感染症などを呈する急性転化へ進展する．チロシンキナーゼ阻害薬であるイマチニブ，スニチニブが著効する．

Check
- Ph染色体　・*BCR-ABL*融合遺伝子　・末梢血像　・骨髄像　・髄外腫瘍　・急性転化

More advanced
- 急性転化：末梢血あるいは骨髄で芽球が20％以上を占めるか，骨髄外で芽球が増殖する場合をいう．芽球の形質によって骨髄性，リンパ性(ほとんどB-cell)，混合性に分かれる．
- チロシンキナーゼ阻害薬：BCR-ABLのキナーゼ活性を阻害することでCMLやPh陽性ALLの治療薬として使用されている．また，KITの活性も阻害するので，胃腸間質腫瘍 gastrointestinal stromal tumor(GIST)にも使用されている．

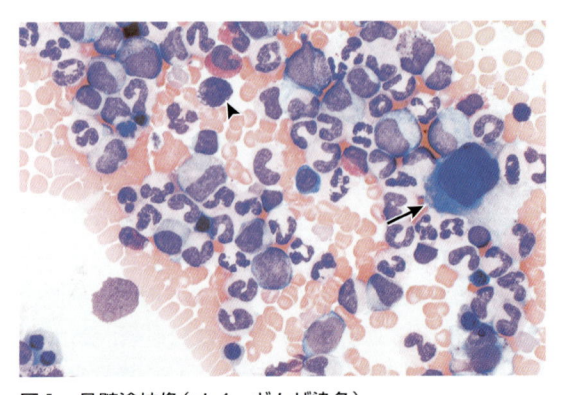

図1　骨髄塗抹像(メイ・ギムザ染色)
各成熟段階の顆粒球系細胞(好中球，好酸球，好塩基球(矢頭))の著明な増加がみられる．巨核球(矢印)．

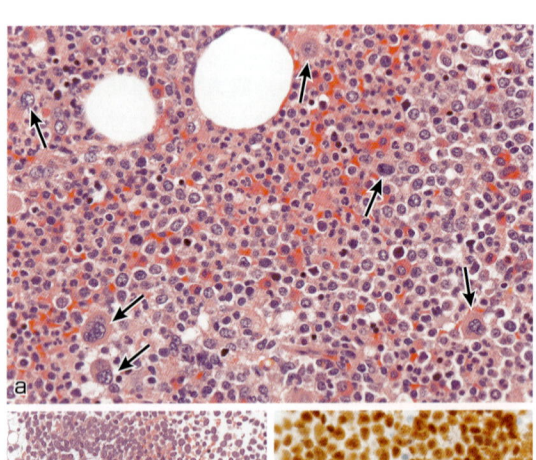

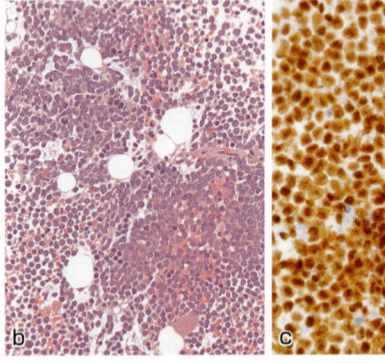

図2　骨髄クロット標本
a：HE染色．骨髄は著しい過形成骨髄で，特に顆粒球，小型巨核球(矢印)の増加がある．b：HE染色．リンパ性急性転化の骨髄．芽球の増殖が目立ち造血細胞はほとんどみられない．c：免疫染色．リンパ性急性転化の骨髄で，芽球にはTdTが陽性．

7. 真性赤血球増加症
polycythemia vera (PV)

■概要

真性赤血球増加症あるいは真性多血症は，造血幹細胞の遺伝子異常によってもたらされる赤芽球の増殖によって，赤血球数および循環赤血球量の絶対的増加をきたす骨髄増殖性腫瘍である．しばしば白血球や血小板の増加を伴う．JAK2遺伝子変異によるエリスロポエチン受容体の異常が主たる原因である．エリスロポエチンの血中濃度は正常～低値である．

■臨床

年間発症率は10万人当たり0.2～2人で，中高年の男性が多い．症状としては，頭痛，めまい，ほてり，赤ら顔，高血圧，血栓症（血液粘稠度亢進による脳血栓症），脾腫，尖端紅痛症（血小板増加例）などがある．一部の症例では，骨髄線維症や白血病に移行する．主たる死因は，血栓症と白血病への移行である．

Check
- 骨髄−造血細胞3系統の増加による過形成
- JAK2変異（＞95％）
- 鑑別診断−二次性多血症
- 血栓症のリスク
- 骨髄線維症や白血病への移行

More advanced
- 診断基準に達しない前駆期，明らかな赤血球増加が目立つ多血症期，線維化が進行した消耗期に分けられる．消耗期では，原発性骨髄線維症との鑑別は組織像のみでは困難．
- JAK2遺伝子変異：PV患者のほぼ全例にJAK2遺伝子変異（617番目のアミノ酸であるバリンがフェニルアラニンに置き換わるJAK2V617F変異，あるいはJAK2エクソン12変異）が存在する．この変異によりJAK2が恒常的に活性化される結果，細胞増殖のシグナルが継続的に伝達され，造血細胞が増殖する．JAK2遺伝子変異の有無を調べることで，二次性赤血球増多症を鑑別することができる．

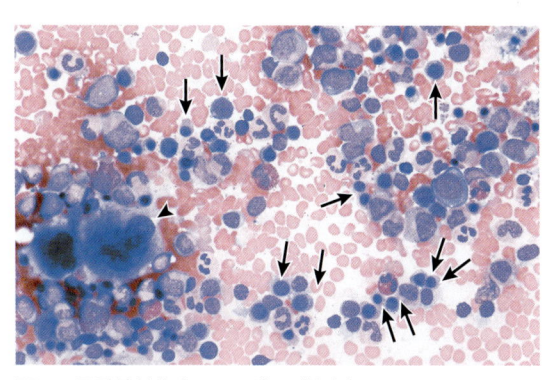

図1 骨髄塗抹像（メイ・ギムザ染色）
骨髄は過形成であり，血球3系統の増殖像（panmyelosis）がある．芽球の増加はない．赤芽球（矢印），巨核球（矢頭）．

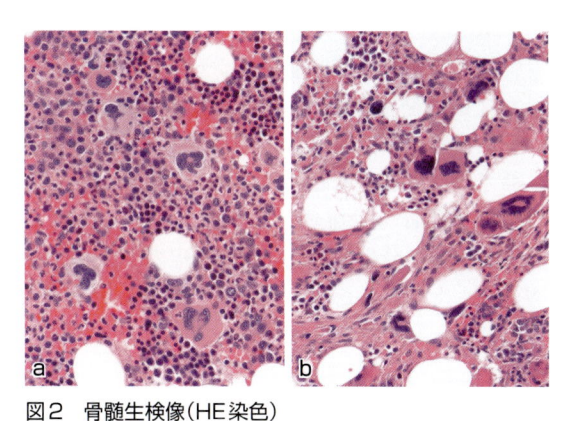

図2 骨髄生検像（HE染色）
a：骨髄は赤血球系だけではなく，3系統ともに増加している．巨核球の大きさや成熟度はさまざまである（多血症期）．b：消耗期のPV．中程度の線維化がみられ，巨核球には核異型がある．

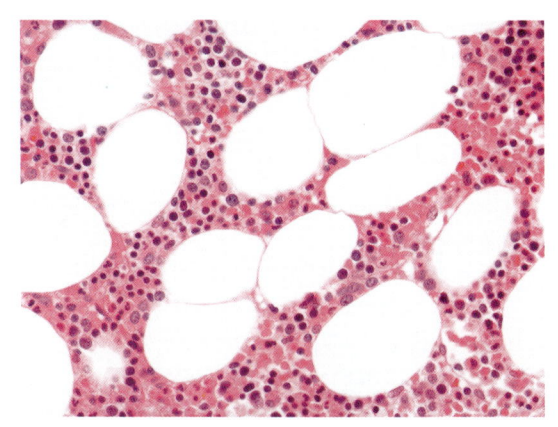

図3 二次性多血症の骨髄クロット標本
赤芽球の増加がみられるが，巨核球は目立たない．

8. 本態性血小板血症
essential thrombocythemia (ET)

■概要

　本態性血小板血症は，造血幹細胞の遺伝子異常により主に血小板が著しく増加する骨髄増殖性腫瘍である．末梢血中の血小板数が増加し（45万/μL以上），骨髄では巨核球が著しく増加しているが，赤芽球系や顆粒球系造血細胞の増加はほとんどみられない．

■臨床

　年間発症率は10万人当たり2.5人で，平均年齢は50〜60歳．血栓症の症状，紫斑や鼻血などの易出血症状，血管運動症状（頭痛・倦怠感・めまい・耳鳴・視覚異常），先端紅痛症などがみられる．無症状のことも多い．脾腫はないか，あっても軽度である．骨髄線維症へは2.5％（本態性血小板血症後骨髄線維症），急性骨髄性白血病/骨髄異形成症候群へは0.9％の移行がみられるのみで，生命予後は主に血栓症のリスクによる．*JAK2*変異遺伝子陽性や白血球数が増加している症例では，血栓症の発症率が高い．血栓症のリスクが適切にコントロールされていれば，健常人とほぼ同様な経過が期待できる．

Check

- 末梢血−血小板数の増加，巨大血小板
- 骨髄−巨核球の増加，大型巨核球
- *JAK2*変異（約半数例），*CALR*変異
- 鑑別診断−二次性血小板増加症，MPN
- 血栓症・出血のリスク

More advanced

- 本態性血小板血症の診断は除外診断：WHOの診断基準を参照．
- 巨核球の形態と疾患：大型巨核球：ET，小型巨核球：MDS・CML，雄鹿の角様（staghorn-like）巨核球：ET，雲状巨核球：PMF，裸核巨核球：PMF，小人様（dwarf）巨核球：CML，微小巨核球（micromegakaryocyte）：MDS，分離多核巨核球：MDS，単核巨核球：MDS，特に5q-症候群．

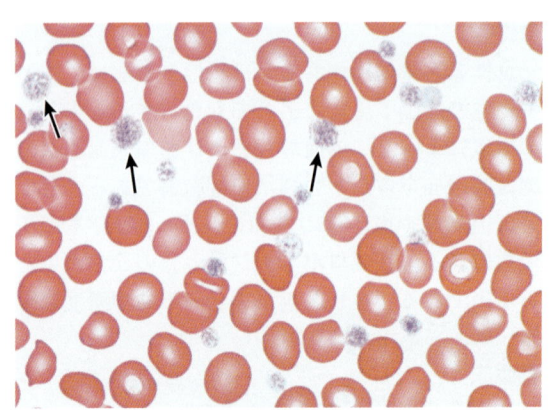

図1　末梢血塗抹像（メイ・ギムザ染色）
血小板数は増加し，大型血小板（矢印）がみられる．

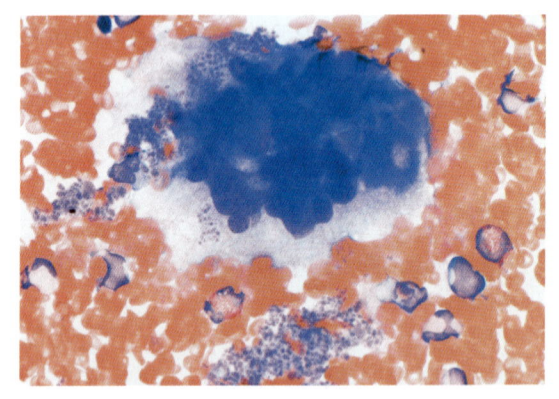

図2　骨髄塗抹像（メイ・ギムザ染色）
巨核球は大型で著しい分葉化が目立つ．細胞質は成熟している．

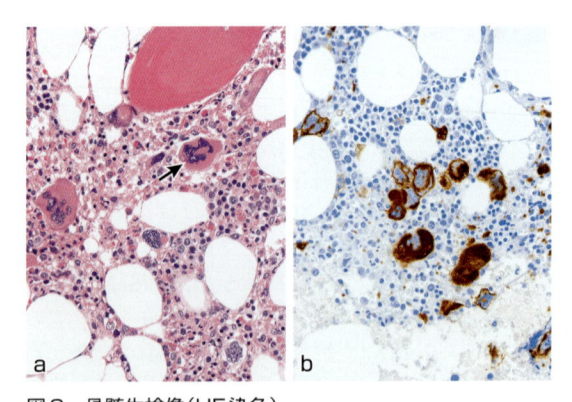

図3　骨髄生検像（HE染色）
a：HE染色．骨髄は軽度過形成で，巨核球が増加しているが，顆粒球や赤芽球の増加はない．一部の巨核球は大型で「雄鹿の角」様（矢印）．b：免疫染色．CD42b強陽性の巨核球のクラスターがみられる．

9. 原発性骨髄線維症
primary myelofibrosis (PMF)

■概要

　原発性骨髄線維症は，骨髄線維化，異型巨核球，脾腫，白赤芽球症，髄外造血を特徴とする骨髄増殖性腫瘍である．造血幹細胞レベルの腫瘍化であり，主に巨核球と顆粒球系細胞が増加する．「前線維化期」と「線維化期」に分けられるが，多くは線維化期に診断される．異型巨核球は腫瘍クローンで，骨髄の線維化は線維芽細胞の反応性増殖の結果と考えられている．骨髄穿刺はドライタップであることが多く，診断には骨髄生検が必須である．

■臨床

　年間発症率は10万人当たり1人以下である．年齢中央値は65歳で男性に多い．30〜40％の症例は無症状で，脾腫や血液検査の異常からみつかることも多い．初期の症状では動悸，息切れ，全身倦怠感などの貧血症状が多く，進行すると脾腫による腹部膨満感，脾梗塞による腹部激痛などがある．

Check

- 臨床所見 − 貧血，巨大脾腫
- 末梢血 − 涙滴赤血球，白赤芽球症
- 骨髄 − 線維化，異型巨核球，骨硬化
- 髄外造血 − 腫瘍性
- *JAK2*変異，*CALR*変異

More advanced

- 骨髄線維化：骨髄の線維化は，骨髄生検標本における細網線維染色と膠原線維染色によって明らかになる線維成分の増加である．WHO分類では線維化の程度を半定量的にMF-0〜MF-3までの4段階に分けており，PMFの「線維化期」はMF-2以上である．PMFにおける骨髄線維化には巨核球や血小板から産生されるTGF-βが関与している．
- 鑑別診断：骨髄線維化を伴うMDS，急性巨核芽球性白血病，ET，PV，CML，悪性リンパ腫，癌の転移．

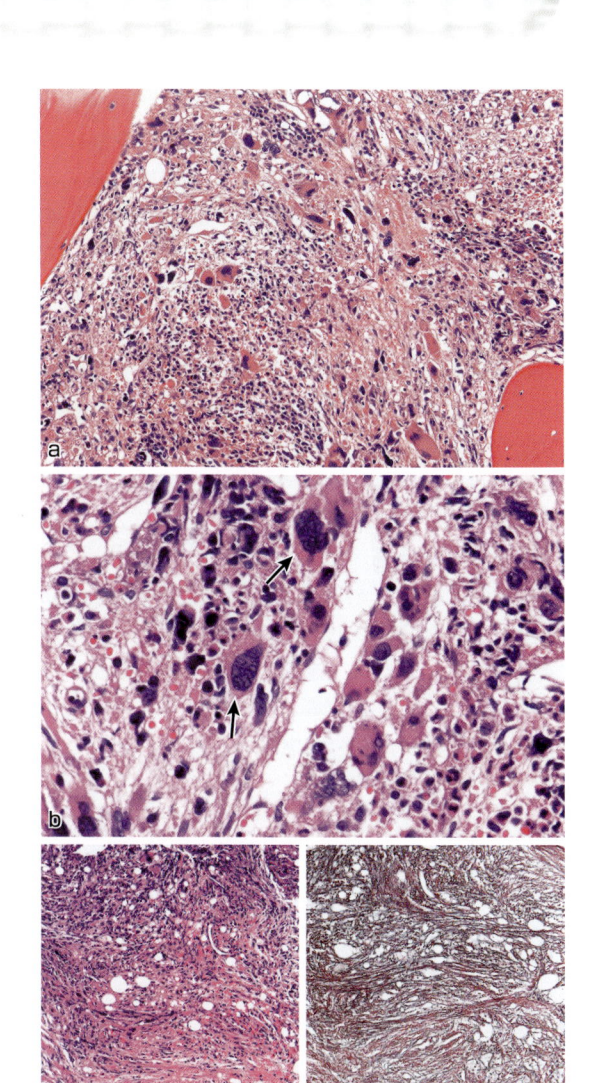

図1　骨髄生検
a：HE染色．線維化を伴って，顆粒球系，巨核球系を主体とする造血細胞の増殖がみられる．b：HE染色．異常な核クロマチン凝集像を示す巨核球（雲状（矢印）や裸核巨核球）が，密なクラスターを形成している．c：HE染色．骨髄は密な細網線維や膠原線維の増生で占められ，造血細胞を欠いている．d：鍍銀染色．全体に太い細網線維が増加しており，MF-3の線維化である．

10. 多発性骨髄腫
multiple myeloma (MM)

■概要
多発性骨髄腫(形質細胞性骨髄腫)は,骨髄における形質細胞の腫瘍性増殖と腫瘍細胞に由来する単クローン性免疫グロブリンの増加を特徴とする.血清電気泳動では,グロブリン画分に単一スパイク(M蛋白)が認められる.骨髄では,異型形質細胞が全骨髄細胞の10％以上を占め,結節性に増殖する傾向がある.骨髄の針生検と吸引生検により,形質細胞のボリュームと形質細胞の異型性の程度を知ることが診断に重要である.

■臨床
人口10万人当たりの発症率は,男性2.2,女性1.7であり,60～70歳でピークを示す.症状には,貧血症状,骨痛,病的骨折,頭蓋の骨融解(単純X線での打ち抜き像),高カルシウム血症,易感染性,腎不全がある.また,腫瘍細胞から分泌される免疫グロブリン軽鎖に由来するBence Jones蛋白は尿中に排泄され,腎尿細管障害の原因となる.予後は,一般に悪い.

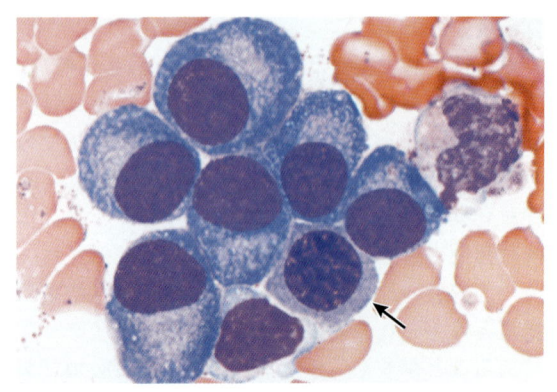

図1　MMの骨髄塗抹像(メイ・ギムザ染色)
核小体,偏在性の核,核周明庭,好塩基性細胞質を有する異型形質細胞の集簇がみられる.赤芽球(矢印).

Check
- 臨床所見－骨痛,病的骨折,骨融解
- 血清電気泳動－M蛋白
- 尿－Bence Jones蛋白
- 骨髄－単クローン性異型形質細胞
- 高カルシウム血症
- 予後不良の染色体転座－t(4;14), t(14;16)

More advanced
- 単クローン性ガンマグロブリン血症 monoclonal gammopathy of undetermined significance (MGUS)：単クローン性免疫グロブリンは存在するが,骨髄に形質細胞の腫瘍性増殖がないものと定義される.MGUSの発生率は年齢とともに増加し,一部の患者は多発性骨髄腫へ進展する.
- アミロイドーシス：多発性骨髄腫では,免疫グロブリン軽鎖に由来するアミロイドが心臓や腎臓に沈着し,臓器障害を引き起こすことがある.

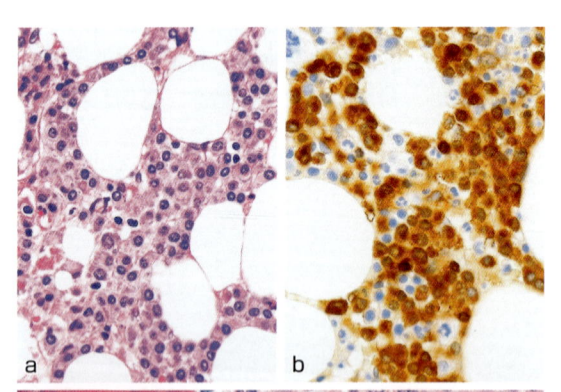

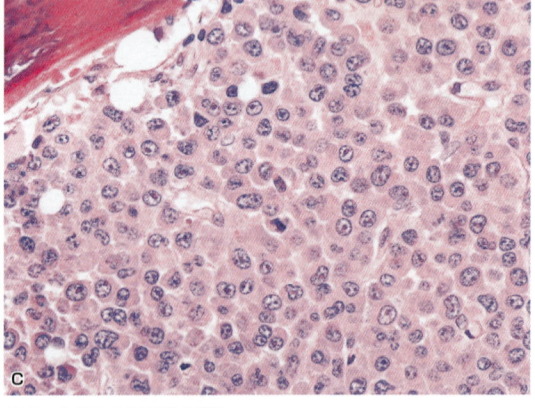

図2　MMの骨髄生検像
a：HE染色.造血細胞間に偏在する車軸核と豊富な細胞質を有する形質細胞が増殖している.b：同一標本の免疫染色.腫瘍細胞は一方の免疫グロブリン軽鎖(この場合κ鎖)に陽性である.c：HE染色.核小体が明瞭で腫大した核を有する形質細胞が結節性に増殖しており,造血細胞はみられない.

20

リンパ節・リンパ組織・脾臓
伊藤智雄

リンパ節・リンパ組織・脾臓［総論］

A. 各部の名称および組織学的構造

　リンパ節は，腹部，腋窩，鼠径，頸部などの血管周囲などに多く，リンパ性組織の集合体からなる器官をいう．リンパ節は線維性の被膜に囲まれており，輸入リンパ管によってリンパ流が入り，リンパ節の辺縁部にある辺縁リンパ洞に行きわたり，リンパ節内を中心へ貫く中間洞，中央部の髄洞を経て，輸出リンパ管によって流出する．被膜からは梁柱が中心部へ連続し，これらがリンパ節の骨組みを形成している．リンパ節の実質ではさらに繊細な細網線維が支持を行っている．リンパ節実質は大きく皮質と髄質に分けられる．皮質には結節状のリンパ濾胞が散在し，反応性の腫大がみられる場合にはその中に胚中心の形成がみられる（二次濾胞）．リンパ濾胞周囲からやや内側には傍皮質領域がある（図1）．リンパ濾胞はB細胞の集団であり，傍皮質領域にはT細胞が優位に存在する（図2）．

　リンパ濾胞の最も外側には小型均一なB細胞の外套状の取り囲みがあり，マントル帯と呼ばれる．これらはまだ抗原に感作されていないナイーブ（naiive）B細胞の集団である．胚中心は，やや明るい領域（明調部）とやや暗い領域（暗調部）を有し，くびれた小型の核を持つ濾胞中心細胞centrocytesと大型の濾胞中心芽球centroblastsが混在している．前者は明調部に多く，後者は暗調部に多い．また，胚中心の中にはアポトーシスに陥ったリンパ球を貪食したtingible body macrophagesと呼ばれる組織球が散在している．また，濾胞樹状細胞が胚中心部に一致して網目状の分布を示している．正常リンパ濾胞の写真は濾胞リンパ腫の項を参照のこと．

　傍皮質流域は高内皮細静脈high endothelial venulesと呼ばれる比較的多数の血管がみられ，多数のT細胞とともに，B細胞球系である大型の免疫芽球や少数の形質細胞も認められる．これらのB細胞系細胞は胚中心後の分化段階にある細胞群である．

B. 各リンパ球の役割

　B細胞は，抗原刺激を受け，抗体産生細胞やメモリー細胞へと分化していく．胚中心はまさにその場所であり，B細胞は活発に増殖し，抗原刺激に応答しない細胞はアポトーシスに陥り，いわゆる選別が行われている．応答したものは傍皮質領域へと移り，免疫芽球や形質細胞へと分化し，抗体を産生することとなる．T細胞はヘルパー，サプレッサー，キラー，制御性など多様な分化を示し，複雑なプロセスで抗原に対する攻撃を行う．また，少数のナチュラルキラー（NK）細胞も混在し，感作なしに異物に対する攻撃を行うことができる．

C. 悪性リンパ腫の分類

　リンパ球を由来とする悪性腫瘍である悪性リンパ腫には非常に多数の型がある．現行のWHO分類では80種を超える型が記載されている．悪性リンパ腫は古くからHodgkinリンパ腫Hodgkin lymphomaと非Hodgkinリンパ腫non-Hodgkin lymphomaに大きく分類し，それらがさらに細かく分類されている．非Hodgkinリンパ腫にもB細胞性，T細胞性，T/NK細胞性などの分類があり，その中にさらに多数の細かな分類が存在する．非常に煩雑ではあるが，各々の型に生物学的な差異があり，治療選択や予後と関連するため，的確な分類が求められる．現在では形態に加え，下記に説明する免疫組織化学的所見，分子生物学的知見，臨床学的知見などを加味した分類法となっており，総合的な診断が求められている．

D. 免疫組織化学的診断手法

　リンパ性の腫瘍は免疫組織化学的所見を併用して診断が行われる．細胞の分化方向，あるいは分化の程度，また腫瘍細胞によっては独特の分子を発現する．さまざまな分子に対する免疫染色を行うことにより異常な細胞分布や発現を見出し，腫瘍性であるかどうかの判断が行われている．B細胞性リンパ腫では，L26を用いた免疫染色でB細胞の分布のパターンからリンパ腫か否かを判断する．正常あるいは反応性の状態ではリンパ濾胞に合致して結節状の陽性像となり，濾胞の間には散在性の分布を示すのみであるのに対し，B細胞性リンパ腫ではびまん性の密な分布を示す（図3）．

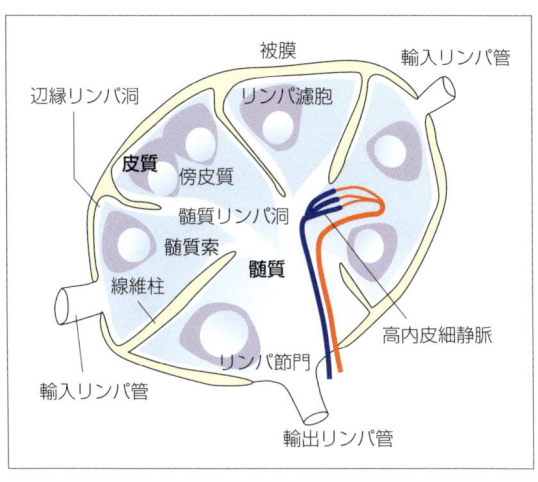

図1　リンパ節の正常構造

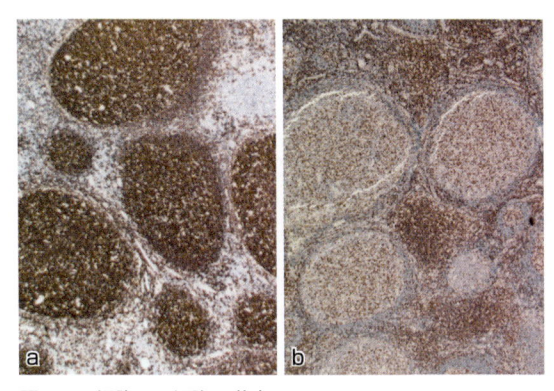

図2　B細胞，T細胞の分布
a：L26（B細胞マーカー），b：CD3（T細胞マーカー）を用いた免疫染色．B細胞はリンパ濾胞に一致した集簇を示し，T細胞は濾胞間に多い．

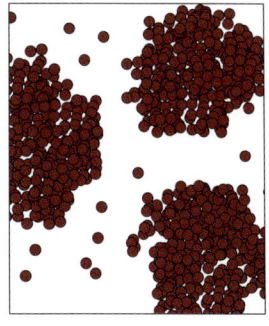

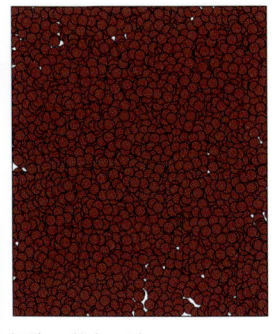

図3　L26免疫染色によるB細胞の分布の違い
a：反応性．b：B細胞性悪性リンパ腫．

表1　リンパ節にみられる主な疾患（青字は本書で取り上げたもの）

循環障害	梗塞
反応性病変	反応性過形成 洞組織球症 皮膚病性リンパ節炎 リウマチ性リンパ節炎 サルコイドーシス Castleman病 　硝子血管型 　形質細胞型 　多中心型 薬剤性リンパ節炎 菊池・藤本病（亜急性壊死性リンパ節炎） IgG4関連リンパ節炎
感染症	トキソプラズマ症 猫ひっかき病 結核性リンパ節炎 ウイルス性リンパ節炎
腫瘍性	転移性腫瘍 Kaposi肉腫 悪性リンパ腫（表3） など

　また，B細胞で本来発現をしないはずの抗体が陽性となることがある．これをaberrant expressionと呼び，悪性リンパ腫である診断根拠となることがある．たとえば，Bリンパ球に陰性であるはずのcyclin D1が陽性となればマントル細胞リンパ腫である可能性が高い．本来T細胞のマーカーであるCD5が比較的小型の細胞の浸潤からなるB細胞性リンパ腫に陽性となればマントル細胞リンパ腫や小リンパ球性リンパ腫の可能性がある．
　また，悪性リンパ腫は，相互に類似した形態を示し，他の腫瘍のようにHE染色では再現性の高い分類ができないことも多い．このような場合は，いくつかの抗体を組み合わせて，陽性となる抗体の組み合わせから分類をすることができる．さまざまな型の悪性リンパ腫にはそれぞれ特徴的な免疫形質があり，多種多様な抗体が診断の現場では用いられている．このように，悪性リンパ腫の診断には形態学に加え，適切な免疫染色を行うことによって，再現性の高い分類を行うことができるのである．

1. 結核性リンパ節炎
tuberculous lymphadenitis

■概要
マイコバクテリウム属細菌による感染症であり，主に結核菌 *Mycobacterium tuberculosis* による．非定型抗酸菌もリンパ節炎を起こしうる．

■組織
リンパ節内に地図状の病巣の形成が認められる．病巣は乾酪壊死 caseous necrosis を伴う類上皮性肉芽腫 epithelioid granuloma であり，特徴的なラングハンス型（ラ氏型）巨細胞 Langhans giant cells を伴う．乾酪とはチーズのことであり，肉眼ではカッテージチーズ様の白色調の壊死である．組織学的には好酸性無構造の壊死であり，その周囲に紡錘形の類上皮細胞が取り囲み，その中にラ氏型巨細胞を散在性に認める．ラ氏型巨細胞は大型の細胞質の辺縁部に多数の核が馬蹄形に配列する形態を示す．類上皮細胞，ラ氏型巨細胞ともに組織球由来の細胞である．

チール・ニールセン Ziehl-Neelsen 染色にて乾酪壊死の中などに，赤色に染色される抗酸菌を証明することができる．

Check
- 乾酪性壊死の肉眼像
- 乾酪性壊死，類上皮肉芽腫，ラングハンス型巨細胞を観察する
- チールニールセン染色で抗酸菌を同定する

More advanced
- 院内感染に注意が必要である．無防備で生検体を取り扱うべきではない．
- 本来，結核は感染の危険のある術中迅速診断の適応外である．ただし，術中に腫瘍との鑑別が必要な場合には，術中迅速診断を行う前に捺印細胞診である程度の診断が可能である．臨床医は術中迅速診断時に結核が疑われる場合には病理部門にあらかじめ伝えなければならない．
- 臨床的には塗抹による判定（ガフキー号数），培養，PCR（polymerase chain reaction）などによって診断される．

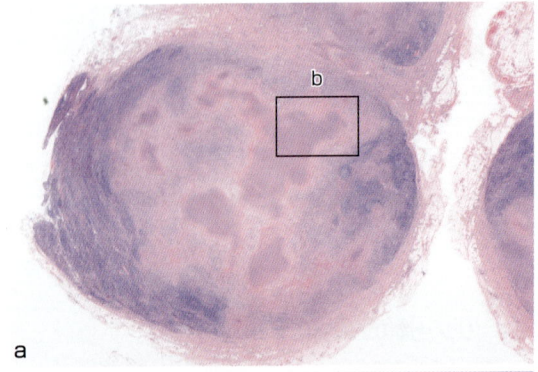

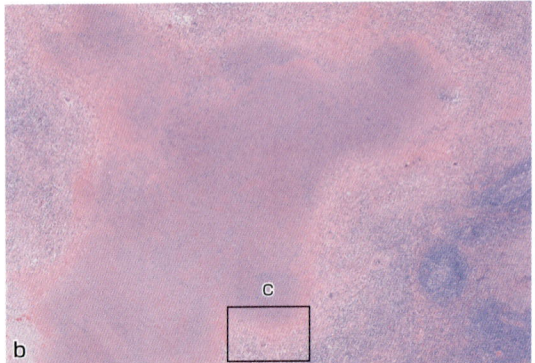

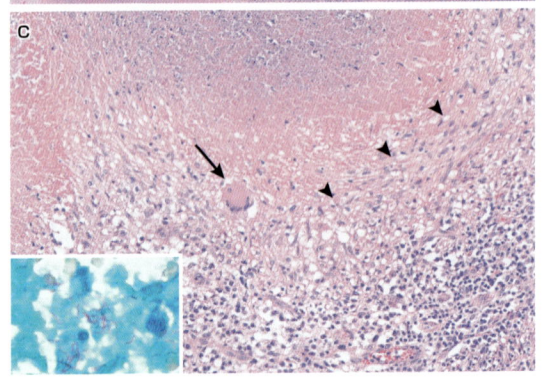

図1 結核性リンパ節炎
a：弱拡大像．リンパ節内に地図状の壊死が認められる．
b：中拡大像．中心の壊死は乾酪壊死である．c：強拡大像．壊死の辺縁部にはラングハンス型巨細胞（矢印）と類上皮肉芽腫の増生（矢頭）がみられる．チール・ニールセン染色では赤色の桿菌が証明される（インセット）．

2. 菊池・藤本病（亜急性壊死性リンパ節炎）
Kikuchi Fujimoto disease (subacute necrotizing lymphadenitis)

■概要

原因不明のリンパ節炎であり，頸部リンパ節に好発する．若い女性に多い．発熱が先行し，のちに頸部リンパ節の腫脹をきたす．おおむね片側性である．1972年にわが国の菊池，藤本がほぼ同時期に発表した．アジア，特にわが国に多い非腫瘍性のリンパ節炎である．

■組織

腫大したリンパ節の中に多発性の壊死巣が認められる．壊死巣の中には多数の核破砕物がみられる．これらはリンパ球のアポトーシスapoptosisの結果である．壊死の周囲には明るい胞体を持つ組織球の浸潤を伴う場合がある．反応性の大型T細胞の浸潤を伴うため，悪性リンパ腫との鑑別が特に重要である．

Check

- 好発年齢，性別，部位
- 壊死の特徴（リンパ球のアポトーシスを観察すること）
- 組織球の浸潤
- 悪性リンパ腫との鑑別を要する

More advanced

- 先行する発熱，若い女性の頸部リンパ節などの特徴から概ね臨床的に診断が可能であるが，遷延する場合などに生検され，病理診断に供される．
- さまざまなウイルス感染（EBウイルス，サイトメガロウイルス，パルボウイルスなど）が原因として疑われてきたが，いずれも陰性であることがわかり，現在のところ正確な原因は不明である．
- 浸潤している組織球が免疫染色にて本来は顆粒球のマーカーであるミエロペルオキシダーゼmyeloperoxidaseに陽性となることが診断の一助である．T細胞は活性化して大型となるため，CD3の免疫染色でT細胞性悪性リンパ腫と誤らないよう注意を要する．

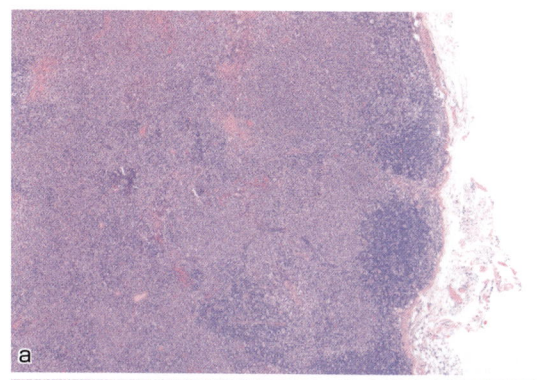

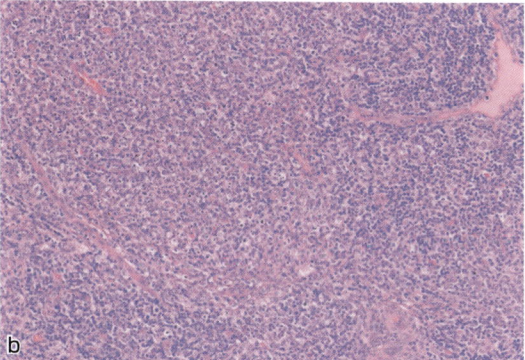

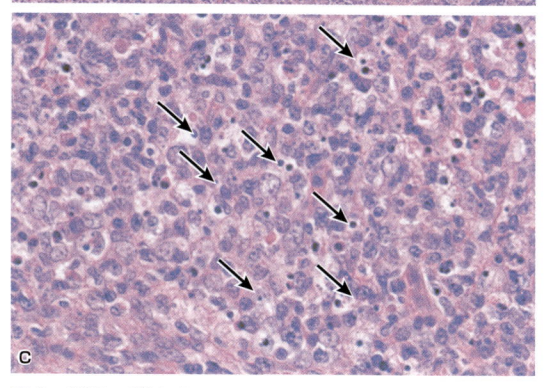

図1　菊池・藤本病
a：弱拡大像．地図状の壊死巣がみられる．b：中拡大像．壊死巣には大型の細胞がみられる．c：強拡大では組織球とともに核破砕物が多数認められる（その一部を矢印で示す）．

3. 濾胞性リンパ腫
follicular lymphoma

■概要

成熟B細胞性腫瘍の1型でリンパ濾胞胚中心を由来とするB細胞より構成され，少なくとも一部は組織学的に濾胞性のパターンを示すものである．*IgH-bcl*転座t(14;18)が重要な病因であり，*IgH*のエンハンサー領域によって*bcl-2*が過剰発現し，アポトーシスの抑制が起きている．

基本像は，密度高く形成された腫瘍性リンパ濾胞である．反応性リンパ過形成と比較してその密度が高く，比較的個々の濾胞の大きさが揃っている．濾胞リンパ腫では節外にも濾胞形成がみられる．また，個々の濾胞にもいくつかの異常所見がある．

■臨床

中高齢者に多く，欧米により多い．緩徐な進行を示すことを特徴とする．緩徐である一方で治療には比較的抵抗性である．節性が多く，全身のリンパ節腫脹で発見されることが大部分である．発見時にはすでに骨髄浸潤がみられるStage Ⅳの状態であることが多い．ときに節外に発生し，近年は十二指腸で高頻度にみられることが見出され，注目されている．皮膚にみられることもあり，予後が良好であるなど，独特の一群を形成している．

■組織

基本像は，密度高く形成された腫瘍性リンパ濾胞である．反応性リンパ過形成と比較してその密度が高く，比較的個々の濾胞の大きさが揃っている．濾胞リンパ腫では節外にも濾胞形成がみられる．また，個々の濾胞にもいくつかの異常所見がある．

1) 本来大型細胞が多いはずの胚中心に小型細胞が優位である．
2) tingible body macrophagesがみられない．
3) 胚中心に暗調帯，明調帯の極性がない．
4) マントル帯が不完全である．

免疫組織化学的にはCD20(L26)などのB細胞系マーカーがびまん性に陽性となるほか，典型的には胚中心のマーカーであるCD10も陽性である．また，本来陰性であるbcl-2が胚中心で陽性となることが，反応性リンパ過形成との大きな鑑別点である．

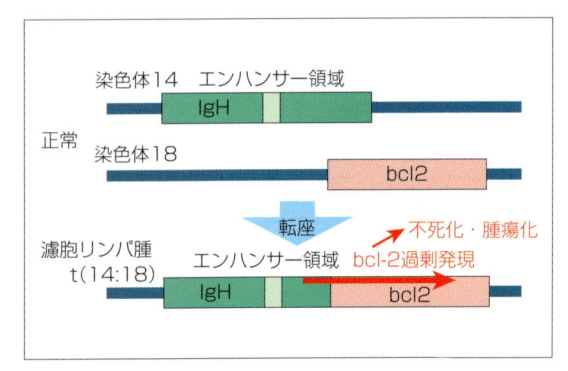

図1　濾胞性リンパ腫の病因

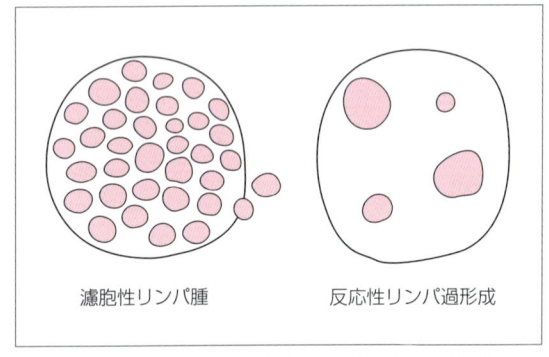

図2　濾胞性リンパ腫と反応性リンパ過形成の鑑別点

Check
- 好発年齢と予後
- 反応性リンパ濾胞との分布，個々の形態
- 免疫組織化学的な所見
- 特徴的な染色体転座

More advanced
- ときにびまん化し，細胞が大型となって，びまん性大細胞型B細胞リンパ腫としての対処が必要となる場合もある．
- 現状ではGrade1, 2, 3A, 3Bに分類され，予後や生物学的差異との関連が議論の対象となっている．
- 以前は治療不可とされたが，リツキシマブの登場などで予後の改善が得られてきている．

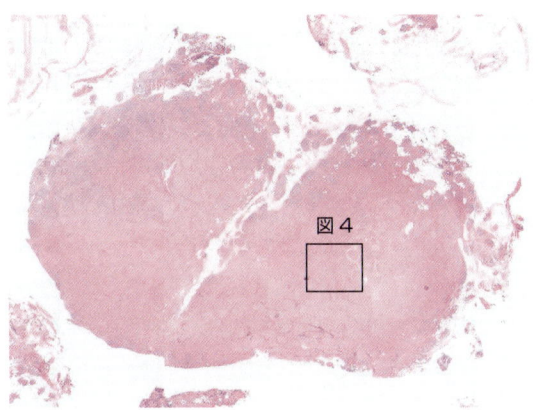

図3　濾胞性リンパ腫
腫大したリンパ節.
節外にもリンパ濾胞をみる.

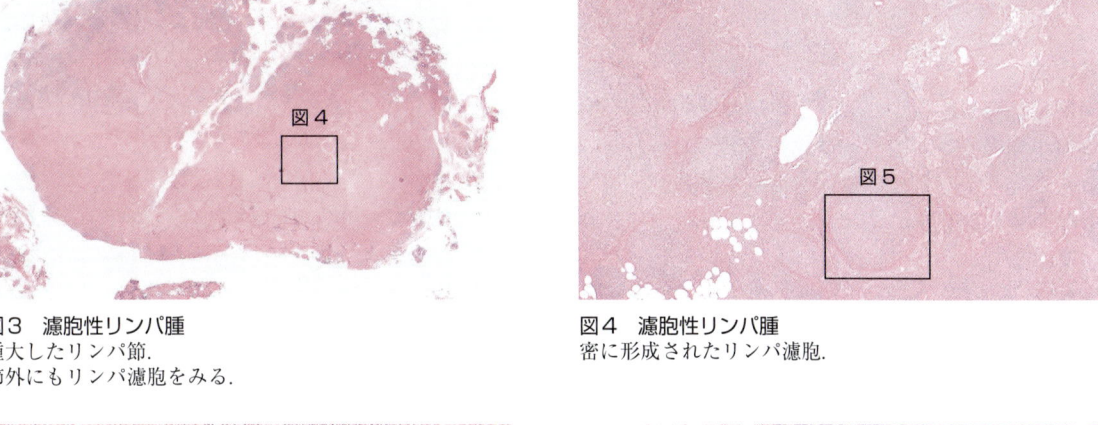

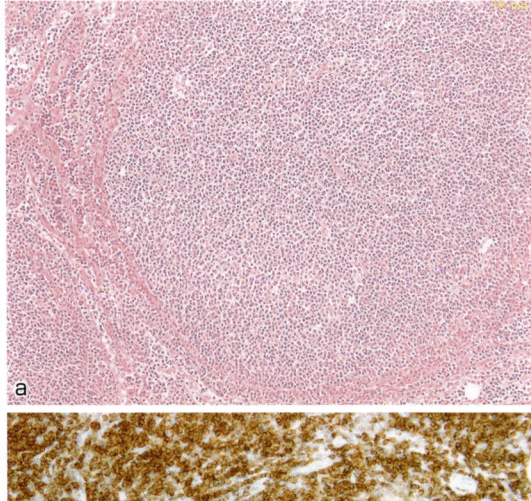

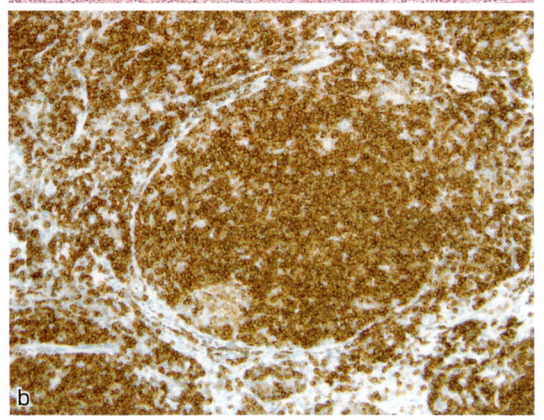

図4　濾胞性リンパ腫
密に形成されたリンパ濾胞.

図5　濾胞性リンパ腫
a：結節を作っているが陰性である.
図6aに記した正常構造をいずれも欠如している．b：免疫染色で濾胞リンパ腫は胚中心がbcl-2陽性となる（図6bと比較せよ）.

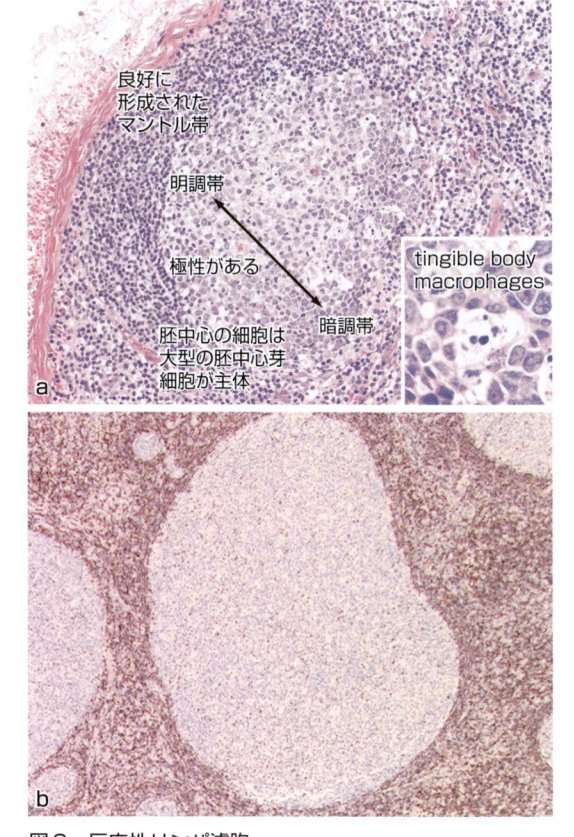

図6　反応性リンパ濾胞
a：正常のリンパ濾胞の拡大．b：反応性リンパ濾胞の胚中心はbcl-2陰性である.

4. マントル細胞リンパ腫
mantle cell lymphoma

■概要

　高悪性度B細胞性リンパ腫の一種である．小型から中型のリンパ腫で，濾胞性リンパ腫など他の低悪性度リンパ腫との鑑別が重要であるが，現在では免疫組織化学の応用により，より正確に分類されるようになった．

■病理

　小型ないし中型で，均一な形態を示すリンパ球がびまん性ないし結節性の増殖を示す．結節性となった場合には，濾胞性リンパ腫と極めて類似した形態を示すが，臨床経過・予後が全く異なるため，確実な鑑別が必要である．リンパ腫細胞の中には散在性に好酸性の細胞質を持つ組織球が散在することも特徴である．免疫組織化学的な診断が重要であり，cyclin D1の陽性が特に重要である．その他，CD20陽性，CD3陰性，CD5陽性，CD10陰性である．

■臨床

　比較的高齢者に多い高悪性度リンパ腫であり，治療にも抵抗性である．40歳未満には少ない．進行した状態で発見されることが多い．節性が多いが，消化管にポリープ症のような多発病変を形成することもある（multiple lymphomatous polyposis）．

Check
- 臨床経過・予後
- 腫瘍細胞は比較的小型で均一
- 濾胞リンパ腫との鑑別（cyclin D1, CD5の陽性，CD10の陰性）

More advanced
- t(11;14)(q13;q32)がほぼ全例に認められる．
- 形態は比較的多様であり，芽球様亜型（blastoid variant），多形性亜型（pleomorphic variant），小細胞亜型（small cell variant）などが知られ，診断上問題となる．
- 免疫染色が特に重要な型であり，正確な染色と判断が求められる．
- cyclin D1は正常の血管内皮や組織球にも陽性であるので，これらを陽性対照として陽性か否かの判断を行う．

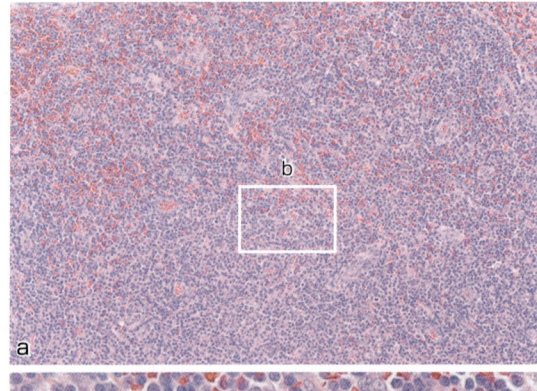

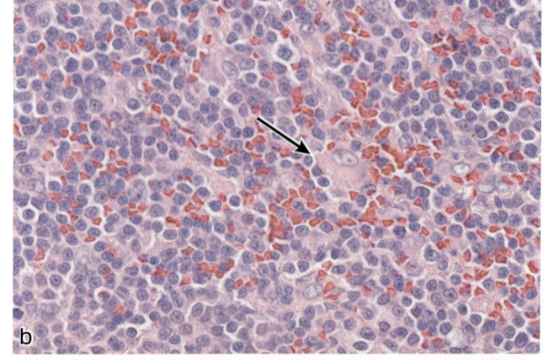

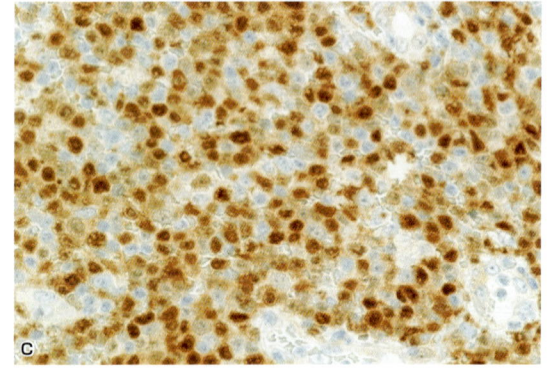

図1　マントル細胞リンパ腫
a：弱拡大像．この症例ではびまん性の増殖を示している．
b：強拡大像．比較的小型の均一なリンパ球の増殖．混在する組織球（矢印）．c：cyclin D1免疫染色陽性である．

5. 小リンパ球性リンパ腫
small lymphocytic lymphoma (SLL)

■概要
小細胞性リンパ腫とも呼ばれる．高齢者・男性に多い低悪性度リンパ腫で，慢性リンパ性白血病（CLL：chronic lymphocytic leukemia）と生物学的には同じ腫瘍であるが，リンパ腫としての病型を示すものを呼ぶ．しばしば同時にCLLの病型も呈するため，CLL/SLLと併記されることが多い．

■臨床
緩慢な経過を示すが，リンパ腫病型を主体とするか，白血病病態を主体とするかはさまざまである．多くは進行した状態で発見される．10％の患者に自己免疫性溶血性貧血を合併する．わが国より欧米で圧倒的に頻度が高い．

■組織
小型・円形で非常に均一な胞体を有するリンパ球がびまん性の増殖を示す．弱拡大ではやや明るくみえる結節状の領域が散見される．これらの領域は偽濾胞 pseudofollicle ないし増殖中心 proliferation center と呼ばれ，やや細胞質の豊かな細胞の集団である．これらの細胞は paraimmunoblasts と呼ばれる．核分裂像はその他の領域でみることはまずないが，偽濾胞の中には認められることがある．

免疫組織化学的にはCD20，CD5，CD23が陽性で，CD10，cyclin D1は陰性である．

> **Check**
> - 好発年齢
> - 慢性リンパ性白血病との関連
> - リンパ腫細胞が小型である
> - proliferation center を認識する

> **More advanced**
> - 特徴的にはCD5陽性，CD23陽性であるが，必ずしも陽性とは限らず，形態的な診断も重要である．
> - 経過中に高悪性度リンパ腫，特にびまん性大細胞型B細胞リンパ腫に転化することがあり（約5％），Richter症候群と呼ばれる．
> - 約半数の症例でDel(13q14)が見出される．

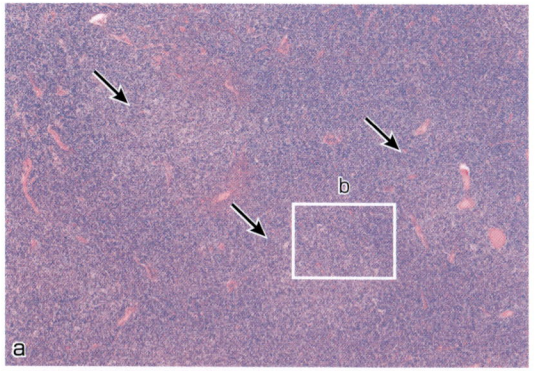

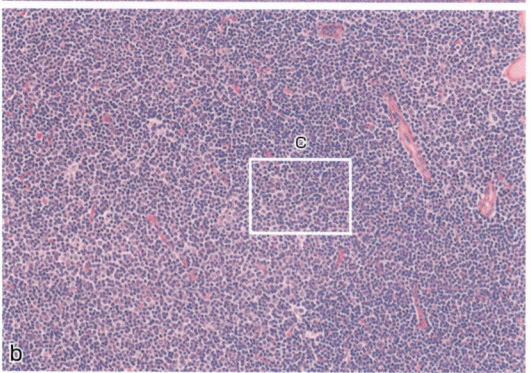

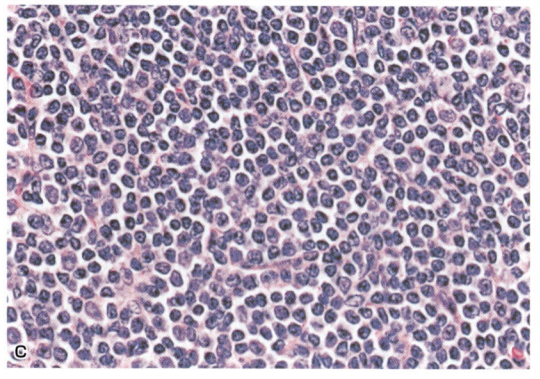

図1 小リンパ球性リンパ腫
a：弱拡大像．びまん性増殖の中にやや明るい領域をみる（偽濾胞）．b：中拡大像．左下部分はやや明るい偽濾胞に相当する部分．c：強拡大像．腫瘍細胞は小型で極めて均質である．

6. Burkittリンパ腫
Burkitt lymphoma

■概要

 高侵襲性B細胞性腫瘍であり，リンパ節外に発生することが多い．アフリカにおける小児の頭頸部での発生が有名である（アフリカ型 endemic type）．それ以外にわが国でみられるような孤発型 sporadic type，主にHIV感染に起因する免疫不全関連型 immunodeficiency-associated typeが知られる．c-MYC遺伝子（8q24）と免疫グロブリン遺伝子重鎖遺伝子（IgH, $14q32$），あるいはκ鎖（2p12），λ鎖（22q11）の相互転座を原因とする．アフリカ型は大部分が，免疫不全関連型は一部がEBウイルス感染が関与するが，わが国にみられる孤発型では稀である．

■疫学

 わが国にみられるものは大部分が孤発型で，全悪性リンパ腫の1～2％程度である．小児から比較的若年の成人にまで認められる．

 わが国では回盲部，卵巣など節外性が大部分で，極めて急速な進展を示すが，比較的よく治療に反応するため，迅速な対応が求められる．

Check
- 腫瘍細胞のサイズは中型で均一
- starry sky appearance
- 臨床像（増殖は速いが，治療によく反応する）
- c-MYC遺伝子と免疫グロブリン遺伝子の相互転座が原因

More advanced
- 免疫組織化学的には汎B細胞マーカー（CD20 (L26)など）が陽性であり，T細胞マーカー（CD3など）は陰性である．胚中心リンパ球マーカー（CD10など）が陽性となる．細胞増殖マーカー（Ki67）はほぼすべての細胞が陽性となることが特徴である．アポトーシス関連蛋白bcl-2は陰性．
- 相互転座はt(8;14)(q24;32)が75～90％を占める．

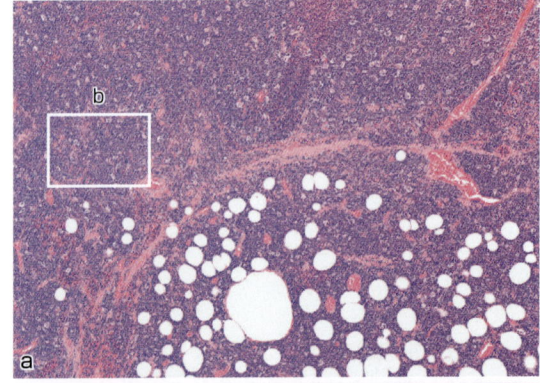

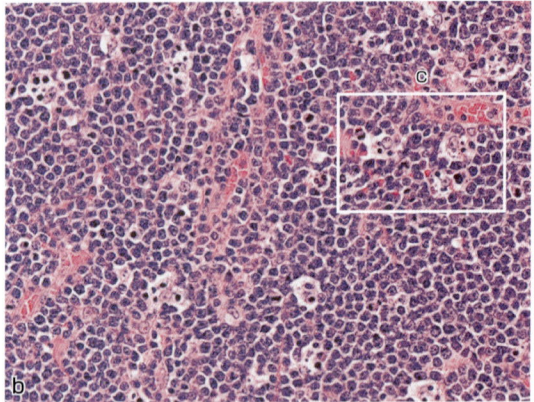

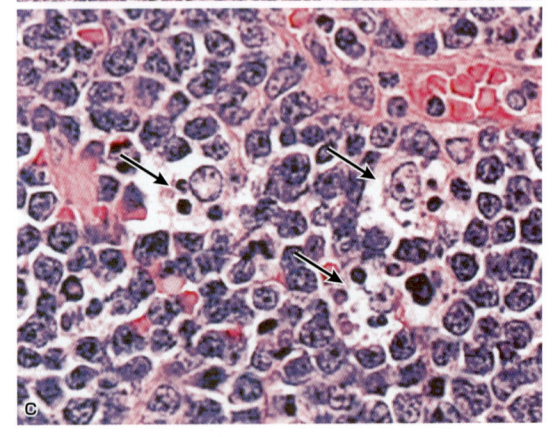

図1　Burkittリンパ腫
a：弱拡大像．軟部にびまん性に浸潤．白く抜けた部分は脂肪細胞．b：中拡大像．starry-sky appearance．星空のようにマクロファージが散在している．c：強拡大像．細胞は中型．組織球（矢印）は核崩壊産物を貪食している．

7. びまん性大細胞型B細胞リンパ腫
diffuse large B-cell lymphoma

■概要
高悪性度のB細胞性リンパ腫であり，わが国で最も多いタイプである．他の低悪性度悪性リンパ腫が二次的に高悪性度化したもの (secondary) と，最初から高悪性度として発生するもの (*de novo*) がある．

■組織
生物学的にさまざまなものが含まれる分類であるため，組織像も多様である．中型から大型の異型リンパ球のびまん性の増殖が基本像である．症例によってはより多形性に富み，肉腫様の形態を示したり，癌腫や悪性黒色腫と鑑別を要するような形態も示すことがある．強い壊死を伴い，診断困難な場合もある．

■臨床
高悪性度であり，急速な増大・進展を示す．若年者，高齢者にそれぞれ好発年齢のピークがある．高悪性度であるが，治療にはむしろ反応しやすい．

Check
- 比較的大型の細胞のびまん性増大
- 高悪性度リンパ腫の形態を理解する

More advanced
- 生物学的にさまざまな腫瘍が含まれる分類であるため，これまで細分類の試みが繰り返されてきた．形態的に「中心芽細胞型 centroblastic type」，「免疫芽球型 immunoblastic type」に分類する試み，「活性型B細胞様サブタイプ activated B-cell-like」と「胚中心細胞様サブタイプ germinal center B-cell-like」に分類する試みなどが行われてきた．その他にもさまざまな亜型が知られている．
- 近年，高齢者において EB ウイルスに関連して発生する高悪性度リンパ腫が存在することがわが国で見出され，加齢性 EB ウイルス関連リンパ増殖性疾患や EBV 陽性びまん性大細胞型B細胞リンパ腫の名称で広く知られるようになった．加齢に伴う潜在的な免疫力低下に伴う EB ウイルスの再活性化により，B細胞が腫瘍化したものである．

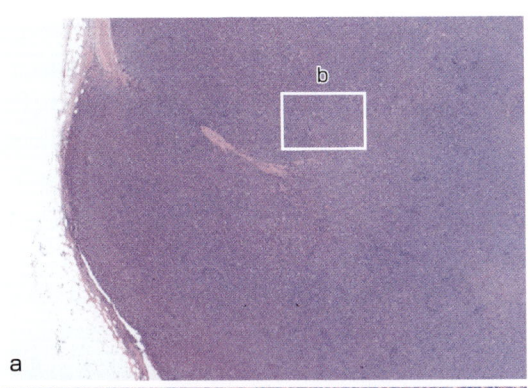

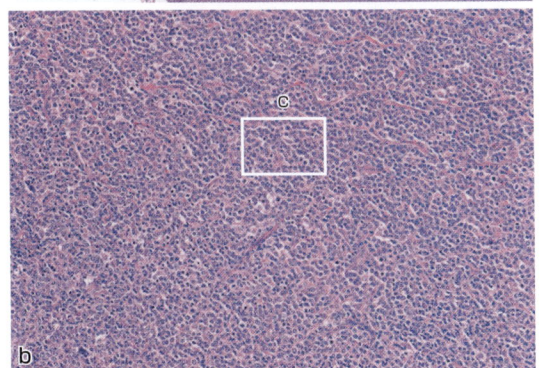

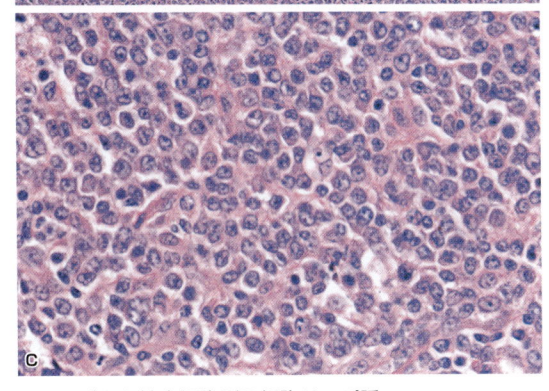

図1 びまん性大細胞型B細胞リンパ腫
a：弱拡大像．リンパ節は濾胞などの正常構造が完全に消失している．b：中拡大像．びまん性の増殖である．c：強拡大像．大型異型リンパ球の増殖がみられる．

8. Hodgkin リンパ腫
Hodgkin lymphoma

■概要

腫瘍細胞である Reed-Sternberg 細胞 Reed-Sternberg cells（RS 細胞）あるいはその亜型が散在性にみられ，背景には異型のない非腫瘍性の炎症細胞浸潤をみるものであり，古典型4型（表1）と結節型リンパ球優位型に分類される．B 細胞を由来とする悪性リンパ腫であることが判明している．欧米に比較し，わが国での発生頻度は1/3程度と少ない．15～30歳程度の若年者と50歳以上の2峰性の年齢分布を示すが，これは前者が若年者に多い結節硬化型，後者が壮年期に多い混合細胞型によるピークである．一部にはEBウイルスの関与が知られている．

■病理

・古典的 Hodgkin リンパ腫 classical Hodgkin lymphoma（CHL）：RS 細胞は多核大型細胞であり，非常に明瞭な大型核小体を持つ．最も特徴的なものは左右対称的な鏡面像（mirror image）を示す．単核のものは Hodgkin 細胞 Hodgkin cells と呼称される．また，その亜型細胞としては結節硬化型に多いラクナ細胞 lacunar cells などが知られる．ラクナ細胞は細胞の萎縮により小空間の中に小型のRS細胞がみられるものである．免疫組織化学的にはCD30，CD15の陽性が知られるが，通常汎B細胞マーカーであるL26は通常，陰性となる．

・結節型リンパ球優位型 Hodgkin リンパ腫 nodular lymphocyte predominance Hodgkin lymphoma (N-LPHL)：この型はRS細胞ではなく，明確なB細胞の表現型を示すL&H細胞（lymphocytic and histiocytic cells）と呼ばれる大型細胞が腫瘍細胞である．弱拡大では多数の結節がみられ，この中にL&H細胞が散在する．CHLと異なり，CD20が陽性であり，一方，CD30，CD15は陰性である．

> **Check**
> ・定義，分類を理解する ・好発年齢 ・RS細胞，L&H細胞はどのような細胞か

表1 Hodgkinリンパ腫の分類

■古典的Hodgkinリンパ腫 classical Hodgkin lymphoma (CHL)
　・結節硬化型 nodular sclerosis
　・混合細胞型 mixed cellularity
　・リンパ球減少型 lymphocyte depletion
　・リンパ球豊富古典型 lymphocyte-rich classical
■結節型リンパ球優位型 Hodgkin リンパ腫 nodular lymphocyte predominance Hodgkin lymphoma (N-LPHL)

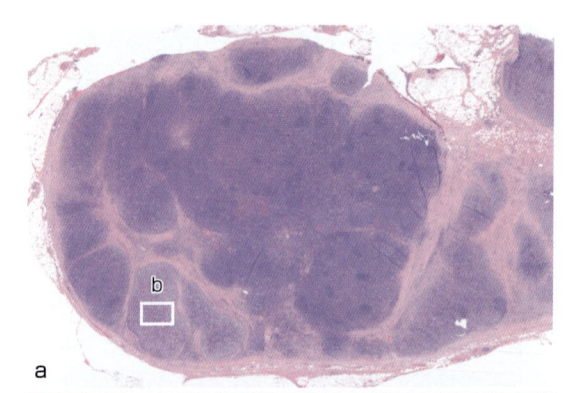

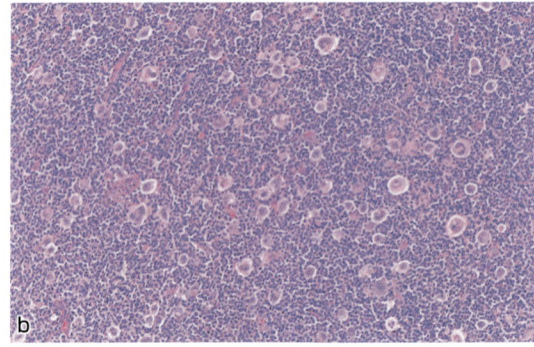

図1 結節硬化型Hodgkinリンパ腫
a：線維組織に隔てられてた結節状構造がみられる．b：結節内には大型細胞が散在し，その背景には異型のない反応性の細胞がみられる．

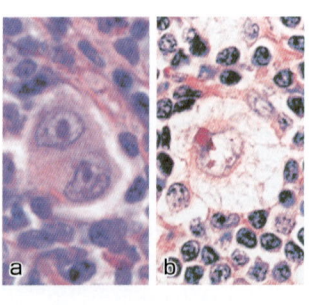

図2 Reed Sternberg(RS)細胞
b：ラクナ型RS細胞．結節硬化型の場合は，RS細胞はラクナ型であることが多い．

9. T細胞性リンパ腫
T-cell lymphomas

■概要

T細胞性のリンパ腫も多数の組織亜型に分類されているが，ここでは主たるもののみ解説する．

成人T細胞型白血病／リンパ腫 adult T-cell leukemia/lymphoma（ATLL）

わが国の九州・沖縄地区に多いT細胞リンパ腫である．リンパ腫と白血病の病態を重複して有することが多く，"leukemia/lymphoma"と併記されることが多い．ヒトT細胞白血病ウイルス1型 human T-cell leukemia virus type 1（HTLV-1）を原因とし，末梢血中の花びら様の異常リンパ球を特徴とする．

血管芽球性T細胞リンパ腫 angioimmunoblastic T-cell lymphoma

臨床的に中高年に多く，皮疹，単クローン性γグロブリン血症，その他さまざまな自己免疫性の異常などの独特の症状を呈するリンパ腫である．組織学的には，血管の増殖と淡明な胞体を有するリンパ腫細胞の出現などを特徴とする．

未分化大細胞性リンパ腫 anaplastic large cell lymphoma（ALCL）

当初Ki-1リンパ腫として報告されたリンパ腫．これはCD30に対する抗体Ki-1に陽性であったことによる．CD3は陽性のものと，陰性のもの（null cell type）がある．馬蹄形の核を特徴とする極めて大型で比較的胞体も豊かなリンパ腫細胞の増殖からなる．近年はALK（anaplastic lymphoma kinase）に対する陽性の有無が重要視されており，ALK陽性例が陰性例より大きく予後良好であることから，生物学的には別個の腫瘍として扱われている．

非特異的末梢性T細胞性リンパ腫 peripheral T-cell lymphoma, unspecified

末梢に発生したリンパ腫で，上記などの特異的な亜型に属さないものは本型に分類される．

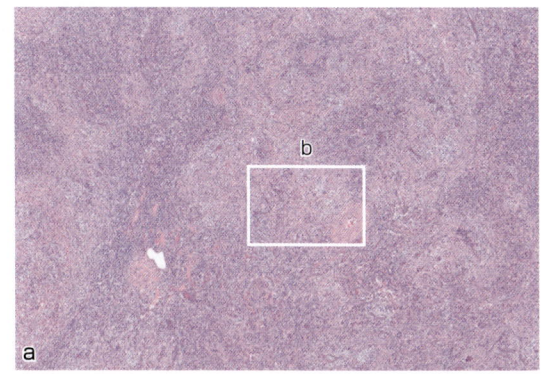

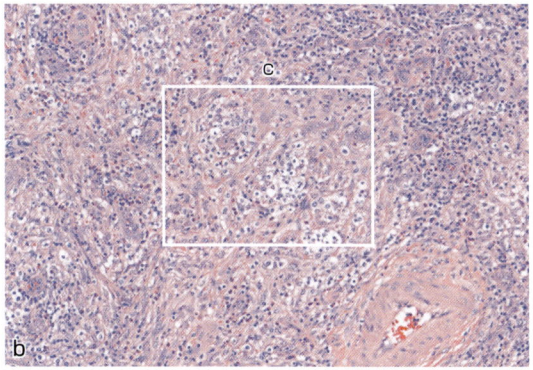

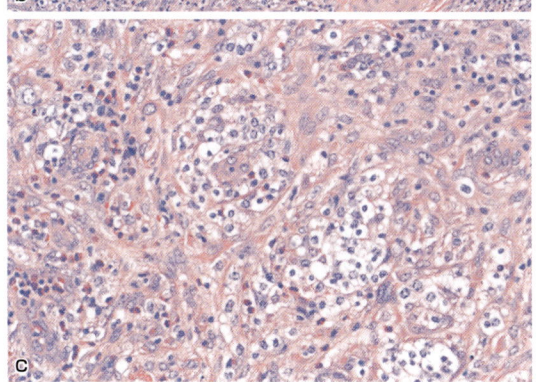

図1 T細胞性リンパ腫（血管芽球性T細胞リンパ腫）
a：弱拡大像．濃淡のあるびまん性増殖を示している．b：中拡大像．淡明な細胞質をもつ細胞が集簇している．c：強拡大像．淡明な胞体を持つ腫瘍細胞が特徴である．また，背景には濾胞樹状細胞の増生，好酸球などの浸潤もみられる．

Check
- 成人T細胞型白血病／リンパ腫はわが国にとって重要な疾患であり，成書によりより詳細に理解する必要がある．
- NK/T細胞リンパ腫に関しては頭頸部の項を参照のこと．

10. 転移性腫瘍
metastatic tumors

■概要

　リンパ節にはさまざまな腫瘍が転移を示す．特に癌腫では，リンパ節転移の有無は予後と関連するため重要であり，廓清されたリンパ節の詳細な病理学的検討が行われる．輸入リンパ管を通って原発巣から運ばれた腫瘍細胞は辺縁洞を介してリンパ節内へと侵入する．そのため，転移巣はリンパ節の辺縁洞内にまず発見されることが多い．

　近年，歩哨リンパ節（センチネルリンパ節）と呼ばれる，腫瘍が最初に到達するはずのリンパ節の検索が重要視されるようになった．手術中にラジオアイソトープや色素を用いてセンチネルリンパ節を同定し，癌細胞の有無を検索することによってリンパ節郭清の方針を決定する．特に乳腺などで広く行われており，主に術中迅速病理診断で腫瘍細胞の有無の検索が行われている．

■原発不明癌

　ときに，腫瘍の転移があっても原発部位が不明な場合がある．この際，病理学的に組織型や原発部位の推測を行う必要がある．転移が癌腫であることが明らかであれば，まず，そのリンパ節が所属する臓器が原発である可能性が高い．また，その臓器で頻度の高い組織型と合致すればまず原発巣の推測は可能である．しかし，ときに状況や組織像からも原発巣の推測が難しい場合もあり，原発不明癌として免疫組織化学的検討などを用いて原発巣推測が行われる．各臓器・各組織型に対する特異的マーカーが多数知られており，形態と併せて検討が行われる．

■組織

　典型的にはリンパ節の辺縁洞からその周囲組織にかけて転移が認められることが多い．転移巣でも通常は原発巣とほぼ同様の像を呈する．転移が大きくなればリンパ節は強い腫大を示し，周囲組織への浸潤もみられることもある．また，原発巣からさらに遠いリンパ節へと転移は及んでいくようになる．

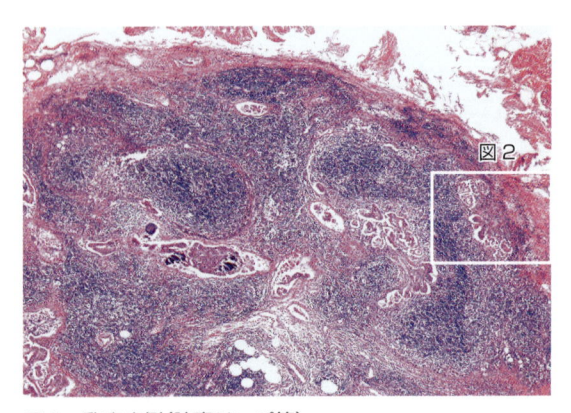

図1　乳癌症例（腋窩リンパ節）
リンパ節内，特にリンパ洞内に異型上皮性細胞集団が認められる．

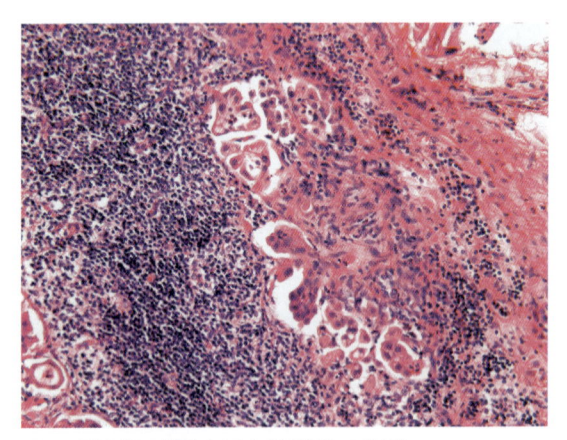

図2　乳頭状の構造を示す癌腫細胞の転移

Check
- リンパ節内で転移性腫瘍はどこの部位にみられることが多いか
- 癌細胞を発見し，組織型を類推する
- 原発不明癌の原発巣はどのように推測されるか

More advanced
- 腺癌であれば免疫組織化学的にサイトケラチン7（CK7）とサイトケラチン20（CK20）の陽性パターンや，臓器特異的マーカー（肺癌・甲状腺癌（TTF-1），大腸癌（cdx2）など）によってある程度の原発巣推測が可能である．
- 扁平上皮癌の原発巣推測は免疫組織化学的検討では困難で，特に頭頸部リンパ節では原発不明であることが多い．

21

小児病理
中澤温子

小児病理 [総論]

A. はじめに
　小児病理学では小児（一般に15歳以下）にみられる疾患を取り扱うが，現在は胎児や新生児，未熟児を含めた周産期の疾患も含め，小児・周産期病理学として確立している．

B. 対象疾患
　小児・周産期病理学において扱う疾患には，先天奇形，未熟児の合併症，先天性感染症，発生異常に関連する疾患，先天性代謝異常，小児腫瘍などがある．

C. 臓器の未熟性
●脳
　未熟児では脳回の形成が不十分で表面は比較的平坦である．髄鞘が未発達であるため，割面では灰白質と白質の境界が不鮮明である．未熟児の脳室周囲は血管とグリアの形成が未発達であるため，虚血性病変（脳室周囲白質軟化症）が起こりやすい．

●肺
　肺の発生段階は，腺様期（pseudoglandular period,胎生5～16週），管状期（canalicular period,胎生16～20週）（図1a），終末嚢期（terminal sac period,胎生26週～出生），肺胞期（生後8ヵ月～）（図1b）に大別される．生下時の肺胞数は成人の20％程度で，2歳頃までに90％となり，思春期までに完成する．肺胞の分化は在胎7ヵ月頃に始まり，円柱状の肺胞上皮が次第に扁平化し，I型とII型肺胞上皮細胞に分化する．肺胞壁は初めは厚いが，毛細血管網の発達とともに薄くなり，毛細血管が気腔に接するようになるとガス交換が可能となる．

●腎
　糸球体構造は髄質に向かうほど成熟傾向にあり，未熟児では被膜直下に未熟な糸球体構造が残存する（図2）．正常の満期産児でも腎機能は未発達であり，腎血流量，腎糸球体濾過値glomerular filtration rate（GFR）は出生後次第に増加し，1歳頃に成人値に達する．

●肝
　胎生期には主要な造血臓器であり，生後も造血細胞が巣状に認められることがある（生理的髄外造血）（図3）．正常の満期産児でも生理的機能は未熟で，一例としてグルクロン酸抱合能が未熟なために間接ビリルビンが一過性に上昇する新生児黄疸がみられる．

D. 胎児疾患
　超音波スクリーニング検査の普及により，出生前診断される胎児疾患が増えている．胎児の消化管閉鎖や泌尿器系異常は，羊水量の異常や胎児腹部の囊胞性腫瘤により比較的容易に診断される．多囊胞腎，腎無形成，尿道狭窄などの泌尿器系疾患は腎機能低下もしくは尿路閉塞や狭窄による排尿量減少となることが多いため，羊水過少として発見される．羊水過少により胎児は圧迫され，発育障害，四肢の変形，老人のような顔貌，肺低形成などを起こし，Potter症候群と総称される．後部尿道弁や前部尿道弁など下部尿路閉鎖/狭窄による巨大膀胱は，腎機能低下をきたすだけでなく，羊水過少から肺低形成となる予後不良な胎児泌尿器系異常である（図4）．上部消化管（食道，十二指腸，小腸上部）の狭窄・閉鎖では，病変部より口側の消化管の拡張や羊水過多が認められる．

E. 肺低形成
　肺低形成とは，肺胞や気管支・肺葉などの数や大きさの減少を伴う肺の形成不全であり，死産の原因や新生児の死因となる．肺低形成の定義には肺重量/体重比が用いられ，在胎28週以降では0.012，それ以前では0.015以下が肺低形成とされる．radial alveolar count（RAC）法は，終末呼吸上皮（肺胞上皮）と細気管支との移行部から最短の胸膜あるいは中隔へ垂線を下ろし，その直線上に含まれる肺胞数を計測する方法で，終末気道の分岐数を表すことで,成熟度を推定するものである．RACが4.1以下の場合，肺低形成とされる．肺の発育は，胎児の呼吸様運動による胎児肺に対する圧刺激によって促進され，この呼吸様運動が抑制されることにより肺低形成が起こると考えられている．先天性横隔膜ヘルニア，先天性囊胞性肺疾患，胎児胸水，巨大膀胱などによる胎児肺の圧迫は，肺低形成の原因となる．

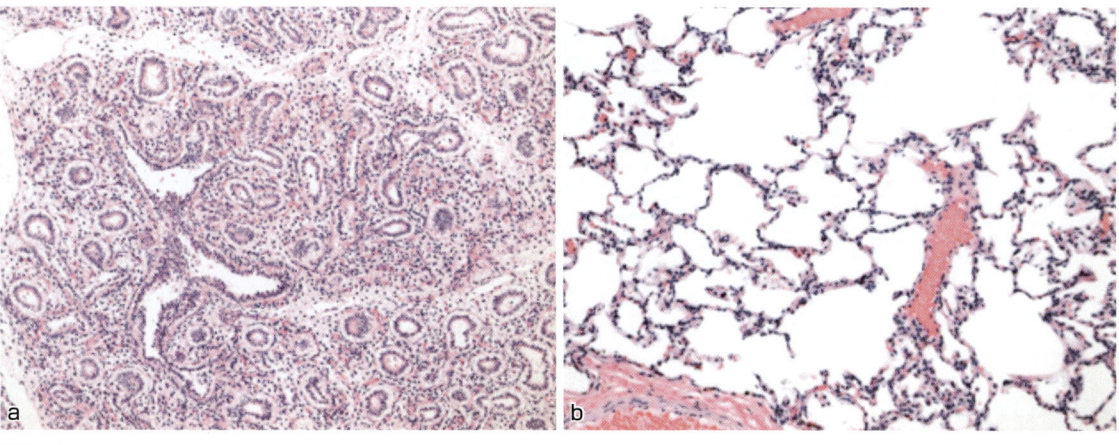

図1 肺
a：在胎18週4日の胎児肺（管状期）．分岐した管状の構造を認める．間質は厚い．b：肺胞期の肺．肺胞壁は薄く，毛細血管が気腔に接している．

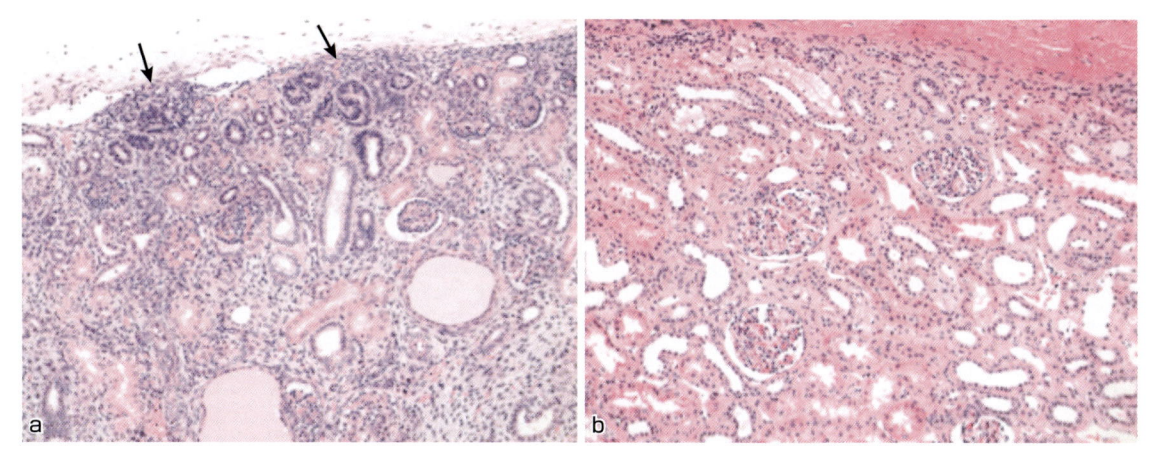

図2 腎
a：在胎18週4日の胎児の腎．被膜直下に造腎組織（矢印）が認められ，その下方には尿細管や未熟な糸球体が形成されている．
b：生後11ヵ月の腎組織．造腎組織はもはや認められない．

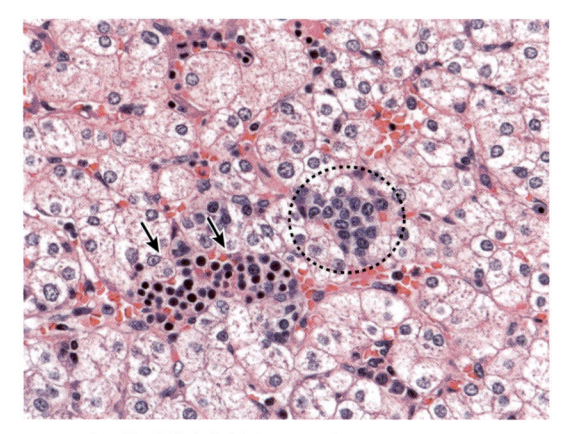

図3　生理的髄外造血（生後4ヵ月）
赤芽球系造血細胞（矢印），顆粒球系造血細胞（○）が類洞内に集簇して認められる．

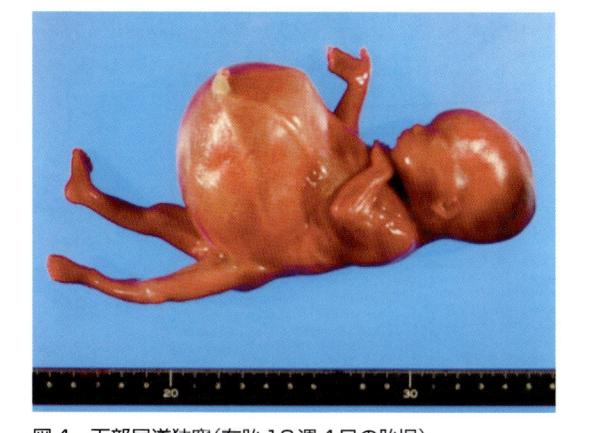

図4　下部尿道狭窄（在胎18週4日の胎児）
巨大膀胱により腹部は囊胞状に膨隆している．その他の奇形として，肺低形成，鎖肛，単一臍帯動脈が認められた．

1. 先天性嚢胞状腺腫様奇形／先天性肺腺腫様奇形
congenital cystic adenomatoid malformation (CCAM) /congenital pulmonary air way malformation (CPAM)

■概要

　CCAM/CPAMは，肺分画症，肺葉性肺気腫，気管支嚢胞，気管支閉鎖とともに小児の先天性肺嚢胞性疾患に分類される．StockerらがCCAM Ⅰ～Ⅲ型に分類し，さらに0～4型に分類した新分類では，CPAMという名称を用いている．CPAM0型は腺房異形成・無形成で，正常の肺胞組織は認められない．2型は細気管支～呼吸細気管支レベルに相応し，小型の嚢胞が多数認められる．肺分画症や気管支閉鎖にも2型に似た嚢胞が認められる．3型は終末細気管支レベルで，未熟な腺様期に類似した腺管様構造からなる．

■臨床

　胎児水腫により死産する症例，新生児期に進行性の呼吸障害を起こす症例，幼児期に肺炎を繰り返して診断される症例，無症状で偶然撮影した胸部X線で発見される症例などがある．罹患肺葉の過膨張により縦隔は偏位し，高度の呼吸障害を呈する．治療は罹患肺葉切除を行う．CPAM0, 3型は予後不良であるが，CPAM1, 2, 4型では，肺低形成を認めなければ予後は良好である．

> **Check**
> ・CCAM/CPAMは，胎生期における肺芽の発生過程の異常により肺に嚢胞を形成するもので，気管支粘膜上皮と間葉との間の誘導作用の異常がCCAM/CPAMを生じると考えられている．
> ・胎児超音波診断では，片側肺の一部に嚢胞性あるいは充実性病変，縦隔偏位などを認める．胎児治療として嚢胞内容の吸引，経皮シャント留置が行われる．

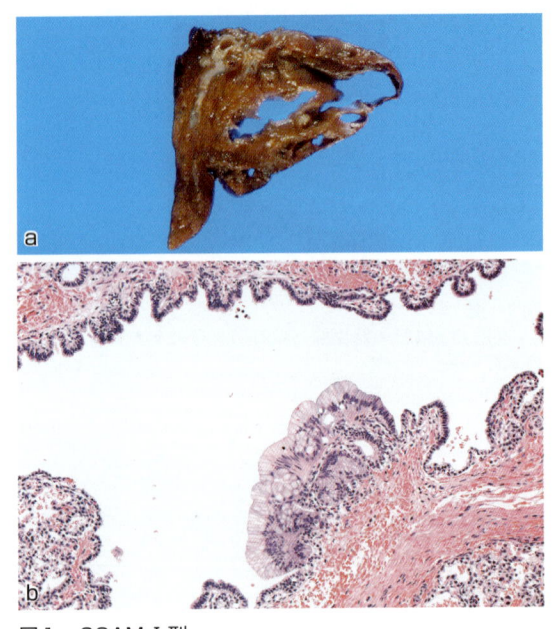

図1　CCAM Ⅰ型
a：切除肺肉眼像．左肺下葉に大型の嚢胞性病変が認められる．b：嚢胞壁は鋸歯状の線毛円柱上皮で覆われ，一部には粘液腺が認められる．

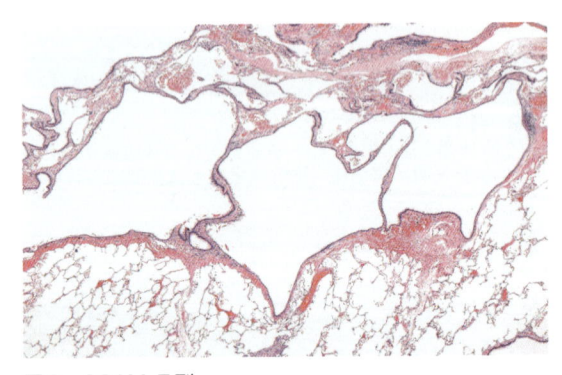

図2　CCAM Ⅱ型
小型の嚢胞で，嚢胞壁は細気管支と同様の円柱上皮が背中合わせに配列している．

表1　CCAM/CPAMの分類

CCAM/CPAM	頻度	発生部位	嚢胞の大きさ・特徴
/0型	稀	気管，主気管支レベル	小型肺・充実性・異常気管支・肺芽組織
Ⅰ/1型	約65%	肺実質	比較的大型3～10cm・線毛(+) 粘液腺(+) 軟骨(+)
Ⅱ/2型	10～15%	肺実質	小型0.5～2cm 線毛(+) 粘液腺(-) 軟骨(-)
Ⅲ/3型	5%	肺実質	微小あるいは充実性・線毛(+/-) 粘液腺(-) 軟骨(-)
/4型	10～15%	末梢肺実質・胸膜下	肺胞上皮細胞により被覆された末梢肺胞型嚢胞

2. 胆道閉鎖症
biliary atresia

■ 概要

　胆道閉鎖症は，新生児期から乳児期早期に胆管の炎症性閉塞をきたし，胆汁性肝硬変に至る疾患である．わが国では10,000人に1人に発生し，男女比は1:2である．症状は黄疸，肝腫大，灰白色便であるが，その診断，とくに閉塞性黄疸を呈する内科的疾患である新生児肝炎との鑑別は決して簡単ではない．

■ 臨床

　本症の大部分（90％以上）は肝門部胆管が策状組織となって完全閉塞している，いわゆる吻合不能型であり，葛西手術（肝門部空腸吻合術）が行われる．肝外科的治療は胆道閉塞からくる肝硬変が進行しないうちに行う必要があり，生後60日以内の手術が望ましい．術後の黄疸消失率は本邦では約50％で，術後に十分な胆汁流出が得られない症例では術後2～3年のうちに非代償性肝硬変症に陥り，肝不全，食道静脈瘤破裂，感染症などにより死亡する．葛西手術の効果不良例には肝移植が考慮される．減黄が得られてもチアノーゼによる太鼓バチ指，呼吸促拍，心悸亢進などが進行するものがみられ，肺内シャント形成，肺高血圧がその原因である．肝内胆管炎を繰り返す例もある．

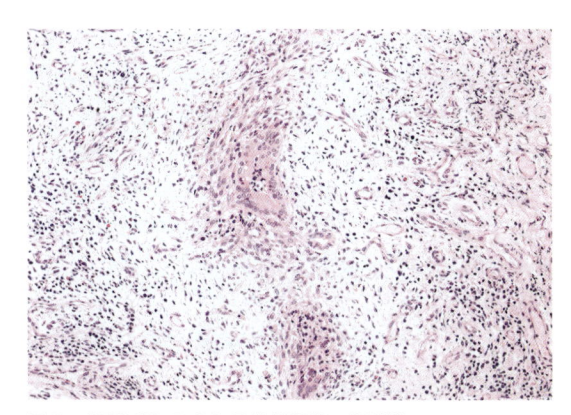

図1　肝門部にみられる策状胆管の組織像
線維組織の中に直径50～100μmの小型胆管と炎症細胞浸潤をみる．

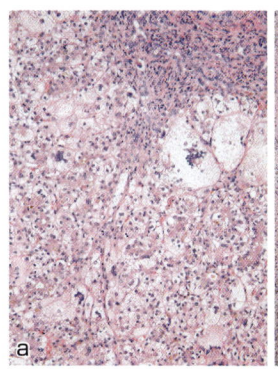

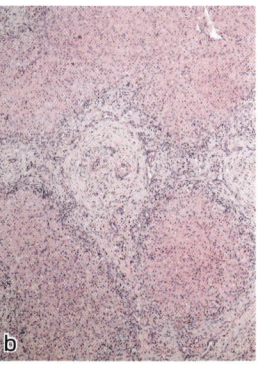

図2　葛西手術時の肝生検組織
a：肝細胞～毛細胆管レベルの胆汁うっ滞，肝細胞の腫大，多核化，巨細胞化をみる．b：門脈域の線維性拡大，細胆管の増生，太い線維性架橋による偽小葉の形成をみる．胆汁うっ滞性肝硬変の像．

Check

- 灰白色便（クリーム色，薄いウグイス色など）
- 胆汁うっ滞性肝硬変による門脈圧亢進
- ビタミンK欠乏による頭蓋内出血
- 生後60日以内の葛西手術が必要
- 肝門部索状胆管組織
- 新生児期には巨細胞性肝炎の像

More advanced

- 病因として，ウイルス感染，胆管形成過程にみられるductal plateの再構築が十分に行われないductal plate malformationが提唱されている．
- 初回手術で黄疸の改善のみられない症例や術後黄疸が再燃して増悪する症例，黄疸は消失しても栄養障害や門脈圧亢進症のために成長発育が障害される症例は，肝移植の適応となる．

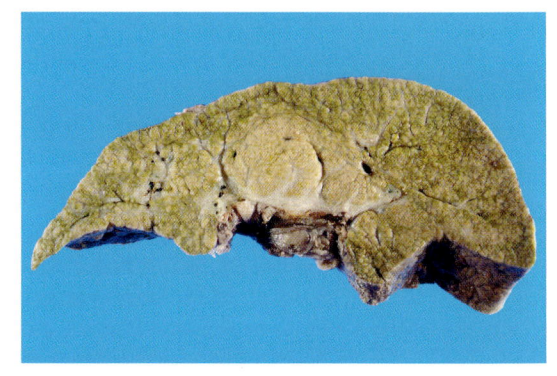

図3　肝移植により摘出された肝臓
割面は緑色調で，多数の小結節をびまん性にみる胆汁うっ滞性肝硬変の像．

3. Hirschsprung 病
Hirschsprung's disease

■概要

　腸管神経叢には粘膜下神経叢（Meissner 神経叢）と筋層間神経叢（Auerbach 神経叢）があり，神経細胞が分布している．Hirschsprung 病では，これらの神経叢に神経細胞が認められず，蠕動運動が正常に起こらないため，腹満や嘔吐などの腸閉塞症状や慢性便秘などの排便障害を呈する．

■臨床

　症状として胎便排泄遅延や腹満，嘔吐がみられる．腹部 X 線検査にて拡張した腸管のガス像が腹部全体に認められ，小骨盤内のガス像が欠如している．注腸造影検査では，大腸の肛門側が細く，口側が拡張する．直腸内圧検査にて直腸肛門反射がみられない．直腸粘膜生検では，腸管神経節細胞の欠如に伴うアセチルコリンエステラーゼ陽性の外来線維の増生が認められる．約 80％の症例は，直腸とS状結腸の間に神経節細胞がない短域無神経節症である．腸管の治療は無神経節細胞領域の切除である．

Check

- 先天性巨大結腸症とも呼ばれる
- 腸管神経叢における神経節細胞の欠如
- 胎便排泄遅延と腹部膨満
- 直腸粘膜におけるアセチルコリンエステラーゼ陽性外来線維の増生
- 直腸肛門反射の欠如

More advanced

- 腸管神経節細胞は，神経堤細胞に由来し，胎生5日〜12週の間に直腸まで移動する．
- 腸管の神経節細胞が存在するにもかかわらず腸管の蠕動不全をきたす疾患を総称してHirschsprung 類縁疾患と呼ぶ．神経節細胞があっても数が少ないもの，未熟なもの，神経節細胞は正常のものが含まれる．

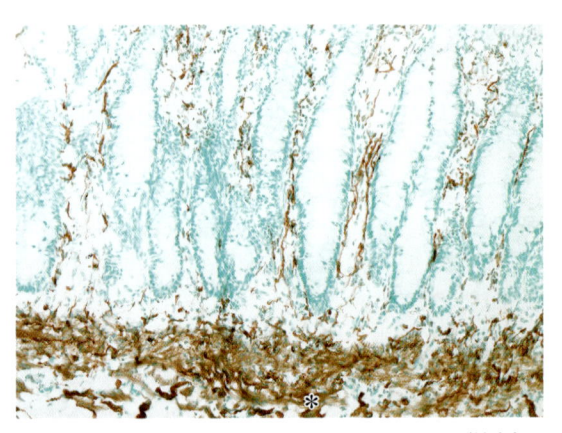

図1　直腸粘膜生検（アセチルコリンエステラーゼ染色）
アセチルコリンエステラーゼ陽性の外来線維が粘膜筋板（*）から伸びて粘膜固有層に増生している．

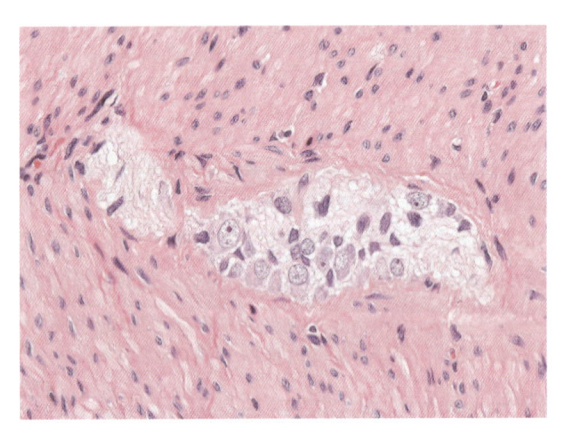

図2　正常の腸管神経叢
筋層間神経叢には，神経節細胞が認められる．

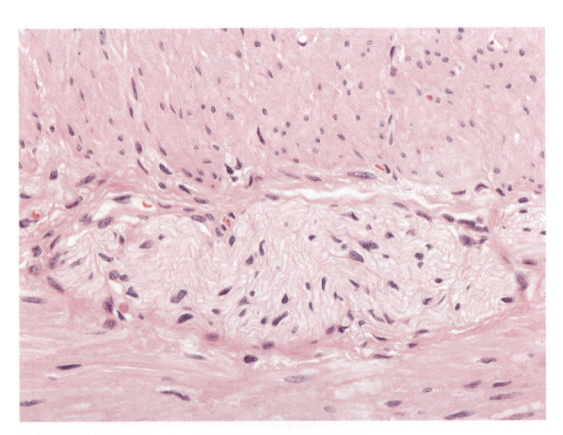

図3　Hirschsprung 病の腸管神経叢
筋層間神経叢には神経線維はみられるが，神経節細胞は認められない．

4. 神経芽腫
neuroblastoma

■概要
　神経芽腫は小児期の悪性固形腫瘍の中で最も多く、神経堤から移動、発達した交感神経系組織を発生母地とする。神経芽腫は分化・成熟を示す腫瘍で、腫瘍細胞が神経芽細胞から神経節細胞へ分化していくと同時に間質にSchwann細胞が増生し、神経節芽腫、神経節腫へと分化する。予後分類として有用な国際神経芽腫病理分類（INPC）では、神経芽腫、神経節芽腫、神経節腫は一連の神経芽腫群腫瘍として扱われている。

■臨床
　主として副腎から発生するが、後腹膜、縦隔、頸部などの交感神経節細胞が存在するところからも発生する。カテコールアミンの産生が特徴であり、代謝産物であるVMA、HVAは尿中に排泄され、本腫瘍の特異的腫瘍マーカーである。予後因子として、診断時年齢、病期、国際神経芽腫病理分類、MYCN遺伝子増幅などが挙げられ、乳児例は予後がよい。腫瘍の自然消退や、分化・成熟をみる予後良好なものから、大量化学療法、放射線を含めた強力な治療にもかかわらず腫瘍の増殖、再発をみる予後不良なものまでが認められ、腫瘍の生物学的特徴に応じた治療法が選択される。

Check
- 副腎・交感神経節から発生する
- MYCN遺伝子増幅例は予後不良
- 神経細線維やHomer-Wrightロゼット
- INPCは嶋田分類を基にしており、神経芽腫群腫瘍を予後良好群と予後不良群に分類する

More advanced
- INPCは治療前の生検組織で判定する。
- INPCでは神経芽腫の分化度をundifferentiated, poorly differentiated, differentiating, MKI(mitosis karyorrhexis index)をlow($<2\%$), intermediate($2\sim4\%$), high($\geq4\%$)のそれぞれ3段階に分類する。MKIは核分裂・核崩壊像の割合で、high MKIとMYCN増幅は相関する。

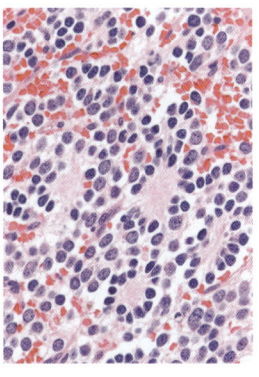

図1　神経芽腫 poorly differentiated subtype
未熟な腫瘍細胞間には神経細線維がみられ、Homer Wrightロゼットを認める。

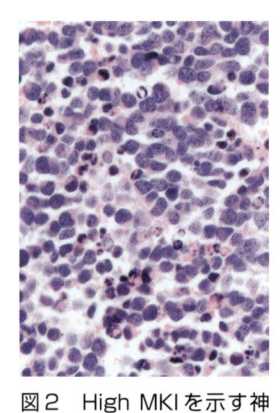

図2　High MKIを示す神経芽腫
多数の核崩壊像と核分裂像がみられる。

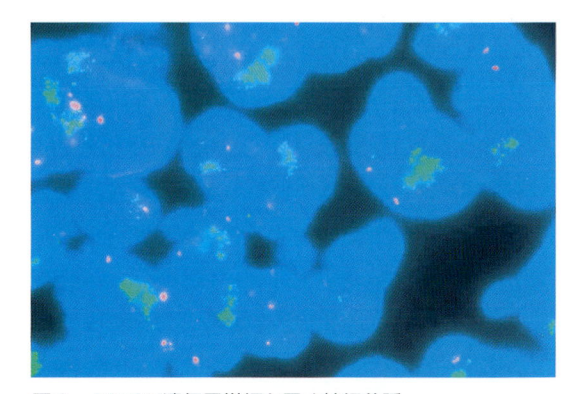

図3　MYCN遺伝子増幅を示す神経芽腫
蛍光 in situ ハイブリダイゼーション法で、MYCN遺伝子（緑）の増幅が認められる。MYCN遺伝子座のある2番染色体のセントロメアはオレンジ色のシグナル。

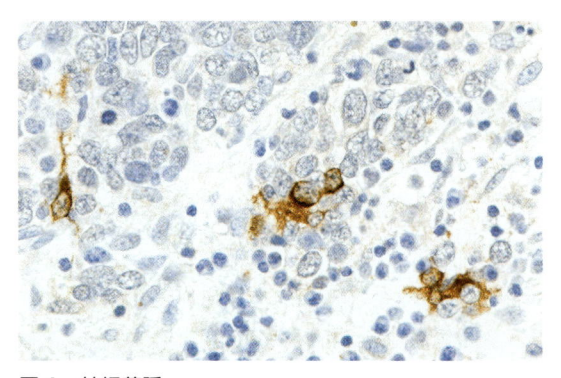

図4　神経芽腫
腫瘍細胞は、チロシンヒドロキシラーゼ（TH）染色陽性（茶色）。THは、カテコラミン産生過程で働く酵素でチロシンをジヒドロキシフェニルアラニン（DOPA）に変換する。

5. Wilms 腫瘍（腎芽腫）
nephroblastoma

■概要

後腎芽組織 metanephric blastema を発生母地とする小児の悪性腫瘍であり，片側腎に発生するが，約10％に両側発生をみる．発症年齢は乳幼児期であり，2歳未満が約半数を占める．血行性に肺転移をきたす．組織学的には多彩で，後腎芽組織由来の腎芽細胞と上皮性および非上皮（間葉）性の性格を示す腫瘍細胞を基本成分とし，これらが種々の分化度や割合を示して腫瘍を構成する．

造腎組織遺残 nephrogenic rest は胎児性腎組織の残存で，片側性腎芽腫では35％，両側性ではほぼ100％の確率でみられる．

■臨床

腹部腫瘤や腹部膨隆を主訴とすることが多く，外傷により発見されることもある．腫瘍の進展度（病期），病理組織（予後良好型・予後不良型）により，外科的治療，化学療法，放射線療法を組み合わせた治療が選択される．合併奇形は約15％の症例で認められ，尿道下裂，重複尿管などの泌尿器系先天奇形，無虹彩および片側肥大などが多い．

Check

- 後腎芽組織由来の悪性腫瘍
- 前癌病変として造腎組織遺残が重要
- 後腎芽細胞，上皮，間葉成分が混在
- びまん性退形成 anaplasia は予後不良
- 腎芽腫以外の小児悪性腎腫瘍には腎明細胞肉腫，ラブドイド腫瘍がある

More advanced

- 腎芽腫に無虹彩，泌尿生殖器奇形，精神発達遅滞を合併したものを WAGR 症候群，腎疾患，生殖器奇形を合併したものを Denys-Drash 症候群と呼び，11番染色体短腕（11p13領域）にある *WT-1* 遺伝子に異常がみられる．
- 臍帯脱出，巨舌，巨大児を示す Beckwith-Wiedemann 症候群では11番染色体短腕（11p15領域）にある *WT-2* 遺伝子に異常があり，腎芽腫の合併がみられる．

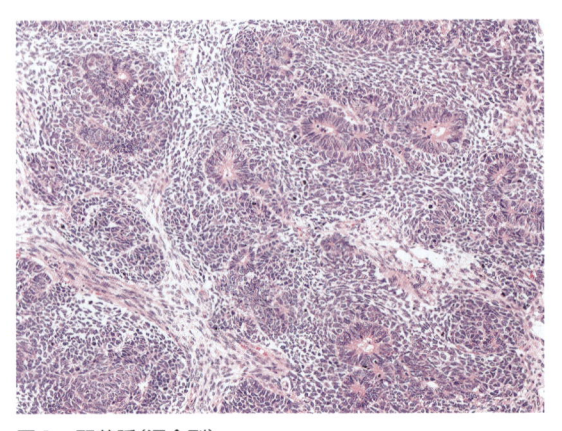

図1 腎芽腫（混合型）
細胞質の乏しい小円形細胞が密に増殖する後腎芽細胞成分，尿細管様の上皮成分，間葉成分が混在している．

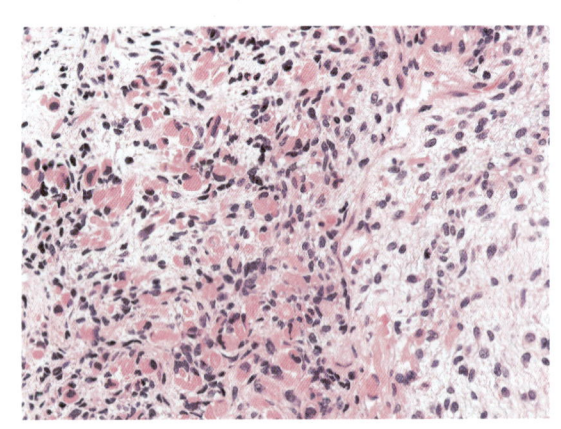

図2 腎芽腫（間葉型）（胎児性横紋筋腫型腎芽腫）
横紋筋成分が全体の2/3以上を占めている．

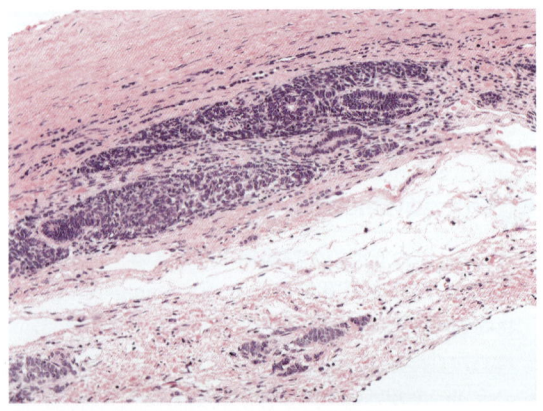

図3 腎芽腫と離れた部にみられた造腎組織遺残
腎芽腫の前癌病変とされる．

22

全身性疾患
中黒匡人, 豊國伸哉

全身性疾患［総論］

A. はじめに

　腫瘍や炎症など，大部分の疾患は全身どこにでも起こる可能性があり，さらに，一つの臓器から発生しても全身に影響を与えることがある．したがって，厳密な意味で臓器特異的な疾患は限られている．しかし，初学者として系統立てて学ぶ際には，疾患を単一臓器から発生すると仮定し，組織像や臨床事項を考えたほうが理解しやすい．

　本章で取り上げる疾患は，そういった臓器別の病態理解では把握しづらいものであり，全身諸臓器に病変が及ぶことを特徴とするものである．ただし，いずれの疾患も全臓器に均等に症状あるいは病変が発生するという訳ではなく，それぞれ特徴的な臓器特異性がある．したがってこれまでの章で取り上げられた疾患と重なる部分もあるが，ここでは全身性疾患としての視点に立って各疾患を取り上げたい．まず大まかに以下のような3疾患群に分けて全身性疾患を考えた．

B. 本章で取り上げる疾患について

●代謝性疾患

　代謝の盛んな臓器は限られているが，その代謝により生じる病変は全身に分布する．高血糖が引き起こす糖尿病，高尿酸血症が誘因となる痛風，アミロイドという不溶性蛋白質の沈着が原因となるアミロイドーシスがその代表例である．

●感染症

　肺炎は単一臓器に病変が限局するものであるが，全身に病変が拡散すると敗血症となる．敗血症は臨床での頻度が高く，重要性も高いため本章で取り上げる．敗血症は臨床的な概念ではあるが，病理学的側面も交えて概説する．

　全身性の感染症の発症は，免疫不全状態が背景にあることが多い．こういった免疫不全状態において問題になるような感染症（日和見感染症）として，いくつかのウイルス感染真菌症，そして全身性の結核である粟粒結核を取り上げる．敗血症やその他の状態から全身性に凝固異常を引き起こす播種性血管内凝固症候群 disseminated intravascular coagulation（DIC）についても言及する．

●膠原病（自己免疫疾患），血管炎，サルコイドーシス

　自己免疫の本態がまだわからなかった時代に，全身の複数の臓器に障害をもたらす疾患群の「病態の場」は結合組織（膠原：collagen）であると考えられたところから，こういった疾患群は"膠原病"と呼ばれてきた．現在でも日常臨床で膠原病という言葉は広く使われている．しかし各膠原病に特異的な自己抗体が発見され，他の疾患を含めて自己免疫疾患 autoimmune disease という呼び方も定着しつつある．米国では，自己免疫疾患，結合組織病という呼称に加えて，関節痛を伴う疾患という意味のリウマチ性疾患という言葉が「膠原病」を指す俗称として用いられる．本章では，旧来から用いられている疾患の枠組みをもとに，理解を容易にするため，あえて"膠原病"という用語を用いる．疾患概念がいまだ変遷しつつある分野であり，上記に挙げたような複数の用語の使い方に関して，成書でもかならずしも意見の一致をみていない．今後も病態の解明などにより，この分類はまだ変遷する可能性があると考えられる．

　血管炎も一部で自己抗体の産生があり，上記の膠原病と重なる部分がある．血管炎症候群として数多くの疾患があり，表1，2のように視点によっていくつかの異なる分類が可能である．血管炎も疾患の呼称や分類が変遷しつつあり，ほぼ同一の疾患を指すと考えられる疾患名も複数存在する．本章では日本でよく用いられる用語と，現在米国の成書で用いられている用語とを併記した．

　サルコイドーシスは原因不明の全身性肉芽腫性疾患である．いわゆる膠原病とは異なるが，何らかの免疫機序により生じる全身性の疾患であり，この章の末尾で取り上げる．

C. 自己抗体について

　膠原病や血管炎において，特異的な自己抗体が見出されてきたことは，これらの疾患の自己免疫疾患としての位置づけを明確にしてきた．現在では，疾患によっては自己抗体の測定が診断の上で必要不可欠となってきている．代表的な膠原病，血管炎でみられる自己抗体の種類と頻度（感度）を

表1　血管炎の分類―主に侵される血管の大きさによる分類

```
大血管
    高安動脈炎
    巨細胞性動脈炎(側頭動脈炎)
    Behçet病
中血管
    結節性多発動脈炎
    Buerger病
小血管
    Henoch-Schönlein紫斑病(アナフィラクトイド紫斑病)
    ANCA関連血管炎
        多発血管炎性肉芽腫症(Wegener肉芽腫症)
        顕微鏡的多発血管炎
        Churg-Strauss症候群
```

(Paradakis MA et al：Current Medical Diagnosis and Treatment, 52nd ed, McGraw-Hill, 2013 より一部改変)

表2　血管炎の分類―血管傷害の原因による血管炎の分類

```
免疫複合体の形成および沈着による
    Henoch-Schönlein紫斑病(アナフィラクトイド紫斑病)
    結節性多発動脈炎
抗好中球細胞質抗体(ANCA)の生成
    多発血管炎を伴う肉芽腫症(Wegener肉芽腫症)
    Churg-Strauss症候群
    顕微鏡的多発血管炎
T細胞応答と肉芽腫の形成
    巨細胞性動脈炎(側頭動脈炎)
    高安動脈炎
    多発血管炎を伴う肉芽腫症(Wegener肉芽腫症)
    Churg-Strauss症候群
```

(Longo DL et al：Harrison's Principles of Internal Medicine, 18th ed, McGraw-Hill, 2011 より一部改変)

表3　各疾患における自己抗体の出現頻度(%)

	抗核抗体	抗Native DNA	リウマトイド因子	抗Sm	抗SS-A	抗SS-B	抗SCL-70	抗セントロメア	抗Jo-1	ANCA
リウマチ様関節炎	30-60	0-5	70	0	0-5	0-2	0	0	0	0
全身性エリテマトーデス	95-100	60	20	10-25	15-20	5-20	0	0	0	0-1
Sjögren症候群	95	0	75	0	65	65	0	0	0	0
全身性強皮症	80-95	0	30	0	0	0	33	1	0	0
限局性強皮症	80-95	0	30	0	0	0	20	50	0	0
多発性筋炎/皮膚筋炎	80-95	0	33	0	0	0	0	0	20-30	0
多発性血管炎性肉芽腫症(Wegener肉芽腫症)	0-15	0	50	0	0	0	0	0	0	9-96

(Paradakis MA et al：Current Medical Diagnosis and Treatment, 52nd ed, McGraw-Hill, 2013 より)

表3にまとめた．膠原病や血管炎は症状が非特異的であることが多いため，熟練した内科医でも診断は容易ではない．表をみると，自己抗体が一定の感度・特異度をもって認められており，いかに診断に有益であるかがわかる．

D. ANCAについて

ANCA は antineutrophil cytoplasmic antibody (抗好中球細胞質抗体)の略で，好中球の細胞質に存在する蛋白質に対する自己抗体である．抗原は単一でなく，代表的な2つはproteinase3(PR3)とミエロペルオキシダーゼmyeloperoxidase (MPO)である．それぞれの抗原に対する抗体をPR3-ANCA, MPO-ANCAと呼ぶ．免疫蛍光染色を施した際にどこにシグナルが分布するかで，大きく2つのパターンに分けられ，核の辺縁perinuclearに染まるものをP-ANCA，細胞質cytoplasmicに染まるものをC-ANCAと呼ぶ．単純に1：1対応できるわけではないが，主にMPO-ANCA は P-ANCA，PR3-ANCA は C-ANCA のパターンを取る．疾患との関係もおよそ表4のよ

表4　ANCA(抗好中球細胞質抗体)の種類と疾患との結びつき

抗原	分布	疾患
PR3	C(細胞質)	多発血管炎性肉芽腫症(Wegener肉芽腫症) Churg-Strauss症候群
MPO	P(核辺縁)	顕微鏡的多発血管炎 Churg-Strauss症候群

うに対応している．高い感度と特異度から，診断にあたっては有力な手段であり，最近では表1にあるように，多発血管炎性肉芽腫症(Wegener肉芽腫症)，顕微鏡的多発血管炎，Churg-Strauss症候群などをまとめて，「ANCA関連血管炎」として取り扱うこともある．

(本章の執筆にあたり，公立陶生病院，豊橋市民病院，市立四日市病院，安城更正病院から症例をご提供頂きました．この場を借りて厚く御礼申し上げます．)

1. 糖尿病
diabetes mellitus

■概要

　糖尿病は国内の患者数が1,000万人を超えているとされる．ライフスタイルの変化とともにもたらされたその患者数の急増は，先進国共通の課題である．糖尿病の本態は，持続的な高血糖による臓器障害である．自己免疫などにより膵Langerhans島のβ細胞が破壊され，インスリン分泌の低下する1型糖尿病，分泌は比較的保たれているものの，各臓器のインスリン抵抗性が増して血糖値が上昇する2型糖尿病とに大きく分けられる．糖尿病患者の大部分は2型である．1型糖尿病は比較的若年で発症し，治療にインスリンを必要とする．2型糖尿病は，いわゆる生活習慣病の一つであり，発症年齢は中年以降であり，治療もまず食事・運動療法が選択される．

■臨床

　糖尿病という病名は尿糖が出ることに由来するが，糖尿病の診断は，血糖値などの血液検査によってなされる．

　糖尿病はその高血糖状態によってもたらされる臓器障害（合併症）が臨床的に問題となる．糖尿病性網膜症，神経障害，腎症が3大合併症とされ，中でも糖尿病性腎症は人工透析導入に至る腎不全の一番多い原因である．さらに動脈硬化も糖尿病により著明に進行するため，糖尿病は心筋梗塞や脳梗塞など多くの血管に関連した疾患のリスクファクターとなる．

■組織

　2型糖尿病の膵Langerhans島には膵島アミロイド蛋白islet amyloid polypeptideというアミロイド蛋白の沈着が認められる．このアミロイド蛋白が糖尿病の発症にどのように関わっているのかはまだ十分解明されていない．

Check
- 1型，2型糖尿病の違い
- 糖尿病の臓器障害の病態
- 2型糖尿病の膵Langerhans島の変化
- 糖尿病性腎症

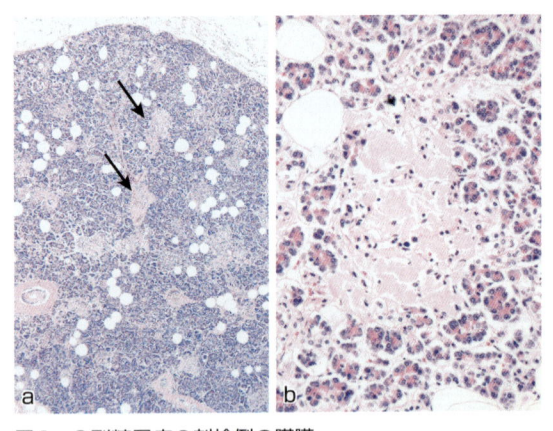

図1　2型糖尿病の剖検例の膵臓
Langerhans島（a矢印）を拡大すると，無構造なアミロイド沈着がみられる（周囲の細胞は腺房細胞）．

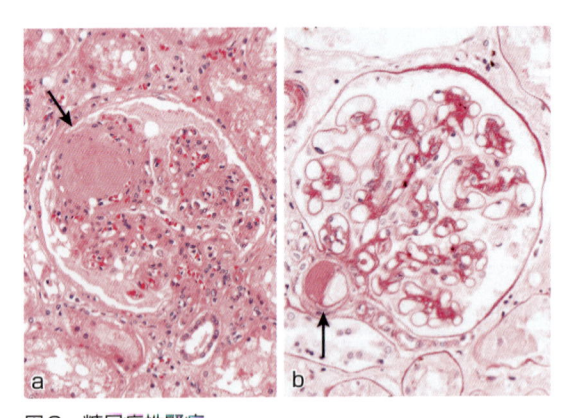

図2　糖尿病性腎症
a：結節性病変（Kimmelstiel-Wilson病変），HE染色．b：輸出入動脈の壁の硝子化（好酸性の無構造な物質の沈着），PAS染色．

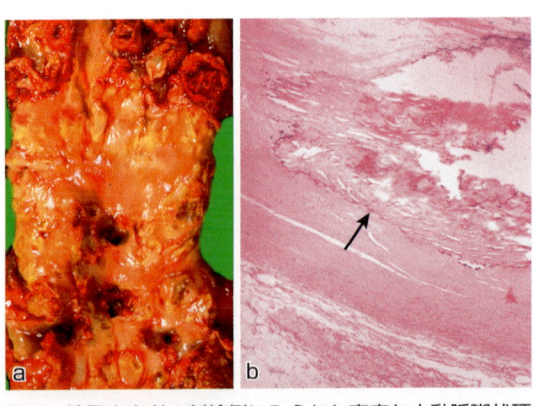

図3　糖尿病患者の剖検例にみられた高度な大動脈粥状硬化
a：肉眼像．b：HE染色．高度な石灰化を認める（矢印）．

2. 痛風
gout

■概要
　痛風は尿酸の代謝異常が引き起こす疾患である．尿酸の由来は，アデニン，グアニンといったプリン体と呼ばれる核酸の代謝物である．飽食による核酸の摂取過多に加えて，腎不全などに伴う排泄低下も痛風の原因となる．尿酸の水への溶解度は限られているため，高尿酸血症状態は結合織内への尿酸ナトリウム結晶の析出を引き起こし，最終的に関節炎や腎障害をはじめとする痛風の諸症状に至る．

■臨床
　一般的に"痛風"というと風に当たるだけでも痛むという関節の激痛が想起されるように，急性関節炎が代表的な症状である．高尿酸血症を背景として，アルコール摂取などが誘因となり，主として手足の指関節の腫脹・発赤・激痛が引き起こされる．この急性関節炎は，尿酸ナトリウム結晶を貪食した好中球や滑膜細胞や単球が炎症を惹起するサイトカインを放出することで発症する．他の関節炎と異なり，疼痛は自然に寛解し，次の発作まで無症状のまま数年の間隔が経過する．

　高尿酸結晶の持続は尿酸ナトリウム結晶の沈着をもたらし，やがて関節などに痛風結節が形成される．痛風は全身性の代謝異常であるため，関節以外にも尿酸腎結石や痛風腎などの病変を引き起こすことがある．

■組織
　急性関節炎は生検などで採取されることはなく，組織像を目にする機会はまずない．痛風結節は尿酸ナトリウム結晶からなる．結晶は淡好酸性で，よく観察すると細かい針状の構造物からなる．生体はこの結晶を異物として認識し，周囲にマクロファージや多核巨細胞などを伴う異物肉芽腫の像がみられる．

> **Check**
> - 痛風発症のメカニズム
> - 尿酸ナトリウム結晶の形態と異物肉芽腫の形成

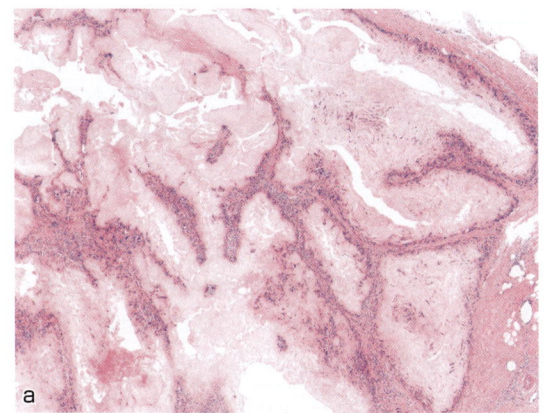

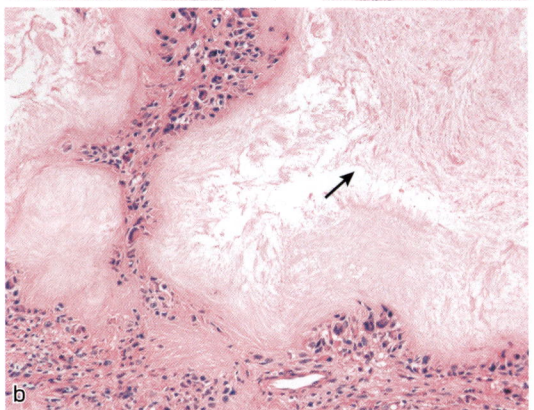

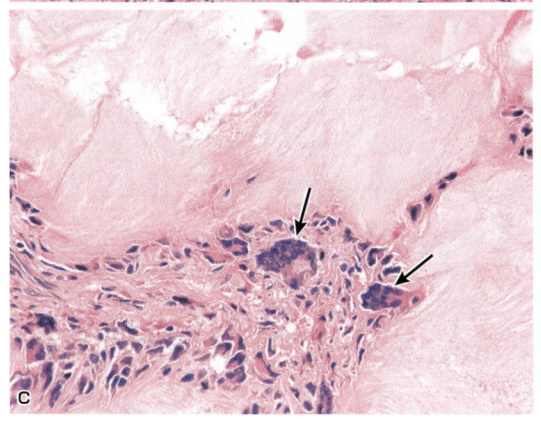

図1　痛風結節
a：淡好酸性の結晶が結節性に沈着する．b：尿酸ナトリウム結晶．結晶は微細な針状の構造を呈する．（矢印）　c：結晶を取り囲むように多核巨細胞（矢印）を伴う異物肉芽腫の形成がみられる．結節の辺縁に並ぶのはマクロファージ由来の類上皮細胞である．

3. アミロイドーシス
amyloidosis

■**概要**

アミロイドーシスとは，アミロイド蛋白の臓器への沈着により臓器障害をきたす疾患である．アミロイド蛋白とは特定の蛋白質を指すわけではなく，低分子量(5-25kDa)でβシート構造をとる不溶性の線維状蛋白質の総称である．

■**臨床**

アミロイドーシスは比較的稀な疾患で，沈着が進行するまで症状は現れにくく診断が困難である．症状は沈着する臓器により異なり，心不全，腎不全や吸収障害(消化管)などが起こる．診断は心や直腸，腎臓，皮膚などの生検によってなされる．

病変が単一の臓器か，複数に及ぶのかにより，限局性アミロイドーシス，全身性アミロイドーシスに分けられ，沈着する蛋白により，ALアミロイドーシス，AAアミロイドーシス，透析関連アミロイドーシス，遺伝性アミロイドーシス，老人性アミロイドーシスなどに分類される．

ALアミロイドーシスは過剰な免疫グロブリン軽鎖の沈着によるもので，多発性骨髄腫(モノクローナルな免疫グロブリン成分を産生する形質細胞性腫瘍)由来のものがある．AAアミロイドーシスは関節リウマチなどの炎症が引き起こす血清蛋白Aの沈着である．

■**組織**

組織内に無構造な淡赤色の沈着物を認め，この沈着物はCongo red染色で橙色に染色される．

Check
- Congo red染色陽性のアミロイド蛋白の沈着
- アミロイドーシスの原因と沈着蛋白の違い

More advanced
- Congo red染色した標本を偏光顕微鏡観察すると緑色の複屈折を示す．
- AAアミロイドーシスに関しては免疫染色で特異的に染色できるとされているが，沈着するアミロイド蛋白を病理学的な手法のみで完全に同定することは難しい．

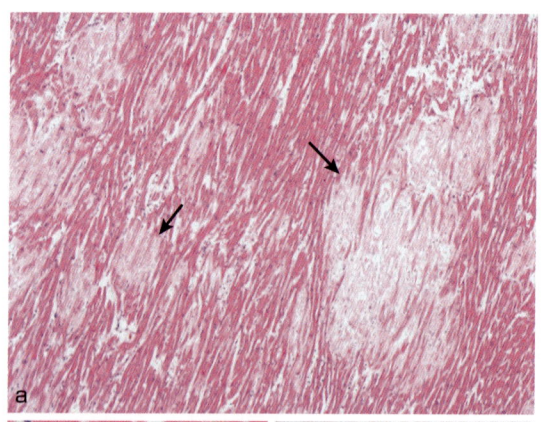

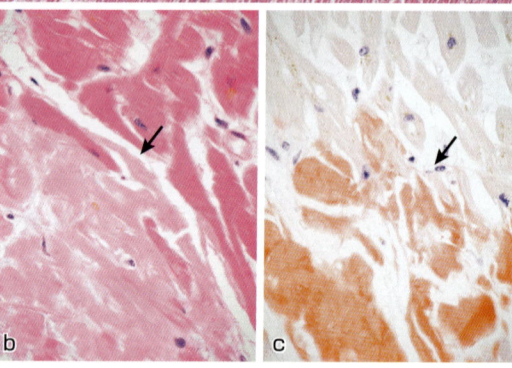

図1　アミロイドーシス
a：心筋内に斑状に淡好酸性のアミロイドの沈着がみられる(HE染色)．b：拡大図．c：同部位のCongo red染色．アミロイド沈着は無構造な沈着物で，Congo red染色陽性である．

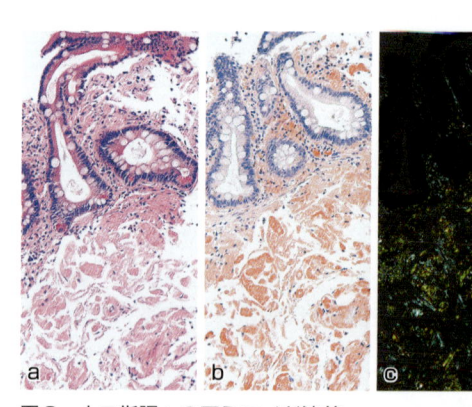

図2　十二指腸へのアミロイド沈着
HE染色(a)ではわかりにくいが，Congo red染色(b)で間質への高度な沈着が確認される．偏光顕微鏡を用いて観察すると，黄緑色の複屈折を認める(c)．

4. 敗血症
sepsis

■概要
　敗血症は，感染を契機として全身性に炎症をきたした状態を指す．注目すべき点は，必ずしも全身性に感染あるいは菌血症が生じている必要はないということである．つまり感染を起こしている部分が限局していても，その病変を起点としてエンドトキシンが血行性に広がり，全身性に制御が困難な炎症を起こしている状態が敗血症と考えられている．

■臨床
　感染以外の原因による全身性の炎症はSIRS (systemic inflammatory response syndrome) と呼ばれているが，敗血症，SIRSともに，全身性の炎症の定義として別表のような臨床的な診断基準が設けられている．敗血症は高齢化とともに頻度が増加している．原因菌としてはグラム陽性菌が最も多く，グラム陰性菌が続く．真菌感染もときに敗血症に至る．

■組織
　敗血症の診断は，血液培養などの細菌学的な検査，そして臨床症候をもとになされる．病理標本での敗血症の古典的な所見は全身諸臓器の微小膿瘍形成であるが，臨床的に敗血症と診断されても，必ずしも病理学的に敗血症の特徴がみられるとは限らない．

Check
- 敗血症・SIRSの定義
- 敗血症の原因菌
- 病理組織像（全身性微小膿瘍）

表1　敗血症・SIRSの定義

1. 体温＞38.3℃以上あるいは＜36℃
2. 心拍数＞90回／分
3. 呼吸数＞20回／分または
   肺動脈二酸化炭素分圧（$Paco_2$）＜32mmHg
4. 白血球数が＞12,000/mm^3以上あるいは，＜4,000/mm^3

以上の2項目以上を満たすものをSIRSと呼び，さらに感染が証明されれば敗血症となる．

（UpToDate 2013より一部改変）

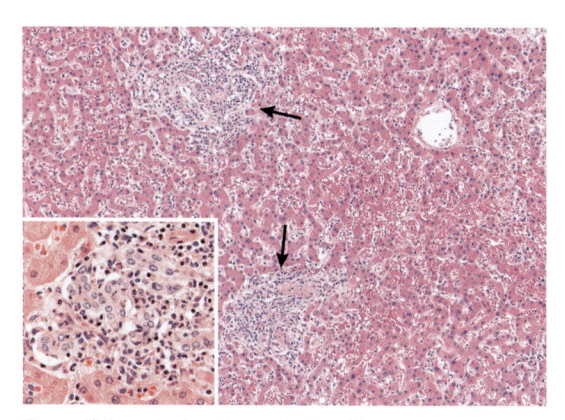

図1　敗血症が疑われた剖検例の肝臓
肝内の門脈域を中心に微小膿瘍が複数形成されている．膿瘍は好中球やリンパ球，形質細胞の集簇からなる（拡大図）．

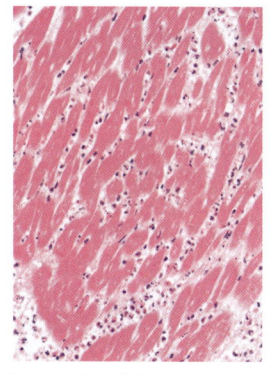

図2　同一症例の心筋
心臓には微小膿瘍の形成のみでなく，心筋細胞間にも高度な好中球浸潤が観察される．

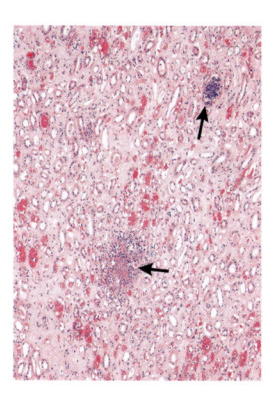

図3　腎臓の微小膿瘍形成

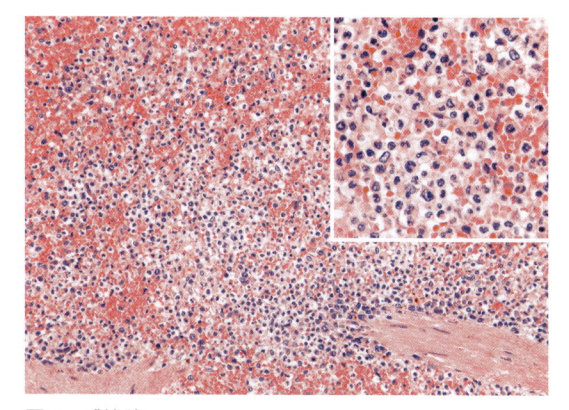

図4　感染脾
脾臓にはうっ血や好中球・形質細胞の集簇（拡大図）がみられる．感染脾と呼ばれる状態である．

5. 日和見感染：全身性真菌症など
opportunistic infection(systemic mycosis)

■概要

　一部の細菌や真菌などの微生物の一部は，我々の周囲，そして体内にも日常的に存在している．免疫機能が正常に機能している限りは，こうした常在微生物による全身への感染の拡大や，重篤な状態に至る可能性は極めて低い．しかし，後天性免疫不全症候群 acquired immunodeficiency syndrome(AIDS)やステロイド，免疫抑制剤での治療中など免疫機能が低下した状態では，別項の粟粒結核を含めさまざまな深刻な感染症をきたすことがある．免疫力低下に引き起こされる感染症を，総じて日和見感染 opportunistic infection と呼ぶ．

■臨床

　日和見感染で頻度の高い全身性真菌症・ウイルス症として代表的な3種，さらに移植後などに特に問題となる原虫症であるトキソプラズマ症にも言及する．

・サイトメガロウイルス感染症：日本人は大多数が乳幼児期にサイトメガロウイルスに感染を受けている．初感染自体は無症状であることが多いが，ヒト免疫不全ウイルス human immunodeficiency virus(HIV)などにより免疫不全状態となると，潜伏感染していたサイトメガロウイルスが再活性化して発症する．感染細胞は特徴的な核内および細胞質封入体が観察され，細胞は腫大する．サイトメガロという名は cyto(細胞) megalo(巨大)に由来する．

・カンジダ感染症：口腔や食道などの粘膜カンジダ症の頻度が最も高い．粘膜以外の臓器感染は，血流による感染が原因と考えられており，免疫不全状態以外ではまずみられない．

・アスペルギルス症：結核などにより空洞が生じた肺や，副鼻腔などのアスペルギルス症はしばしば認められる．図3に示すような激烈なアスペルギルス症は，侵襲性アスペルギルス症と呼ばれており，何らかの免疫不全状態が背景となって発症する．

・トキソプラズマ症：日和見感染の代表的な原虫感染症である．日本人の感染率は10％程度で，サイトメガロウイルス同様，潜伏感染と免疫不全

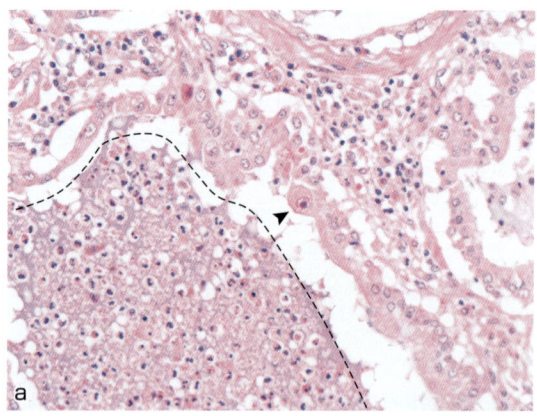

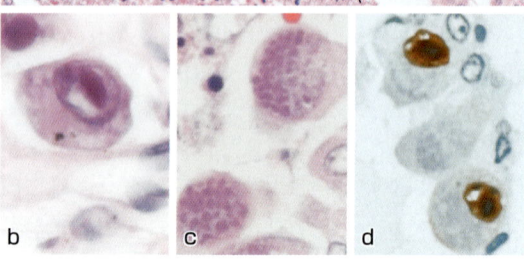

図1　高容量のステロイド治療中に発症した肺炎症例．
a：肺胞腔内は浸出物で満たされ(左下点線内)，肺胞上皮の一部に腫大したサイトメガロウイルス感染細胞(矢頭)がみられる．感染細胞には核内(b)および細胞質内(c)にサイトメガロウイルス封入体を認める．d：抗サイトメガロウイルス抗体を用いた免疫染色で，封入体は陽性である．

による再活性化で脳炎・髄膜炎を発症する．

Check
- 日和見感染発症の機序
- 各日和見感染の代表的な臓器病変
- サイトメガロウイルスの封入体形成
- トキソプラズマの虫体の組織像

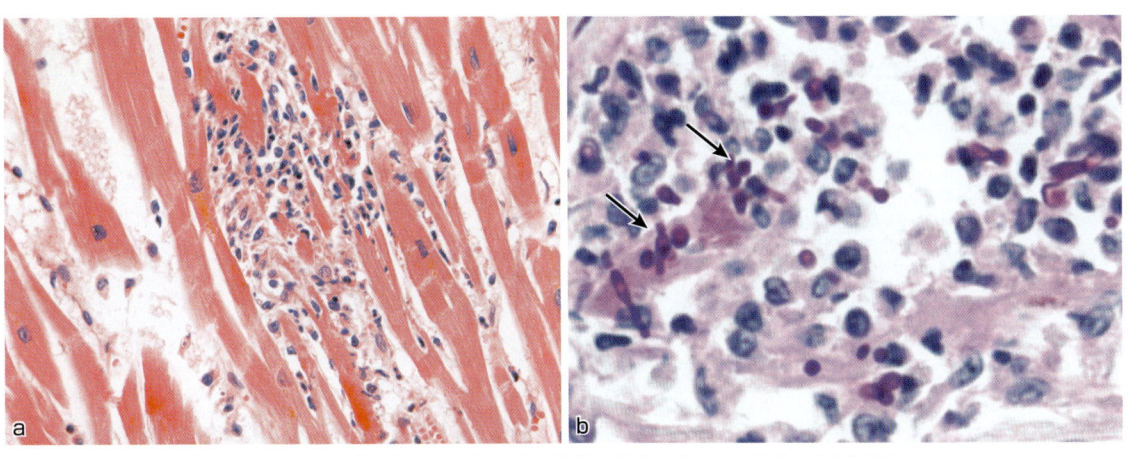

図2　筋萎縮性側索硬化症において心停止蘇生後の長期臥床状態で肺炎を発症し，死亡した剖検例
心筋線維内に微小膿瘍が形成され，PAS染色で，カンジダの菌体を認めた（b矢印）.

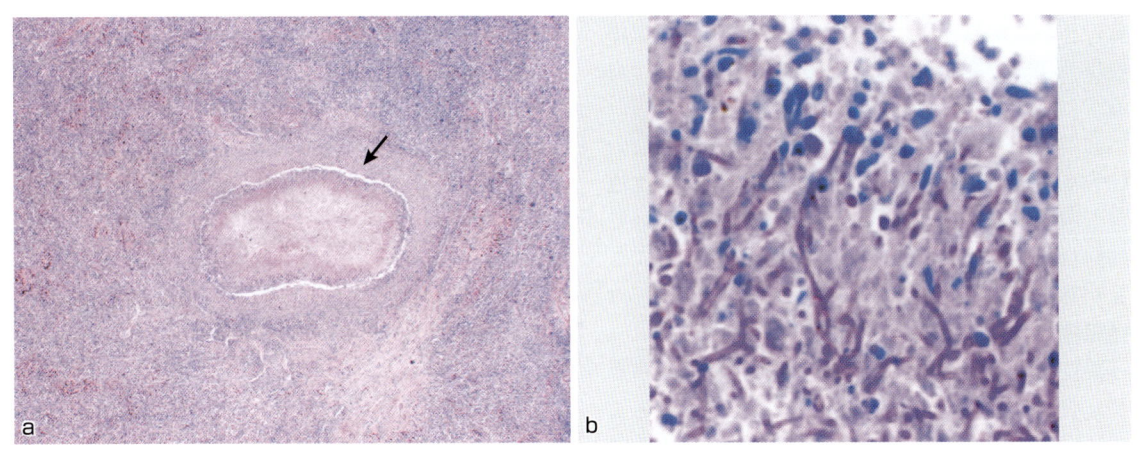

図3　悪性リンパ腫の治療中に感染症を発症し死亡した剖検例
a：脾臓内にアスペルギルスの菌塊を認める．b：PAS染色陽性の特徴的に分岐する菌糸.

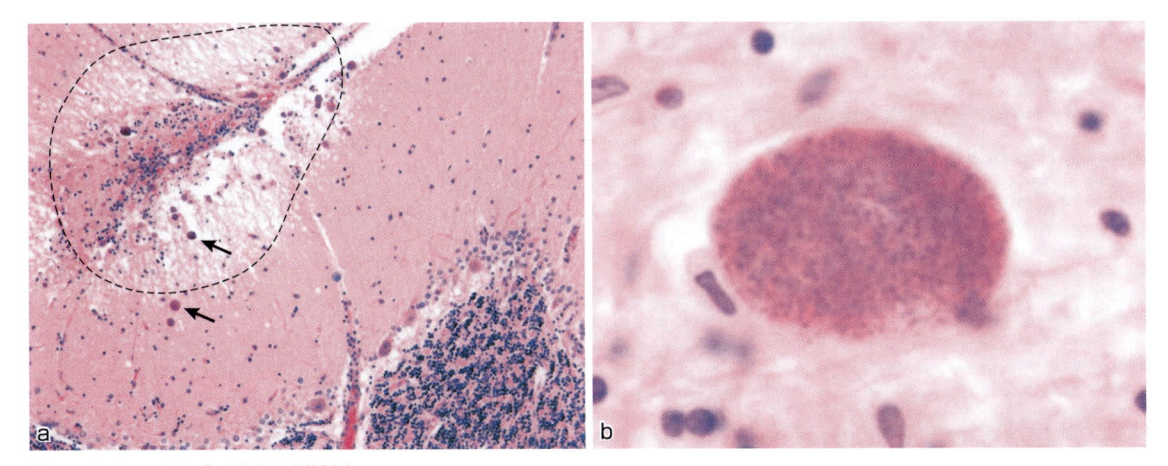

図4　トキソプラズマ脳症の剖検例
a：小脳内に壊死巣がみられ（点線内），トキソプラズマの虫体がみられる（矢印）．多数の虫体が楕円形の嚢胞に包まれて，塊となって存在する（b）.

6. 粟粒結核：全身性抗酸菌感染症
miliary tubeculosis (systemic mycobacterium infection)

■概要
　結核症は肺に限られた感染症ではなく，皮膚や神経系，消化管など全身のあらゆる臓器に出現することがある．中でも粟粒結核は，肺などの初期感染巣から，血行性あるいはリンパ行性に全身性に結核感染が播種進展した重篤な状態である．

■臨床
　結核菌は抗酸菌の一種である．初期結核から粟粒結核への進展は，アルコール多飲や，HIV感染，ステロイド使用などの免疫不全状態によってそのリスクが高まる．肺外の結核症は結核症全体の20％程度，粟粒結核は1～2％程度とされている．

　同じ抗酸菌のうち非結核性抗酸菌（代表的なのは Mycobacterium avium complex：MAC）は通常の環境中に存在するが，免疫不全状態においては同様に全身性感染症（MAC症）を引き起こすことがある．

■組織
　粟粒という名前は，胸膜や腹膜に播種した病変が，表面に白色の小さな結節を無数に形成することに由来する（図1）．しかし治療薬が容易に手に入る現在では，このような粟粒様の病変形成にまで至るケースは稀である．粟粒様病変を認めなくても，血流などを介した全身感染状態は粟粒結核と呼ばれる．

　肺結核の組織像と同様に乾酪壊死を伴う肉芽腫形成が結核の組織像の特徴であるが，全身に散布している病変には必ずしも乾酪壊死を伴うとは限らない．抗酸菌染色（チール・ニールセン染色：Ziehl-Neelsen stain）において菌体を認めることがあるが，結核菌を検出できないことも多い．

Check
- 粟粒結核の発症の背景
- 乾酪壊死を伴う肉芽腫の形成
- 抗酸菌染色を用いた結核菌の検出

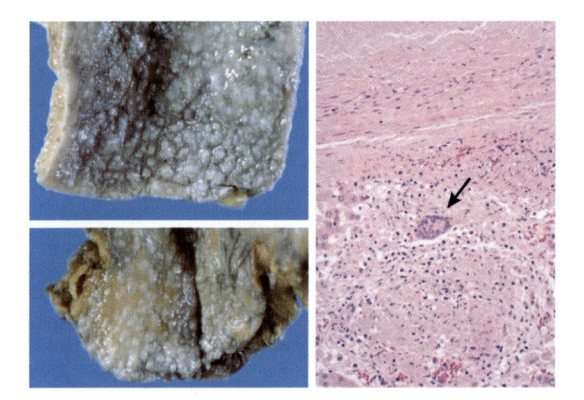

図1　粟粒結核の剖検例
腸管膜表面に斑状の播種巣を無数に認める．斑状の部分には線維化を伴う肉芽腫を認める（矢印は多核巨細胞）．

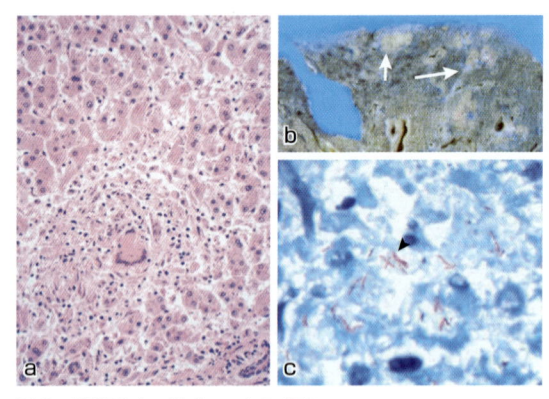

図2　肝臓(a)，肺(b, c)の病変
a：この部分には肉芽腫を認めるが，乾酪壊死はみられない．b：肉眼像．乾酪壊死巣を伴う（矢印）．抗酸菌染色(c)では結核菌が観察される（矢頭）．

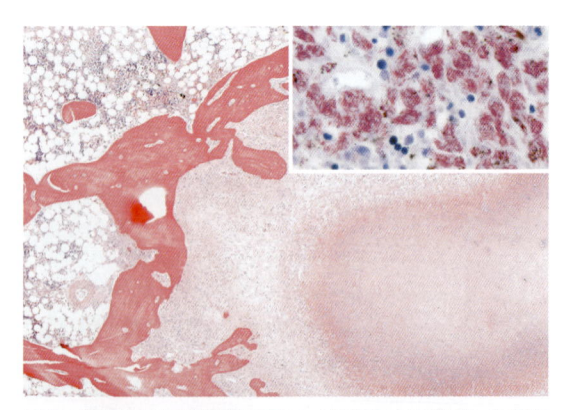

図3　膠原病にて高容量ステロイド治療中に発症した非定型抗酸菌症の症例（骨髄）
骨髄組織に壊死を伴う肉芽腫をみる．抗酸菌染色でマクロファージに貪食された無数の菌体を観察する（拡大図）．

7. 播種性血管内凝固［症候群］
disseminated intravascular coagulation (DIC)

■概要
播種性血管内凝固（以降DICと記載）とは，重症感染症や進行癌，重症熱傷などの原因により過凝固・血栓形成が毛細血管レベルで発生し，それに伴う血栓溶解反応，さらには凝固因子の消費に伴う出血傾向に至る病態を指す．

■臨床
入院患者の約1％がDICを合併しているとするデータもあり，頻度は比較的高い．そのため，臨床現場では血小板減少などの異常からDICを疑い，凝固機能などの検査がしばしば行われる．

DICの原因は敗血症や悪性腫瘍（急性前骨髄球性白血病 acute promyelocytic leukemia が代表的），外傷，熱傷など多岐にわたる．

DICの診断は臨床所見に加え，血小板数，PT（プロトロンビン時間prothrombin time），aPTT（活性化部分トロンボプラスチン時間activating partial thromboplastin time），D-dimer（Dダイマー）といった凝固機能検査などにより行われる．DICの診断目的に病理学的検査がなされることはないが，DICをきたした症例に図のような典型的な微小血栓形成が観察されることがある．

DICは出血傾向や，腎不全，肝機能障害などを招き，全身状態の悪化につながる．そのため，DICに至る原疾患そのものよりも予後は不良になる．治療法として血小板輸血などが行われるが，原疾患を治療しない限りは，凝固線溶系を安定させるのは困難を極める．

■組織
毛細血管内の好酸性で無構造あるいは細い線維状の血栓形成を認める．血栓はリンタングステン酸ヘマトキシリン染色（PTAH染色）では青紫色を呈する．

> **Check**
> - DICの原因
> - 毛細血管内の微小血栓形成

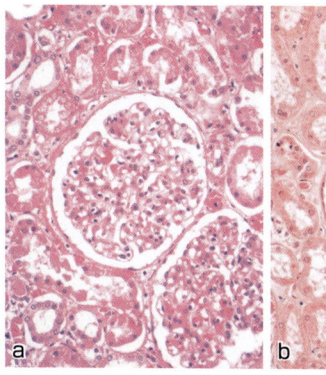

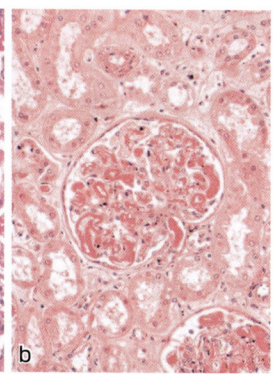

図1 正常（a）および重篤な感染症からDICに陥った症例（b）の腎糸球体のHE染色像（剖検例）
正常糸球体にはみられない好酸性物質が毛細血管内および壁に沈着している．

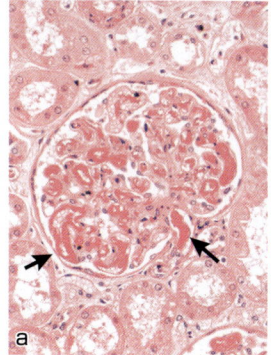

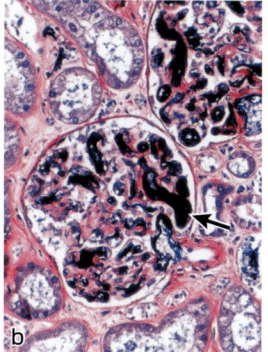

図2 フィブリン血栓（腎）
a：フィブリン血栓は，血管内の無構造あるいは細い線維状の好酸性物質として観察される．b：PTAH染色を用いると濃青紫色に染色される．

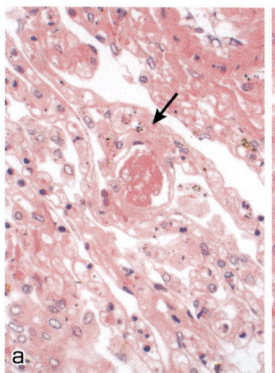

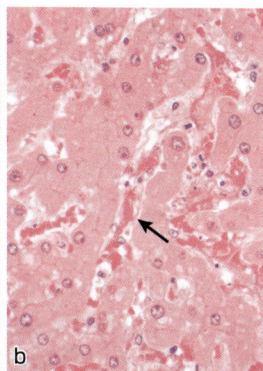

図3 フィブリン血栓（肺・肝）
肺の毛細血管内（a），肝臓の類洞内（b）にもフィブリン血栓が形成されている．

8. 膠原病：自己免疫疾患
collagen disease(autoimmune disease)

■概要

　膠原病は，以下の代表的な疾患を見比べてもわかるように，症状や発症年齢などが多種多様である．しかし，自己抗体の産生がみられることや，複数の臓器にわたり障害が生じる点などは共通している．膠原病の諸症状は，一つ一つは特異性の高いものではなく，臓器別のアプローチだけでは診断が困難である．診断までに時間を要したり，診断が確定できないこともしばしば起こる．各疾患とも診断のガイドラインやマニュアルが設けられてはいるが，それでも診断は容易ではない．

　病理検査では，皮膚や腎臓，唾液腺などの生検が，膠原病か否かを評価する目的で提出されることが多い．臓器障害が強く出ている場合は診断に至りやすいものの，病理所見も特異性が低く，病理像だけで診断を確定することは難しい．したがって，臨床像や出現自己抗体の種類，そして病理所見などを総合的に吟味し，診断することになる．上記のように膠原病は多種多様ではあるが，概して女性に多く，治療法としてはステロイドや免疫抑制療法が主体である．以下に代表的な膠原病とその特徴をまとめる．出現する自己抗体については，総論の表3を参照のこと．

■臨床

・Sjögren症候群：大部分が50歳代の女性に発症する．涙腺や唾液腺の炎症が機能障害をきたし，分泌液が著しく減少する．そのため，ドライアイや口腔内乾燥症をきたす．通常は予後良好だが，関節や肺など他臓器の症状の出現や唾液腺に悪性リンパ腫を発症することもある．

・全身性エリテマトーデス：一番よく知られた膠原病で，顔面の蝶形紅斑が有名な皮膚所見であるが，表のようにほぼ全臓器にわたり症状が出現する．大部分は15〜55歳の女性に発症する．複数種の自己抗体(特に抗核抗体)の産生がみられる．腎病変と中枢神経病変の存在は予後不良因子であり，疾患自体の病勢や，治療に伴う免疫不全が予後を左右する．腎病変はループス腎炎と呼ばれ，特異的な組織像を呈する(腎臓の章参照)．

・全身性強皮症：30〜50歳代が中心で，やはり女性に多い．皮膚の硬化が主症状である．病変が顔や首，四肢末端などに限局する限局性強皮症と，体幹部を含めて全身に及ぶ全身性強皮症とがある．全身性強皮症は肺・腎などの内臓病変を合併することがあるため，限局性強皮症に比べて予後不良である．死因の大部分は肺線維症や肺高血圧，強皮症腎クリーゼである．膠原病がどのように全身に病変をもたらすかをみるために，異なる3臓器に生じた全く異なる種類の病変の写真を提示する．

Check
- 膠原病に共通する特徴
- 各膠原病でみられる自己抗体
- 強皮症でみられる肺病変・腎病変

表1　全身性エリテマトーデスの症状の頻度(%)

症　状	初発時	全経過中
倦怠感	50	74〜100
発熱	36	40〜80
体重減少	21	44〜60
関節炎・関節痛	62〜67	83〜95
皮膚	73	80〜91
腎症状	16〜38	34〜73
消化器症状	18	38〜44
肺症状	2〜12	24〜98
心症状	15	20〜46
リンパ節腫大	7〜16	21〜50
脾腫	5	9〜20
肝腫大	2	7〜25
中枢神経症状	12〜21	25〜75

(Von Feldt JM：Postgrad Med 97:79, 1995より一部改変)

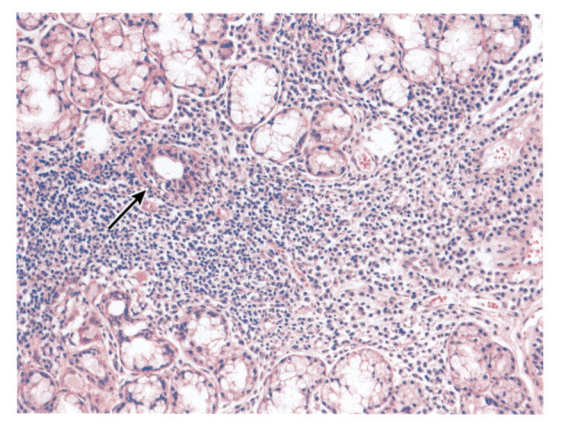

図1 Sjögren症候群の唾液腺生検材料
導管（矢印）周囲，腺房細胞との間にリンパ球浸潤が高度に観察される．

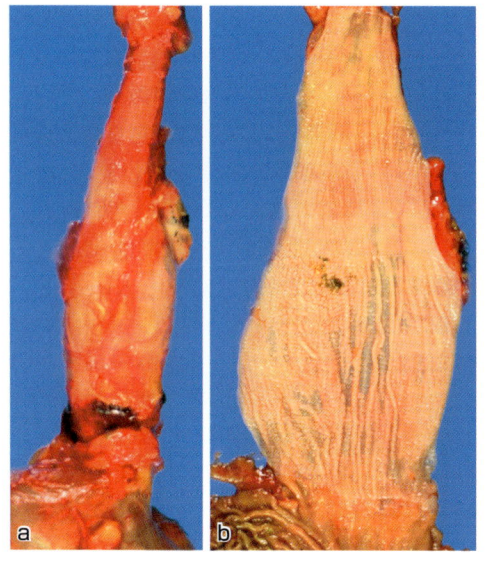

図2 強皮症の剖検例にみられた食道病変
固有筋層の萎縮により，下部食道が拡張している．（aが外側からの観察，bは食道を切開後）

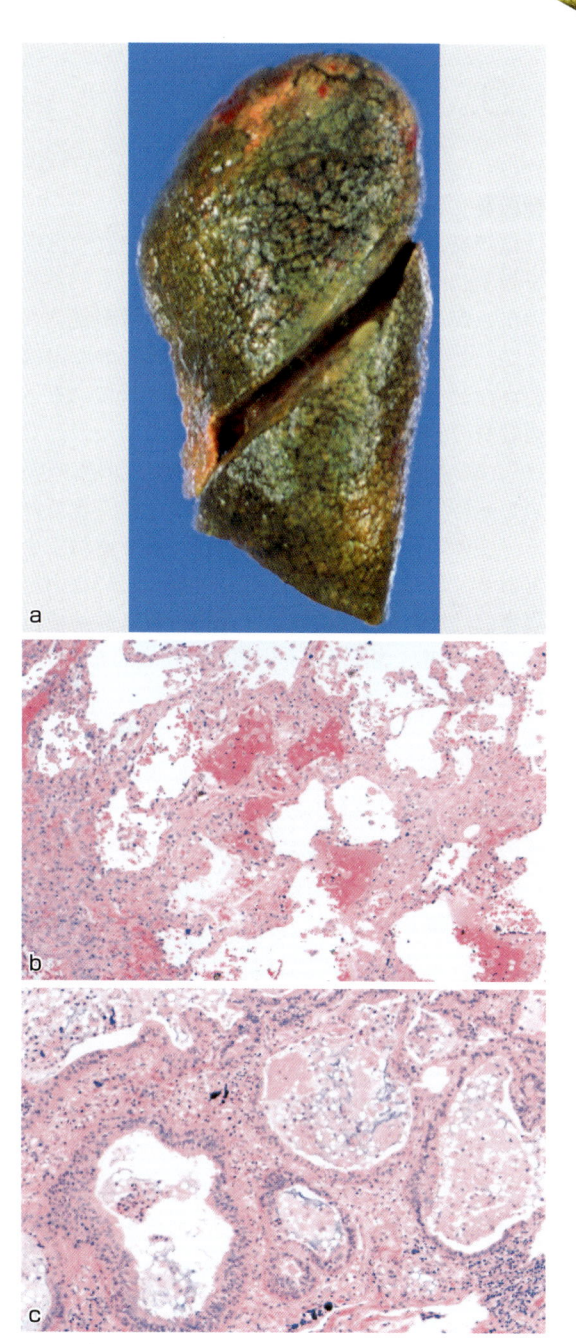

図3 強皮症の肺病変
肺は線維化により虚脱することなく，実質臓器のような弾力を持っている（a）．間質の肥厚（b），蜂巣肺の形成（c）．

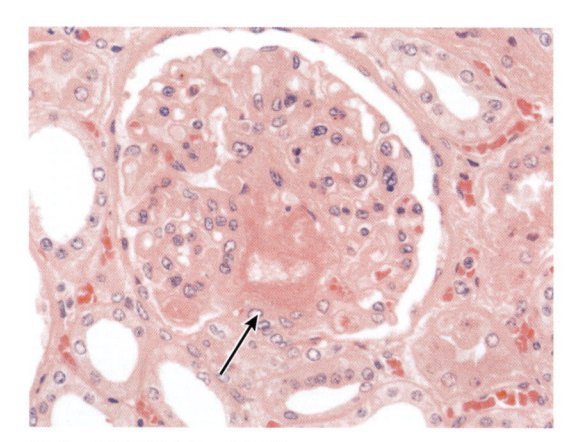

図4 強皮症腎クリーゼの像
輸出入動脈にフィブリノイド壊死をみる．

9. 血管炎症候群
vasculitis syndrome

■概要

血管炎という言葉は，文字通り血管の壁の炎症を指す．ただしひと口に血管炎といっても，多くの疾患が含まれており，どの太さの血管が侵されるか，どの臓器に症状を呈するか，疾患の原因は何かなど，いろいろな視点から分類されている．血管炎の分類は細分化されるだけでなく，最近では"ANCA関連血管炎"というような，旧来の疾患を統合するような疾患概念も確立されてきている．このように疾患概念や名称は変遷を重ねてきており，現在でもまだ完全には定まっていない．現在受け入れられている血管炎の分類は総論の表1，2を参考にされたい．本項では代表的な3つの血管炎について記述する．

■臨床

臨床症状は侵される血管の太さにより異なる．大血管では跛行や血圧の左右不同，中血管では皮膚の結節や潰瘍の形成がみられる．小血管や毛細血管レベルでは皮膚や肺，腎の毛細血管が傷害を受け，紫斑や肺胞出血，糸球体腎炎などの症状を呈する．

どの血管炎に相当するかに関しては，臨床像や侵されている血管の太さ，動脈か静脈か，病変のある臓器，免疫複合体の沈着の有無，抗好中球細胞質抗体（ANCA）の存在の有無などが重要な情報となる．

血管炎を疑い，皮膚や肺，腎などの臓器から生検が行われる機会は多いものの，血管を含めた生検材料は小片であることが多いため，必ずしも診断は容易ではない．さらに，進行する症状に対して，ステロイド投与などの医学的介入が行われた後に採取されることも多く，このような場合には炎症が消退するため病理学的診断をさらに難しいものとしている．

・Henoch-Schönlein紫斑病：小児期に多くみられる，最も頻度の高い血管炎．感冒様症状の後，紫斑が出現する．毛細血管レベルでのIgA沈着を伴う血管炎で，毛細血管周囲に核破砕物を伴う像がみられる．皮膚以外の症状として，約半数の症例で関節症状や腹痛，血尿などの腎症状がみられる．予後は極めて良好で，深刻な症状がなければ，安静や補液のみで自然軽快する．

・巨細胞性動脈炎（側頭動脈炎）：罹患年齢はほぼ全ての症例が50歳以上である．頸動脈とその分枝の中血管から大血管が侵される．熱や頭痛などの症状が現れる．側頭動脈に病変がみられることが多く，側頭動脈炎とも呼ばれる．予後は良好であるが，眼動脈が侵されると失明に至ることがあるため，早急なステロイド治療が必要である．

・多発血管炎性肉芽腫症（Wegener肉芽腫症）：鼻，副鼻腔を含む上下気道症状から始まり，進行すると腎機能の低下をきたす．組織像は図4のような肉芽腫性の炎症を伴う血管炎である．腎障害の進行は急速で，肺胞出血などの重篤な症状も呈することから，予後は他の血管炎に比べて格段に不良である．未治療の場合の予後は1年以下ともいわれている．活動性の高い病変ではANCA陽性率は90％を超え，さらにそのうち大部分はC-ANCA（細胞質）のパターンを呈する．

・顕微鏡的多発血管炎：小血管から中血管が侵される血管炎．多発血管炎性肉芽腫症と同様に肺（肺胞出血）と腎臓（糸球体腎炎）が主要病変である．ANCA陽性率は75％程度で，大部分はP-ANCA（核辺縁）である．肉芽腫性の炎症はない．

> **Check**
> - 血管炎症候群の概念
> - ANCAの病態への関与
> - Henoch-Schönlein紫斑病：核破砕物を伴う毛細血管炎
> - 巨細胞性血管炎：多核巨細胞の出現
> - ANCA関連血管炎

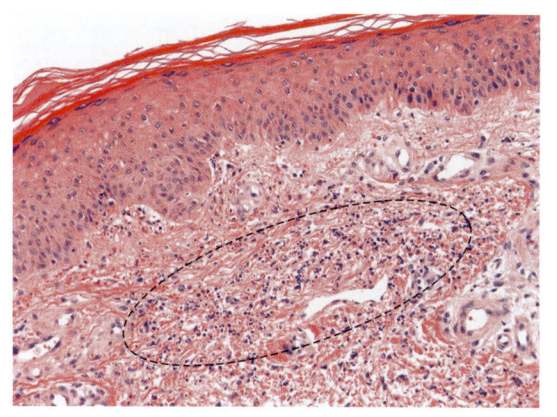

図1 Henoch-Schönlein紫斑病の症例
真皮の毛細血管周囲に炎症が目立つ（点線内）．

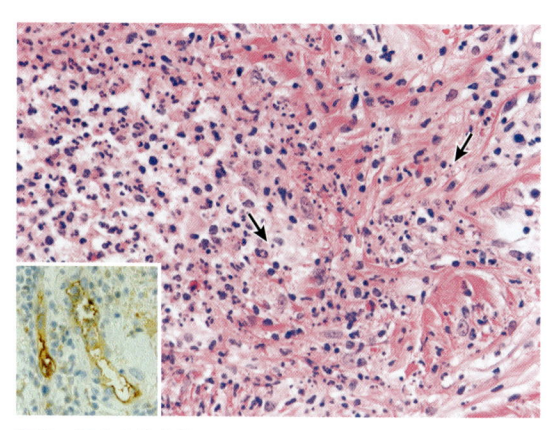

図2 図1の拡大像
好中球などの炎症細胞に加えて，小型の核破砕物が多数観察される（矢印）．免疫染色にて血管内皮にIgAの沈着をみる（拡大図）．

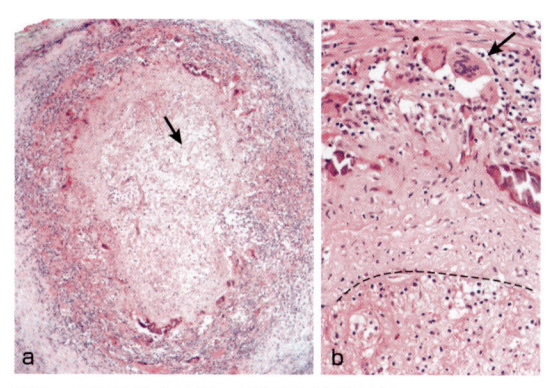

図3 巨細胞性血管炎の側頭動脈生検材料
血管の内腔は血栓によりほぼ完全に閉塞し，再疎通像（a矢印）がみられる．拡大図では点線より下が本来の血管内腔．血管壁に多核巨細胞（b矢印）を伴う炎症が顕著である．

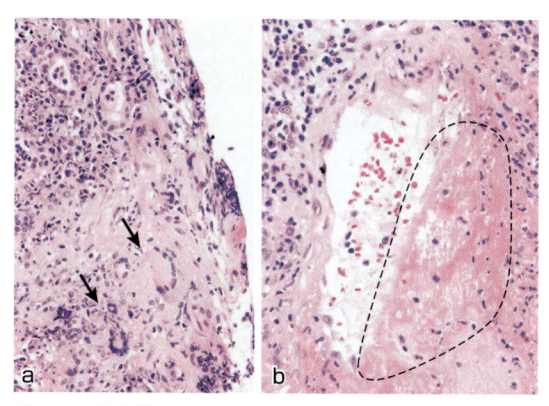

図4 多発血管炎性肉芽腫症（Wegener肉芽腫症）の鼻生検
リンパ球に加えて，多核巨細胞の浸潤（a矢印）がみられる．血管壁のフィブリノイド壊死（b点線内）も認める．

More advanced

- ANCA関連血管炎

最近は上記の「多発血管炎性肉芽腫症」，顕微鏡的多発血管炎，それにChurg-Strauss症候群（好酸球増多を伴う全身性血管炎：成書参照）などを合わせて，「ANCA関連血管炎」という呼称が用いられることがある．いずれも多くの症例がANCAと関係しており，腎障害の組織像が類似しているためである．ただし，これらの疾患の全ての症例がANCA陽性ではないことに留意しなければならない．

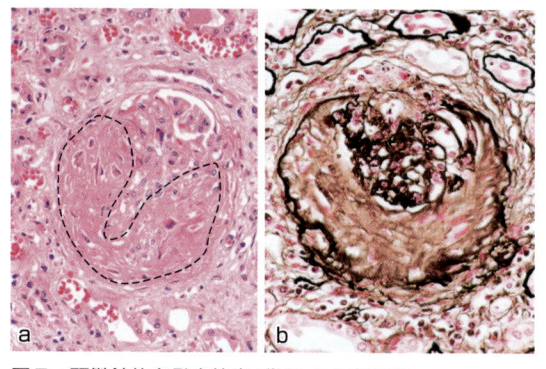

図5 顕微鏡的多発血管炎が疑われた剖検例
管外性の増殖性変化を呈し（aの点線内の部分），半月体形成性腎炎の像を形成していた．PAM染色ではその構造がより顕著にみられる（b）．

全身性疾患

10. サルコイドーシス
sarcoidosis

■概要
サルコイドーシスは，原因不明の肉芽腫性炎症をきたす疾患である．マクロファージやTリンパ球などが集簇する肉芽腫性の炎症が病変の本態であるが，何がその炎症を惹起しているのかについては諸説あり，いまだに明らかになっていない．患者の80〜90％は10〜40歳台とされており，罹患年齢は比較的若年である．

■臨床
大部分のサルコイドーシスは肺に生じる．咳や呼吸困難などの症状を伴う場合もあるが，約半分の症例は無症状で，健診などでの胸部X線異常から偶発的に発見される．X線上は両側肺門部のリンパ節腫脹が特徴的である．

肺以外に皮膚のサルコイドーシスが比較的よくみられるが，それ以外にも全身いずれの臓器にも起こりうる．

■組織
診断のためにしばしば肺生検やあるいは皮膚生検が行われる．結核にみられるような乾酪壊死はなく，小型の類上皮肉芽腫の形成が認められる．肉芽腫性の炎症は結核や真菌感染などの他の病態でもみられるため，臨床像や病理像から他の肉芽腫性炎症を伴う疾患を除外することが肝要である．

Check
- サルコイドーシスの発症年齢と症状
- 病理所見と鑑別

More advanced
- 類上皮細胞や，多核巨細胞はいずれもマクロファージ由来の細胞である．類上皮細胞とは，上皮ではないのに，あたかも上皮のように接着性が高く密に配列することからそう呼ばれる．多核巨細胞はこの密に存在する類上皮細胞の細胞質が融合して生じた細胞である．そのため類上皮細胞と多核巨細胞の核や細胞質の性状は類似している．類上皮細胞や多核巨細胞が集簇して起こる炎症形態を肉芽腫性炎と呼ぶ．比較的限られた原因でのみ生じる炎症の形態である．

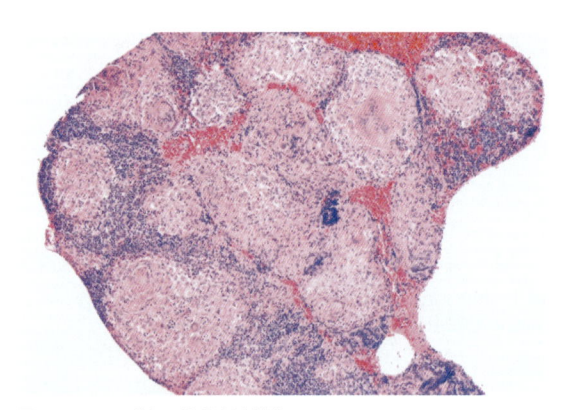

図1 リンパ節の針生検材料
結節状に肉芽腫が形成される．この拡大でも多核巨細胞が認識できる．乾酪壊死はない．

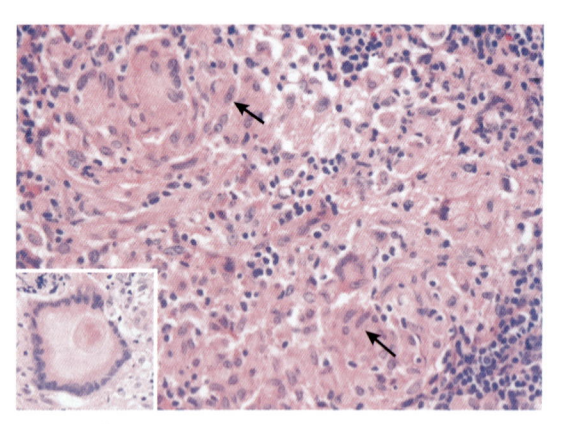

図2 肉芽腫
肉芽腫は多核巨細胞や，細長い核を持つ類上皮細胞（矢印）からなる．右上に集簇するリンパ球と核の色調や形態の違いに注目．ときに蛋白質からなる層状構造物Schaumann bodyを認める（拡大図）．

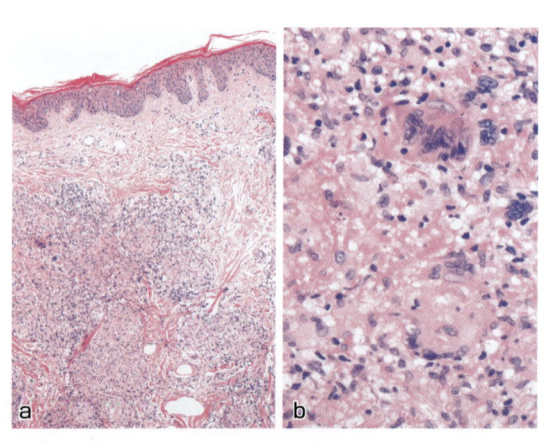

図3 皮膚サルコイドーシスの症例
真皮内に小型の肉芽腫が房状に認められる．

欧文索引

a

α-フェトプロテイン 176, 193
αシヌクレオパチー 283
α1アンチトリプシン 71
AAアミロイドーシス 352
abdominal aortic aneurysm (AAA) 22
acinus 120
acquired immunodeficiency syndrome(AIDS) 267, 354
acute lung injury(ALI) 59
acute lymphoblastic leukemia (ALL) 319
acute myeloid leukemia(AML) 316
acute poststreptococcal glomerulonephritis 154
acute respiratory distress syndrome(ARDS) 59
acute tubular injury(ATI) 162
acute tubular necrosis 162
adenoid cystic carcinoma 51
adenoma-carcinoma sequence 110
adenomatosis 134
adenomyosis uteri 201
adrenal pheochromocytoma 233
adult T-cell leukemia/lymphoma(ATLL) 337
advanced cancer 112
AFP 132
alcoholic liver disease 125
aldosterone-producing adrenocortical adenoma 232
*ALK*遺伝子転座 64
Altzheimer disease(AD) 280
ALアミロイドーシス 352
amebic dysentery 104
amyotrophic lateral sclerosis (ALS) 284
anaplastic large cell lymphoma (ALCL) 337
anaplastic thyroid carcinoma 230
ANCA 360
ANCA関連血管炎 361
angiocentric pattern 40
angioimmunoblastic T-cell lymphoma 337
angiomatosis 268
angiomyolipoma 161
angiosarcoma 267
antineutrophil cytoplasmic antibody(ANCA) 156, 349
aortic dissection 23
aplastic anemia(AA) 312
apoptosis 329
appendiceal cancer 116
appendicitis 116
apple core sign 112
aspergillosis 60
aspiration pneumonia 76
astrocytoma 290
asymmetric septal hypertrophy(ASH) 16
atherosclerosis 20
atopic dermatitis 238
atypical lipomatous tumor 264
Auerbach神経叢 80
autoimmune disease 358
autoimmune hepatitis 127

b

B-ALL 319
Barret食道 82
Barret腺癌 82
basal cell carcinoma 244
bcl-2 330
*BCR-ABL*融合遺伝子 320
Beckwith-Wiedemann症候群 346
Bence-Jones蛋白 324
benign prostatic hypertrophyplasia(BPH) 170, 172
bile duct cancer 140
biliary atresia 343
biopsy 1
biphasic pattern 287
Bowen病 243
bradyzoites 278
BRCA1 186
BRCA2 186
bronchial athma 69
bronchopneumonia 58
Brunner腺 81
Budd-Chiari症候群 86, 129
bullous dermatoses 239
Burkittリンパ腫 40, 334
B型肝炎ウイルス 122

c

C-ANCA 349
c-kit 95
C型肝炎ウイルス 122
C細胞 229
Call-Exner体 190
cancer pearl 84
capsular drop 160
carcinoembryonic antigen (CEA) 213
carcinoma in adenoma 110
cardiac amyloidosis 18
cardiac myxoma 19
Carney complex 19
caseous necrosis 328
cavernous hemangioma 268
cavernous lymphangioma 268
CCAM/CPAMの分類 342
CD10 330
CD23 333
central nervous system tumor 286
cerebral hemorrhage 276
cerebral hernia 276
cervical cancer 202
cervical intraepithelial neoplasia(CIN) 202, 204
chalazion 300
cholecystitis 138
chondrosarcoma 259
choriocarcinoma 205
chroid plexus papilloma 295
chronic bronchitis 72

chronic gastritis 88
chronic lymphocytic leukemia（CLL） 333
chronic myelogenous leukemia（CML） 320
chronic obstructive pulmonary disease（COPD） 71
Civatte body 237
Clara細胞 55
classical Hodgkin lymphoma（CHL） 336
clear cell adenocarcinoma 185
clinical pathology 1
CLL/SLL 333
collagen disease 358
colon cancer 112
condyloma acuminatum 175
Congo red染色 352
Cooper靱帯 210
corneal dystrophy 302
crescent 156
crescentic glomerulonephritis 156
Creutzfeldt-Jakob disease（CJD） 282
Crohn病 98, 104
cryptococcosis 60
cyclin D1 332
cystic lymphangioma 268
cytomegalovirus 278
cytoplasmic antineutrophil cytoplasmic antibody（c-ANCA） 34

d

de novo pathway 110
de novo 癌 110
DeBakey分類 23
dedifferentiated liposarcoma 264
deep vein thrombosis 27
dense deposit disease（DDD） 155
desmoplasia 139, 142
diabetes mellitus 350
diabetic nephropathy 160
diagnostic pathology 1
diffuse alveolar damage（DAD） 59

diffuse large B-cell lymphoma 40, 335
diffuse lesion 160
diffuse sclerosing variant of papillary thyroid carcinoma 227
diffuse type giant cell tumor 269
dilated cardiomyopathy 17
disseminated intravascular coagulation（DIC） 316, 348, 357
diverticulosis 106
double contour 155
drug-induced liver injury 128
ductal carcinoma *in situ* 216
ductal plate malformation 343
Dukes分類 112
dysgerminoma 192
dysplasia 36, 94

e

early cancer 112
EBV陽性びまん性大細胞型リンパ腫 335
EBウイルス 37, 335
*EGFR*遺伝子変異 64
endometrial cancer 198
endometrial hyperplasia 197
endometrial intraepithelial neoplasia（EIN） 197
endometriotic cyst 184
endoscopic mucosal resection（EMR） 91
endoscopic submucosal dissection（ESD） 91
Entamoeba histolytica 104
eosinophilic granular body（EGB） 287
ependymoma 294
epididymitis 178
epidural hematoma 276
epithelial precursor lesions 36
epithelioid granuloma 328
esophageal cancer 84
esophageal varices 86
esophagogastric junction（EGJ） 82

essential thrombocythemia（ET） 322
esthesioneuroblastoma 39
Ewing肉腫 260
extramammary Paget disease 207
extranodal NK/T-cell lymphoma, nasal type 40
exudative lesion 160

f

FAB分類 315, 316
facal and segmental glomerulosclerosis（FSGS） 151
familial adenomatous polyposis（FAP） 108
fibrin cap 160
fibroadenoma 212
fibroblastic focus 75
fibroma 191
Flexner-Winterstienerロゼット 304
follicular thyroid carcinoma 228
fracture 252
frontotemporal lobar degeneration（FTLD） 284
fundic gland polyp 90

g

gallbladder cancer 139
Gardner症候群 108
gastric adenoma 94
gastric cancer 91
gastric polyp 90
gastric ulcer 87
gastroesophageal reflux disease（GERD） 82
gastrointestinal polyposis 108
gastrointestinal stromal tumor（GIST） 95
GCD-FP15 207
germ cell tumor 295
giant cell arteritis 26
giant cell tumor of bone 257
giant cell tumor of tendon sheath 269
Gleasonスコア 170
glioblastoma 288
glioblastoma multiform 288

gliomatosis peritonei 194
glisson鞘 120
glomeruloid vessel 288
Goodpasture症候群 156
gout 351
granulomatosis with polyangitis(GPA) 34
gynecomastia 220

h

Hashimoto disease 225
Helicobacter pylori 88
hemangioma 268
hemorrhagic necrosis 102
Henoch-Schönlein purpura nephritis 153
Henoch-Schönlein紫斑病 360
hepatocellular adenoma 134
hepatocellular carcinoma 132
herpes simplex encephalitis 278
high endothelial venules 326
Hirschsprung病 344
histopathology 1
HIV関連脳症 278
Hodgkin細胞 336
Hodgkinリンパ腫 326, 336
Homer-Wrightロゼット 304, 345
human chorionic gonadotropin(hCG) 205
human papillomavirus(HPV) 35, 84, 175, 202, 204, 206
human T-cell leukemia virus type 1(HTLV-1) 337
hyalinosis 160
hydatidiform mole 205
hyperplastic polyp 90
hypersensitivity pneumonitis 73
hypertrophic cardiomyopathy(HCM) 16

i

idiopathic interstitial pneumonia(IIP) 74
idiopathic pulmonary fibrosis(IPF) 74
IgA 361
IgA nephropathy 153
IgA腎症 153
IgG4 46
IgG4関連疾患 141
IgG4関連唾液腺炎 46
*IgH-bcl*転座 330
infectious endocarditis 12
infectious enteritis 104
intradermal bulla 239
intraductal papillary mucinous neoplasm(IPMN) 140, 143
intraductal papillary neoplasm of the bile duct 133
intraductal papilloma 213
intraductal tubular papillary neoplasm(ITPN) 143
intraepithelial neoplasia 36, 94
intrahepatic cholangiocarcinoma 133
intramuscular hemangioma 268
intramuscular lipoma 266
invasive ductal carcinoma 220
inverted folding growth 35
ischemic enteritis 102

j, k

*JAK2*遺伝子変異 321
juvenile angiofibroma 38
Kaposi sarcoma 267
Kikuchi Fujimoto disease 329
Kimmelstiel-Wilson病変 350
Klukenberg腫瘍 195
Kulchitsky細胞 114
Küttner腫瘍 46

l

L&H細胞 336
Langerhans島 136
Langhans giant cells 62, 328
Lauren分類 91
leiomyoma 200
leiomyosarcoma 200, 270
Lewy小体 283
lipoma 266
lipoma arborescens 266
liposarcoma 264
liver congestion 129
lobar pneumonia 57
lobule 120
lung adenocarcinoma 64
lupus nephritis 157
lymphocyte depletion 336
lymphoepithelial lesion(LEL) 96
lymphoepithelioma 37

m

M蛋白 324
MAC症 356
male sterillity 177
malignant fibrous histiocytoma(MFH) 272
malignant lymphoma 40, 96
malignant melanoma 41, 245
malignant mixed germ cell tumor 176
malignant peripheral nerve sheath tumor(MPNST) 293
malignant pleural mesothelioma 68
Mallory体 124
MALToma 96
mantle cell lymphoma 332
marantic endocarditis 13
Marfan症候群 23
mastopathy 214
Meckel憩室 106
medullary thyroid carcinoma 229
medulloblastoma 292
Meigs症候群 191
Meissner神経叢 80
membranoproliferative glomerulonephritis(MPGN) 155
membranous glomerulonephropathy 152
meningioma 294
metastatic tumors 338
microvascular proliferation 288
Miklicz病 46
miliary tuberculosis 356
minimal change nephrotic syndrome(MCNS) 150
mixed cellularity 336
Monckeberg型中膜石灰化硬化症 20

monoclonal gammopathy of undetermined significance (MGUS)　324
MPO-ANCA　349
mucinous cystic neoplasm (MCN)　144
mucinous tumor　188
mucoepidermoid carcinoma　50
multiple lymphomatous polyposis　332
multiple myeloma (MM)　324
*MYCN*遺伝子増幅　345
Mycobacterium tuberculosis　62, 104
mycosis fungoides　246
myelodysplastic syndrome (MDS)　313
myocardial infarction　10
myocarditis　14
myxoid/round cell liposarcoma　264

n

nasal polyp　33
nasopharyngeal angiofibroma　38
nasopharyngeal carcinoma (NPC)　37
nephroblastoma　346
nephrosclerosis　158
neuroblastoma　345
neuroendocrine carcinoma (NEC)　146
neuroendocrine tumor　114
neurofibrillary tangle (NFT)　280
neuron specific enorase (NSE)　66
nevocellular nevus　240
nevus　240
nodular lymphocyte predominance Hodgkin lymphoma (N-LPHL)　336
nodular screrosis　336
non-alcoholic fatty liver disease　124
non-alcoholic steatohepatitis (NASH)　124

nonbacterial thrombotic endocarditis (NBTE)　13
non-Hodgkin lymphoma　326
nonsteroidal anti-inflammatory drugs (NSAIDs)　87, 159
nuclear groove　190

o

olfactory neuroblastoma　39
oppotunistic infection　354
orchitis　178
osteoarthritis　254
osteochondroma　256
osteomyelitis　253
osteosarcoma　258
ovarian-type stroma　145

p

P-ANCA　349, 360
Pagetoid癌　217
Paget病　217
pancreatic cystic neoplasms　144
pancreatic intraductal neoplasms　143
pancreatic intraepithelial neoplasia (PanIN)　142
pancreatic invasive ductal adenocarcinoma　142
pancreatic neuroendocrine neoplasms　146
pancreatitis　141
Paneth細胞　81
papillary hemangioma　268
papillary thyroid carcinoma　226
parathyroid adenoma　231
Parkinson disease (PD)　283
pathology　1
PEComa　161
penile cancer　179
pericarditis　15
perinuclear halo　291
periodic synchronous discharge (PSD)　282
peripheral T-cell lymphoma, unspecified　337
pernicious anemia (PA)　311
Peutz-Jeghers症候群　108
phyllodes tumor　215

pigmented villonodular synovitis　269
pilocytic astrocytoma　287
pink neuron　274
pituitary adenoma　224, 295
PIVKA-Ⅱ　132
*PLAG1*遺伝子　49
pleomorphic adenoma　48
pleomorphic liposarcoma　264
plexiform lesion　78
Pneumocystis pneumonia　60
polycystic kidney　164
polycythemia vera (PV)　321
Portter症候群　340
Poutrier微小膿瘍　246
PR3-ANCA　349
primary billiary cirrhosis　130
primary myelofibrosis (PMF)　323
primary sclerosing cholangitis　131
primitive neuroectodermal tumor (PNET)　260
prion disease　282
proliferation center　333
prostate-specific antigen (PSA)　170
prostatic adenocarcinoma　170
proteinaceous infectious particle　282
psammoma body　226
pseudofollicle　333
pseudopalisading necrosis　288
psoriasis　241
pterygium　306
pulmonary abscess　63
pulmonary emphysema　71
pulmonary hypertension　78
pulmonary mycosis　60
pulmonary thromboembolism　77
pulmonary tuberculosis　62
pyelonephritis　174
pyogenic granuloma　32

r

rabies　278
radial alveolar count (RAC)法　340

rapidly progressive glomerulo-
  nephritis(RPGN)　156
Reed-Sternberg細胞　336
Reid指数　72
renal cell carcinoma　163
retinoblastoma　304
rhabdomyosarcoma　271
rheumatoid arthritis　255
rhinitis　33
Richter症候群　333
Rokitansky-Aschoff sinus　136
Rosenthal fiber　287

s

Santorini管　136
sarcoidosis　70, 362
Schiller-Duval体　193
Schwannoma　293
Schwann細胞腫　293
sebaseous gland carcinoma
  301
seborrheic keratosis　242
seminoma　173
sepsis　353
serous cystic neoplasm(SCN)
  144
serous tumor　186
Sertoli cell-only syndrome
  177
simple steatosis　124
sinusitis　33
Sjögren症候群　46, 358
small cell lung cancer　66
small lymphocytic lymphoma
  (SLL)　333
solid pseudopapillary neoplasm
  (SPN)　144
spindle cell/pleomorphic lio-
  poma　266
squamous cell carcinoma　36
squamous cell lung cancer　65
squamous intraepithelial lesion
  (SIL)　204
squamous intraepithelial neo-
  plasia(SIN)　36

squamous papilloma　35
SSBE(short segment Barret
  esophagus)　82
Stanford分類　23
starry sky appearance　334
Streptococcus　154
stroke　276
subacute necrotizing lymph-
  adenitis　329
subarachnoid hemorrhage
  276
subdural hematoma　276
subepidermal bulla　239
submucosal tumor(SMT)　95
surgical pathology　1
synovial hemangioma　268
synovial lipoma　266
systemic inflammatory re-
  sponse syndrome(SIRS)
  353

t

T-ALL　319
T-cell lymphoma　337
t(11;14)(q13;q12)　332
T細胞性リンパ腫　337
tachyzoites　278
telangiectatic granuloma　32
teratoma　194
terminal duct lobular units
  (TDLU)　210
thecoma　191
thymoma　67
thyroid-like appearance　174
TORCH症候群　278
toxoplasmosis　278
transthyretin　18
transurethral resection-pros-
  tatectomy(TUR-P)　172
tringible body macrophages
  326, 330
Trousseau症候群　13
tubal pregnancy　196
tuberculous lymphadenitis
  328

tuberous sclerosis　161
tubulointerstitial nephritis
  159
Turcot症候群　108
two cell pattern　192

u

ulcerative colitis　100
undifferentiated pleomorphic
  sarcoma(UPS)　272
usual interstitial pneumonia
  (UIP)　75

v

vacuolating toxin A(VacA)
  89
vasculitis syndrome　360
Vater 乳頭部　136
venous hemangioma　268
verrucous carcinoma　36, 179
viral hepatitis　122
von Hippel-Lindau病　144
vulvar cancer　206
vulvar intraepithelial neoplasia
  (VIN)　206

w

Warthin-Starry染色　89
Warthin腫瘍　47
Wegener肉芽腫症　34, 360
Weissのクライテリア　232
well differentiated liposarcoma
  264
WHO分類　67, 114, 315, 316
Wilms腫瘍　346
wire-loop lesion　157
Wirsung管　136
*WT-1*遺伝子　346

y, z

yolk sac tumor　193
Zeis腺　301
Ziehl-Neelsen stain(染色)　62,
  328, 356
zymogen顆粒　136

和文索引

あ

亜急性壊死性リンパ節炎　329
悪性胸膜中皮腫　68
悪性高血圧症　158
悪性黒色腫　41, 245
悪性神経鞘腫　293
悪性腎硬化症　158
悪性線維性組織球腫　272
悪性貧血　311
悪性リンパ腫　40, 225
アシドーシス　159
アストロサイト　274
アスベスト曝露　68
アスペルギルス　60, 354
アスペルギローマ　60
アセチルコリンエステラーゼ染色　344
アトピー型反応　69
アトピー性皮膚炎　238
アフタ性口内炎　32
アポクリン化生　213
アポトーシス　329
アミロイド　229, 302
アミロイドーシス　18, 348, 352
アミロイド蛋白　352
アメーバ赤痢　104
アルコール　17
アルコール性肝障害　125
アルツハイマー病　280
アルドステロン産生副腎皮質腺腫　232

い

胃　80
胃潰瘍　87
胃癌　91
異型肝細胞　132
異型脂肪腫様腫瘍　264
異形成　36, 94, 168
異型乳管過形成　216
萎縮性胃炎　88
異常角化　237
胃食道逆流症　82
胃腺腫　94
1型糖尿病　350

Ⅰ型肺胞上皮細胞　55
一次結核　62
胃腸型粘液性腫瘍　188
胃底腺ポリープ　90
遺伝子診断　260
遺伝性疾患　302
異物巨細胞　76
胃ポリープ　90
イマチニブ　95
胃リンパ腫　96
陰窩膿瘍　100
印環細胞癌　91
陰茎癌　179
インスリノーマ　146
インスリン　350
咽頭　30
インヒビンα　190
インプラント　186

う

ウイルス感染症　32
ウイルス性肝炎　122
ウイルス性心筋炎　14
うっ血　129
うっ血肝　129

え

液状変性　237
壊死性血管炎　24
壊死を伴わない類上皮細胞肉芽腫　70, 73
壊疽性虫垂炎　116
鉛管状腸管　100
円形潰瘍　104
炎症性腸疾患　98
炎症性ポリポーシス　98, 100

お

黄色肉芽腫性胆嚢炎　138
黄色ブドウ球菌　12
横紋筋肉腫　271
オスラー結節　12
オリゴデンドログリオーマ　291
オンコサイト　47

か

外陰　182
外陰癌　206
外陰上皮内腫瘍　206
外傷性骨折　252
外分泌腺　136
海綿化　237
海綿骨　250
海綿状血管腫　268
海綿状リンパ管腫　268
潰瘍性大腸炎　98, 100, 131
過角化　237
核溝　190
拡張型心筋症　17
核内細胞質封入体　226
核の溝　226
角膜　298
角膜ジストロフィ　302
過形成性ポリープ　90
葛西手術　343
下垂体　222
下垂体腺腫　224, 295
下垂体前葉細胞　224
ガストリノーマ　146
仮性憩室　106
家族性腺腫性ポリポーシス　108
カタル性虫垂炎　116
角化　65
顎下腺　44
褐色細胞腫　233
滑膜　250
滑膜血管腫　268
滑膜脂肪腫　266
滑膜性関節　250
化膿性炎症　63
化膿性肉芽腫　32
カノーハン切痕　276
過敏性肺炎　73
過分葉核　311
カポジ肉腫　267
顆粒球系造血　310
顆粒膜細胞腫　197
カルチノイド症候群　114

加齢性EBウイルス関連リンパ増殖性疾患　335
眼　298
肝外胆管癌　140
眼瞼　298, 300, 301
肝硬変　86, 122
肝細胞　120
肝細胞癌　132
肝細胞障害型薬物性肝障害　128
肝細胞腺腫　134
カンジダ　354
管状腺癌　91
癌真珠　65, 84
関節軟骨　250, 254
関節包　250
関節リウマチ　255
乾癬　241
感染後急性糸球体腎炎　154
感染性心内膜炎　12
感染性腸炎　104
感染脾　353
癌胎児性抗原　213
冠動脈　8
管内増殖性糸球体腎炎　154
肝内胆管癌　133
癌肉腫　198
貫壁性梗塞　10
肝門部空腸吻合術　343
肝門部胆管　136
乾酪壊死　328, 356
乾酪性類上皮肉芽腫　104

き

気管支　54
気管支平滑筋　69
気管支上皮基底膜　69
気管支喘息　69
気管支肺炎　58
菊池・藤本病　329
奇形腫　176, 194
器質化　58
器質化期　59
器質化血栓　77
基礎病理　1
基底細胞癌　244
稀突起膠腫　291
偽嚢胞　51
逆流性食道炎　82
嗅神経芽腫　39

急性肝炎　122
急性関節炎　351
急性期　59
急性呼吸促迫症候群　59
急性骨髄性白血病　316
急性膵炎　141
急性胆嚢炎　138
急性尿細管壊死　162
急性尿細管傷害　162
急性肺損傷　59
急性リンパ芽球性白血病　319
急速進行性糸球体腎炎　156
境界母斑　240
狂犬病　278
胸腺腫　67
胸腺上皮　67
胸膜　54
莢膜細胞腫　191, 197
巨核球系造血　310
棘細胞症　237
棘融解　237
虚血性腸炎　102
巨細胞性心筋炎　14
巨細胞性動脈炎　26, 360
巨赤芽球性貧血　311
巨大後骨髄球　311
切り出し　2
偽濾胞　333
筋萎縮性側索硬化症　284
筋型動脈　8
菌血症　353
菌状息肉症　246
筋上皮細胞　44
筋線維層　136
筋肉内血管腫　268
筋肉内脂肪腫　266

く

空洞形成性病変　63
クモ膜下出血　276
グラム陽性菌　353
グリア細胞　274
グリオーシス　274
グリオーマ　286
クリプトコッカス症　60
クリプトコッカス肉芽腫　60
グルカゴノーマ　146
クロイツフェルト・ヤコブ病　282
グロコット染色　60

け

経口避妊薬　134
憩室症　106
係蹄壁基底膜　152
経尿道的前立腺切除術　172
外科病理学　1
劇症肝炎　128
結核菌　62, 104, 356
結核性骨髄炎　253
結核性リンパ節炎　328
血管炎　360
血管炎症候群　360
血管芽球性T細胞リンパ腫　337
血管拡張性肉芽腫　32
血管筋脂肪腫　161
血管腫　268
血管腫症　268
血管中心性パターン　40
血管肉腫　267
血清アルカリホスファターゼ　258
血清前立腺特異抗原　170
結節型リンパ球優位型Hodgkinリンパ腫　336
結節硬化型Hodgkinリンパ腫　336
結節性硬化症　161
結節性多発動脈炎　24
結節性病変　160
血栓症　322
限局性アミロイドーシス　352
嫌色素性細胞　224
原始神経外胚葉性腫瘍　260
腱鞘巨細胞腫　269
減数分裂傷害　177
検体　2
原虫感染症　278
原発性硬化性胆管炎　131
原発性骨髄線維症　323
原発性胆汁性肝硬変　130
原発性軟骨肉腫　259
原発性肺高血圧症　78
原発不明癌　338
顕微鏡　2
顕微鏡的多発血管炎　360

こ

コイロサイトーシス　175

好塩基球　320
好塩基性細胞　224
硬化　148
抗核抗体　127, 131, 348
膠芽腫　288
硬化病変　151
口腔　30
膠原病　348, 358
抗好中球細胞質抗体　156, 349, 360
抗酸菌染色　62
抗酸菌染色　356
好酸性顆粒小体　287
好酸性細胞　224, 225
好酸性硝子球（滴）　193, 233
甲状腺　222
甲状腺髄様癌　229
甲状腺乳頭癌　226
甲状腺びまん性硬化型乳頭癌　227
甲状腺未分化癌　230
甲状腺濾胞癌　228
後天性免疫不全症候群　267, 354
喉頭　30
高内皮細静脈　326
高尿酸血症　351
高分化型脂肪肉腫　264
硬膜外血腫　276
硬膜下血腫　276
高ミトコンドリア抗体　130
誤嚥性肺炎　76
国際神経芽腫病理分類（INPC）　345
コクサッキーウイルスB群　14
骨　250
骨芽細胞　250
骨柩　253
骨巨細胞腫　257
骨髄　308
骨髄異形成症候群　313
骨髄炎　253
骨髄細胞密度　312
骨髄線維化　324
骨髄線維化を伴うMDS　313
骨髄増殖性腫瘍　321
骨髄肉腫　316
骨折　252
骨軟骨腫　256
骨肉腫　258

固定　2
古典的Hodgkinリンパ腫　336
混合型薬物性肝障害　128
混合細胞型Hodgkinリンパ腫　336

さ

細気管支　54
細気管支肺胞上皮型肺腺癌　64
細菌感染症　278
細菌性心外膜炎　15
再生不良性貧血　312
サイトメガロウイルス　278, 354
サイトメガロウイルス封入体　354
細胞間橋　65, 84
細胞空胞化毒素　89
細胞質型抗好中球細胞質抗体　34
細葉　54, 120
錯綜配列　16
錯角化　237
刷子縁　81
砂粒（小）体　186, 226, 227
サルコイドーシス　70, 362
III型アレルギー　73
霰粒腫　300

し

色素性絨毛結節性滑膜炎　269
子宮　182
子宮頸癌　202
子宮頸部上皮内腫瘍　202, 204
子宮腺筋症　201
子宮体癌　198
子宮内膜症　184
子宮内膜症嚢胞　184
子宮内膜上皮内腫瘍　197
子宮内膜増殖症　197
自己抗体　127, 348, 358
自己免疫疾患　348, 358
自己免疫性胃炎　311
自己免疫性肝炎　127
自己免疫性膵炎　141
脂質コア　20
脂腺癌　301
湿疹　237
シドニー・システム　88
シナプトフィジン　146

シバット体　237
紫斑病性腎炎　153
脂肪腫　266
脂肪性肝炎　125
脂肪肉腫　264
若年型血管線維腫　38
若年性ポリポーシス　108
縦隔　54
周期性同期性放電　282
集合管　210
収縮帯壊死　10
重症筋無力症　67
縦走潰瘍　98
重層扁平上皮　80
終末乳管小葉単位　210
絨毛癌　205
粥状硬化症　20
主細胞　222
樹枝状脂肪腫　266
主膵管　136
出血性壊死　102
出血性心外膜炎　15
主乳管　210
上衣腫　294
漿液性腫瘍　186
漿液性腺癌　198, 202
漿液性嚢胞腫瘍　144
消化管カルチノイド　114
消化管間葉系腫瘍　95
消化管ポリポーシス　108
硝子化　350
硝子化病変　160
小腸　80
小児　304
小児ALL　319
上皮型悪性胸膜中皮腫　68
上皮性前駆性病変　36
上皮内腫瘍　36, 94
上部消化管　80
静脈　9
静脈血栓　27
静脈性血管腫　268
静脈弁　27
小葉　54, 120
小葉中心型肺気腫　71
小リンパ球性リンパ腫　333
初感染結核　62
食道　80
食道胃接合部　82
食道癌　84

食道静脈瘤　86
女性化乳房　220
脂漏性角化症　242
心アミロイドーシス　18
腎盂　166
腎盂腎炎　174
心外膜　8
心外膜炎　15
腎芽腫　346
心筋炎　14
真菌感染症　32
心筋梗塞　10
心筋層　8
腎クリーゼ　358
神経芽腫　345
神経原線維変化　280
神経内分泌顆粒　66
神経内分泌癌　146
神経内分泌腫瘍　114, 146, 229
神経内分泌分化　66
腎硬化症　158
進行癌　112
腎細胞癌　163
腎糸球体係蹄類似構造　288
侵襲性アスペルギルス症　60
滲出性病変　160
浸潤性膵管癌　142
浸潤性乳管癌　218
浸潤性尿路上皮癌　168
尋常性天疱瘡　239
真性憩室　106
真性赤血球増加症　321
新鮮血栓　77
心臓粘液腫　19
診断病理　1
心内膜炎　8
心内膜下梗塞　10
深部静脈血栓(症)　27, 77

す

膵Langerhans島　350
膵炎　141
髄芽腫　292
膵管内管状乳頭腫瘍　143
膵管内腫瘍　143
膵管内乳頭粘液性腫瘍　140, 143
衰弱性心内膜炎　13
膵上皮内腫瘍性病変　142
膵神経内分泌腫瘍　146

膵胆管合流異常症　140
膵内胆管　136
膵嚢胞性腫瘍　144
水疱性皮膚症　239
髄膜腫　294
スパイク　152

せ

生検　1
星細胞腫　290
成人T細胞型白血病/リンパ腫　337
成人型顆粒膜細胞腫　190
精巣悪性混合性杯細胞性腫瘍　176
精巣炎　178
精巣上体炎　178
精巣上体結核　178
精巣セミノーマ　173
生理的髄外造血　340
赤芽球系造血　308
赤色肝変期　57
赤痢アメーバ　104
舌腺　44
線維骨　250
線維腫　191
線維性被膜　20
線維腺腫　212
線維素性心外膜炎　15
線維嚢胞症　214
遷延癒合　252
腺癌　133
尖圭コンジローマ　175
腺腫・癌連鎖　110
前縦隔腫瘍　67
腺腫症　134
腺腫内癌　110
腺上皮　80
全身性アミロイドーシス　352
全身性エリテマトーデス　358
全身性強皮症　358
全節性　148
センチネルリンパ節　338
先天性巨大結腸症　344
先天性嚢胞状腺腫様奇形　342
先天性肺腺腫様奇形　342
先天性肺嚢胞性疾患　342
前頭葉側頭葉変性症　284
腺扁平上皮癌　139, 142
腺房型肺腺癌　64

腺房細胞　136
前葉細胞　222
腺様嚢胞癌　51
前立腺癌　170

そ

早期癌　112
造血幹細胞　308
巣状　148
巣状分節性糸球体硬化症　151
増殖中心　333
総胆管　136
層板骨　250
側頭動脈炎　26, 360
足突起の消失　150
粟粒結核　356
組織学的悪性度　259
組織球　329
組織病理学　1
ソマトスタチノーマ　146

た

胎児性癌　176
苔癬　237
苔癬化　237
大腸　80
大腸癌　112
大動脈解離　23
大葉性肺炎　57
タウ蛋白　280
唾液腺　44
高IgG4血症　141
多核巨細胞　26, 351, 362
多形型脂肪肉腫　264
多形膠芽腫　288
多形脂肪腫　266
多形腺腫　48
多形腺腫由来癌　49
脱分化型脂肪肉腫　264
多発血管炎性肉芽腫症　34, 360
多発性骨髄腫　324, 352
多発性骨軟骨腫　256
多発性内分泌腫瘍症2A型　229
多発性嚢胞腎　164
単核細胞　257
胆管癌　140
胆管内乳頭状腫瘍　133, 140
単球系造血　310

胆汁うっ滞型薬物性肝障害
　　128
単純脂肪化　124, 125
単純ヘルペス脳炎　278
弾性型動脈　8
男性生殖器　166
男性乳癌　220
男性乳腺　210
男性不妊症　177
胆石　138
胆道　136
胆道閉鎖症　343
胆囊　136
胆囊炎　138
胆囊管　136
胆囊癌　139
胆囊腺腫　139
蛋白質性感染因子　282
蛋白同化ホルモン　134
淡明細胞型　163
淡明細胞癌　163

ち

チール・ニールセン染色　328, 356
腟　182
緻密骨　250
チモーゲン顆粒　44
中心静脈　120
虫垂炎　116
虫垂膿瘍　116
中枢神経　274
中枢神経系腫瘍　286
中毒性巨大結腸症　100
腸肝循環　136
長期透析　164
腸結核　104
腸上皮化生　81, 88
直接発癌　110
チロシンキナーゼ　320

つ

通常型間質性肺炎　75
痛風　351
痛風結節　351
蔓状病変　78

て

低形成MDS　313
低形成性骨髄　312

ディスジャーミノーマ　192
低補体血症　155
転移性腫瘍　338

と

同心円状線維化　131
糖尿病　350
糖尿病性腎症　160
動脈　8
動脈硬化　20, 350
トキソプラズマ（症）　278, 354
特殊染色　4
特発性間質性肺炎　74
特発性肺線維症　74
特発性肺動脈性肺高血圧症　78
ドパミン　283
飛び石状病変　98
ドライタップ　323
トラスツズマブ　91
鳥飼病　73

な

内因子　311
内頸部型粘液性腫瘍　188
内視鏡的粘膜下層剥離術　91
内視鏡的粘膜切除術　91
内反性増殖　35
内分泌腺　136
内膜亀裂　23
夏型過敏性肺炎　73
軟骨下骨　254
軟骨肉腫　259
軟骨帽　256
軟部腫瘍　262
軟部組織　262

に

2型糖尿病　350
II型肺胞上皮細胞　55
肉芽腫　130, 356
肉芽腫性炎症　362
肉芽腫性動脈炎　26
肉腫型悪性胸膜中皮腫　68
二次結核　62
二次性軟骨肉腫　259
二次性肺高血圧症　78
二相型悪性胸膜中皮腫　68
乳管内乳頭腫　213
乳腺　210
乳腺症　214

乳腺小葉　210
乳頭　210
乳頭型肺腺癌　64
乳頭腫症　237
乳頭腺癌　91
乳房外Paget病　207
ニューモシスチス肺炎　60
乳輪　210
ニューロン　274
尿管　166
尿細管間質性腎炎　159
尿細管上皮傷害　162
尿路系　166
尿路上皮癌　168
妊娠　17

ね

ネフロン　148
粘液／円形細胞型脂肪肉腫
　　264
粘液癌　142
粘液腫　19
粘液性腫瘍　188
粘液性腺癌　202
粘液性囊胞腫瘍　144
粘表皮癌　50
粘膜下腫瘍　95

の

囊腫状リンパ管腫　268
脳出血　276
脳腫瘍　286
囊状中膜壊死　23
脳卒中　276
脳ヘルニア　276

は

パーキンソン病　283
バーチャルスライド　4
灰色肝変期　57
肺気腫　71
肺結核　62
敗血症　353, 357
肺血栓塞栓症　27, 77
肺高血圧症　78
肺梗塞　77
杯細胞　81
杯細胞腫瘍　295
杯細胞性腫瘍　173
肺小細胞癌　66

肺真菌感染症　60
肺腺癌　64
背側膵管　136
肺低形成　340
肺膿瘍　63
肺扁平細胞癌　65
破骨細胞　250
破骨細胞様巨細胞　257
橋本病　225
播種性血管内凝固［症候群］　316, 348, 357
鼻型節外性NK/T細胞リンパ腫　40
鼻ポリープ　33
パラガングリオーマ　233
汎血球減少　313
半月体　148, 156
半月体形成性糸球体腎炎　156
汎小葉型肺気腫　71
パンヌス　255

ひ

非Hodgkinリンパ腫　326
非アルコール性脂肪性肝炎　124
非アルコール性脂肪性肝障害　124
ヒアルロン酸　68
鼻咽頭癌　37
鼻咽頭血管線維腫　38
鼻炎　32, 33
非角化型扁平上皮癌　37
非乾酪性類上皮細胞性肉芽腫　98
非細菌性血栓性心内膜炎　13
脾腫　320
微小血管増殖　288
微小血栓　357
微小糸球体変化　150
微小浸潤扁平上皮癌　202
微小動脈硬化症　20
微小膿瘍　353
微小変化型ネフローゼ症候群　150
非浸潤性乳管癌　216
非浸潤性尿路上皮腫瘍　168
非ステロイド性抗炎症薬　87, 159
肥大型心筋症　16
非対称性心室中隔肥大　16

非結核性抗酸菌　356
ヒトT細胞白血病ウイルス1型　337
非特異的末梢性T細胞性リンパ腫　337
ヒト絨毛性ゴナドトロピン　205
ヒト乳頭腫ウイルス　35, 84, 175, 202, 204, 206
皮膚　236
被膜浸潤　228
びまん型巨細胞腫　269
肥満細胞　69
びまん性　148
びまん性硬化型乳頭癌　227
びまん性大細胞型B細胞リンパ腫　40, 96, 335
びまん性肺傷害　59
びまん性病変　160
病期予後　67
表在癌　84
病的骨折　252
表皮下水疱　239
表皮内水疱　239
標本作製　2
病理学　1
日和見感染（症）　348, 354
疲労骨折　252
ピロリ菌　88, 96
ピロリ菌除菌　87

ふ

フィブリノイド壊死　24
風船状腫大　124
副甲状腺　222
副甲状腺過形成　231
副甲状腺癌　231
副甲状腺腺腫　231
複合母斑　240
副腎　222, 223
副腎褐色細胞腫　233
副腎髄質　223
副腎皮質　223
副腎皮質癌　232
副膵管　136
腹側膵管　136
副鼻腔　30
副鼻腔炎　32, 33
腹部大動脈瘤　22
腹膜神経膠腫症　194

不顕性誤嚥　76
腐骨　253
ブニナ小体　284
プラーク　10
プリオン蛋白質　282
プリオン病　282
プリン体　351
篩状構造　51
フルーレット　305
フロント　94
分化型粘膜内癌　91
分節性　148, 151
分娩筋腫　200

へ

平滑筋腫　200
平滑筋肉腫　200, 270
閉塞性黄疸　133, 140
閉塞性静脈炎　141
ヘマトキシリン体　157
ヘモクロマトーシス　126
ヘモジデリン　126
ヘモジデローシス　126
変形性関節症　254
偏光顕微鏡　352
扁桃　30
扁平上皮化生　226, 227
扁平上皮癌　36, 139, 179, 202
扁平上皮性乳頭腫　35
扁平上皮内病変　204

ほ

蜂窩織炎性虫垂炎　116
膀胱　166
胞状奇胎　205
紡錘形細胞　266
胞巣状　163
蜂巣肺　74, 358
乏尿　162
泡沫細胞　20
歩哨リンパ腫　338
母斑　240
母斑細胞性母斑　240
ホブネイル細胞　185, 198
ポリオ脊髄灰白質炎　278
ホルモン産生　146
本態性血小板血症　322
本態性血小板血症後骨髄線維症　322

ま

マイボーム腺　300, 301
膜性腎症　152
膜性増殖性糸球体腎炎　155
マスト細胞　69
マストパチー　214
末梢神経　274
慢性胃炎　88
慢性肝炎　122
慢性気管支炎　72
慢性結核　62
慢性骨髄性白血病　320
慢性腎炎症候群　153
慢性膵炎　141
慢性胆嚢炎　138
慢性非化膿性破壊性胆管炎　130
慢性閉塞性肺疾患　71, 72
慢性リンパ性白血病　333
マントル細胞リンパ腫　332
マントル帯　326

み

ミトコンドリア　47
未分化癌　37
未分化大細胞性リンパ腫　337
未分化多形肉腫　272
脈絡叢乳頭腫　295
脈管侵襲　228

む, め

ムンプスウイルス　178
明細胞腺癌　185, 198, 202
メサンギウム　148
免疫組織化学的染色　5

も

毛細血管腫　268
網膜　298
網膜芽細胞腫　304
毛様体星細胞腫　287
門脈圧亢進症　86

や, ゆ

薬物性肝障害　128
融解　58
融合遺伝子　50
疣状癌　179
疣贅　12
疣贅癌　36

よ

葉状腫瘍　215
溶連菌感染後急性糸球体腎炎　154
翼状片　306
Ⅳ型アレルギー　73

ら

ラクナ細胞　336
卵黄嚢腫瘍　176, 193
卵管　182
卵管妊娠　196
ラングハンス型(ラ氏型)巨細胞　328
卵巣　182
卵巣甲状腺腫　194
卵巣腫瘍　182
卵巣様間質　144, 145

り

リウマチ因子　255
リウマチ性疾患　348
良性前立腺過形成　170, 172
良性単クローン性ガンマグロブリン血症　324
両側肺門リンパ節腫大　70
緑色連鎖球菌　12
輪状潰瘍　104
臨床病理　1
リンタングステン酸ヘマトキシリン染色　357
リンパ管腫　268
リンパ球減少型Hodgkinリンパ腫　336
リンパ球豊富古典型Hodgkinリンパ腫　336
リンパ上皮癌　37
リンパ濾胞　326

る

類上皮細胞　351, 362
類上皮細胞肉芽腫　62
類上皮性肉芽腫　328
類上皮肉芽腫　362
類デンプン小体　172
類天疱瘡　239
類内膜腺癌　198, 202
ループス腎炎　157
ルゴール　84

れ, ろ, わ

連鎖球菌　154
老人斑　280
ローゼンタール線維　287
ロゼット　304
ロゼット状　146
濾胞　222
濾胞性リンパ腫　330
ワイヤーループ病変　157

検印省略

病理組織マップ＆ガイド

定価（本体 5,500 円＋税）

2014 年 4 月 14 日　第 1 版　第 1 刷発行
2020 年 7 月 15 日　　同　　第 4 刷発行

編　集　深山　正久
　　　　（ふかやま　まさし）
発行者　浅井　麻紀
発行所　株式会社 文光堂
　　　　〒113-0033　東京都文京区本郷 7-2-7
　　　　TEL（03）3813-5478（営業）
　　　　　　（03）3813-5411（編集）

©深山正久, 2014　　　　　　　　　印刷・製本：公和図書

ISBN978-4-8306-0474-4　　　　　　　Printed in Japan

・本書の複製権，翻訳権・翻案権，上映権，譲渡権，公衆送信権（送信可能化権を含む），二次的著作物の利用に関する原著作者の権利は，株式会社文光堂が保有します．
・本書を無断で複製する行為（コピー，スキャン，デジタルデータ化など）は，私的使用のための複製など著作権法上の限られた例外を除き禁じられています．大学，病院，企業などにおいて，業務上使用する目的で上記の行為を行うことは，使用範囲が内部に限られるものであっても私的使用には該当せず，違法です．また私的使用に該当する場合であっても，代行業者等の第三者に依頼して上記の行為を行うことは違法となります．
・JCOPY〈出版者著作権管理機構 委託出版物〉
本書を複製される場合は，そのつど事前に出版者著作権管理機構（電話 03-5244-5088，FAX 03-5244-5089，e-mail：info@jcopy.or.jp）の許諾を得てください．